作业治疗功能解剖学

FUNCTIONAL ANATOMY for Occupational Therapy

编 著 〔美〕南森·绍特
（Nathan Short）

〔美〕乔尔·维伦斯基
（Joel Vilensky）

〔美〕卡洛斯·A.苏亚雷斯‐基安
（Carlos A. Suárez-Quian）

主 译 陆佳妮 林建华

副主译 张蓓华 白钟飞

译 者 金惠敏 蒋倩如 严朝珊 曹倩茹 晁亦全
余 丹 许晓萌 余庐婴 邢佳艺 汪珈任
何洁莹 何 婷 张明辉

主 审 闫彦宁 李奎成

秘 书 王 权

北京科学技术出版社

The original English edition of:
Functional Anatomy for Occupational Therapy
by Nathan Short, Joel Vilensky, and Carlos A. Suárez-Quian
has been published by Books of Discovery, Boulder, Colorado, USA
Copyright © 2021 Books of Discovery. All rights reserved.
This Chinese translation is made by arrangement with Books of Discovery.

著作权合同登记号　图字：01-2023-4131

图书在版编目（CIP）数据

作业治疗功能解剖学 / (美) 南森·
绍特 (Nathan Short)，(美) 乔尔·维伦斯基
(Joel Vilensky)，(美) 卡洛斯·A.苏亚雷斯–基安
(Carlos A. Suárez–Quian) 编著；陆佳妮，林建华主译
. -- 北京：北京科学技术出版社，2024.10
　　书名原文：Functional Anatomy for Occupational
Therapy
　　ISBN 978-7-5714-3846-3

　　Ⅰ.①作… Ⅱ.①南… ②乔… ③卡… ④陆… ⑤林
… Ⅲ.①肌肉骨骼系统–人体解剖学 Ⅳ.①R322.7

　　中国国家版本馆CIP数据核字(2024)第076909号

责任编辑：于庆兰		电　话：0086-10-66135495（总编室）	
责任校对：贾　荣		0086-10-66113227（发行部）	
图文制作：北京永诚天地艺术设计有限公司		网　址：www.bkydw.cn	
责任印制：吕　越		印　刷：雅迪云印（天津）科技有限公司	
出版人：曾庆宇		开　本：889 mm×1194 mm　1/16	
出版发行：北京科学技术出版社		字　数：690千	
社　　址：北京西直门南大街16号		印　张：26.5	
邮政编码：100035		版　次：2024年10月第1版	
ISBN 978-7-5714-3846-3		印　次：2024年10月第1次印刷	

定　　价：268.00元

作者简介

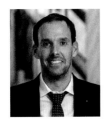

南森·绍特（Nathan Short），哲学博士，作业治疗学博士，注册/执业作业治疗师，认证手部治疗师，现任美国印第安纳州韦恩堡亨廷顿大学作业治疗学系副教授。2009年于美国贝尔蒙特大学获得作业治疗学博士学位，并于2020年在英国伦敦的金斯顿大学获得哲学博士学位。他最早工作于美国新墨西哥州的印第安人卫生服务中心，在急性护理、康复、早期干预和门诊等多个部门工作。近年来仍在临床工作，主要从事手部和上肢康复。此外，他还推动了亨廷顿大学和"乔妮之友国际残疾中心"（Joni and Friends International Disability）之间的合作伙伴关系，为多个发展中国家提供讲座和服务。他主要致力于包括技术、国际服务学习（internatiolal service learning，ISL）教学法，以及手部和上肢康复，并在相关领域发表了大量论文。他喜欢和妻子、女儿一起旅行，自称是一个平庸的网球运动员、潜水运动员和自行车手。

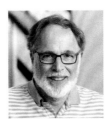

乔尔·维伦斯基（Joel Vilensky），哲学博士，于1979年在美国威斯康星大学获得博士学位。在美国艾奥瓦大学获得博士后奖学金后，他成为了美国印第安纳大学的解剖学助理教授。他在印第安纳大学教授医学大体解剖学34年，之后以教授的身份退休。现在他在亨廷顿大学作业治疗学系兼职教授解剖学。他共发表了100多篇同行评议的论文，并合著了3本与解剖学和放射学有关的教科书。

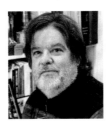

卡洛斯·A.苏亚雷斯–基安（Carlos A. Suárez-Quian），哲学博士，毕业于美国北卡罗来纳大学教堂山分校，并于1983年在美国哈佛大学获得博士学位。他随后在美国国家儿童健康研究所（National Institute of Child Health）接受博士后培训，并于1987加入了美国乔治敦大学医学中心的细胞生物学系。他已经发表了60多篇同行评议的论文并发布了8个解剖学领域的电子产品。他擅长医学大体解剖学的教学，曾在多所高中、大学、医学院任教。他被选入了MAGIS名师学会，这是乔治敦大学授予医学院教师的最高奖项。

教育工作者对本书的推荐

最终，这是一本由作业治疗师编写的教科书，运用于不同水平的作业治疗教育。这本教材在每一章中，都会指导学生基于作业活动进行思考。解剖学已经变得具备功能性并与初级和助理作业治疗学生的学习更加相关。

Ada Hoerl，MA，BS，作业治疗师
教授，美国加州萨克门托城市学院

这是第一本专注于作业治疗课程的解剖学教科书。

Joydeep Chaudhuri，MD
教授，美国缅因州班戈胡森大学作业治疗学院

《作业治疗功能解剖学》是一本以作业为中心的教科书，其中所有的主题都与作业和功能有关。将这一意义嵌入文中，可以提高学生的学习能力和知识的应用能力。

Gabe Byars，MS，OTR/L，Lsvt-Blg，MSCS
助理教授，作业治疗助理项目
美国犹他州盐湖城社区学院

这是为学生提供基础功能解剖学的一本优秀书籍，对临床医生和学者都有指导作用！

Carrie Ciro，PHD，OTR/L，FAOTA
作业治疗副教授
美国俄克拉何马大学健康科学中心

这本书绝对是需要的，并有望成为作业治疗教育项目的主要组成部分。

Beth Roros，CHT
助理教授，美国特拉华州
乔治敦特拉华技术社区学院

这本设计精美、图文并茂的功能解剖学教科书将为入门级 OT 学生提供一种宝贵资源。

Patricia Henton，OTD，OTR/L，ICA，CEIM
助理教授，OTD 项目，美国印第安纳州
亨廷顿大学

《作业治疗功能解剖学》为优化作业治疗学生的学习提供了"恰到好处的挑战"。它包含适

当的深度和足够的细节，但它没有过度简化。它是专门为作业治疗学生而写的，并把作业放在重要位置。与其他的教科书一样，独特的图示增加了概念的清晰度。我认为作业治疗的学生应将本书作为参考，并学习书中重要的基础内容。

Susanne Higgins, OTD, OTR/L, CHT
助理教授，作业治疗项目
美国伊利诺伊州唐纳斯格罗夫中西部大学

前 言

欢迎阅读《作业治疗功能解剖学》（*Functional Anatomy for Occupational Therapy*）。编写这本书的目的是为学习成为作业治疗师（occupational therapy, OT）和作业治疗助理（occupational therapy assistant, OTA）的学生以及未来的从业者提供全面的、基于作业的功能解剖学资源。为了实现这一目标，本书包含功能解剖学、解释性的插图模型、临床应用和基于作业治疗的案例研究，以及关节活动度测量和徒手肌力评定（manual muscle testing, MMT）相关内容。这些补充性内容旨在为专业教育和未来实践提供一定的临床资源。

作业（occupation）的定义是指对个人有意义的活动，包括通过骨骼、肌肉作用于关节产生的协调性运动。但这仅仅是作业表现的运动组成部分。虽然运动表现技能得到了作业理论框架的肯定，但它仅仅代表了这个复杂的综合性过程中较为重要但单一的组成部分[1]。

在作业的背景下，运动是有目的的，并以个人的价值观、运动动机和其他因素为导向，容易受到环境因素及个人因素的影响。

从作业的角度来看，运动技能在很多方面都从属于赋予它们意义的其他因素。为了恰当地界定作业表现的身体方面，本书经常提到目的性活动，即个人为某个目的而进行的有意义的运动。

在作业治疗项目中，作业治疗硕士（master of occupational therapy, MOT）、作业治疗博士（doctor of occupational therapy, OTD）和OTA所接受的解剖学教育水平差异很大，部分原因在于OT不仅仅是一种物理治疗方法。这些教育项目中的解剖学课程包括完整的人体解剖学及本科解剖学课程中未涉及的其他解剖学内容[2]。这种差异可能归因于OT实践范围广泛和教育者对功能解剖学的重要性持有不同的观点。在作业的背景下，教育者对功能解剖学可有一个更一致、更透彻的理解，以提高学生在临床实践环境中分析和促进患者作业表现的能力。

设计一本在各种情况下均适用于从业者的功能解剖学教科书是很有挑战性的，例如内容应涵盖重症监护室（intensive care unit, ICU）里的床上转移、康复中的日常生活活动（activities of daily living, ADL）和工具性日常生活活动（instrumental activities of daily living, IADL）的表现、儿童运动发育里程碑，以及在门诊如何改善患者的手部功能。

本书的写作目标不是为广泛的临床实践提供

全面的评估和干预指南，而是希望为读者提供功能解剖学方面的基础知识，在此基础上帮助读者发展相关技能，然后在各种临床实践中不断提升这些技能。为此，我们以在不同的临床实践环境中具有特定疾病特征的案例和临床应用为例进行说明。

尽管 OT 和 OTA 解剖学课程的教学内容存在很大差异，但所有的课程都包括关节活动角度测量和肌力评估。在各种临床实践中都需要应用这些技能，而且教育标准也规定了学习者必须具备这些技能[3]。本书提供了独特的从作业的角度

全面描述这些评估技能的最佳临床实践方法。

在 OT 的课程中，功能解剖、关节活动度测量和肌力评估的教学往往需要诸多教材，这些教材中的内容经常会出现重叠，而且这些教材是由其他学科的专业人士编写的。本书的一个实际目标是提供全面的基于作业的学习方法，因此并未充分涵盖评估内容。

我们希望本书对 OT 学生来说是一个容易理解的、有用的、适用于临床的参考资料，并将有助于他们在临床实践中帮助患者提升个人的作业表现。

备注

1. American Occupational Therapy Association, *Occupational Therapy Practice Framework: Domain and Process*, 4th ed. (Bethesda, MD: AOTA Press, 2020).
2. Katherine Anne Schofield, "Anatomy in Occupational Therapy Program Curriculum: Practitioners' Perspectives," *Anatomical Sciences Education* 7, no. 2 (March–April 2014): 97–106, https://doi.org/10.1002/ase.1378.
3. American Occupational Therapy Association, "2011 Accreditation Council for Occupational Therapy Education (ACOTE.) Standards," *American Journal of Occupational Therapy* 66, no. 6 (2011): S6–74, https://doi.org/10.5014/ajot.2012.66S6.

致　谢

对 Andrew Biel 和 Robin Dorn 来说，临床指南（Trail Guide）系列丛书是艺术之作。感谢他们能让我们在你们的基础上再接再厉。感谢策划编辑 Brenda Hadenfeldt，他的认真反馈和对细节的关注使这本书最终完成，我们对他一直以来的支持和鼓励感激不尽。感谢 Rhoni Hirst、Tim Herbert 以及 Books of Discovery 团队的其他成员，他们看到了这本书的愿景，并为它的出版投入了大量资金。衷心感谢 Boulder Bookworks 的 Alan Bernhard 从头到尾负责本书的出版，他的辛勤工作和对细节的关注对这个过程至关重要。有一种超越性的力量，将具有不同个性和技能的我们联合在一起。能与他们所有人共同工作，我们感到非常幸福。

我们要特别感谢美国亨廷顿大学的 Sherilyn Emberton、Luke Fetters 和 Ruth Ford，他们创造了一种文化，使得像以作业治疗为基础的功能解剖学这样的学术性项目能够蓬勃发展。我们还想感谢亨廷顿大学作业治疗博士研究组的所有教师和学生在审读过程中提出的宝贵反馈意见。感谢 Jill Trosper 提供了行政支持，使我们能够投入更多的时间专注于这个项目。

Nathan Short 最想感谢的是 Uma 和 Addy，他们熬过了很多深夜，以及忍受了 Nathan 的咆哮。

Joel Vilensky 一如既往地感谢妻子 Deborah，感谢她 40 多年来对他和他的怪癖（比如在 69 岁时还在写书）的包容。

感谢美国乔治敦大学解剖学捐赠者项目的经理 Mark Zavoyna，他是一位真正的艺术大师，他对本书中涉及的所有遗体材料均进行了防腐处理，如果没有 Mark Zavoyna 的慷慨帮助以及那些使人体解剖学教学成为可能的遗体捐赠者，Carlos A. Suárez-Quian 就无法完成此书。最后，Carlos A. Suárez-Quian 感谢他的妻子 Kathryn 让他的生活更有意义。

Nathan Short

Joel Vilensky

Carlos A. Suárez-Quian

审 稿

Gabe Byars, OTR/L
Assistant Professor
Salt Lake Community College

Joydeep D. Chaudhuri, MD
Associate Professor
School of Occupational Therapy
College of Health and Pharmacy
Husson University

Carrie Ciro, PhD, OTR/L, FAOTA
Associate Professor
Elam-Plowman Chair of Rehabilitation Sciences
CAH Assistant Dean of Faculty Development
University of Oklahoma

Patricia Henton, OTD, OTR/L, ICA, CEIM
Assistant Professor
Doctor of Occupational Therapy Program
Huntington University

Susanne Higgins, OTD, OTR/L, CHT
Associate Professor
Occupational Therapy Program
Midwestern University

Ada Boone Hoerl, MA, COTA/L
Program Coordinator, Chair, Professor
Occupational Therapy Assistant Program
Sacramento City College

Jessica Sofranko Kisenwether, PhD, CCC-SLP, CIP
Former Associate Professor, Department of Speech-
    Language Pathology, Misericordia University
Manager, NASA IRB and Human Research Protection
    Program
NASA Office of Research Assurance

Beth A. Roros, OTR/L, CHT
Adjunct Professor, Masters Occupational Therapy
    Program, Wesley College, Dover, DE
Adjunct Professor, Occupational Therapy Assistant
    Program, Delaware Technical Community College,
    Georgetown, DE

Katherine Schofield, DHS, OTR/L, CHT
Assistant Program Director and Associate Professor
Occupational Therapy Program
Midwestern University

Lani R. Stockwell, OTD, MSOT, OTR/L, CSRS
Chair, Department of Occupational Therapy
Founding Director, Clinical Doctorate of Occupational
    Therapy Program
Clinical Associate Professor
College of Health Sciences
Marquette University

Kathy Swoboda, MLS, OTR/L
OCAT Program Director
Kent State University at East Liverpool

Orley A. Templeton, OTD, OTR/L
Assistant Professor
Occupational Therapy Department
Misericordia University

读者使用指南

在本书中，你会发现有用来解释复杂内容的各种方法。每种方法都提供了深入理解内容的途径，并在 OT 的背景下确定了概念的框架。为了方便你学习功能解剖学及其临床相关性，本书中还包括一些独特的资源。这些资源将有助于你提升技能，使你成为一名合格的作业治疗师。

MMT 提升评估关节活动度的测量和徒手肌力评定的技能

一旦你理解了相关理论，你就可以用亲身实践的方式来实现作业治疗，并建立临床联系。当你花时间练习时，试着描述与作业治疗相关的基础解剖学，并考虑功能缺陷的影响。大多数章节都提供了关于如何应用这些临床技巧的提示。建议在同学、朋友和家人身上尝试应用这些技术。了解不同身体类型和状况的检查反应将使你为今后的临床实践做好准备。

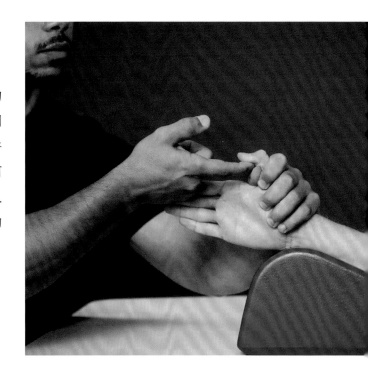

具备精确评估功能性运动和力量的能力将帮助你更好地设定目标，以便将来更好地与患者和其他临床医师进行沟通，跟踪治疗进展，并能更好地证明作业治疗的效果。你会随着经验的积累而熟练掌握这些临床技能。作为一名学生，你的技术越完善，你未来的患者就能得到越好的服务。

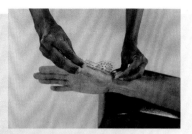
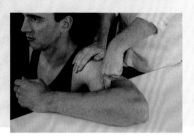
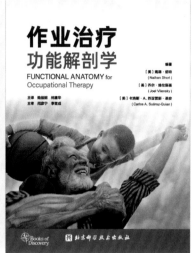

学习目标和关键概念

在开始阅读每一章之前，请考虑作者和导师对你的学习之旅的规划。本书列出了学习目标和关键概念，这可以帮助你更好地组织学习并提高记忆效果。

- 学习目标帮助你确定学习的优先次序，并将阅读重点放在每一章的关键信息上。它提供了一个路线图，可以指导你到达目的地。

- 关键概念使你注意到每一章中你会读到的基本概念和术语。它们是学习旅程中的路标，有助于你确定重要的内容。

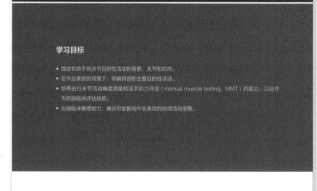

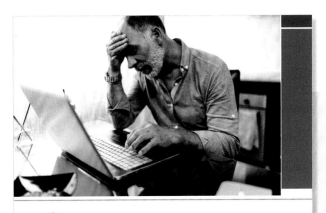

作业概况: Taylor Schultz

Taylor Schultz 是一名 56 岁的商业保险公司客户经理。他每天大部分时间（有时是 8～10 小时）都在他的电脑前工作。最近他开始感到他的利侧（右侧）肩部疼痛，特别是在完成双手上举过头运动时。他不记得受过什么具体的损伤，只是觉得疼痛逐渐加重。

这些症状影响了他主要的休闲活动——打高尔夫球，更重要的是影响了他与他十几岁的儿子的相处方式。此外，他穿上衣和洗澡也很困难。

他还注意到他的工作表现也受到了影响。疼痛使他晚上无法入眠，他感到精力下降，工作效率低下。他下个月要交一份年度工作报告，他的主管领导一直在给他施加压力，要求他完成报告。

幸运的是，Taylor 的初级保健医生（primary care physician，PCP）将他转诊给作业治疗门诊——你所在的诊所。在他来到诊所之前，让我们来了解一下肩部的基本解剖结构。

作业概况

作业概况出现在每个主题章节中，作为将理论应用于实际的临床实践的一种展现方式。作业概况中的具体信息会作为更广泛的案例研究的组成部分，在章节内容中不断出现，以便再次讨论作业概况，并说明这些内容与临床实践之间的联系。这是为了强调在整个生命周期的各种环境中，具有特定诊断和相关作业表现障碍的个人具有特定的需求。这些内容不是评估和干预的权威指南，而是从临床视角帮助你整合你正在学习的功能解剖学知识。

Taylor Schultz | 根据你目前所了解的情况，你认为有针对性地加强菱形肌和斜方肌中部对于提高 Taylor 的作业表现有什么帮助？为什么呢？

临床应用

许多章节均描述了临床概念或诊断，以方便每章中的特定功能解剖学介绍。这些内容强调了掌握基础知识的重要性，为你未来的实践提供了一个窗口。

临床应用
手法肩胛骨松动

肩胛骨的边缘和许多骨性标志很容易在体表和斜方肌下方被触及。肩胛骨的触诊和手法操作常被用于评估和治疗，因为肩胛骨的活动性对整个上肢的运动和作业表现至关重要。

例如，一位脑卒中患者可能会感觉肩胛骨肌肉无力……

试一试

"试一试"部分的内容提供了一些学习活动，可以帮助你巩固解剖学知识或临床概念，并有助于运动学习。当一个抽象的概念转化为一种具体的经验时，知识便会易于理解，更易于反复记忆。

肱二头肌	
目的性活动	
P	梳头、吃苹果、洗脸（前臂旋后时肘关节屈曲）
A	肘关节屈曲（肱尺关节） 前臂旋后（尺桡关节） 肩关节曲屈（盂肱关节）
O	短头：肩胛骨喙突 长头：肩胛骨盂上结节
I	桡骨粗隆和肱二头肌腱膜
N	肌皮神经 C5 和 C6

复习题

促进学生积极地掌握他们所学的内容，以加强他们的学习能力。各章结束时有一组简短的复习题，帮助你评估个人理解程度。复习题的答案位于本书末尾的单独章节中。

▶ 试一试

为了说明肩胛骨平面的功能运动，让患者把手臂举过头顶，就像要和某人击掌庆祝一样。现在注意肱骨的位置。它是处于屈曲位（矢状面）还是外展位（冠状面）？肱骨很可能是在介于两平面之间的肩胛骨平面位置。

设身处地为未来的患者着想：假如几天前，你刚做了一个痛苦的肩部手术，并来进行首次作业治疗会诊……

PAOIN 表

PAOIN 表可以帮助你更好地了解肌肉对目的性活动和作业表现的贡献。除了目的性活动示例，这些特征还确定了所述肌肉的动作、起止点和神经支配。每张表都以几个目的性活动（P）开始，通过作业的视角，用自上而下的方法分析特定的肌肉，然后阐明该肌肉的动作（A）、起止点（O、I）和神经支配（N）。

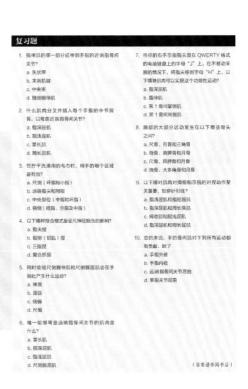

拓宽你的知识面

掌握功能解剖学及其临床应用需要时间。以下是我们推荐的一些学习技巧。

- 虽然掌握解剖学知识涉及记忆，但最重要的是理解和应用。当你检查肌肉的起止点时，想想当肌肉对这些附着点施力时产生的目的性活动，然后从功能角度来思考该运动。

- 使用各种资源检查和分析解剖结构，如手绘插画、尸体图像和数字资源。能够在不同的背景下识别和应用解剖学知识将有助于你巩固加深对解剖学知识的理解。

- 在你自己阅读并消化了这些内容后，把这些内容教给你的同学或家人。结合你自己或者他们喜欢的作业活动，分析该作业活动所涉及的具体动作的功能解剖学和生物力学原理，通过向别人解释概念来提高自己的理解水平。

- 对作业治疗专业学生而言，学习解剖学的目的在于临床应用。本书包含涉及特定结构的功能的实例，但你也应该想一想自己的例子。对于进食、如厕或其他功能性活动，需要哪些肌肉和动作？运动或力量上的缺陷又会如何影响特定的作业表现？

- 尽可能多地在不同的人身上反复练习这些临床技能，如关节活动度测量和徒手肌力评定。掌握了这些基本的评估技能，将来当你成为执业治疗师时，就能更好地服务你的患者。当你练习时，可以描述一下相应的基础解剖结构和它与活动的相关性，以及基础解剖结构在作业表现中的作用。

像作业治疗执业者一样去思考

本书中提出了许多问题，目的是帮助你开始像一名作业治疗师那样去思考问题。这些问题涉及功能解剖学、《作业治疗实践框架》（第4版）（ *Occupantional Therapy Practice Framework, fourth edition*, OTPF-4）的应用，以及一般问题的解决和临床推理。你会注意到，许多问题的答案并未包括在内，这是有意为之的。在作业治疗实践中，通常有多种基于证据的创新性评估和干预方法。同时，研究也在不断地支持新的和独特的临床技术。这些问题大多不是为了引导你得出具体的、固定的答案，而是为进一步批判性讨论和审查最新的证据提供一个起点，这些证据会随着时间的推移而不断积累和完善。

此外，你的导师将根据他们的临床经验提供独到的见解，你也将养成你自己的循证偏好。作为医疗从业者，我们必将是终身学习者。当我们不断拓展自己临床专业知识并将这些知识应用于

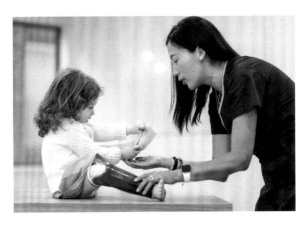

临床实践时，同样的问题我们可能会找到不同的或较以往更好的答案。

本书是为未来的作业治疗师而写。我们综合介绍了解剖学及相应的临床知识，希望本书能为读者奠定坚实的基础。当开启这段学习旅程时，请牢记你未来的患者将会是你努力学习和工作的受益者。

目　录

第一部分

基于作业的解剖学基础概念

第 1 章

基于作业的解剖学绪论

学习目标

- 在作业治疗理论和实践的大背景下描述功能解剖学。
- 对目的性活动以及作业表现中的运动学、物理学和生物力学的基本概念进行解释说明。
- 认识人体解剖结构与功能之间的关系。

关键概念

关节运动学（arthrokinematics）

运动轴（axis of motion）

生物力学（biomechanics）

闭链运动（closed-chain movement）

开链运动（open-chain movement）

弹性（elasticity）

终末感（end‐feel）

第一类杠杆（first-class lever）

第二类杠杆（second-class lever）

第三类杠杆（thiral-class lever）

功能解剖学（functional anatomy）

功能性移动（functional mobility）

关节反作用力（joint reaction force）

运动学（kinesiology）

运动链（kinetic chain）

长度－张力关系（length-tension relationship）

机械效益（mechanical advantage）

力（force）

力矩（moment）

力矩臂（moment arm）

运动技能（motor skills）

作业表现（occupational performance）

作业（occupation）

骨关节炎（osteoarthritis）

骨运动学（osteokinematics）

表现模式（performance patterns）

表现技能（performance skills）

运动平面（planes of motion）

目的性活动（purposeful movement）

应变（strain）

应力（stress）

表面解剖学（surface anatomy）

扭矩（torque）

杨氏模量（Young's modulas）

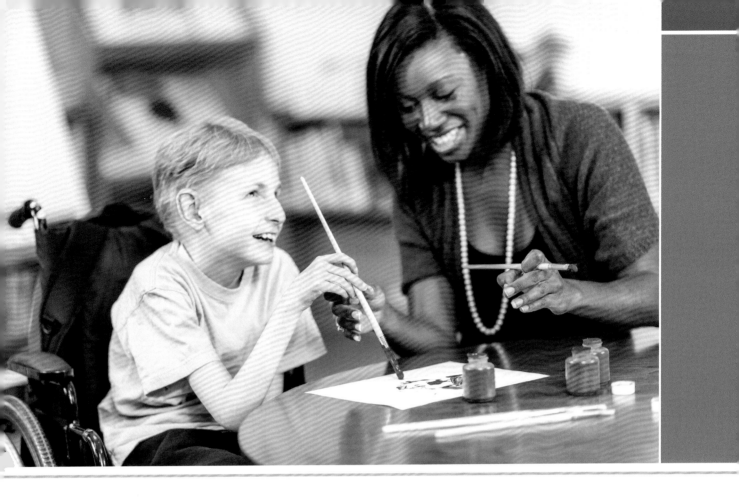

面向对象

正在读这本书的你，也许刚刚开始作业治疗（OT）或作业治疗助理（OTA）的学习生涯。像众多治疗师一样，你可能会有一种想要帮助他人的使命感，并希望看到他们充分发挥自己的潜能。也许你想帮助孩子们，使用基于游戏的干预措施来帮助他们达到发育里程碑。或者你可能希望在专门的康复机构里工作，帮助个人恢复**日常生活活动**（activities of daily living, ADL）和**工具性日常生活活动**（instrumental activities of daily living, IADL）。

无论你是在哪种机构或面对何种人群，我们的共同目标是帮助人们做自己喜欢的事情，使其得以实现人生最大的价值。

哪种目的性活动对你来说最有意义？作为一名全职教授兼家长，我喜欢骑单车，因为这可以轻松获得户外活动和锻炼的机会。在天气好的时候骑车上班，包含了以下几种作业类型——休闲、社区移动以及健康管理，并且这项活动还可以节省汽油钱。虽然骑车这一躯体行为涉及肌肉协调、力量和平衡，但个人意义和内在动力是让我早早起床去骑车的原因，这也是作业与单纯躯体功能的不同之处。

作业用语

作为一个作业治疗的学生以及未来的临床工作者，你需要熟悉一些本行业的特定用语。虽然你在与患者交谈时可能不会使用这些具体的术语，但在这些词语和概念上达成共识是促进专业讨论的关键。以下定义改编自《作业治疗实践框架》（第 4 版）[1]。

作业（occupation），或者说给人们的生活带来意义和目的的日常活动，包括 ADL、IADL、休息、睡眠、教育、工作、娱乐、休闲、健康管理和社会参与（图 1.1）[2]。**作业表**

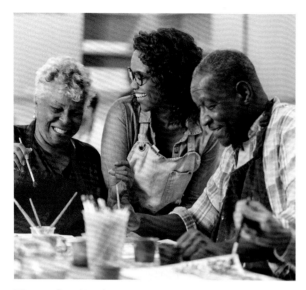

图 1.1　作业是人们给生活赋予意义和目的的一系列日常活动

现（occupational performance）是指由个人（如患者或照护人员）、团体（具有共同特征的个人，如支持小组）或人群［整个集体（团队），如企业所有员工］完成这些有意义的作业活动的过程。**表现技能**（performance skills）是指有助于提高作业表现的以目标为导向的行动，包括运动、处理和社交技巧。

运动技能（motor skills），简单举例来说，包括够取、平衡、操纵和步行等[3]。运动技能依赖基础的肌肉骨骼结构，这些结构用来协调全身各个关节的力量。学习肌肉、关节、韧带和肌腱是如何协调运动和控制躯体的，对全面理解作业活动至关重要。然而，这仅仅是构成作业活动的躯体部分。认知、情绪和社会心理功能对于导向和组织等处理技能，以及谈话等社交技能方面也十分关键[4]。总而言之，基本的表现技能——运动、处理和社交技能，支撑着特定环境背景下的作业表现（图 1.2）。

本书关注**功能解剖学**（functional anatomy），或涉及日常功能运动的基本身体结构。作业治疗中的功能解剖主要和运动表现技能相关。

作业治疗采取与作业表现相关的运动表现技能，包括**功能性移动**（functional mobility），

从一个位置移动到另一个位置。这方面的例子包括在床上改变体位（床上移动），转移到各种不同的功能性接触面（如床、汽车或洗澡椅），使用轮椅转移，或者在家庭或社区环境中行走。

为了强调作业表现中所涉及的运动本质，我们在介绍身体各关节的功能运动时，将使用**目的性活动**（purposeful movement）这一术语。例如，肩关节可以在没有任何目标导向的情况下屈曲。相比之下，目的性活动可能涉及为了洗澡或穿衣而进行肩关节屈曲。目的性活动强调动作背后的意义，即强调个人**意志**（volition）或意愿的外在流露。

此外，作业治疗还会涉及个人的**表现模式**（performance patterns），如习惯、例行日常、角色，以及形成日常生活节奏和完成仪式活动[5]。通过**活动分析**（activity analysis），治疗师可以识别并处理多种促进或抑制作业表现的技能和模式。

作为一名未来的作业治疗师，你要避免只关注作业表现中单个方面的情况（也被称为还原论）。试想，一位最近罹患脑卒中的父亲，为了在女儿的婚礼上陪她走红毯而重新学习走路。作为一名治疗师，你可以分析他的步态模式，帮他解决运动能力丧失或肌力不足的问题，或许还可以推荐一种移动工具，如助行器或拐杖。但是，

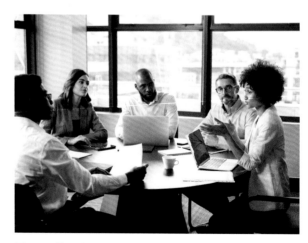

图 1.2　作业表现涉及运动、处理及社交互动等表现技能

在这个例子中，功能性移动不仅仅是一种步态模式，它还可以为这对父女创造出神圣的瞬间。通过全面的评估和与患者之间协作性的目标设定，你可以将个人动机引向期望的作业表现（图 1.3）。

作业理论基础

作为一名作业治疗专业的学生，你将会学习一系列的理论、实践模型以及为作业治疗提供理论基础和实践指导的参考框架。虽然每种方式都以独特的视角和侧重点来定义作业表现的概念，但所有方式都肯定了作业活动中的躯体运动。

例如，人类作业模型（model of human occupation，MOHO）认为运动技能是人类主动履行角色、习惯和日常活动的意志（选择）表现的一个组成部分 [6]。同样地，加拿大作业表现和参与模型（Canadian Model of Occupational Performance and Engagement，CMOP-E）以及人 – 环境 – 作业模型（Person-Environment-Occupation，PEO）把身体活动能力（身体表现）描述为人的组成部分。此外，感觉统合参考框架把姿势控制和双侧协调作为整合过程的结局，对感觉输入进行恰当的结合和反应，以实现最佳的运动功能 [7]。

这些模式的共同之处是，都认为运动技能很重要，但从属于作业活动的环境、个人意愿和认知。根据定义，作业活动强调的是运动背后的目的。骨骼、关节和肌肉在特定的环境背景下服务于个人的意向。本书不提倡某种特定的模型或参考框架。相反，我们的目标是提供全面的资源和信息，帮助你理解功能解剖对运动表现技能和作业表现的贡献。

解剖学术语

了解解剖学术语有助于你在临床实践中定位身体部位，以及清晰有效地与他人进行沟通交流。作为一名作业治疗师，你将经常与其他治疗师、医生以及其他医务工作者进行沟通。有时还需要阅读研究文献、临床记录、手术记录以及影像学报告（如 X 线或磁共振扫描检查结果）。理解和使用标准的解剖学术语是清晰沟通的关键，可以使你对患者的治疗和照护达到最优化。

以下部分罗列了本书中使用到的、与功能解剖和运动有关的术语的基本定义。

一切与视角有关

要了解解剖学，无论是理解插图、X 线检查结果，还是真实的人体，我们都需要知道目前所呈现的具体视角或角度。在解剖学术语中，起始视角是**解剖学姿势**（anatomical position）：人体直立，双足略微分开，面朝前，双臂置于身体两侧，手掌朝前（图 1.4，左图）。以解剖学姿势作为参考点方便进一步描述以下内容。

- 解剖区域的**后部**（posterior）或背面观，也被称为**背侧**（dorsal）。手的背侧是指与手掌相反的视角。
- 解剖区域的**前部**（anterior）或前面观，通常被称为**掌侧**（volar）[或**腹侧**（rentral）]。手的掌侧指的是手掌。

内侧（medial）和**外侧**（lateral）是相对的解剖学姿势术语，指的是更接近或更远离（右侧或左侧）身体**中线**（midline）——正中矢状面的

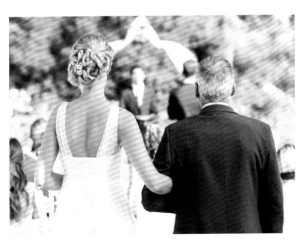

图 1.3　作业表现涉及的方面远远超过单纯的运动

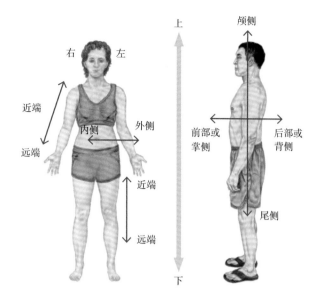

图 1.4　关于解剖学姿势的术语

位置，如在解剖学姿势上，拇指位于小指的外侧。

- **近端**（proximal）和**远端**（distal）表示相对于躯干的位置。例如，足相对于膝处于远端，而膝相对于足处于近端。

- **桡侧**（radial）和**尺侧**（ulnar）表示相对于前臂、腕和手部的位置。例如，拇指位于手的桡侧，而小指则在相反的尺侧（相关术语请参见第 6 章和第 7 章）。

- **上**（superior）表示在上面，**下**（inferior）表示在下面。

- **颅侧**（cranial）是指颅骨的方向，而**尾侧**（caudal）则指朝向下，或指向"尾部"。

- **同侧**（ipsilateral）是指身体的相同侧，**对侧**（contralateral）是指身体的相对侧。这些术语作为描述肌肉功能的参考。例如，斜方肌上部参与头颈部的同侧（身体相同侧）屈曲以及对侧（身体相对侧）旋转。

肌肉骨骼术语

本文出现了很多在临床实践中被频繁使用的，与肌肉骨骼系统相关的术语。

骨骼肌往往有两个或多个骨性附着点。通常情况下，在肌肉收缩过程中移动距离最少的附着点被称为肌肉的**起点**（origin），而产生更多移动的点被称为**止点**（insertion）。通常（但也存在例外），起点位于近端（靠近躯干），而止点位于远端（相对于起点，离躯干更远）。当肌肉收缩时，起点和止点被拉近。例如，在肘关节屈曲时，肱二头肌将前臂上的止点（桡骨粗隆）向肩部的起点（喙突和盂上结节）拉近。**附着点**（attachment）也作为一个更具概括性的术语，不特指起点或止点，仅指骨骼和肌肉的连接处。

在临床实践中，利用**触诊**（palpation），往往有助于识别表面皮肤下的肌肉骨骼结构，并提供深层组织状态相关的有价值信息（图 1.5）。例如，血液循环不畅或神经支配受损的手可能会变得冰冷和麻木，而急性软组织损伤可能会由于炎症活动而导致皮肤温度升高。触诊特定的肌肉或其肌腱附着点也有助于确定薄弱点或疼痛性肌腱炎的位置。

表面解剖学（surface anatomy）描述的是在皮肤表面可以触摸到的或可以直接观察到的解剖学特征。在皮肤下凸起的特殊骨骼组成部分被称为**骨性标志**（bony landmark），如位于手腕背侧 / 尺侧的尺骨头。面向作业治疗的相关指导性教科书中指出，确定骨性标志有助于关节活动度测量和徒手肌力评定（MMT）技术的运用。这些临床评估在实践中被广泛使用。

专业的作业治疗师会利用视诊和触诊来进行临床评估和推理。请思考：手指关节背面的褶皱

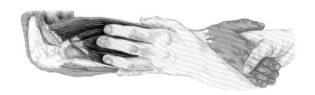

图 1.5　触诊是一种非常有价值的用于确定皮肤下的解剖结构的临床技术

消失说明了什么？触诊时肘部外侧的伸肌腱出现疼痛提示了什么？这些临床观察通常是评估过程中的重要组成部分，因此本书每一章都会提及一些重要的体表标志。

还有一些描述肌肉骨骼系统具体特征的术语，如骨突、结节和盂。由于它们与身体各个区域中的结构都相关，所以在每个章节中都存在对应的定义。

运动学

运动学（kinesiology）研究与人体运动相关的解剖学和力学。运动学中许多描述运动的术语是跨学科使用的。从事作业治疗的临床工作者须对运动学和人类活动有一个概念性的认识，因为这也是运动分析和作业表现的组成部分之一。

我们要知道，运动学的领域宽泛且复杂。例如，一些研究人员只关注关节运动的力学。本书并不是一本介绍运动学的综合书籍，但确实包含了一些需要了解的基础术语和概念。学会使用这些通用语言规范地描述运动，将会促进专业人员之间的沟通，提高进行文书记录的能力，并能加强对病案记录和研究结果的理解。

运动平面和运动轴

当人体处于解剖体位时，任意关节的任何运动都可以通过发生该运动时所在的平面和其围绕的轴来进行描述。**运动平面**（planes of motion）通常包含矢状面、冠状面［**额状面**（coronal plane）］和水平面（图 1.6）。

- **矢状面**（sagittal plane）将身体划分为左右两侧。大多数的屈曲和伸展运动发生在这个平面。正中矢状面则正好处于身体的中间，穿过鼻、脐和两腿之间。临床上，正中矢状面被认为是身体中线所在的平面。

- **冠状面**（frontal plane），有时被称为额

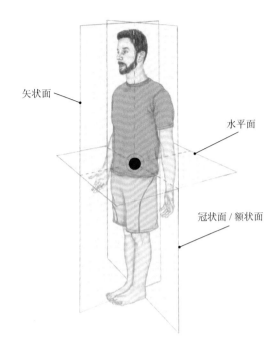

图 1.6   运动平面

状面，将身体划分为前后两个部分，通常涉及内收和外展运动的描述。

- **水平面**（transverse plane）将身体分为上下两个部分，大多数的旋转运动发生在此。

因为身体通常不会维持在一个平面内，所以单一平面运动在功能性运动中很少见。想象一下，当你完成系安全带这一动作时，你的肩关节在矢状面上屈曲，同时在水平面上横跨胸部完成水平内收的动作。

治疗干预有时会从单一运动平面开始，如关节置换术后为了限制骨骼肌张力而仅进行单平面运动。因为作业表现中多平面运动更为常见，所以对患者的干预措施应从单一运动平面逐渐过渡到多个运动平面。

虽然人体运动是在这些不同的平面上发生的，但关节的旋转运动也可以被看作是围绕着与运动平面垂直的各种**运动轴**（axis of motion）进行的（图 1.7）。

把运动轴想象成一条直线，或是一根定位销杆，关节则围绕着它旋转。这个轴是关节的**旋**

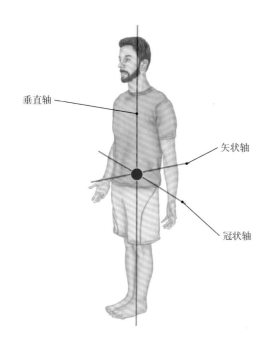

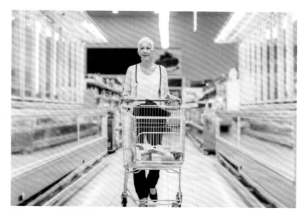

图 1.8　推购物车时手臂的运动可作为上肢闭链功能性运动的一个例子

图 1.7　运动轴

转中心（center of rotation），冠状轴（frontal axis）的位置是从内侧到外侧，矢状轴（sagittal axis）是从前到后，而垂直轴（vertical axis）是从下到上。

　　练习将这些术语应用到关节运动的描述中。例如，你能试着描述膝关节屈曲时所处的运动平面和运动轴吗？试着全面思考，我们会在之后进行更详细的介绍。

运动链

　　人体各节段与关节之间共同协作、相互依赖的运动被称为运动链（kinetic chain）。基于不同活动方式，运动链包含闭链和开链两种。

　　闭链（closed-chain）功能性运动涉及近端关节相对于固定不动的远端节段的运动。例如，想象你蹲下身从地板上抬起一个箱子。你的脚牢牢地踩在地上，当髋关节和膝关节屈曲，身体朝固定着的脚的方向降低时，下肢便进行了闭链运动。而推购物车是上肢闭链功能性运动的一个例子（图 1.8）。闭链模式有助于关节稳定，募集更多的肌肉来支持运动链上的各个关节。

　　相反，开链（open-chain）运动涉及的是远端身体节段在空间中的自由运动，允许各关节共同或独立于其他关节发生运动。想象一下，一个音乐家正在激情昂扬地挥舞指挥棒，当他的手在空间中自由运动时，手臂的近端关节可以共同或独立运动（图 1.9）。由于在此类型的功能性运动中，移动性要优先于稳定性，故开链运动模式仅需要募集较少的肌肉。

　　许多 ADL 任务是开链和闭链运动的组合。假设你站在洗漱台前完成个人清洁活动，此时，下肢处于静态负重状态（闭链），在这种情况下，腿部的任何节段运动都需要相邻关节的运动。与此同时，上肢进行开链运动，手在空间中自由移动，完成梳头和刷牙活动，以便开始新的

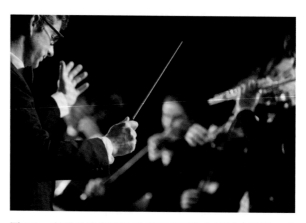

图 1.9　交响乐团指挥的手臂运动可作为开链功能性运动的一个例子

一天做好准备。

作为临床工作者，你需要学会处理开链和闭链功能性运动，因为这二者对作业表现都十分关键。

让我们尝试从作业表现的视角联想一些功能解剖学和运动学的术语和概念，并回答下列问题。

- 描述肘关节屈曲和伸展时所围绕的运动轴和所处的运动平面。哪些 ADL 或 IADL 需要这些特定的运动？然后对膝关节的屈曲和伸展进行同样的描述。
- 请回想并描述你早晨的日常活动中有哪些闭链和开链运动模式。
- 选择一个你最喜欢的休闲作业活动。明确其中涉及哪些关节运动，以及其运动平面和运动链。

物理学原理：力和杠杆

力、力臂、杠杆——所有这些都来自物理学概念，也是理解人体运动和功能的理论基础。理解以上概念对以下情景是十分重要的，如考虑作用在人体内部的肌肉骨骼力量，设计个性化矫形器或需要施加外力的适应性设备。

力

力（force）是任意拉动或推动物体的力。在人体中，力以拉力（tensile force）（拉）或压力（compressive force）（推）的形式出现在身体的解剖结构中（图 1.10）。当肌腱附着点将力从收缩的肌肉组织转移到骨骼时，拉力便随着关节运动产生。而压力出现于坐位或站立位时的脊柱和下肢。

运动表现技能，如够取、搬抬和转移，涉及自身重量或被搬运物体的重量所形成的外部阻力（resistance）。这种阻力必须通过动力

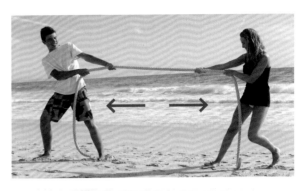

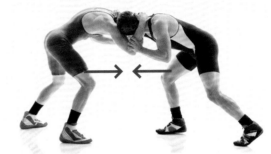

图 1.10　拉力（上图）和压力（下图）

（effort）或肌肉产生的内部力量来抵抗。阻力也被称为抵抗力（resistance force），而动力也可被称为施加力（exerted force）。

例如，将一个箱子从地上搬到工作台上，需要身体的肌肉产生足够的力来克服箱子的重量。当阻力和施加的力相等时，身体或身体节段处于静态（不动），如肘关节屈曲，用前臂抱住婴儿。

作业表现是力的合成——由多块肌肉共同产生——作用于特定任务的多项同时性运动。假设你正在喝一杯热咖啡，人体所有的运动都来自核心肌肉，它们使身体稳定，而肩胛骨周围的肌肉收缩为肩部运动提供强有力的支撑。在获得近端的精确定位和稳定之后，肘、腕和手再提供稳固、精准的动作，以安全地把杯子递到嘴旁，此时咖啡不会洒出。在此作业表现体现了运动链的概念。

在物理学中，力矩（moment）指的是力的转动效应（使物体绕轴旋转的能力），与扭矩同义。而在生物力学上，肌肉的力矩或扭矩（torque），是指肌肉旋转关节的能力。

例如，肱二头肌在肘关节处施加一个力矩，

使前臂旋转，肘关节屈曲——这是自我清洁和进食活动中一项重要的目的性活动。而股四头肌在膝关节处施加一个力矩，使膝关节伸展从而完成站立或行走。

肌肉在某一特定关节处产生的具体运动被称为**动作（action）**，这个术语有时可与力矩同义使用。

肌肉的力矩（动作）受肌肉力量与它所作用的关节之间的距离影响。**力臂（moment arm）**或杠杆臂是一个数学概念，表示从一个轴（关节）到作用力（肌肉）间的距离（图 1.11）。在人体中，肌肉的位置和它产生的力离旋转轴（关节）越远，肌肉对关节的**机械效益（mechanical advantage）**或杠杆作用力就越大。

我们再看看图 1.11。如果骨 1 的肌肉不是附着在目前的位置，而是附着在骨 2 的远端，这将如

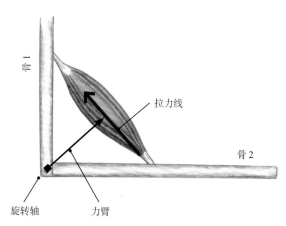

图 1.11　肌肉在身体关节处产生旋转的力（力矩）

何改变肌肉在关节（轴）上产生力的能力？作用在关节处的力是增加还是减少？

想象一个孩子坐在跷跷板上，对面坐着一个体形比他大很多的人。为了翘起这个大个子，孩子是靠近还是远离跷跷板的中轴线比较好呢？

虽然增大与轴线的距离可以提高施加力的机械效益，但同时也会降低运动的速度。有些肌肉的排列是为了优化力量，附着在离关节更远的部位，而另一部分肌肉附着在离关节更近的部位，这有助于提高运动的速度。

人体中的杠杆

人体中的**杠杆（lever）**或滑轮系统能提供机械效益并产生功能性运动。杠杆按作用力（肌肉施加的力）、轴（关节）和阻力（肢体或物体的重量）的排列方式进行分类（图 1.12）。

在**第一类杠杆（first-class lever）**中，施加的力和阻力位于轴心的相反两侧，如跷跷板。人体的颈部就是一个第一类杠杆的例子：前部和后部的肌肉组织在颈椎上产生相反的屈曲和伸展力，而颈椎在这个杠杆系统中充当杠杆轴（图 1.13）。

第二类杠杆（second-class lever）和**第三类杠杆（third-class lever）**则是施加的力和阻力在轴心的同一侧，但各自有不同的排列（图 1.14）。

第二类杠杆的特点是阻力比施加的力更靠近

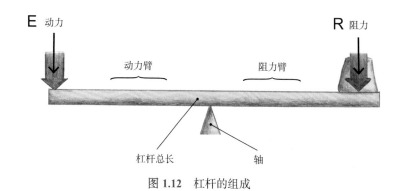

图 1.12　杠杆的组成

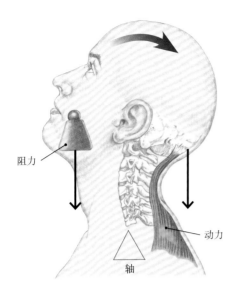

图 1.13　颈椎属于第一类杠杆

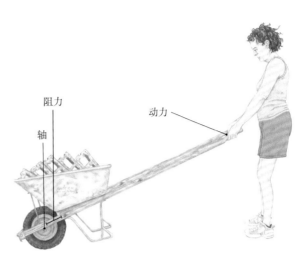

图 1.15　使用独轮车是一个第二类杠杆的例子

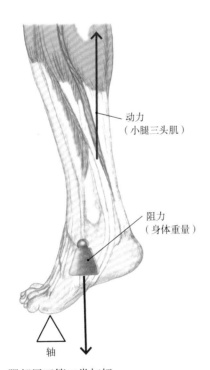

图 1.14　踝部属于第二类杠杆

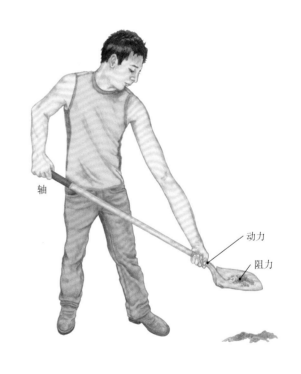

图 1.16　使用铁铲是一个第三类杠杆的例子，这类杠杆在人体中是最常见的杠杆类型，有相当大的力臂

杠杆轴，比如使用独轮手推车（图 1.15）。第三类杠杆的排列则相反，比如使用铁铲（图 1.16）。

　　第三类杠杆在人体中最为常见。例如，肱二头肌在肘关节轴线的远端施加拉力，而前臂或手

承担的肢体或物体的重量则为阻力（图 1.17）。第二类杠杆往往能使机械效益最优化，而第三类杠杆则更适用于肢体的高速运动。

临床应用
关节反作用力 [8]

牛顿第三定律指出，每个动作都有一个与之对应的大小相等、方向相反的反作用力。请看图 1.17，肱二头肌在肘部产生（施加）了一个向内的力来抬起物体，而物体在重力作用下对肘部产生了一个相反的向外的力（阻力）。

为了应对外力而在关节内产生的力被称为**关节反作用力**（joint reaction force）。外部的物体重量在与关节的特定距离上施加一个阻力（外部力臂）时，身体肌肉也在与关节的对应距离上产生了一个内力（内部力臂）。

请仔细观察图中的内部力臂（从肱二头肌止点到肘关节的距离）和外部力臂（从物体重量处到肘关节的距离）的相对长度。我们已经知道，力臂的长度决定了力的机械效益或杠杆作用。机械效益可以通过计算外部力臂（28 cm）和内部力臂（4 cm）的比值来表示，结果是 7 : 1。由于外力臂长是内部力臂长的 7 倍，所以肱二头肌必须产生 70 磅（约 31.5kg）的力来维持住 10 磅（约 4.5kg）物体的重量。

假设有一个很重的功能性物品——也许是一个很重的袋子或箱子，在搬运它时，你将如何减小对肘关节形成的反作用力？减小关节反作用力可以减少关节损耗，也是保护关节并预防骨关节炎相关症状的关键原则。

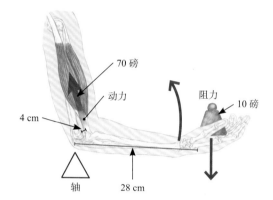

图 1.17　计算内、外部力臂之比可用来分析关节反作用力

▶ 试一试

为了改善作业表现，我们应该在设计、定制矫形器或适应性设备时考虑机械效益。矫形器通过对关节施加作用力来促进关节稳定或使之移动。矫形器跨越关节的相对长度是决定它施力大小的关键要素。较长的前臂组件将有益于矫形器稳定腕关节或手部关节，增大关节的外部力臂和机械效益。

此外，适应性设备可以提高杠杆作用并减小关节反作用力。请仔细观察图 1.18 中的适应性开罐器。开罐器的长度对施加在盖子上的力和手部的关节反作用力会产生什么影响？

把不同的开罐器或开瓶器作为适应性设备的例子，请注意在腕部和手部关节处感受到的应

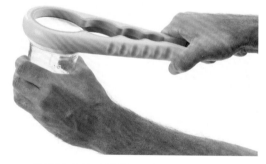

图 1.18　使用适应性开罐器，思考开罐器的长度是如何影响其机械效益的

力大小。把这类适应性设备的相对长度作为增大机械效益的一个要素。思考如何减少关节反作用力，以及这样做对患者关节的影响是什么。

应力和应变

施加的力会使材料发生改变。例如，肌肉在拉伸负荷下通常会被拉长。软组织的基本构成胶原蛋白允许软组织具有不同程度的**弹性**（elasticity），或可使软组织在拉力去除后仍能恢复到原来的形状。

应力（stress）是指在单位面积上的施加力量，而**应变**（strain）则是指在特定量应力下材料的位移量。例如，生面团经过压、滚和拉（拉力和压力）的方式接受来自外界的应力，并通过改变其形状（应变）对应力做出反应。

应力 – 应变图阐述了**杨氏模量**（Young's modulas），或者某特定材料的刚度——即在增加的应力（力量）作用下物质如何发生应变或位移（图 1.19）。该线的斜率（y 轴变化量除以 x 轴变化量）表示材料的柔韧性。斜率越高表示材料越脆，而斜率越低表示材料弹性越大。

比较不同尺寸的橡皮筋。在相同应力下，大而粗的橡皮筋所产生的位移比小而细的橡皮筋要小。同样地，人体组织在应力作用下也表现出相应的应变能力，这种应变能力取决于生物成分、结构和功能性目的。

骨骼作为身体的支架为功能性运动和移动提供结构支持，但骨骼在自然环境中十分脆弱。相比之下，韧带和肌腱则更具延展性——能够在力的作用下伸缩，以平衡稳定性和移动性。

大多数与功能性运动相关的力都远远低于软组织所能承受的极限，应变后组织恢复到正常形状被称为**弹性形变**（elastic deformation）。然而，力可能会超过组织弹性形变的能力，产生**荷载失效**（load to failure），导致组织永久破裂或变形。随着应力增加，组织产生应变或位移，达至**屈服点**（yield point）——象征着组织失效前可承受的最大应力。

当超过屈服点时，组织的反应取决于它的相对**刚度**（stiffness）。脆性组织（如骨骼）会骨折或破裂。而可塑性较强的组织（如韧带）将发生**塑性形变**（plastic deformation）（扭伤）或永久变形，但组织前后会保持连续性（图 1.20）。这种重组和基线组织长度的永久性损失可能会导致**关节不稳**（joint instability），如再发性肩关节脱位会影响关节囊的完整性。

我们都曾经历过肌肉骨骼疼痛或特定的损伤。也许你能回忆起自己或认识的人发生关节损伤时的情况。想一想当时施加在组织或关节上的外力——它的方向、大小和速度。

- 你或你认识的人当时是处于开链还是闭链状态？
- 人体组织是如何应对这个外力的？它们是否被完全拉长（塑性形变）或完全破裂？

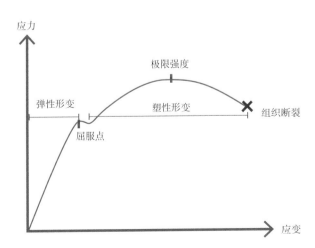

图 1.19　应力 – 应变图

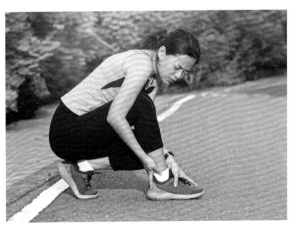

图 1.20　施加在人体组织上的力可能超过组织延长和恢复正常长度的能力（塑性形变）

● 对这个损伤是如何处理的?

理解外伤的损伤机制可以让你从临床视角思考康复计划。

人体组织的生物力学特性

你可能听过"形式服从于功能"这句谚语,其背后含义为物体或建筑物的设计往往与预期目的紧密相关。同样地,人体组织的特殊设计有助于特定目的的运动和功能。

生物力学(biomechanics)研究的是构成生物体的生物系统的结构、功能和运动。想象一下,如果骨骼像肌腱一样,由具有柔韧性的胶原蛋白组成,那么人体将如何运动。首先,站立将变得不可能。因此,只有当骨骼和软组织(肌肉、肌腱和韧带)由不同材料组成,且具有恰到好处的刚度、柔韧性和收缩性时,才能促进运动的产生。

为了深入了解作业表现中所涉及的运动技能,让我们来看看这些功能性组织的生物力学特性。

骨骼的生物力学

骨骼主要由胶原蛋白和被称为羟基磷灰石的钙矿物基质组成。基于体内骨骼所处的位置和功能不同,组成这种**骨基质**(bony matrix)的关键成分的比例是不同的。**皮质骨**(cortical bone)内矿物质含量较胶原蛋白更多,而**松质骨(海绵骨)**[cancellous (spongy) bone]内胶原蛋白含量更高(图 1.21)。

皮质骨存在于长骨骨干部,如肱骨和股骨。它提供刚性支撑以维持四肢活动时的各种力量需求。相比之下,松质骨存在于骨髓腔内和长骨末端,如股骨头。松质骨由骨带(常被称为骨小梁)组成,可提高骨骼吸收压缩性负荷的能力。

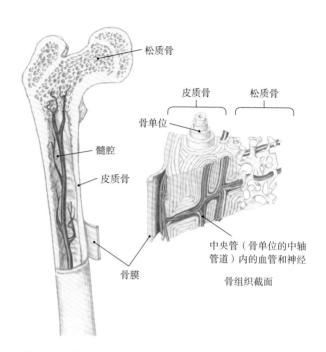

图 1.21　成人股骨组织的内部细节(左图)和截面(右图)

临床应用
低负荷、长时间的应力

根据外力大小和位置的不同,人体的软组织(韧带、肌腱和肌肉)可以适应施加在它们之上的力,这被称之为可塑性。在这类变化中,如果软组织失去正常的延展能力(适应性短缩),将会出现功能性运动障碍。那么,临床医生是如何处理这种组织的功能障碍对作业表现的影响的呢?

相对于剧烈、快速的拉伸,低负荷、长时间的应力对短缩的软组织更好,前者可能会导致进一步的炎症或组织损伤。在临床上,动态矫形器或手法治疗可以提供这种低负荷、长时间的应力,可促进组织长度和相关的关节活动范围的恢复,因此为作业表现做足准备。你还能想到其他利用低负荷、长时间的应力且安全地拉伸短缩软组织的方法吗?

股骨等承重骨，更确切地说，是股骨头——用来吸收与行走、跑步或举重等活动相关的向上和向下的力。向上的力是由足部接触地面产生的，并通过腿部向上传递到躯干；而向下的力是由身体重量或被举起的物体产生的，通过躯干向下传递到下肢。

长骨的关节（连接）端覆盖着**关节软骨（透明的）**[articular (hyaline) cartilage]，这是一种致密的结缔组织，可提供缓冲以吸收骨骼之间的重复压缩力（图 1.22）。关节软骨由致密的细胞外基质（extracellulor matrix，ECM，由水、胶原蛋白和蛋白聚糖组成），以及被称为软骨细胞的特殊细胞组成，这些细胞在产生和维护 ECM 中扮演十分重要的角色。

这种保护性组织（2~4 mm 厚）分为不同的层或区域（浅层、深层和钙化区），其特点是胶原蛋白的密度和抗压性逐渐增加。长时间的关节压迫（如站立时）会使组织层被压缩，从而增加了它们的硬度和阻力。在需要长时间站立的活动中，如排队等待演唱会或合唱，体内的承重关节通过变得更加坚硬以适应长时间的关节压缩，从而保护关节。

成熟的软骨是无血管（缺少血管）和无神经的（缺少神经支配），这会限制它损伤后的愈合能力。此外，软骨由于缺乏伤害感受器（疼痛感受器），因此一旦出现关节疼痛，往往已经处于严重受损状态。

例如，**骨关节炎（osteoarthritis，OA）**是一种常见的肌肉骨骼病理表现，涉及关节内软骨的退化。保守的干预措施包括使用适应性设备或限制活动，如前面讨论过的关节保护技术。然而，对于严重的关节退化可能需要进行关节置换（替换）以获得长期的缓解和功能恢复。

韧带和肌腱的生物力学

韧带和肌腱由致密的结缔组织（主要是胶原纤维）组成，主要对拉（伸）力产生较高强度的抵抗作用。**韧带（ligaments）**连接骨与骨，而**肌腱（tendons）**则连接肌肉与骨。韧带有助于稳定身体的关节，而肌腱则将肌肉收缩的力传递至骨骼，使关节得以产生运动。

韧带主要存在于关节周围，有的韧带也存在于关节内，如膝关节的侧副韧带（周围）和交叉韧带（关节内）（图 1.23），韧带支撑关节，并常在特定平面上限制某些运动。

关节囊（joint capsule）在滑膜（可动）关节周围形成致密的纤维套，使关节具备一定程度的被动稳定性，并形成一个含有润滑液的密闭腔室。通常，关节韧带是关节囊本身的增厚部分——例如，膝关节的内侧副韧带。

腱膜（aponeurosis）是一种宽阔的、通常连接邻近肌肉的纤维性插入物，如腹肌腱膜，其被称为腹直肌鞘（1.24）。

前几节所述的骨骼、韧带和肌腱是被动结构，它们不产生主动力，只是传递和稳定由肌肉收缩产生的力。下一节将介绍肌肉的构成和功能。

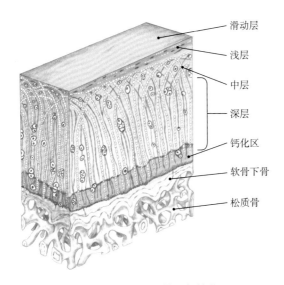

滑动层
浅层
中层
深层
钙化区
软骨下骨
松质骨

图 1.22　各软骨层为骨关节端提供了保护垫

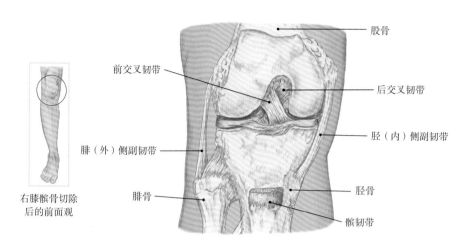

图 1.23　膝部主要韧带

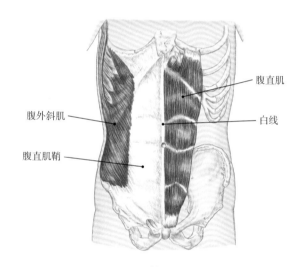

前面观

图 1.24　腹直肌鞘

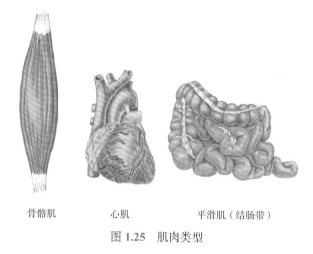

骨骼肌　　　心肌　　　平滑肌（结肠带）

图 1.25　肌肉类型

肌肉的生物力学

肌肉为骨骼的功能性运动提供动力，有时还会改变内脏器官和各类输送管道（内脏中的管道、动脉和静脉）的形状，促进人体各系统的功能运作。

肌肉有三种类型：骨骼肌（横纹肌）、心肌（也属于横纹肌）和平滑肌（内脏肌）（图 1.25）。在本部分，我们主要介绍骨骼肌，因为它与目的性活动和作业表现密切相关。

骨骼肌

骨骼肌（skeletal muscle）驱动骨骼，并为身体目的性活动提供动力。由收缩组织构成的肌腹，经由致密的非收缩性肌腱连接至骨骼。然而，并非所有的肌肉都附着在骨骼上。此外，人类用骨骼肌移动面部皮肤以做出各种表情，并用骨骼肌控制眼球运动来扫视环境以确定是否可以进行安全的功能性移动。

组织学上（显微镜下），骨骼肌呈横纹状，有交替的纤维带，因此骨骼肌也被称为横纹肌（图 1.26）。

有些肌肉纤维以平行、线性的方式排列，以产生特定的动作，如腕关节的屈肌和伸肌。也有些肌肉在相互连接的组织群中同时包含多个走行方向的纤维组织。例如，斜方肌同时拥有 3 组不同的纤维组织群（上部、中部、下部），每组都

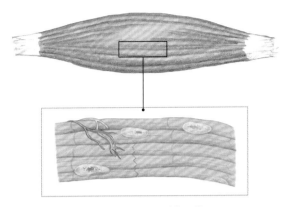

图 1.26　骨骼肌的横纹外观

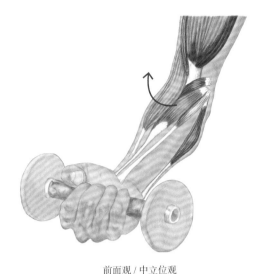

前面观 / 中立位观

图 1.27　肱二头肌收缩将前臂拉向肩部

对肩胛骨有独一无二的作用。仔细检查肌肉纤维的走行及它的附着点，可以为你提供充足的信息以确定其功能或该肌肉能够产生何种运动。

如上所述，肌腱附着在骨骼的部位，通常被称为起点和止点。在多数情况下，起点处于近端则比较稳定，而位于远端的止点则更具有可动性。

如肱二头肌，当它收缩时，肘关节屈曲，前臂处的止点（桡骨粗隆）被拉向肱二头肌在肩部的起点（喙突和盂上结节）（图 1.27）。此时，处于动态的前臂部分被拉向相对静止的上半身和肩部。

在某些情况下，同一块肌肉可以在不同方向发挥作用，将骨骼拉向任意一个附着点。斜方肌就是一个例子，当肩胛骨固定时，斜方肌上部能够使颈椎同向侧屈。当颈椎固定时，它也可以上提肩胛骨（图 1.28）。

当你在学习肌肉骨骼功能解剖学时，请记住，有些区别是基于功能的，而有些区别则是随意的。换句话说，尽管我们通过划分和定义人体结构来研究它们，但最终的学习目标是对人体功能有一个完整的（而不是分裂或局部的）理解。虽然了解各个身体部位的单块骨骼、肌肉和关节十分重要，但作业表现其实涉及它们整合、协调的功能。

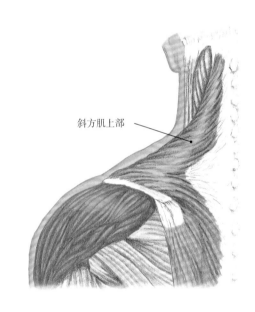

斜方肌上部

图 1.28　斜方肌上部，请思考，这块肌肉是如何移动颈部和肩胛骨的？

心肌

心肌（cardiac muscle）组织构成了心脏的肌肉部分（图 1.29）。

与骨骼肌类似，心肌也是横纹状且分有节段的（肌节）。但心肌纤维要比骨骼肌纤维短，且心肌纤维细胞通常只含有一个细胞核，而骨骼肌纤维细胞是多核的。

心肌纤维细胞也是相互连接的，使细胞能以波浪型模式收缩，从而使心脏具有泵的功能。

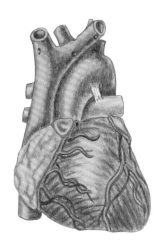

图 1.29　心肌

平滑肌

平滑肌（smooth muscle）组织，也被称为不随意肌，是分布在内脏器官（如肠道和血管）内的肌肉组织（图 1.30）。它可以保持长时间收缩，调节消化等身体加工过程。

平滑肌是无横纹的，在显微镜放大之下呈现为缺乏交叉条纹，且包含无核纺锤状细胞。与横纹肌相比，平滑肌的收缩缓慢且无法自主控制（非随意性）。

骨骼肌组织学

组织学是对人体组织的微观研究，包括其化学组成和构造。人体肌肉有一些相同的组成部分，但如上所述，它们经过不同的设计而服务于不同的功能性目的。组织学对我们关注功能解剖学是如何产生目的性活动的，以及探索骨骼肌的组成十分有帮助。

肌肉是由单个肌纤维（细胞）组成的。每个单独的纤维都被一个称为肌内膜（endomysium）的结缔组织层所包裹（图 1.31）。肌内膜含有丰富的毛细血管和神经纤维，用于支配和将营养供给相应的单个肌纤维。

肌纤维群（束）同样也被结缔组织套所包裹，即肌束膜（perimysium）。最后一层结缔组织，被称为肌外膜（epimysium），包绕着各束肌纤维，从而构成整块肌肉。

肌束膜和肌外膜使肌肉具备了延展性，即被拉伸的能力。肌外膜纤维在肌肉末端汇合形成肌腱，将肌肉的收缩力传递至骨骼并导致运动的产生。

从单个骨骼肌纤维的横截面放大图中可以看出，每个肌纤维由数百条长圆柱形的收缩蛋白链组成，这种收缩蛋白链被称为肌原纤维（myofibril）。肌原纤维被分成若干段，每一段被称为肌节（sarcomere），肌节是肌肉的收缩单位（图 1.32）。较粗的纤维丝由肌球蛋白（myosin）构成，而细纤维丝则由肌动蛋白（actin）构成（图 1.33）。

粗肌球蛋白丝构成每个肌节的中央水平轴，M 线（M line）指向其中点。线圈状的肌动蛋白丝（titin filaments）在肌球蛋白周围形成一个稳定的边界，从而限制了它们的偏移，且有助于整块肌肉的被动收缩。细肌动蛋白丝位于每个肌球蛋白丝的两侧，通过重叠分布提供表面接触以产生肌肉收缩的力量。位于肌节两端的 Z 盘（Z disc）连接肌动蛋白丝，并将前后两个肌节区分开。

肌球蛋白丝产生肌肉收缩的力量，其方式类似划动船桨。肌球蛋白丝分别有一个头部和尾部区域。大约拥有 300 个肌球蛋白分子的尾部构成了粗纤维丝的轴。肌球蛋白丝的头部向外指向细

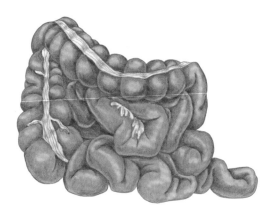

图 1.30　平滑肌

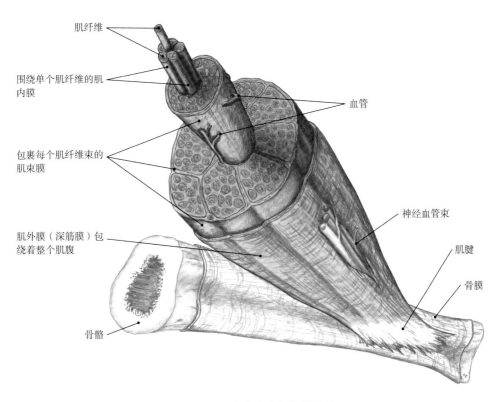

肌纤维

围绕单个肌纤维的肌
内膜

包裹每个肌纤维束的
肌束膜

肌外膜（深筋膜）包
绕着整个肌腹

骨骼

血管

神经血管束

肌腱

骨膜

图 1.31　肌肉由多个组织层构成

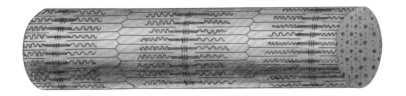

图 1.32　肌原纤维由平行的肌节组成

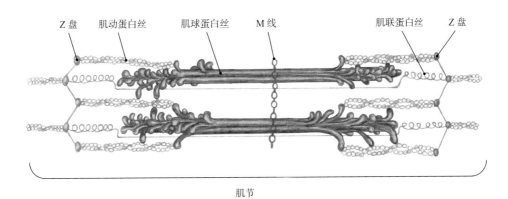

Z 盘　肌动蛋白丝　肌球蛋白丝　M 线　肌联蛋白丝　Z 盘

肌节

图 1.33　滑动的纤维丝形成单个肌节

▶ 试一试

将双手手指交叉重叠，代表肌球蛋白丝和肌动蛋白丝（图 1.34）。将手指分开，使指尖相接触。这代表肌肉被拉长，纤维丝之间的表面接触最小，从而限制了收缩和力的产生。现在将你的手指尽可能地并拢，此时，单纤维丝已经收缩到了极限，没有进一步的收缩（滑动）空间。那

么，肌肉在什么情况下可产生最大力量呢？

通常情况下，肌肉在中间位置时力量最大，因为此时的纤维丝有最大的交联（连接）。这就解释了为什么大多数 MMT 是在关节活动范围的中间位置进行的，以肱二头肌为例，关节活动范围的中间位置是指肘关节屈曲 90°。

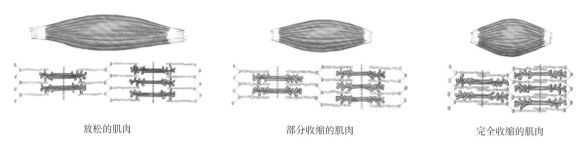

放松的肌肉　　　　　　部分收缩的肌肉　　　　　　完全收缩的肌肉

图 1.34　肌肉长度和力的产生。请考虑收缩时的肌肉长度是如何影响其力量的？

肌动蛋白丝，类似于划船时的船桨，在两条纤维丝之间形成了一个横桥或连接。当肌肉收缩时，钙被释放，使肌动蛋白丝沿着肌球蛋白丝向肌节中心滑动。

骨骼肌纤维被划分成许多独立的**运动单位**（motor unit），每个单位由一个运动神经元和它所支配的肌纤维组成。从运动单位到肌纤维的运动指令是"全或无"信号的，这意味着肌节要么完全收缩，要么完全不收缩。肌肉收缩的强度取决于收缩的运动单位的数量，而不是单个运动单位接收到的信号强度。

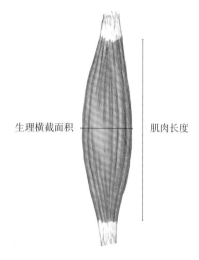

生理横截面积　　　　肌肉长度

图 1.35　生理横截面积和肌肉长度影响肌肉力量

肌肉的构造和力量

许多因素影响肌力的产生，包括肌肉的大小、纤维长度、走向，以及关节位置和肌肉被激活时的长度。

生理横截面积（physiological cross-sectional area，PCSA）指肌肉最宽处的横截面的面积（图 1.35）。肌肉的 PCSA 和长度是衡量其力量的一个比例指标。肌肉越宽，可用来收

缩的肌纤维就越多；肌纤维越长，它们就越有潜力缩短。

人体的每块肌肉都有独特的设计和不同的纤维走向，这会影响运动时施加力的大小和方向（图 1.36）。肌纤维倾斜（斜向）于肌腱排列的肌肉被称为**羽状肌**（pennate muscle）。这类肌肉可进一步分为**多羽肌**（multipennate muscle）（如三角肌）、**二羽肌**（bipennate

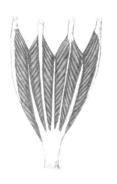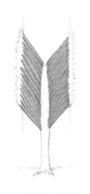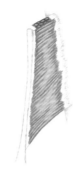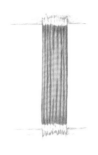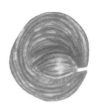

多羽肌　　　　二羽肌 / 双羽肌　　　半羽肌　　　　梭形肌　　　　括约肌
（三角肌、冈下肌）（蚓状肌、股直肌）（半膜肌、胫骨后肌）（旋后肌、缝匠肌）（眼轮匝肌）

图 1.36　肌肉构造和纤维走向

临床应用
长度 - 张力关系

　　临床上，当肌肉激活或进行正式的肌力检查时，你会发现理解肌力与肌肉长度和位置的关系十分重要。肌力与肌肉收缩时的长度的关系被称为**长度 - 张力关系**（length-tension relationship）。

　　让我们以肱二头肌为例——肱二头肌是在拉长（肘关节完全伸展）时还是在缩短（肘关节屈曲）时力量最强？答案在于滑动肌节的设计。回想一下，肌肉处在关节活动范围的中间位置时，滑动肌节往往有最多的重叠和连接，对肘关节来说，大概是屈曲90°的位置。肌节滑动产生的力传递到单个肌纤维，并最终传至整块肌肉，使其收缩以屈曲肘关节——可能是为了喝下清晨的第一杯咖啡。

　　请查阅关节角度测量和肌力评估相关资料，了解 MMT 的最佳关节位置。通常，根据肌纤维和潜在肌节的长度 - 张力关系——关节应处于活动范围的中间位置，以便将肌力发挥到最大。

muscle）（或称双羽肌，如蚓状肌）以及**半羽肌**（unipennate muscle）（如半膜肌）。**梭形肌**（fusiform muscle）（如胸锁乳突肌）的纤维与力线平行排列。

　　羽状肌的纤维较短，不能贯穿整块肌肉，而以向中央肌腱的角度对齐排列为特点。因此，羽状肌可以比同等大小的平行肌产生更大的力量。

　　梭形肌的肌纤维较长，可以在比羽状肌大得多的活动范围内施加力。想象一下拔河比赛，梭形肌就像是 20 个人拉着 1 根绳子，而羽状肌则类似于同样的 20 个人拉着 4 根不同的绳子。

　　肌纤维也可以围绕某个结构形成一个圆。例如，眼轮匝肌是一种可使眼睑闭合的括约肌。

神经肌肉控制

　　请记住，一块肌肉由许多运动单位组成，这些运动单位向各组肌节发出"全或无"信号（图 1.37）。换句话说，肌肉不是由来自单一神经末梢的神经冲动所激活的；肌力是由许多神经末梢向不同的肌纤维组发出收缩信号，形成的肌肉收缩产生的力量的总和。强烈的肌肉收缩是许多运动单位共同被激活的结果，而较弱的肌肉收缩则募集了较少的运动单位。

　　如臀大肌这样的大块姿势肌，其支配神经为臀下神经，该神经的每个运动神经元可支配多达 200 个肌纤维，因此这条细小的神经决定了重要的功能性运动。

　　相比之下，对于细小且精细的肌肉，如手内

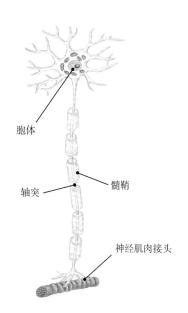

胞体

髓鞘

轴突

神经肌肉接头

图 1.37　运动单位

在肌，运动神经元仅支配数个肌纤维。神经系统对这些肌肉的运动控制是非常精细的。第 2 章将会更详细地介绍运动单位。

即便在静息状态下，任一骨骼肌内的某些运动单位也总是处于活跃状态。这些低级别的运动信号加上来自筋膜（fascia）的张力——肌肉非收缩性（被动）组织，形成了**静息肌张力**（resting muscle tone）。

周围神经损伤通常会引起肌肉失去神经支配，导致肌肉松弛（flaccid）（无力），触诊时肌肉感觉像一团没有弹性的面团。相反，肌肉也可能会出现张力增加或张力过高（hypertonia），这是由中枢神经系统（central nervous system，CNS）的收缩信号上调所致，如患有痉挛性脑瘫的儿童会出现这种情况。肌张力过高的肢体对被动拉伸的抵抗（阻力）会增加。

张力异常会影响上、下肢的随意运动，并常会阻碍作业的完成。例如，如果上肢及手部的关节不受控制地屈曲，那么穿衣服就会变得非常困难。

临床应用
适应性短缩

前面我们提到，软组织（韧带、肌腱和肌肉）会适应施加在它们身上的力，并能因此产生物理改变。让我们来看一个例子。

如果肘关节在受伤后被石膏固定在 90° 屈曲位置（图 1.38），周围软组织由于暂时不需要伸展，会发生**适应性短缩**（adaptive shortening），其长度会变短。

一旦石膏被拆除，短缩组织会明显限制运动。由于张力增加会引起关节屈曲，这种情况下也可能存在组织短缩。不仅过度活跃（张力亢进）的肌肉会产生物理性短缩，局部软组织也会存在这一现象。如果对此问题不加以解决，可能导致关节丧失被动运动，临床上称这为**关节挛缩**（joint contracture）。

预防是关键，维持软组织的延展性（长度）可以避免损伤后的二次挛缩。一旦形成关节挛缩，可以使用静态渐进式矫形器或系列石膏固定来使患者恢复运动。保守性措施对某些关节挛缩可能效果并不显著，这时则需要进行手术松解。

想一想肘关节屈曲挛缩，如果运动是永久性丧失，那么哪些适应性或代偿性策略将有利于患者进行 ADL 和 IADL？

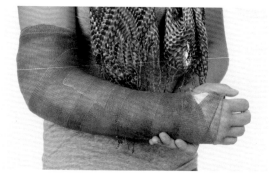

图 1.38　肘关节被石膏固定在 90° 屈曲位置。请思考这会对关节和周围软组织造成什么影响？

肌张力调节

肌梭（muscle spindle）是位于肌纤维内的细长密封结构（长度为 3 ~ 4 mm）（图 1.39）。它们根据肌肉长度的变化发出信号，通知大脑肌肉应变的速度和数量，并改变本体感觉（空间位置觉）。

从功能上讲，肌梭还能起到保护肌肉的作用，触发**位相性牵张反射**（phasic stretch refex），激活**原动肌**（agonist）或相关肌肉产生运动，使肌肉在被过度拉伸时收缩。这就是用叩诊锤敲击肌腱所引起的反射过程（图 1.40）。

高尔基腱器（Golgi tendon organ）是位于肌肉和肌腱交界处的瘦长密封结构（图 1.41）。由于高尔基腱器位于肌腱内（相对于肌肉来说），当肌肉收缩时，比起肌梭，高尔基腱器对肌腱内的拉力更加敏感。它们将肌肉收缩的信号通知大脑，且在肌腱过度拉伸的情况下触发保护性反射，使主动肌放松以避免对肌腱产生损伤。

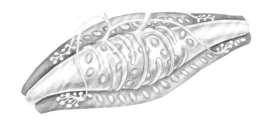

图 1.39　肌梭

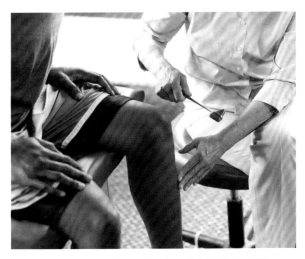

图 1.40　用叩诊锤刺激肌梭，产生位相性牵张反射

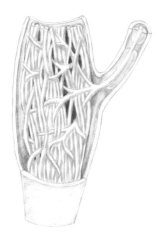

图 1.41　高尔基腱器

快缩型和慢缩型肌纤维

成百上千个肌纤维组成了肌肉，产生目的性活动，从而完成作业表现。**慢缩型肌纤维**（slow-twitch fiber），也被称为Ⅰ型肌纤维，能够在很长一段时间内维持较低水平的收缩力，更耐疲劳。相比之下，**快缩型肌纤维**（fast-twitch fiber），也被称为Ⅱ型肌纤维，能够产生巨大的收缩力，有助于进行激烈且爆发性的运动，但更易疲劳。

人体肌肉中上述两类肌纤维大约各占一半。快缩型肌纤维和慢缩型肌纤维对产生目的性活动而言同等重要。想象一下，当你坐在电脑桌前写一篇论文时，躯干的慢缩型肌纤维维持低强度的收缩，以保持坐直的姿势。有了稳定的核心，手指上的快缩型肌纤维迅速被激活，使你将脑中的想法敲成文字。

许多与神经肌肉控制相关的概念将在第 2 章进一步讨论。当你分析有助于作业表现的运动技能时，可以进一步应用这些概念。

肌肉功能

肌肉的组成、构造及其与神经系统的相互作用都会影响肌肉产生力和运动的方式。前文已经介绍了肌肉的基本构成成分，现在让我们缩小范围，去探究肌肉参与目的性活动的施力方式。

肌肉与运动

实际上人体几乎所有的运动都是由多块肌肉相互作用产生的。随着力量需求的增加，更多的肌肉和它们的运动单位被募集或被激活，以产生运动所需的力。

大脑形成习得性运动模式或**运动记忆**（motor memory），同时向身体的不同部位发送运动信号，以实现综合协调的功能性运动。为了更好地理解任意一块肌肉在某运动中的相应功能，可以用以下4种方式进行思考。

1. **主动肌**（prime mover）（原动肌）。在产生特定运动的一组肌肉中，主动肌募集最多的力来产生运动。例如，肱肌是肘关节屈曲运动中的主动肌（图1.42）。

2. **拮抗肌**（antagonist）。每当有运动产生时，那些通常产生相反运动的肌肉就需要放松。这些肌肉就是拮抗肌。因此，当肱三头肌收缩使得肘关节伸展时，我们不希望拮抗肌，即肱二头肌和肱肌出现强烈收缩。脑卒中（脑血管意外）可能会导致主动肌的肌张力增加或出现痉挛，从而限制了拮抗肌的平衡作用。

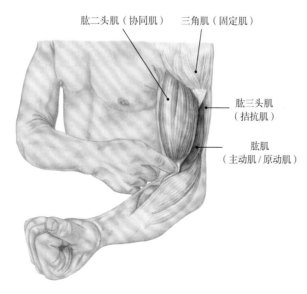

图1.42　肘关节屈曲时的肌肉功能

3. **固定肌**（fixator）。当肌肉从起点收缩时，起点需要相对稳定。例如，肩胛提肌为了使肩胛骨上提，需要相对稳定或固定的颈椎。执行这一功能的肌肉被称为固定肌（起稳定作用）。运动的稳定性始于骨盆和躯干（近端），从而使通过四肢至足和手的动作更加精确。想象一个艺术家正坐在画架前画着一处精妙的细节，此时，核心和近端手臂的肌肉都会被认为是固定肌，它们稳定腕和手，以实现精确可控的运动。

4. **协同肌**（synergist）。如前所述，运动几乎总是需要不止一块肌肉。协助主动肌的肌肉被称为协同肌。例如，肱肌是肘关节的主动屈肌，但在持续抗阻时，肱二头肌也会被募集。

力偶（force couple）一词也描述了肌肉的共同作用，虽然某些肌肉的作用方向不同，但可以产生相同的运动或稳定同一关节。例如，肩胛骨向上旋转是上肢运动的一个重要组成部分，它涉及斜方肌上部、前锯肌和斜方肌下部在不同方向上产生的力——作为协同作用的力偶（见第5章）。

有些肌肉只跨过单个关节，而有些肌肉则跨过多个关节，但无论如何，都能使它们跨过的关节产生移动。肱肌只跨过肘关节，因此只能屈曲肘关节。然而，指深屈肌（flexor digitorum profundus，FDP）跨过腕关节和手指（第2~5指）的3个关节——掌指（metacarpophalangeal，MCP）关节、近端指骨间（proximal interphalangeal，PIP）关节和远端指骨间（distal interphalangeal，DIP）关节，因而对所有关节的屈曲都起作用（图1.43）。

为了分离屈指运动（在不屈曲腕关节的情况下屈曲手指），必须激活腕伸肌以稳定腕关节，将FDP的力传递到手指上。由于腕伸肌对所需运动起作用，这类起稳定作用的肌群（本例子中指腕伸肌）被认为是屈指运动的协同肌。这个例子说明，肌肉的4种功能角色（主动肌、拮抗

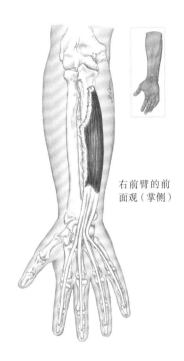

图 1.43　指深屈肌跨过并作用于腕关节和手指（第 2～5 指）的所有关节

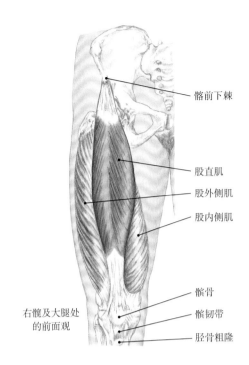

髂前下棘

股直肌

股外侧肌

股内侧肌

髌骨

髌韧带

胫骨粗隆

右髋及大腿处的前面观

图 1.44　股直肌是跨过双关节（髋关节和膝关节）的肌肉。请思考，它可以在髋关节和膝关节产生怎样的运动?

肌、固定肌、协同肌）都是相对而言的，并随着活动而改变。没有一块肌肉总是主动肌或协同肌，这取决于所产生的具体运动。

学生经常会背诵各种图表中肌肉的起止点和相应功能，但背熟并不能证明其理解了肌肉功能。从片面的角度来看，肌肉只做一件事：缩短。为了确定任意一块肌肉在单独使用时的作用（理论上），你应该看一看肌肉的附着点，并在三维空间中想象如果该肌肉缩短会发生什么。

以股直肌为例，股直肌的起点（髂前下棘）和止点（胫骨粗隆）几乎在同一个矢状面内（图 1.44）。如果这块肌肉单独收缩，它就会缩短，导致髋关节屈曲和膝关节伸展，这是很容易想象到的。

当肌肉动作跨越多个关节和多个平面时，肌肉产生的运动就变得难以想象了。最难以想象的可能是缝匠肌产生的运动，因为缝匠肌跨越了 2 个关节和多个平面（图 1.45）。这块肌肉起于髂前上棘，止于胫骨内侧上部。当缝匠肌单独收缩时，会引起髋关节的屈曲和外旋及膝关节的屈

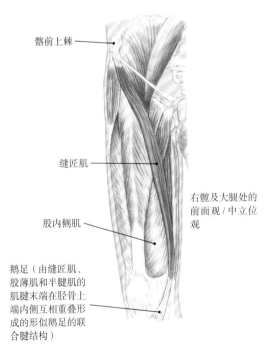

髂前上棘

缝匠肌

股内侧肌

右髋及大腿处的前面观 / 中立位观

鹅足（由缝匠肌、股薄肌和半腱肌的肌腱末端在胫骨上端内侧互相重叠形成的形似鹅足的联合腱结构）

图 1.45　分析缝匠肌的动作应基于它的附着点和在髋、膝关节处的肌肉走向

曲和内旋。

试着想象你自己身体里的缝匠肌，设想它的收缩如何产生以上所有这些动作。如果你能理解缝匠肌产生的动作，你就能理解身体中任何肌肉

的动作，只需要看看每块肌肉的附着点，并记住在单独使用时肌肉只能缩短。

肌肉收缩的类型

肌肉在收缩（缩短）、维持正常长度（静止）或拉长时都能产生力（图 1.46）。肌肉收缩时不改变长度（也没有关节运动），这被称为**等长收缩**（isometric contraction）；而收缩时肌肉长度和关节运动均发生变化被称为**等张收缩**（isotonic contration），包括**离心**（eccentric）（拉长）收缩和**向心**（concentric）（缩短）收缩。

例如，手握一杯咖啡时肘关节屈曲 90°，拿稳一杯咖啡并保持在一个静态位置，这涉及肱肌的等长收缩。把杯子拿到嘴边需要进一步屈曲肘关节，肱肌进行向心收缩（图 1.46）。将杯子放回桌面需要肘关节伸展，肘屈肌被一定程度拉长并进行一定程度的收缩，以稳定手的位置并保持杯子水平，这阐释的是离心收缩，肌肉在拉长的同时产生力。

负荷率

ADL、IADL、工作和休闲对肌肉骨骼系统有不同的力量需求。**负荷率**（load rate）描述了施加在组织上的力有多快。施加在身体组织上的负荷率会影响组织的反应，如果负荷过重，还会影响所发生的损伤类型。

尽管肌腱和韧带是可延展的，但它们需要时间来适应力的需求。快速施力会限制组织通过伸长来适应的能力，并可能导致组织的中心部分失能。例如，在足球比赛中，足部施加在膝关节上的高速侧向力可能会导致内侧副韧带（medial collateral ligament，MCL）断裂。

软组织能更好地适应逐渐增加的力。然而，在低速率下施加过度的力可能会导致骨撕脱，或肌腱或韧带的附着处的小块骨被扯掉。举重运动员在举重过程中，组织承受的较大力量是逐渐增加和持续的，他们就有可能会遭遇这类撕脱性骨损伤。

肌肉充分性（muscle sufficiency）指肌肉伸长和缩短以此来产生关节运动的能力。**被动不足**（passive insufficiency）指肌肉无法充分延展使关节在其完全活动范围内运动（图 1.47）。例如，试着在站立的同时触摸你的脚趾，并保持你的膝关节伸直。虽然有些人的柔韧性足够好，可以轻松地做到这一点，但许多人会由于腘绳肌被动不足（紧绷）限制了髋关节的屈曲而无法做出该动作。

关节运动也受到肌纤维之间相对滑动范围有限的限制。即使关节活动可能还没有达到其完全活动范围，一旦相邻纤维缩短至最大限度，肌肉也就不能再进一步收缩。这种现象被称为**主动不**

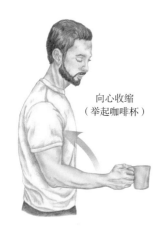
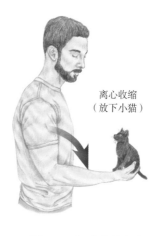
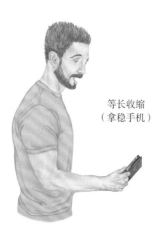

向心收缩
（举起咖啡杯）

离心收缩
（放下小猫）

等长收缩
（拿稳手机）

图 1.46　肌肉收缩的类型

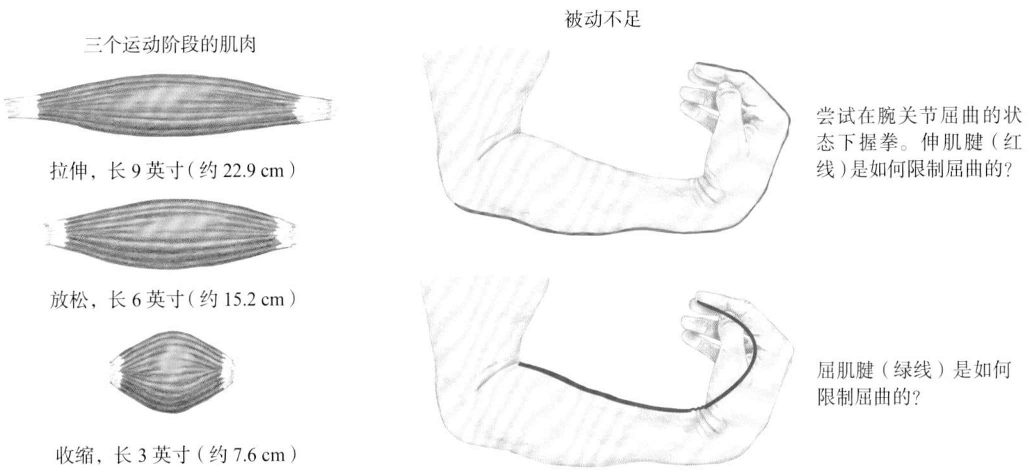

三个运动阶段的肌肉

拉伸，长 9 英寸（约 22.9 cm）

放松，长 6 英寸（约 15.2 cm）

收缩，长 3 英寸（约 7.6 cm）

被动不足

尝试在腕关节屈曲的状态下握拳。伸肌腱（红线）是如何限制屈曲的？

屈肌腱（绿线）是如何限制屈曲的？

图 1.47　肌肉的被动不足和主动不足是如何影响腕关节和手指运动的？

足（active insufficiency）。

　　人体的肌肉、肌腱和韧带被特殊设计用来稳定和活动关节周围的骨骼。下面将概述与关节功能有关的几个概念，并介绍你在接下来的内容中将遇到的常见关节类型。

▶ **试一试**

　　检查腕关节和手的组合运动是了解主动不足和被动不足的一个方式（图 1.47）。为了演示主动不足，先伸直你的肘关节，然后尽可能地屈曲你的腕关节，最后试着用力握紧拳头。你发现了什么？你的腕屈肌和腕伸肌有什么感觉？

　　在这个位置，腕关节和指屈肌的肌纤维已经尽可能地缩短，因此肌肉不能再进一步收缩，这限制了你握紧拳头的能力。

　　因为前臂和手的背侧伸肌被动地拉长了，你可能还会感觉到这些肌肉也有一些拉伸感。这种由于肌肉紧张或延展能力有限而造成的限制，被认为是被动不足。

　　被动不足可以通过牵伸肌肉来改善，而主动不足则暗示了肌肉在解剖学上存在受限的情况。请思考，哪些干预措施可以通过减少被动不足来改善运动？

关节：构造与功能

　　关节［joint（articulation）］属于两块骨之间的单纯连接——包括滑膜关节、纤维关节或软骨关节。

　　滑膜关节（synovial joint）是身体的可动关节，可以进行目的性活动。纤维关节（fibrous joint）（如颅骨间缝隙）和软骨关节（cartilaginous joint）（如骨盆的耻骨联合）的特点是几乎没有活动性，是为稳定而存在的连接。

　　身体的滑膜关节在稳定性和活动性方面表现出差异。有些关节的特点是其关节面之间有明显的表面接触和重叠，这加强了稳定性，但限制了活动性。踝部的距小腿关节表现出典型的关节稳定性（其稳定性来源于骨性结构），因此增加了它支撑身体重量的能力。相反，肩部的盂肱关节为上肢提供了较大的活动性，由于其关节间的接触面很小，故它本身其实是不稳定的。

　　稳定性还取决于关节位置以及周围关节囊和韧带的张力。闭合位（close-pack position）是指关节的某一特定位置，即关节面之间接触最大、周围韧带最有张力的位置（拉伸程度最大时）。这种位置使关节形成了暂时性功能融合，迫使两块骨形成单个功能单位。例如，膝关节的闭合位是在完全伸直位，这为淋浴或步行中支撑相的直立姿势提供了必要的稳定性。

开放位（open-pack position）指的是关节接触表面最小、周围韧带最松弛的位置，关节处于此位置时活动性增加。例如，肘关节中的肱尺关节，其开放位是在活动范围的中间位置或称中段。处于开放位时，关节稳定韧带的阻力较小，为了增加关节活动性，此位置是临床工作人员可能想要的特殊关节位置。

人体关节有不同的分类方式，通常是按关节的结构（解剖学）及所允许的功能（机械）运动来分类的。例如，滑车关节（按结构分类），如肘部的肱尺关节，能产生两种运动：围绕单个轴进行屈曲和伸展。因此，滑车关节也被描述为**单轴**（uniaxial）关节（按功能分类）。**自由度**（degrees of freedom）指一个关节可以围绕的轴的数量（关节可产生的运动平面的数量）。

滑膜关节有 6 种常见的结构分类：球窝关节、椭圆关节、屈戌（滑车）、鞍状关节、滑动关节和车轴关节[9]。

在**球窝关节**（ball-and-socket joint）中，一块骨的球形表面与另一块骨的凹陷处相吻合。这类关节最灵活，能够围绕至少 3 个不同的轴进行旋转。肩（盂肱）关节就是一个典型的例子（图 1.48）。

椭圆关节（ellipsoid joint）由一块骨的椭圆形凸端与另一块骨的椭圆形凹端衔接而成。这类关节可围绕 2 个运动轴进行屈曲 / 伸展和外展 / 内收（或桡偏 / 尺偏）。腕（桡腕）关节就是一个例子（图 1.49）。

屈戌关节（hinge joint）只可围绕单个轴进行屈曲 / 伸展，类似于门铰链的运动，因此又称铰链关节。往往有副韧带来限制屈戌关节内外侧的运动。肘（肱尺）关节是屈戌关节的一个例子（图 1.50）。

鞍状关节（saddle joint）是一种改良的椭圆

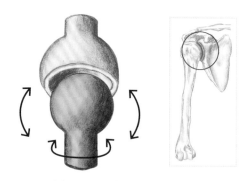

图 1.48　球窝（杵臼）关节

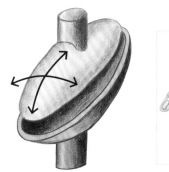
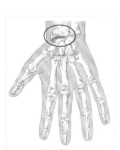

图 1.49　椭圆关节

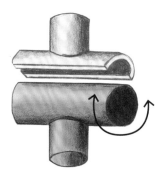
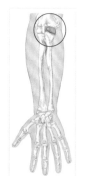

图 1.50　屈戌（滑车）关节

关节，由凹凸关节面组成——类似两个马鞍，可围绕 2 个轴运动。拇指的腕掌（carpometacarpal, CMC）关节是一个典型的鞍状关节（图 1.51）。

滑动关节（gliding joint）通常位于相邻骨的两个平面之间，在所有滑膜关节中运动范围最小。这类关节不绕轴旋转而是在骨表面间产生平移（滑行）运动，如腕骨间的运动（图 1.52）。

车轴关节（pivot joint）的特点是具有单独一根轴，即一块骨围绕另一块骨旋转。寰枢关节就是由第 1 和第 2 颈椎形成的的车轴关节，用于提供头颈部的旋转（图 1.53）。

想一想你身体的各个关节。有些关节很简单，可以通过观察其外观及运动来分类。例如，在握拳时，看看你的 MCP 关节（每根手指底部的关节）。

- 这些关节能产生什么运动，围绕几个轴进行？
- 从这些关节的外观和运动来看，哪种结构分类最能说明这些关节的情况？

我们将在之后的章节中详细讨论每个关节，

但你可以先从结构设计和功能分类的角度来思考人体的各种关节。

骨运动学和关节运动学

骨运动学（osteokinematics）指的是骨骼之间的粗大运动，这通常从外部即可见。例如，当肘关节屈曲和伸展时，可以很容易观察到前臂相对于肱骨的运动。

人体的滑膜关节往往以旋转运动为主要特征，也就是说，骨骼上的每个点都围绕旋转中心（关节）运动。例如，当腕关节屈曲 / 伸展时，手掌和手指围绕着腕关节中点的同一运动轴转动（图 1.54）。临床上，当讨论某个关节的具体运动模式时，滚动（roll）这个词也可以作为一个不那么正式的术语来描述旋转运动。

骨骼之间的粗大旋转运动还包括构成关节的骨表面之间的较小运动。这些内部的关节模式被称为关节运动学（arthrokinematics），涉及仅靠随意肌肉力量无法实现的附属运动（accessory motion）。

除了粗大旋转外，关节运动模式还包括平移或关节面上的所有点都向同一方向运动。例如，关节面相互靠近 [压缩（compress）]，相互分开 [分离（distract）]，或彼此平行移动 [滑动（glide）]。关节还可能表现出轴向旋转，也称自旋（spin）。虽然这些运动往往很微小，且不能从外部观察到，但它们对于关节运动的广泛骨运动学模式十分重要。

关节运动学临床应用的一个例子是凹凸定律。这一定律表明，如果一个远端凸面与一个近端凹面衔接（上凸下凹），如腕关节（图 1.54），那么远端骨骼就会朝与旋转运动相反的方向滑动。相反地，如果远端凹面与近端凸面衔接（上凹下凸），如之前讲过的 MCP 关节，那么远端骨骼的滑动方向即与旋转运动的方向相同（图

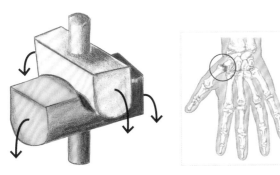

图 1.51　鞍状关节

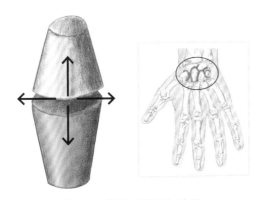

图 1.52　滑动（平面）关节

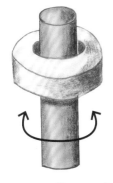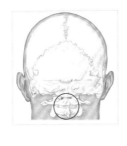

图 1.53　车轴（枢轴）关节

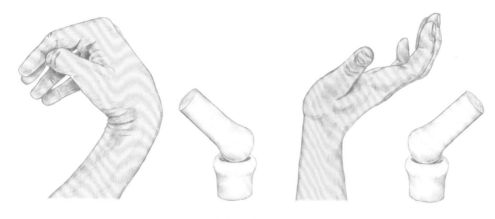

右腕中立位观

图 1.54　随着腕关节屈曲和伸展，腕骨向与关节旋转相反的方向滑动

1.55）。

为了更好地理解凹凸定律，让我们再仔细地观察一下腕关节。当腕关节（桡腕关节）屈曲／伸展（滚动）时，腕骨（手舟骨和月骨）平移（滑动），使关节进行全范围运动。仔细观察关节表面（图 1.56）。请注意，桡骨远端是凹面，而近端腕骨（手舟骨、月骨和三角骨）是凸面。凸形腕骨位于凹形桡骨远端之上，这是一种上凸下凹的设计，旋转（滚动）与平移（滑动）的方向相反。

这意味着腕关节屈曲运动涉及腕骨向背侧（反方向）平移，而腕关节伸展运动则涉及腕骨向掌侧平移。如果没有这种平移运动，就不能实现全范围的旋转，因为骨的末端会相互挤压或撞击。

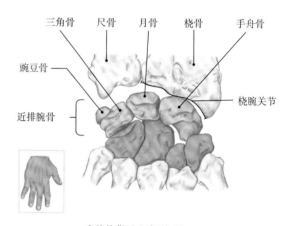

右腕的背面（后面）观

图 1.56　腕关节

临床上，理解每个关节的运动模式很重要。假设你遇到一位桡骨远端骨折的患者，且他已经接受了 6 周的石膏固定。如果没有常规运动的

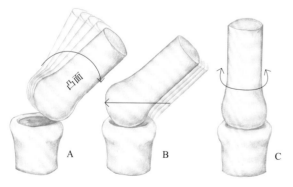

上凸下凹（凸面在凹面上运动）：
A. 滚动；B. 滑动；C. 自旋

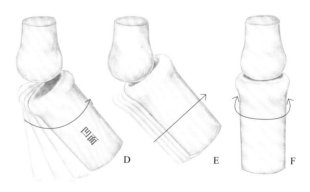

下凹上凸（凹面在凸面上运动）：
D. 滚动；E. 滑动；F. 自旋

图 1.55　关节运动模式

力量要求，腕部的软组织就会萎缩（变小和变弱），这包括腕部的韧带和关节囊，从而影响关节运动。为了恢复腕部的正常关节运动，可以使用关节松动技术，促进附属运动的产生，以恢复关节活动能力，从而提高作业表现。例如，利用手法操作施加外力，使腕骨与桡骨轻微分离，可有助于拉长短缩的关节囊，恢复关节活动范围。

有些特定关节的运动模式已被充分研究和广泛接受，而有些还不太明确，甚至存在争议。本部分介绍的是已被广泛接受的适用于人体特定关节的骨骼与关节运动模式[10]。

关节活动的骨运动和关节运动模式往往很复杂。学会在临床上应用这些概念需要时间和经验。借此机会，再次阅读和思考本部分内容。若你觉得对这些概念有了基本了解，请试着思考手指的近端指骨间（PIP）关节是如何运动的并回答以下问题。

- 此关节表面是上凸下凹还是上凹下凸？如果你不确定，握紧拳头，观察近端指骨（第 2 指节）的远端。它是凸还是凹？
- 当远端指骨（中节指骨）在近端指骨上屈曲或伸展时，它向哪个方向滑动？
- 当关节被动活动到其屈曲 / 伸展的末端范围时，感觉如何？为什么？是什么阻止其末端范围内的进一步被动活动？

▶ 试一试

是什么阻止关节活动超出其末端范围（即关节的最大活动范围）？对一个正常的或未曾受伤的关节来说，答案可能是骨骼或软组织。例如，被动地将自己的肘关节尽可能伸直。感觉如何？然后主动做同样的伸展动作。你感觉到区别了吗？

肘关节屈曲范围终末端受到肱骨和前臂肌肉的限制，应该会有弹性。相比之下，伸展范围终末端则受限于肱骨、尺骨位于同一直线时产生的阻挡。你感觉到它的末端僵硬感了吗？

当关节被动活动到其可达范围的末端或在有**关节终末感**（end-feel）时，有经验的临床医生会根据此时的关节手感发现很多关节潜在受限的宝贵信息。如果关节囊和周围韧带很紧张，当使关节活动到末端范围时，你会有什么感觉？如果肌肉紧张是受限原因，那么关节终末感会有什么不同？

关节囊或韧带紧张往往表现出更硬的关节终末感，而肌肉紧张时关节终末感则更有弹性（因为肌肉纤维相对容易延展）。坚硬的关节终末感可能预示着骨表面存在相互抵触的情况。

培养作业视角

如你所见，作业治疗整合了许多其他学科的原则，形成了一个独特全面的视角——作业视角。本章中的基础概念将会在全书中反复出现。虽然现在看来，这些内容可能有些抽象，让人难以理解，但学习这些原则的相关基础知识将帮助你加强从物理学方面对作业活动的理解。

无论你是打算在教育体系中与儿童相处，还是为成人群体提供人体工效学评估，又或是解决老年人的跌倒预防问题，具备将隐藏的解剖学原理找出并分析的能力对理解作业表现并使之提升至关重要。

当你继续研究人体的各个关节和部位时，试着练习使用本章介绍的用语和概念——表现技能、运动平面、力矩臂、关节反作用力、关节运动学。尽可能全面地理解每块肌肉或每个肌群以及其功能，而不是单纯靠死记硬背。通过分析身边人的作业表现，可以提高你的观察能力。掌握这些重要的基础知识，将有助于你成为一名 OT 或 OTA，更重要的是，这将有助于你提高能力，以帮助改善你未来患者的作业表现。

应用与回顾

复习题

1. 以下哪项描述了第三类杠杆的组成排列？
   a. 轴、施加力、外力
   b. 轴、外力、施加力
   c. 施加力、轴、外力
   d. 外力、轴、施加力

2. 哪个词是"力矩"的同义词？
   a. 力
   b. 协同
   c. 扭矩
   d. 杠杆

3. 由于肌肉紧张或短缩而导致关节活动范围受限的生物力学概念被称为什么？
   a. 主动不足
   b. 荷载失效
   c. 屈服点
   d. 被动不足

4. 哪个词可以描述关节面之间的相对运动？
   a. 骨运动学
   b. 关节运动学
   c. 主动活动范围
   d. 被动活动范围

5. 以下哪个是人体中压缩力的例子？
   a. 身体重量施加在邻近脊椎上的力
   b. 肌腱为移动骨骼而产生的力
   c. 躯干肌肉为稳定核心而产生的力
   d. 多块肌肉作用在关节上的力

6. 以下哪种类型的骨重量轻且有气孔，通常位于大块的承重骨末端？
   a. 皮质骨
   b. 骨干
   c. 密质骨
   d. 松质骨

7. 哪些肌纤维可以低负荷、长时间被募集，且抗疲劳，参与组成许多核心（姿势）肌？
   a. 快缩型肌纤维
   b. 快－慢型（中度）肌纤维
   c. 慢缩型肌纤维
   d. 羽状肌纤维

8. 哪种类型的肌肉有相对于中央腱倾斜的纤维并且能够产生较大的力？
   a. 羽状肌
   b. 平行肌
   c. 括约肌
   d. 高尔基腱器

9. 动用肘、腕和手，将一个盒子保持在静止稳定位，这属于哪种类型的肌肉收缩？
   a. 等张
   b. 等长
   c. 增强式（肌肉先做离心伸展，再做向心收缩运动）
   d. 快缩

10. 肩关节的屈曲主要发生在哪个运动平面？
    a. 水平面
    b. 额状面
    c. 矢状面
    d. 冠状面

（答案请参阅书后）

备注

1. Definitions are based on the author's interpretation of American Occupational Therapy Association, *Occupational Therapy Practice Framework: Domain and Process*, 4th ed. (Bethesda, MD: AOTA Press, 2020).
2. American Occupational Therapy Association, *Occupational Therapy Practice Framework*.
3. American Occupational Therapy Association, *Occupational Therapy Practice Framework*.
4. American Occupational Therapy Association, *Occupational Therapy Practice Framework*.
5. American Occupational Therapy Association, *Occupational Therapy Practice Framework*.
6. Gary Kielhofner and Janice Posatery Burke, "A Model of Human Occupation, Part 1. Conceptual Framework and Content," *American Journal of Occupational Therapy* 34, no. 9 (September 1980): 572–81, https://doi.org/10.5014/ajot.34.9.572.
7. Roseann C. Schaaf et al., "A Frame of Reference for Sensory Integration," in *Frames of Reference for Pediatric Occupational Therapy*, 3rd ed., ed. Paula Kramer and Jim Hinojosa (Philadelphia: Lippincott Williams & Wilkins, 2010), 99–186.
8. Adapted from David Paul Greene and Susan L. Roberts, *Kinesiology: Movement in the Context of Activity*, 3rd ed. (St. Louis, MO: Elsevier, 2017), 112–15.
9. Joint descriptions are based on Andrew Biel, *Trail Guide to the Body: A Hands-On Guide to Locating Muscles, Bones, and More*, 6th ed. (Boulder, CO: Books of Discovery, 2019), 34.
10. Carol A. Oatis, *Kinesiology: The Mechanics and Pathomechanics of Human Movement*, 3rd ed. (Philadelphia: Wolters Kluwer, 2017).

参考文献

American Occupational Therapy Association. *Occupational Therapy Practice Framework: Domain and Process*. 4th ed. Bethesda, MD: AOTA Press, 2020.

Avers, Dale, and Marybeth Brown. *Daniels and Worthingham's Muscle Testing: Techniques of Manual Examination and Performance Testing*. 10th ed. St. Louis, MO: Saunders, 2019.

Biel, Andrew. *Trail Guide to Movement: Building the Body in Motion*. 2nd ed. Boulder, CO: Books of Discovery, 2019.

Biel, Andrew. *Trail Guide to the Body: A Hands-On Guide to Locating Muscles, Bones, and More*. 6th ed. Boulder, CO: Books of Discovery, 2019.

Clarkson, Hazel M. *Joint Motion, Muscle Length, and Function Assessment: A Research-Based Practical Guide*. 2nd ed. Philadelphia: Wolters Kluwer, 2020.

Greene, David Paul, and Susan L. Roberts. *Kinesiology: Movement in the Context of Activity*. 3rd ed. St. Louis, MO: Elsevier, 2017.

Keough, Jeremy L., Susan J. Sain, and Carolyn L. Roller. *Kinesiology for the Occupational Therapy Assistant: Essential Components of Function and Movement*. 2nd ed. Thorofare, NJ: SLACK, 2017.

Kielhofner, Gary, and Janice Posatery Burke. "A Model of Human Occupation, Part 1. Conceptual Framework and Content." *American Journal of Occupational Therapy* 34, no. 9 (September 1980): 572–81. https://doi.org/10.5014/ajot.34.9.572.

Law, Mary, Barbara Cooper, Susan Strong, Debra Stewart, Patricia Rigby, and Lori Letts. "The Person-Environment-Occupation Model: A Transactive Approach to Occupational Performance." *Canadian Journal of Occupational Therapy* 63, no. 1 (April 1996): 9–23. https://doi.org/10.1177/000841749606300103.

Lundy-Ekman, Laurie. *Neuroscience: Fundamentals for Rehabilitation*. 5th ed. St. Louis, MO: Elsevier, 2018.

Oatis, Carol A. *Kinesiology: The Mechanics and Pathomechanics of Human Movement*. 3rd ed. Philadelphia: Wolters Kluwer, 2017.

Schaaf, Roseann C., Sarah A. Schoen, Susanne Smith Roley, Shelly J. Lane, Jane Koomar, and Teresa A. May-Benson. "A Frame of Reference for Sensory Integration." In *Frames of Reference for Pediatric Occupational Therapy*, 3rd ed., edited by Paula Kramer and Jim Hinojosa, 99–186. Philadelphia: Lippincott Williams & Wilkins, 2010.

Standring, Susan. *Gray's Anatomy: The Anatomical Basis of Clinical Practice, International Edition*. 41st ed. Cambridge, UK: Elsevier, 2016.

Townsend, Elizabeth A., and Helene J. Polatajko. *Enabling Occupation II: Advancing an Occupational Therapy Vision for Health, Well-Being, and Justice through Occupation*. 2nd ed. Ottawa: Canadian Association of Occupational Therapists, 2013.

第 2 章

神经系统基础

学习目标

- 对神经系统的功能解剖学有基本的理解。
- 描述为感觉运动功能提供神经支配的周围神经系统。
- 解释感觉运动功能对目的性活动和促进作业表现的运动表现技能重要性。

关键概念

传入（afferent）

自主神经系统（autonomic nervous system，ANS）

轴突（axon）

轴突断伤（axonotmesis）

臂丛（brachial plexus）

中枢神经系统（central nervous system, CNS）

颈丛（cervical plexus）

脑神经（cranial nerves）

树突（dendrite）

皮节（dermatome）

背侧神经根（dorsal nerve root）

传出（efferent）

内稳态（homeostasis）

腰丛（lumbar plexus）

运动皮质（motor cortex）

运动神经（motor nerve）

运动计划区（motor planning area）

肌肉记忆（muscle memory）

神经元（neuron）

神经断伤（neurotmesis）

副交感神经系统（parasympathetic nervous system）

周围神经损伤（peripheral nerve injury）

周围神经系统(peripheral nervous system，PNS)

本体感觉（proprioception）

骶丛（sacral plexus）

感觉运动系统（sensorimotor system）

感觉皮质（sensory cortex）

感觉神经（sensory nerves）

躯体感觉（somatosensation）

脊神经（spinal nerve）

脊髓束（spinal tract）

实体觉（stereognosis）

交感神经系统（sympathetic nervous system）

腹侧神经根（ventral nerve root）

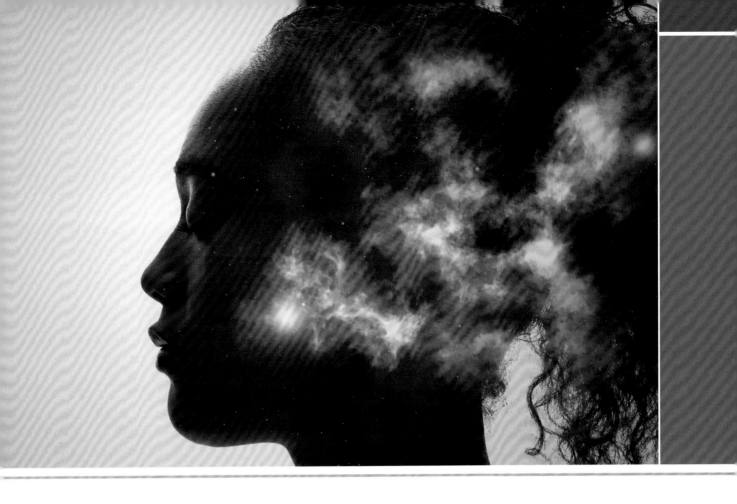

神经系统：指挥中心

是什么让我们成为人类？是我们能移动、交流并有意识地选择如何支配我们的时间以进行有意义的活动？是我们能思考、感受、哭泣和品尝冰激凌？还是我们具有社会性质——建立友谊、分享笑话，或第一次接吻？人之为人包含所有这一切，但并不止于此。

我们如何完成所有这些目的性活动呢？我们有奇妙的神经系统，它可以调节我们的情绪、感觉和知觉，以及肌肉和内脏的活动。这个复杂的系统有意识和无意识地调节我们的身体系统并促进作业表现——ADL、IADL、休息、睡眠、教育、工作、娱乐、休闲、健康管理和社会参与[1]。

神经系统使我们能够与外部世界沟通并控制我们的内部环境。信息通过感官被接收，神经系统处理这些信息，然后发送使我们能够做出适当反应的运动指令，比如快速躲避疼痛刺激。

这些活动都是由神经细胞或**神经元**（neuron），以及支持它们的细胞和结缔组织完成的。我们体内有数十亿个神经元，每个神经元由一个胞体和两种类型的延伸部分（轴突和树突）组成（图 2.1）。

一般来说，**树突**（dendrite）较短，将接收到的信息传入到细胞体。**轴突**（axon）（或称神经纤维）较长，可以将信息从细胞体传出。

神经元可能有一个轴突（感觉单极）或多个树突（运动多极）从其细胞体中伸出，这取决于它们的功能。轴突的长度有很大的差异，如大脑中的中间神经元很微小；而周围神经的长度可达数英尺，从脊髓延伸到手或足。

在本章中，我们将主要探讨与目的性活动和有助于作业表现的运动表现技能相关的神经系统结构和功能。

周围神经系统

理解神经系统的一种方法是将其系统地细分。大脑和脊髓构成**中枢神经系统**（central nervous system，CNS）。剩余的所有神经组成**周围神经系统**（peripheral nervous system，PNS）（图 2.2）。

PNS（本部分主要关注的系统）中，每个轴突都包裹在被称为**神经内膜**（endoneurium）的结缔组织鞘中。成束的轴突被包裹成组或**束**（fascicle），这些束被包裹在被称为**神经束膜**（perineurium）的结缔组织鞘中。束最终组合在一起形成神经，神经也被结缔组织鞘，也就是**神经外膜**（epineurium）所包裹（图 2.3）。

让我们更深入地探讨周围神经以及它们对感觉和运动功能的贡献。

周围神经

周围神经进一步分为传入神经和传出神经。

- **传入神经**（afferent nerve）向 CNS 传

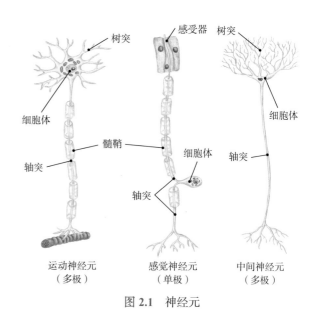

图 2.1　神经元

递感觉信息，这样被传送到大脑的信息会影响（将信息传递到）接收端。传入纤维也被称为**感觉神经**（sensory nerve）。

- **传出神经**（efferent nerve）将运动冲动从 CNS 传导出去，通常作用于肌肉。它们对肌肉或目标组织产生影响。传出神经也被称为**运动神经**（motor nerve）。

一条神经可能仅包含传入纤维，或仅包含传

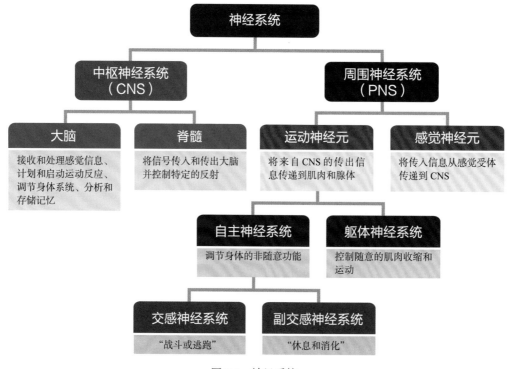

图 2.2　神经系统

出纤维，或两者兼有。两者兼有的神经被称为**混合神经**（mixed nerve）。周围神经也可以按区域分类，无论它们是直接从颅内发出（脑神经）还是从脊髓发出（脊神经）。

脑神经

脑神经（cranial nerves，CN）主要从大脑下面的脑干发出。有 12 对脑神经，每对脑神经都由一个罗马数字（Ⅰ～Ⅻ）和一个将其与功能或位置相关联的描述性名称（如嗅觉或视觉）标识。脑神经主要支配头部和颈部的结构（图 2.4）。

关于脑神经的图书有很多，详细描述脑神经超出了本书的范畴，表 2.1 概述了每对脑神经的纤维类型和主要功能。

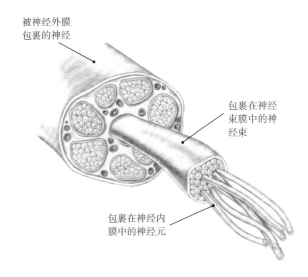

图 2.3　神经的组成

被神经外膜包裹的神经

包裹在神经束膜中的神经束

包裹在神经内膜中的神经元

表 2.1		脑神经功能概述	
序数	**名称**	**纤维类型**	**主要功能**
CN Ⅰ	嗅神经	感觉	嗅觉（气味）
CN Ⅱ	视神经	感觉	视觉
CN Ⅲ	动眼神经	运动	向上、向下、向内移动眼球（直肌）；上提眼睑；收缩瞳孔
CN Ⅳ	滑车神经	运动	向下和向内移动眼球（上斜肌）
CN Ⅴ	三叉神经	混合	咀嚼（咬肌、颞肌、翼内肌、翼外肌）；面部和颞下颌关节的感觉
CN Ⅵ	展神经	运动	向外侧移动眼球（外直肌）
CN Ⅶ	面神经	混合	面部表情；味觉（舌前 2/3 的味觉）
CN Ⅷ	前庭蜗神经	感觉	听力；前庭觉（感知人体的姿势与重力的关系）
CN Ⅸ	舌咽神经	混合	吞咽；味觉；流涎
CN Ⅹ	迷走神经	混合	调节内脏；言语
CN Ⅺ	副神经	运动	上提肩胛骨（斜方肌）；旋转头部（胸锁乳突肌）
CN Ⅻ	舌下神经	运动	舌的运动

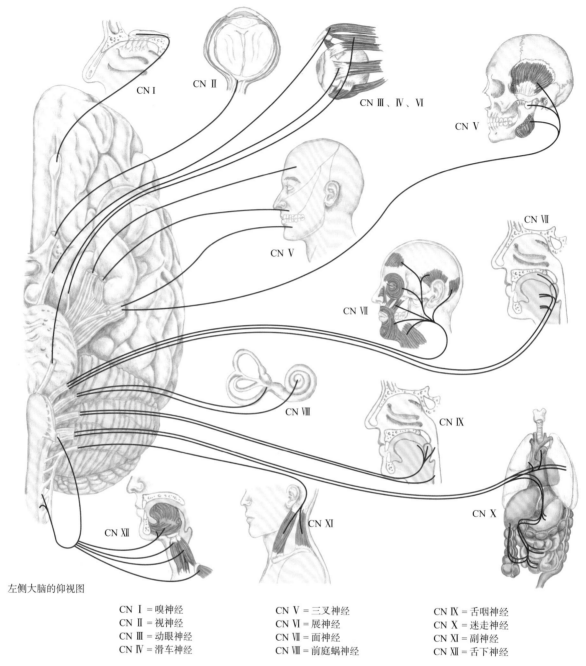

左侧大脑的仰视图

CN Ⅰ = 嗅神经	CN Ⅴ = 三叉神经	CN Ⅸ = 舌咽神经
CN Ⅱ = 视神经	CN Ⅵ = 展神经	CN Ⅹ = 迷走神经
CN Ⅲ = 动眼神经	CN Ⅶ = 面神经	CN Ⅺ = 副神经
CN Ⅳ = 滑车神经	CN Ⅷ = 前庭蜗神经	CN Ⅻ = 舌下神经

图 2.4　脑神经包括感觉神经（蓝色）和运动神经（红色）

脊神经

脊神经（spinal nerves）有 31 对，它们起源于脊髓，将周围神经连接到 CNS。根据脊柱的 5 个区域将脊神经分为 5 部分：颈神经（8 对）、胸神经（12 对）、腰神经（5 对）、骶神经（5 对）和尾神经（1 对）。

除了第 1 对脊神经之外，所有的脊神经都通过相邻椎骨之间的椎间孔（intervertebral foramen）出椎管。第 1 对脊神经位于第 1 颈椎（C_1，也称为寰椎）和颅骨之间。前 7 对颈神经（$C_1 \sim C_7$）从各自的椎骨上方出椎管，而其余的脊神经（$C_8 \sim L_5$）从相应的椎骨下方出椎管（图 2.5）。

运动轴突位于脊髓的腹侧（前侧），感觉轴突位于脊髓背侧（后侧）。微小的脊神经根（nerve rootlet）从脊髓发出后合并形成背侧神

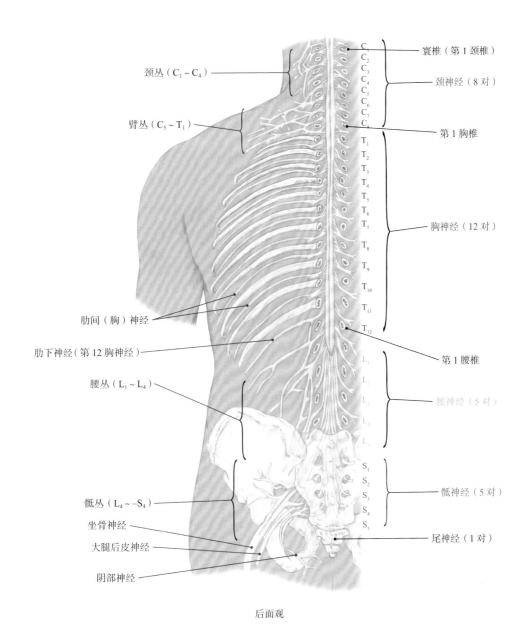

颈丛（$C_1 \sim C_4$）

臂丛（$C_5 \sim T_1$）

肋间（胸）神经

肋下神经（第 12 胸神经）

腰丛（$L_1 \sim L_4$）

骶丛（$L_4 \sim -S_4$）

坐骨神经

大腿后皮神经

阴部神经

寰椎（第 1 颈椎）

颈神经（8 对）

第 1 胸椎

胸神经（12 对）

第 1 腰椎

腰神经（5 对）

骶神经（5 对）

尾神经（1 对）

C_1
C_2
C_3
C_4
C_5
C_6
C_7
C_8

T_1
T_2
T_3
T_4
T_5
T_6
T_7
T_8
T_9
T_{10}
T_{11}
T_{12}

L_1
L_2
L_3
L_4
L_5

S_1
S_2
S_3
S_4
S_5

后面观

图 2.5　脊髓和脊神经

经根（dorsal nerve root）（感觉神经根）和腹侧神经根（ventral nerve root）（运动神经根）（图 2.6）。

然后这些脊神经背侧和腹侧的神经根汇聚，将运动轴突和感觉轴突汇聚形成背支（dorsal rami）和腹支（ventral rami）。背支和腹支是周围神经的近端部分，为全身的肌肉和皮肤提供神经支配。背支支配背部的皮肤和肌肉，腹支支配身体前侧和四肢（只有腹支支配四肢肌肉）。

创伤或其他疾病过程会损害脊神经的功能，导致感觉和（或）运动障碍（具体取决于受伤部位）。根据你目前所了解的情况，想一想背侧神经根（后根）受损会导致感觉或运动功能丧失吗？神经根和周围神经也有特定的感觉和运动神经支配模式，这将在下文中描述。了解这些不同的模式将有助于指导你在临床上对患有各种周围神经病变的患者进行评估和干预。

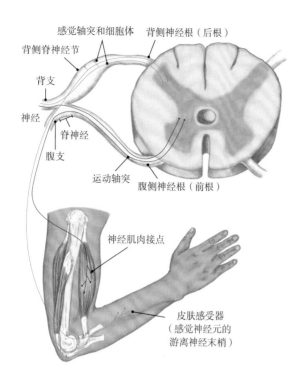

感觉轴突和细胞体
背侧脊神经节
背支
神经
脊神经
腹支
运动轴突
背侧神经根（后根）
腹侧神经根（前根）
神经肌肉接点
皮肤感受器
（感觉神经元的
游离神经末梢）

图 2.6　脊神经的感觉运动功能

皮节

　　由单个脊神经支配的皮肤区域称为**皮节**（dermatome）（图 2.7）。通常，相邻脊神经的皮节之间会有一些重叠。

　　在临床上，皮节评估有助于确定**脊髓损伤**（spinal cord injury，SCI）的平面或神经根平面的病变（神经根受压）位置。例如，单个皮节内的感觉丧失可能表明相应神经根的相邻椎骨之间出现了神经根受压。患有完全性脊髓损伤的个体，其损伤平面以下的所有皮节的感觉通常都会受损，因为感觉信息不能传递到脊髓切断部分之外；损伤平面以下的运动功能通常也会受损。

　　作为未来的 OT 从业者，对出现感觉损伤的 SCI 患者，你主要会担心哪些安全问题？

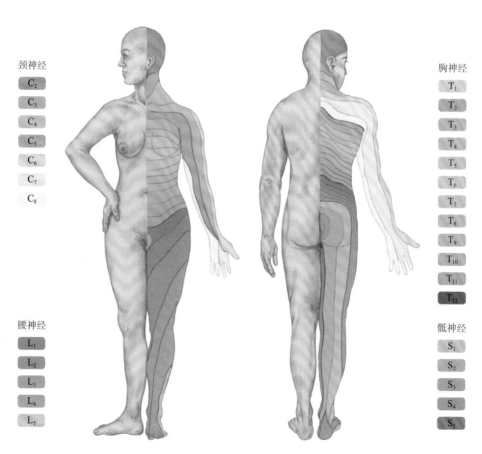

颈神经
C_2
C_3
C_4
C_5
C_6
C_7
C_8

胸神经
T_1
T_2
T_3
T_4
T_5
T_6
T_7
T_8
T_9
T_{10}
T_{11}
T_{12}

腰神经
L_1
L_2
L_3
L_4
L_5

骶神经
S_1
S_2
S_3
S_4
S_5

图 2.7　皮节

神经丛和周围神经的走行

在身体的几个区域，脊神经的腹支合并形成相互连接的神经群，称为**神经丛**（nerve plexuses）。有 4 个主要的脊神经丛：颈丛、臂丛、腰丛和骶丛。

了解神经丛的结构及其对特定周围神经的贡献有助于评估和干预神经丛损伤。神经丛特定部位的损伤会导致特定的感觉运动障碍。例如，臂丛神经后束损伤会影响桡神经，可能导致腕伸肌和指伸肌瘫痪。

臂丛对作业治疗师来说尤为重要，因为上肢和手部的主要神经都来自臂丛，这些神经对许多作业活动来说是必不可少的。这些神经为复杂的粗大运动和精细运动传递协调信号，从而有助于具备作业表现的运动技能发展。

本书没有对每个神经丛进行详细描述，但以下内容提供了每个神经丛及其相关周围神经的图示。当处理周围神经损伤时，这些图示可以作为临床推理的参考。

颈丛

颈丛（cervical plexus）由 $C_1 \sim C_4$ 脊神经的前支组成。从这个神经丛发出的终末神经支配颈部的肌肉和膈肌，并为这个区域提供感觉神经支配（图 2.8）。

臂丛

臂丛（brachial plexus）通过 5 个主要末端分支为上肢提供神经支配：腋神经、肌皮神经、正中神经、桡神经和尺神经（图 2.9）。总的来说，这些神经为手臂提供感觉运动神经支配，以支持作业表现。

该神经丛始于 $C_5 \sim T_1$ 脊神经根的腹支。腹支汇聚形成**主干**（trunks），将来自不同脊髓平面的神经纤维混合在一起，然后分成**股**（divisions）。这些分股再次合并形成 3 个不同的**束**（cords）（外侧束、后束和内侧束），然后下降形成终端**分支**（branches）（周围神经）。你可以借助小技巧来记住这些不同的节段——根、主干、股、

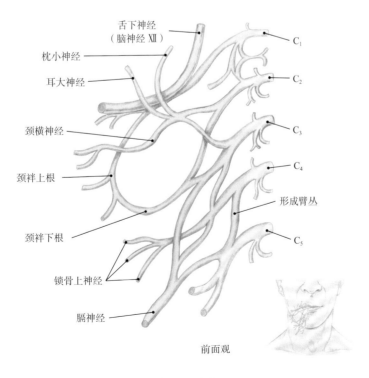

舌下神经
（脑神经 XII）
枕小神经
耳大神经
颈横神经
颈袢上根
颈袢下根
锁骨上神经
膈神经
C_1
C_2
C_3
C_4
形成臂丛
C_5
前面观

图 2.8　颈丛

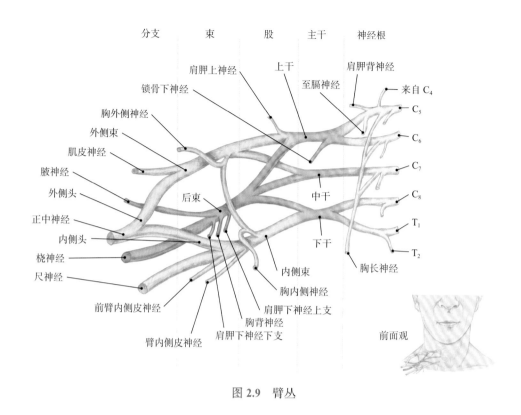

分支   束   股   主干   神经根

肩胛上神经   上干   肩胛背神经
锁骨下神经   至膈神经   来自 C₄
胸外侧神经   C₅
外侧束   C₆
肌皮神经   C₇
腋神经   后束   中干
外侧头   C₈
正中神经   T₁
内侧头   下干   T₂
桡神经
尺神经   内侧束   胸长神经
胸内侧神经
前臂内侧皮神经   肩胛下神经上支
胸背神经
臂内侧皮神经   肩胛下神经下支

前面观

图 2.9　臂丛

束、分支，如 Read That Darn Cadaver Book（译：读那本该死的尸体书。）（瞧，还挺合适。你可以自由发挥。）

臂丛神经纤维的相互连接意味着单个肌肉受到来自多个脊髓平面的神经支配。实际上，当一个区域受到损伤时，这种安排为神经信号传递创造了侧支通路。例如，如果神经根或神经丛部分受损，神经信号可能通过神经丛的另一条通路进行传递。

一些周围神经的侧支通路比其他神经多。例如，正中神经由臂丛的内侧束和外侧束支配；然而，桡神经仅接受来自后束的神经支配，没有侧支神经支配。根据终末神经受到的影响，可以预测不同部分的臂丛神经损伤后的临床表现。例如，内侧束脊髓损伤将导致尺神经的感觉运动神经支配丧失，因为尺神经直接来自这部分神经丛。

臂丛也与颈部和肩部的肌肉骨骼解剖结构密切相关，并且容易受到压迫。臂丛的神经根从颈

部的前斜角肌和中斜角肌间穿出，然后下行到锁骨和第 1 肋之间，最后进入胸小肌止点下方的上臂（图 2.10）。

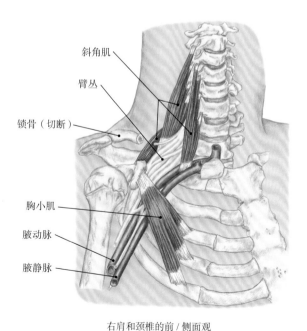

斜角肌
臂丛
锁骨（切断）

胸小肌
腋动脉
腋静脉

右肩和颈椎的前 / 侧面观

图 2.10　臂丛和其周围的肌肉骨骼结构

▶ 试一试

臂丛很复杂，可以尝试自己将其画出来（见图 2.9），以帮助巩固对其各种走行的记忆和临床意义的理解。

当你掌握了上肢各个周围神经的根、主干、股、束和分支的走行和支配时，请考虑损伤对这个微妙的神经复合体的影响。

请参阅你绘制的臂丛图和上肢特定神经的运动神经支配图（图 2.11 ~ 2.16）。使用临床推理，考虑臂丛特定节段损伤时可能发生的运动障碍。例如，什么神经会因内侧束损伤而受损？哪些特定的肌肉会受到影响，这将如何影响作业表现？你能想出如何对这种类型的损伤和运动功能丧失模式进行调整或恢复吗？将这些问题应用于臂丛其他部位的各种损伤。

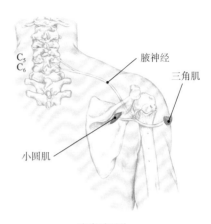

右肩后面观

图 2.11　腋神经支配三角肌和小圆肌，负责定位和稳定肩部以进行够取活动

这些特定肌肉的紧张或姿势不佳可能导致臂丛神经受压，也被称为胸廓出口综合征（thoracic outlet syndrome，TOS）。这种情况会影响到上肢的神经支配和血液循环（详见第 5 章）。臂丛神经的创伤性损伤通常涉及用力将头部和颈部拉离肩部的动作。婴儿经产道头位出生时或发生摩托车事故时该区域受到牵拉是造成损伤［厄尔布麻痹（Erb's palsy）］的典型原因。

如前所述，有 5 条主要的终末神经从臂丛发出。图 2.11 ~ 2.16 描述了这些神经的走行和所支配的肌肉。当你详细检查这些神经时，请考虑可能因神经损伤而受到影响的目的性活动。例如，正中神经损伤可能会导致哪些运动功能丧失？这将如何影响作业表现？

从臂丛发出的神经对上肢的运动表现技能至关重要，如伸手、抓握和操纵。同样，腰丛和骶丛神经支配下肢肌肉，这是功能活动所必需的。继续思考这些特定神经的损伤对功能的影响。

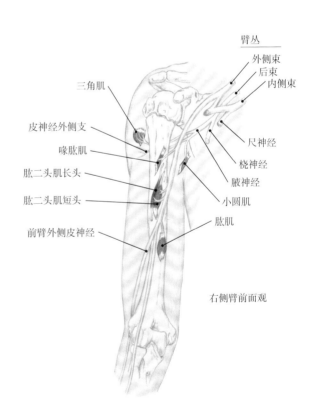

右侧臂前面观

图 2.12　相对较短的肌皮神经（C_5、C_6、C_7）支配着对 ADL 和 IADL 至关重要的几块肩部和肘部屈肌

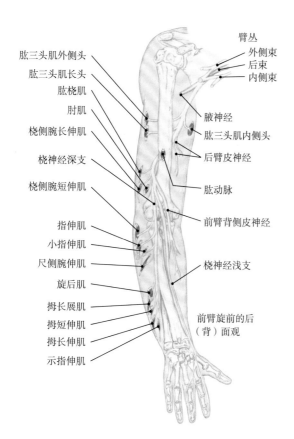

肱三头肌外侧头
肱三头肌长头
肱桡肌
肘肌
桡侧腕长伸肌
桡神经深支
桡侧腕短伸肌
指伸肌
小指伸肌
尺侧腕伸肌
旋后肌
拇长展肌
拇短伸肌
拇长伸肌
示指伸肌

臂丛
外侧束
后束
内侧束
腋神经
肱三头肌内侧头
后臂皮神经
肱动脉
前臂背侧皮神经
桡神经浅支
前臂旋前的后（背）面观

图 2.13　桡神经（C₅~T₁）支配伸展肘关节、腕关节、第 2~5 指和拇指的肌肉，这些肌肉对操纵、稳定和抓握物体至关重要。与尺神经和正中神经不同，桡神经的所有运动神经支配发生在腕部近端

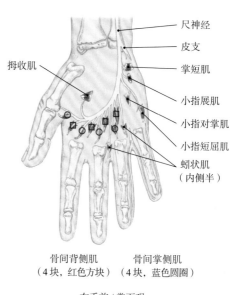

拇收肌

尺神经
皮支
掌短肌
小指展肌
小指对掌肌
小指短屈肌
蚓状肌（内侧半）

骨间背侧肌（4块，红色方块）　骨间掌侧肌（4块，蓝色圆圈）

右手前/掌面观

图 2.15　手部尺神经（C₈、T₁）

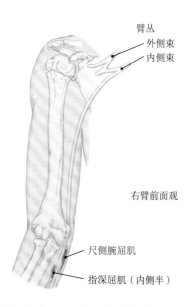

臂丛
外侧束
内侧束

右臂前面观

尺侧腕屈肌
指深屈肌（内侧半）

图 2.14　尺神经（C₈、T₁）支配肘部附近的两块肌肉，使腕关节和手指屈曲。它支配手部的许多小肌肉（内在肌），这些肌肉对于抓握和侧捏很重要

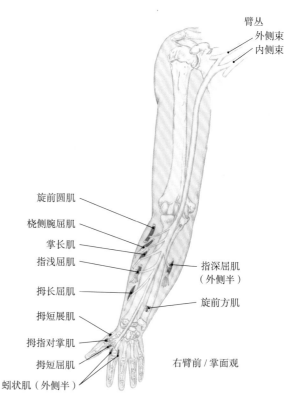

臂丛
外侧束
内侧束

旋前圆肌
桡侧腕屈肌
掌长肌
指浅屈肌
拇长屈肌
拇短展肌
拇指对掌肌
拇短屈肌
蚓状肌（外侧半）

指深屈肌（外侧半）
旋前方肌
右臂前/掌面观

图 2.16　正中神经（C₅~T₁）支配有助于前臂旋前、手指屈曲和拇指运动的关键肌肉。它还为手掌和手指的桡侧提供重要的感觉神经支配，以指导捏合等精确的精细运动

临床运用
周围神经损伤

我们都经历过手或脚因受压或不适当的睡姿而引发的不舒服的针刺感。长时间的压迫或挫伤可能导致轻度的周围神经损伤，导致部分区域神经传导障碍，这被称为神经失用。神经失用通常会在压力消除后得到缓解，但它也是累及周围神经的**累积性创伤障碍**（cumulative trauma disorder，CTD）的早期症状。例如，腕管综合征就涉及腕部正中神经的受压（见第 7 章）。

更严重的神经损伤可能涉及轴突的中断，称为**轴突断伤**（axonotmesis），或整个神经的中断，称为**神经断伤**（neurotmesis）。在这些情况下，患者可能有更严重或永久性的感觉和运动功能丧失。幸运的是，轴突可以在一定程度上再生，并且针对轴突断伤可行外科手术，如神经移植或对严重损伤的直接修复。

为了评估周围神经的功能，评估者应检查沿着神经走行的单个肌肉的力量和该神经所支配的皮肤区域的感觉功能或感觉分布。

思考一条特定的周围神经和与其损伤相关的感觉运动障碍。

- 桡神经损伤会导致什么运动障碍？腓深（腓总）神经损伤又会有怎样的表现？
- 哪些代偿或适应性策略可以用于支持具有这些损伤类型的个人的作业表现？

腰丛

腰丛（lumbar plexus）（$L_1 \sim L_4$）支配骨盆和大腿的许多肌肉，能够稳定身体并为髋关节和膝关节提供力量以实现功能性活动（图 2.17）。

从腰丛发出的主要的 2 条运动神经是股神经和闭孔神经。它们的走行和运动神经支配顺序如**图 2.18** 和**图 2.19** 所示。

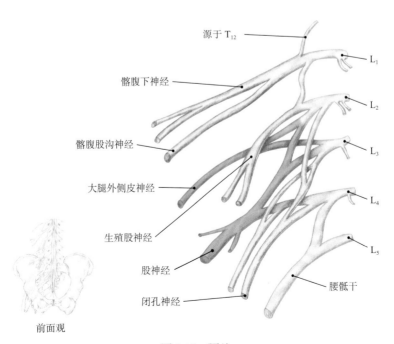

源于 T_{12}
L_1
髂腹下神经
L_2
髂腹股沟神经
L_3
大腿外侧皮神经
L_4
生殖股神经
L_5
股神经
腰骶干
闭孔神经
前面观

图 2.17   腰丛

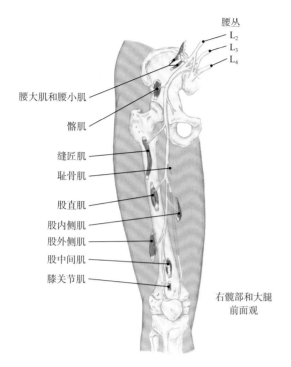

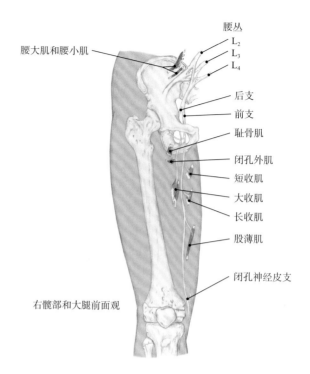

图 2.18 股神经（$L_2 \sim L_4$）支配髂肌和股四头肌，以及耻骨肌和缝匠肌。作为功能性活动的组成部分，这些肌肉对髋关节和膝关节的运动和稳定性很重要

图 2.19 闭孔神经（$L_2 \sim L_4$）的走行与股神经相似，但闭孔神经主要支配髋内收肌。该肌群的紧张或痉挛可能导致剪刀步态（见第 10 章）

骶丛

一些神经从骶丛（sacral plexus）发出，行进一小段距离以支配与神经丛相邻的肌肉，如臀上神经和臀下神经（图 2.20）。

其他神经通过下肢向下延伸，为大腿后部、小腿前部和足部提供感觉运动神经支配。这些神经（坐骨神经、胫神经和腓总神经）的走行和运动神经支配顺序如图 2.21 ~ 2.23 所示。

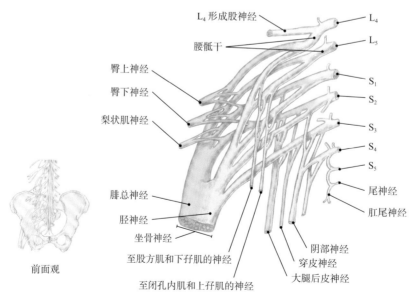

图 2.20 骶丛。从这个神经丛发出的终末神经支配骨盆、髋部、大腿后部、小腿的大部分和整个足部的肌肉

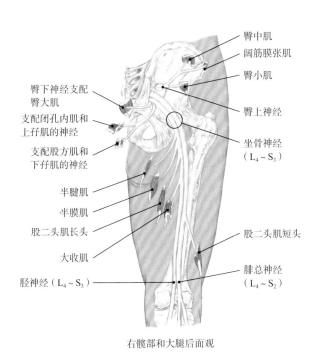

右髋部和大腿后面观

图 2.21　身体中最大的神经——坐骨神经（L₄~S₃）分成 2 条不同的神经：胫神经和腓总神经。这些神经在膝关节处分开之前，它们会支配腘绳肌和大收肌

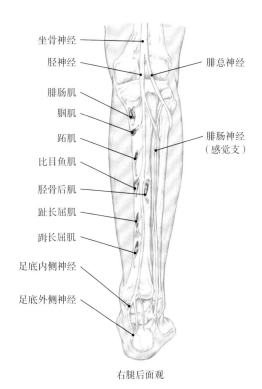

右腿后面观

图 2.22　胫神经（L₄~S₃）直接向下穿过小腿后部，支配腓肠肌和比目鱼肌，以及其他踝跖屈肌

　　当你继续阅读这部分内容时，你会注意到许多人体图上呈现了部分周围神经。然而，这些人体图通常只显示了整个神经走行的一部分。当你想识别人体图上的神经节段时，请参考本章其他部分以更全面地了解整个神经的走行。

　　到目前为止，我们主要关注的是周围神经的感觉运动功能，但请注意，本部分内容也有助于理解下文中描述的自主神经功能。当你检查自主神经系统时，请考虑周围神经损伤是如何影响自主神经功能的。

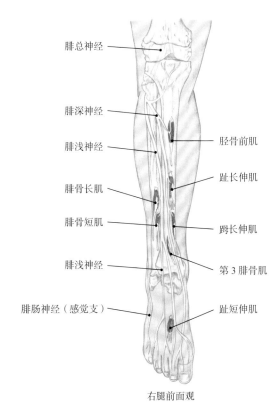

右腿前面观

图 2.23　腓总神经（L₄~S₂）绕过小腿前部，支配踝背伸肌和趾伸肌

自主神经系统

当你阅读本书时，你正在做出有意识的、随意的活动，比如将你的目光引导到页面文字上，调整到舒适的姿势，翻到下一页。许多身体过程都在潜意识中发生，如心脏在跳动、消化正在发生、身体保持恒定的温度。这些在潜意识中发生的过程在很大程度上是由**自主神经系统**（autonomic nervous system，ANS）控制和调节的。

除了支配横纹骨骼肌（随意肌）的**躯体神经**（somatic nerve）纤维外，周围神经还包括**内脏运动纤维**（visceral motor fiber）和**内脏感觉纤维**（visceral sensory fiber）。这些神经纤维分别向身体器官（内脏）传递运动和感觉信号。在功能上，它们为 ANS 提供了监测和调节各种器官活动以维持体内系统内**稳态**（homeostasis）或平衡的途径。

ANS 分为两个子系统——交感神经系统和副交感神经系统。这两个子系统在整个身体中通常具有相反的功能和调节效果。

交感神经系统（sympathetic nervous system）的活动通常涉及在体内消耗能量。交感神经系统的整体功能被描述为"战斗或逃跑"，指的是当需要采取行动时所需的身体过程，如在进行运动或应对感知到的威胁时。相比之下，**副交感神经系统**（parasympathetic nervous system）在不需要消耗大量能量的情况下（如睡觉时）起作用，以节省能量或进行"休息和消化"。虽然对自主神经系统的解剖学和工作过程的详细描述超出了本书的范围，但图 2.24 可以作为了解自主神经系统的快速参考。

在临床实践中，重要的是能够以易于理解的方式解释自主神经系统的一般功能。

- 你会如何描述交感神经系统的功能？
- 你会如何来描述副交感神经系统的功能？

我们已了解了周围神经的走行以及信息如何在全身传递，现在让我们简要探讨 CNS 及其在目的性活动中的作用。

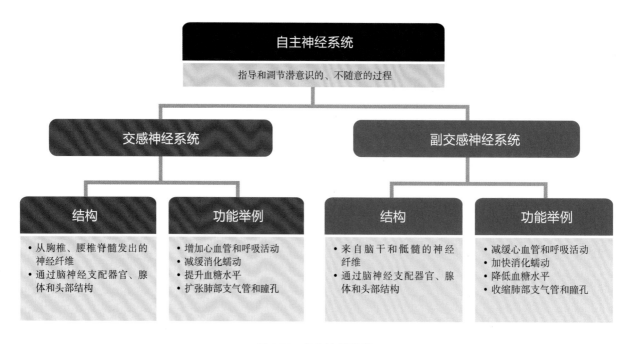

图 2.24　自主神经系统

中枢神经系统

周围神经系统（PNS）提供身体的线路（神经支配），由大脑和脊髓组成的 CNS 则充当控制中心。移动、思考、学习、选择、感觉等都是由大脑特定的相互关联的功能区域所控制的。为了帮助你更好地了解支持作业表现的运动技能，以下是对与目的性活动相关的大脑结构的概述。

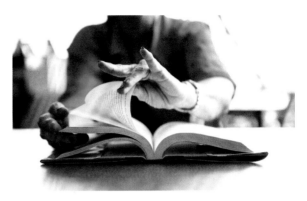

图 2.25　感觉输入引导运动输出，如使用触摸来翻书

感觉运动系统

闭上眼睛，翻到这本书的下一页，然后再翻一页（图 2.25）。你是如何在不看着书的情况下就完成这个简单任务的？那是由于指尖的感觉感受器能够引导大脑发送适当的关于目的性活动的信号。这是感觉运动系统（sensorimotor system）或感觉运动回路运行的一个简单示例。

感觉输入引导运动输出。在你的作业治疗学习中，你会以某种形式听到这个概念。基本上，这个概念意味着大脑需要准确的感觉信息来产生任何类型的目的性活动。

当你闭着眼睛翻书时，你用手指去感受书页的边缘，告诉大脑将指尖放在哪里。然后前臂旋前（旋转）翻页。那么你的肌肉是如何知道怎么做到这一点的呢？

一遍又一遍地重复一个动作会产生肌肉记忆（muscle memory），允许发送看似潜意识的运动命令来完成熟悉的任务。想想打字、系鞋带或扣衬衫扣子，经过如此多的重复，感觉运动过程几乎是自动化的。通常，治疗师在治疗脑卒中患者时，会强调多次重复活动，以加强这些功能性感觉运动通路的恢复。

让我们谈谈感觉运动功能所需的神经系统结构。躯体感觉（somatosensation）或触觉，是指从皮肤、四肢和关节接收到的感觉。

关节和皮肤中的感觉感受器提供有关感觉位置和质量的详细、具体的信息。在关节中，

本体感受器（proprioceptor）发送有关身体位置和运动或本体感觉（proprioception）的信息。皮肤中的感觉感受器，包括机械感受器（mechanoreceptor）和温度感受器（thermoreceptor），向大脑发送有关轻微的触摸、压力或温度变化的信号。

感觉信息通过身体的周围神经传播。例如，用示指尖触碰拇指。你感受到的感觉通过正中神经传递到大脑。

大脑在感觉输入和各种对象之间建立关联，使你能够仅根据感觉输入或实体觉（stereognosis）来识别对象。想想把手放在口袋里，从一组硬币中取出一枚 1 元硬币。你的手指能摸索出最大的一枚外缘粗糙的硬币。你甚至能用手指感觉到硬币一面上花纹的流畅轮廓，另一面则是数字，通过硬币独特的感官特征你可以从一组硬币中辨别出想要的那一枚。

身体的每个部分都有专门用于皮肤感觉（cutaneous sensation）的周围神经。感觉输入通过脊神经后根进入脊髓。一旦进入脊髓，感觉信息就会通过不同的脊髓束（spinal tract）上行到大脑，这些脊髓束是专门用于特定类型感觉输入的轴突束。

例如，疼痛或粗触觉沿着脊髓前部的脊髓丘脑（前外侧）束（spinothalamic tract）传播，而其他躯体感觉（如轻触觉和本体感觉）

则通过脊髓后部的**背侧神经束**（dorsal column tracts）传播。**皮质脊髓束**（corticospinal tracts）是主要的运动束，将运动指令从大脑传递到肌肉（图2.26）。还有许多其他通路可以在大脑和身体之间传输其他类型的信息，但这些通路是与自主感觉运动功能相关的一些主要通道。

一旦感觉信息到达大脑，它就会被传送到各种结构，这些结构对感觉信息进行处理并用于决策和运动。例如，**前庭系统**（vestibular system）、**小脑**（cerebellum）和**基底神经节**（basal ganglia）利用感觉信息对姿势、身体位置和协调的运动活动进行无意识的、不随意的调整。

回想一下感觉输入引导身体目的性活动的过程。CNS和PNS以一个连续的实时过程来引导身体运动以满足环境和功能需求（图2.27）。有意识的感觉信息由**顶叶**（parietal lobe）的**感觉皮质**（sensory cortex）接收和处理。**初级感觉皮质**（primary sensory cortex）提供简单的感觉解释，如尖锐、冰冷或柔软，而**次级感觉皮质**（secondary sensory cortex）和**联合皮质**（association cortex）解释感觉的含义，将

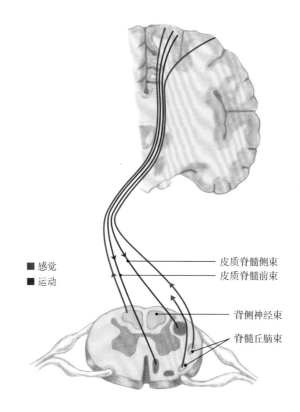

■ 感觉
■ 运动

皮质脊髓侧束
皮质脊髓前束

背侧神经束

脊髓丘脑束

图 2.26　脊髓内的主要感觉束和运动束

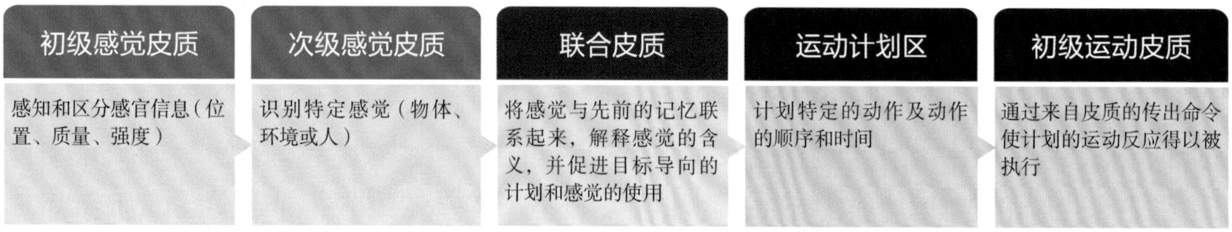

初级感觉皮质	次级感觉皮质	联合皮质	运动计划区	初级运动皮质
感知和区分感官信息（位置、质量、强度）	识别特定感觉（物体、环境或人）	将感觉与先前的记忆联系起来，解释感觉的含义，并促进目标导向的计划和感觉的使用	计划特定的动作及动作的顺序和时间	通过来自皮质的传出命令使计划的运动反应得以被执行

图 2.27　感觉运动过程概述

感觉与所存储的类似感觉输入的记忆相关联，以识别物体。

回想一种感觉，如有人将冰块放在你的后背或手指被割伤。大脑学习得很快，会将这些独特的感觉与恶作剧或更危险的事情联系起来。

一旦感觉被感知和解释，这些信息就会被额叶（frontal lobe）的运动计划区（motor planning areas）用来规划目的性活动。这就是感觉皮质和运动皮质在解剖学上彼此相邻的原因，这促进了感觉输入和运动输出的持续相互作用（图 2.28）。

在计划好运动后，初级运动皮质（motor cortex）通过脊髓中的运动束（皮质脊髓束）将运动命令通过周围神经发送给参与相应运动的肌肉。

这些运动信号被 CNS 中的各种结构修改，如基底神经节和小脑，它们调节信号以产生流畅、协调的运动。

先回顾一下你刚刚学到的关于感觉运动系统的知识。然后回答以下问题：你如何向脑卒中患者描述与身体一侧部分感觉和运动丧失（偏瘫）有关的感觉运动回路？

当你继续研究基于作业活动的解剖学时，请考虑感觉输入如何引导运动输出。想想感觉丧失、肌肉瘫痪或协调受损如何影响感觉运动功能。这将使你了解某些疾病（如脑卒中）对患者的潜在影响，以及你如何帮助患者康复或弥补这些缺陷。

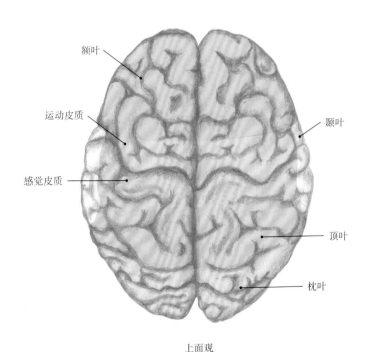

上面观

图 2.28　大脑的脑叶、感觉皮质和运动皮质

1. 主要由单个脊神经根支配的皮肤区域的名
   称是什么?
   a. 肌节
   b. 周围神经支配
   c. 皮节
   d. 皮肤感觉

2. 什么专业术语描述了在空间中感知关节和
   身体位置的能力?
   a. 触觉
   b. 皮肤感觉
   c. 实体觉
   d. 本体感觉

3. 在没有视觉帮助的情况下,伸进外套口袋
   取出一把小钥匙需要以下哪种类型的功能
   感觉?
   a. 本体感觉
   b. 实体觉
   c. 躯体感觉
   d. 定位觉

4. 若正中神经损伤导致感觉丧失,完成以下
   哪项 ADL 任务最困难?(想想正中神经对
   手及手指的感觉支配。)
   a. 扣衬衫最上面的扣子
   b. 穿上一条裤子
   c. 扣上皮带
   d. 洗手

5. 自主神经系统负责以下所有工作,除了
   a. 调节新陈代谢
   b. 协调身体的运动
   c. 加快或减慢心血管活动
   d. 发起战斗或逃跑反应

6. 什么结构描述了为上肢提供感觉运动神经
   支配的相互连接的神经通路?
   a. 腰丛
   b. 颈丛
   c. 臂丛
   d. 骶丛

7. 以下哪项不是 CNS 的一部分?
   a. 脊神经根
   b. 大脑
   c. 脊髓
   d. 脑干

8. 桡神经损伤可能导致以下哪项功能丧失?
   a. 手指主动屈曲
   b. 腕关节和手指主动伸展
   c. 手内在肌的肌力
   d. 拇指内收功能

9. 以下哪个专业术语是指在脊髓内传递相似
   类型信息的轴突束?
   a. 周围神经
   b. 脑神经
   c. 背根神经节
   d. 神经束

10. 以下关于脑神经的说法不正确的是?
    a. 它们从脑干中发出
    b. 它们仅支配颅内结构
    c. 它们位于中枢神经系统,但功能类似于
       周围神经
    d. 它们排列成 12 对

(答案请参阅书后)

备注

1. American Occupational Therapy Association, *Occupational Therapy Practice Framework: Domain and Process*, 4th ed. (Bethesda, MD: AOTA Press, 2020).

参考文献

American Occupational Therapy Association. *Occupational Therapy Practice Framework: Domain and Process*. 4th ed. Bethesda, MD: AOTA Press, 2020.

Biel, Andrew. *Trail Guide to Movement: Building the Body in Motion*. 2nd ed. Boulder, CO: Books of Discovery, 2019.

Biel, Andrew. *Trail Guide to the Body: A Hands-On Guide to Locating Muscles, Bones, and More*. 6th ed. Boulder, CO: Books of Discovery, 2019.

Keough, Jeremy L., Susan J. Sain, and Carolyn L. Roller. *Kinesiology for the Occupational Therapy Assistant: Essential Components of Function and Movement*. 2nd ed. Thorofare, NJ: SLACK, 2017.

Lundy-Ekman, Laurie. *Neuroscience: Fundamentals for Rehabilitation*. 5th ed. St. Louis, MO: Elsevier, 2018.

Oatis, Carol A. *Kinesiology: The Mechanics and Pathomechanics of Human Movement*. 3rd ed. Philadelphia: Wolters Kluwer, 2017.

Standring, Susan. *Gray's Anatomy: The Anatomical Basis of Clinical Practice, International Edition*. 41st ed. Cambridge, UK: Elsevier, 2016.

第二部分

脊柱——目的性活动的核心

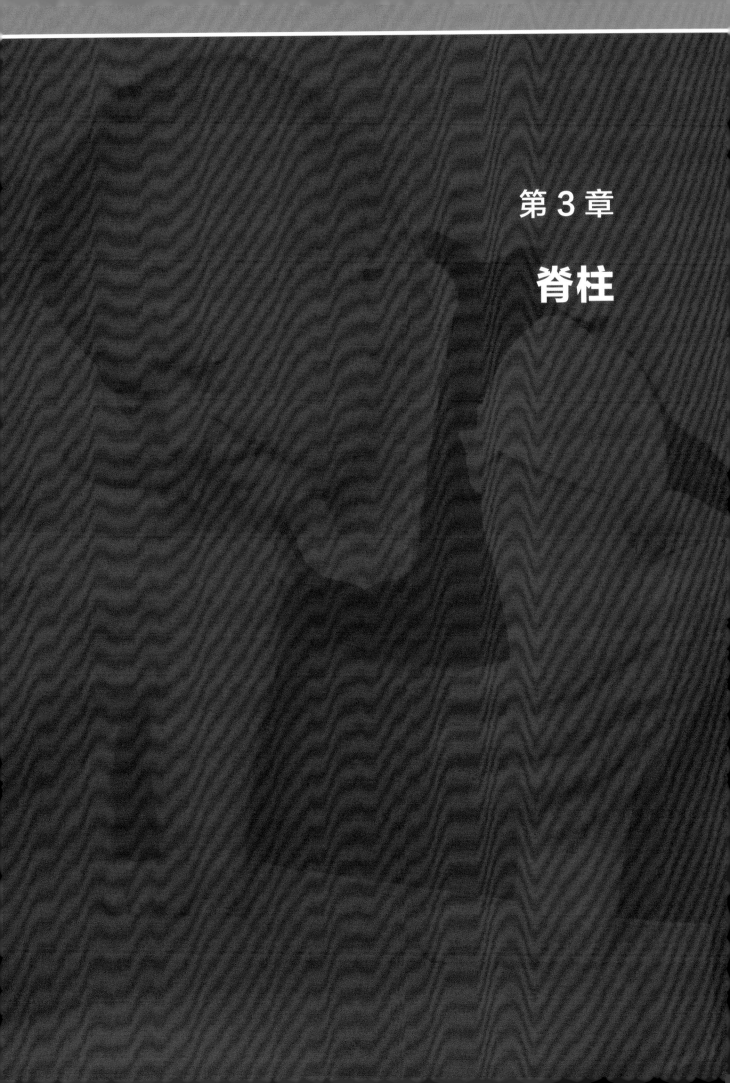

第 3 章

脊柱

学习目标

- 描述参与脊柱目的性活动的骨骼、肌肉和关节。
- 在作业表现的背景下，识别脊柱的主要目的性活动。
- 解释躯干控制对作业表现的重要性。
- 加强临床推理能力，以确定可能对作业表现产生影响的脊柱限制。

关键概念

适应性设备（adaptive equipment，AE）

中轴骨（axial skeleton）

脑性瘫痪（cerebral palsy，CP）

颈椎（cervical spine）

协同收缩（co-contraction）

核心（core）

皮节（dermatome）

鉴别诊断（differential diagnosis）

融合（fusion）

腹内压（intra-abdominal pressure）

椎弓板切除术（laminectomy）

下背痛（low back pain，LBP）

腰椎（lumbar spine）

胸椎（thoracic spine）

肌节（myotome）

原生曲线（primary curve）

次生曲线（secondary curve）

神经根病变（radiculopathy）

脊髓损伤（spinal cord injury，SCI）

前后开立站姿（stagger stance）

躯干（thunk）

脊柱 [vertebral（spinal）column]

重心转移（weight-shifting）

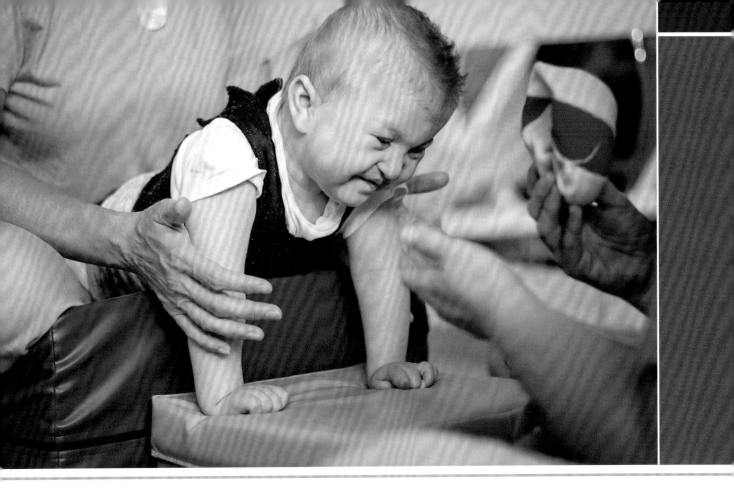

 ## 作业概况：Max Carter

Max Carter 是一个 20 个月大的男孩，他被诊断出患有脑性瘫痪。像许多患有脑性瘫痪的儿童一样，Max 全身的肌张力异常——肌肉轻度痉挛或紧张度增加。这种模式造成了主动肌和拮抗肌之间力量的不平衡，限制了他控制躯干的能力和四肢的目的性使用。

Max 与父母和哥哥住在一起，作为早期干预计划的一部分，他一直在接受家庭作业治疗。Max 的认知和语言技能与同龄儿童相似。他的主要问题与他的日常活动和作业活动所需的运动表现技能有关。

具体来说，他不能独坐，只能在帮助下靠腹部支撑爬行（趴在地上）。当被抱成坐姿或俯卧时，他能够抬起头。他也会伸手抓住小物体，但很难将物体用于特定目的，例如，他不能像其他正常儿童那样自己用勺子进食。Max 在这个年龄的主要作业活动是游戏。他特别喜欢和哥哥一起用手指画画。

Max 的家人正在寻求作业治疗服务来解决他的功能性活动、四肢的使用以及独立进食与穿衣的参与度等问题。当我们探讨躯干的相关解剖学时，请考虑以下问题。

- 儿童作业治疗从业者会涉及儿童的很多发育领域——如认知、粗大运动、精细运动和社会情感等。Max 的肌张力异常与受限的躯干控制能力是如何影响他的这些领域的发育？

- 在家庭环境中，Max 受限的躯干控制能力会对他参与游戏、独立进食和穿衣的能力产生什么影响？

注意：儿科是作业治疗实践中非常复杂的领域。此案例介绍一些关于躯干控制对发育与功能的重要性的基本概念，但并不代表综合全面的儿科治疗方法。

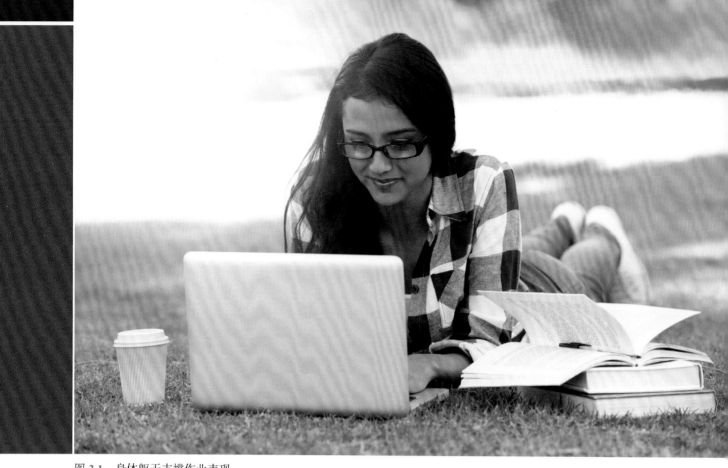

图 3.1　身体躯干支撑作业表现

脊柱：中央支架

当你读这本书时采取什么姿势？是端坐吗？是仰卧抑或俯卧？还是蜷缩在躺椅上，试图保持清醒，为明天一早的考试临时抱佛脚？无论你处于什么姿势，你身体的核心或躯干都是维持或过渡到这些不同位置的中央支架（图 3.1）。构成核心的肌肉围绕着中轴骨，经常表现出协同收缩（co-contraction）或同时激活主动肌和拮抗肌，这有助于作业表现的静态和动态稳定性。

在《作业治疗实践框架》（第 4 版）（OTPF-4）中查找运动表现技能。请注意，"身体姿势"（对齐、定位、稳定）优先于四肢的运动表现技能（伸展、移动、行走）[1]。这种先后次序反映了实践中的一个关键原则：有目的地使用四肢依赖于有一个稳定的躯干来支持运动。

在我们开始讨论这个身体区域之前，了解一些术语非常重要。这一章名为"**脊柱**"，因为脊柱贯穿整个颈部和背部。然而，躯干这个术语也

被用来描述身体的核心区——背部、腹部、胸部和骨盆——头部与四肢附着于此。躯干和核心这两个术语是可以互换使用的，尽管躯干是更正式和接受度更广的临床术语。**脊柱** [vertebral（spinal）column] 用来描述所有椎骨形成的骨性结构。

由于人体的运动是基于躯干的，姿势的不平衡或不稳定可能会影响上下肢的功能，因此，临床医生通常从近端（躯干）到远端（四肢）评估一个人的运动技能，以确保目的性活动有一个稳定的基础。

本章描述构成、稳定和移动脊柱的骨性结构、关节和肌肉。通过本章中的"试一试"和讨论部分（从安全升降和转移技术到脊柱损伤和适应性设备），你将有很多机会以临床视角把作业治疗应用于脊柱与躯干治疗中。

整个过程中，我们将以 Max 为例。想象你

有机会在 Max 的家里和他的作业治疗师一起工作。与在医院工作相比，在患者居家环境中工作提供了评估和支持他在特定的环境中的作业表现的机会，这通常由家人与照护者一起合作完成。

骨骼学：脊柱的骨骼

人体的**中轴骨**（axial skeleton）包括脊柱、肋骨、胸骨和颅骨（见第 4 章）。作为骨骼支架，中轴骨为大肌群控制躯干、四肢近端、颈部和头部提供了中心附着位置（图 3.2）。心脏和肺由肋骨构成的胸廓保护，而胸廓下面被膈肌封闭，创造了一个密封的隔间，以支持心血管功能、呼吸功能和语言功能。

当你研究每一块骨骼的详细信息时，可参考相关资源作为指导，以识别和触诊下可触及的骨性标志。这些解剖学知识，将有助于你理解肌肉的功能和运动，许多骨性标志是肌肉的附着点。

让我们来学习一下这些骨骼结构，即躯干功能解剖学的基础。

脊柱

脊柱由 5 个不同的椎体区域构成：颈椎（7 块）、胸椎（12 块）、腰椎（5 块）、骶椎（5 块）和尾椎（4 块）。颈椎、胸椎和腰椎节段的椎骨可独立运动，也可协同运动。而骶椎和尾椎则分别融合形成骶骨和尾骨。

每个节段内的椎骨在大小和形状上都不同，由此形成脊柱的自然曲度（图 3.3）。解剖学上的 S 形结构包括颈椎前凸、胸椎后凸、腰椎前凸和骶骨后凸。这些交替曲线的功能类似于卷曲的弹簧，吸收了直立（坐或站）时施加在脊柱上的绝大部分的压力。当脊柱受到压力，如背着背包时，脊柱弯曲程度会增加。一旦压力被移除，脊柱的形状就会复原。

虽然每个椎骨在大小和形状上有一定程度的不同，但都是由椎体和椎弓组成的。**椎体**（vertebral body）是椎骨的主要部分，主要由松质骨（海绵状）构成，以吸收脊柱内的压力。**椎弓**（vertebral arch）是由**椎弓根**（pedicles）和**椎弓板**（laminae）构成，作为椎骨突起的骨

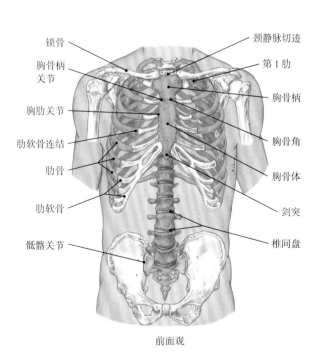

锁骨
胸骨柄关节
胸肋关节
肋软骨连结
肋骨
肋软骨
骶髂关节

颈静脉切迹
第 1 肋
胸骨柄
胸骨角
胸骨体
剑突
椎间盘

前面观

图 3.2　脊柱前面观与胸廓

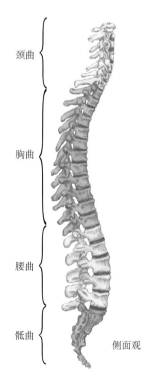

颈曲
胸曲
腰曲
骶曲

侧面观

图 3.3　脊柱

Max Carter | 出生时，整个脊柱呈现单一的后凸弯曲（前凹），称为**原生曲线**（primary curve）。在婴儿学着伸展头颈部、坐、站和行走的过程中，颈椎和腰椎会出现前凸（后凹）形式的**次生曲线**（secondary curve）。原生后凸曲线维持在胸部和骶骨区域。

在观察 Max 时，你会注意到在家庭治疗过程中，他可以有一些头部和颈部的控制，但坐着的时候仍需要支撑，也无法尝试行走。

- 这些限制是如何影响 Max 的脊柱次生曲线的形成的？
- 为了促进这些功能性曲度的发育，**作业治疗师**通常会对婴儿进行何种干预？

基础（图 **3.4**）。

椎弓在椎体后方形成一个开口，称为**椎孔**（vertebral foramen）。所有的椎孔在脊柱内垂直排列，为脊髓创造了一个保护的骨性管道，以在大脑和身体的周围神经之间传输信号。

在相邻的椎体之间存在一个额外的开口，称为**椎间孔**（intervertebral foramen）。椎间孔为脊神经从脊髓不同节段的穿出提供了一条通道。

相邻的椎体由**椎间盘**（intervertebral disc）

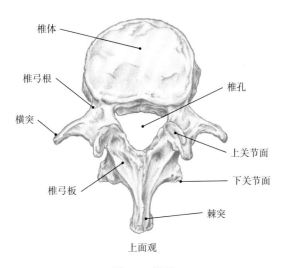

图 **3.4** 椎骨

（标注：椎体、椎弓根、横突、椎弓板、椎孔、上关节面、下关节面、棘突、上面观）

隔开，椎间盘起着稳定和减震的作用，同时允许椎体之间有一些运动。椎间盘由纤维状的外环［称为**纤维环**（annulus fibrosus）］和凝胶状的内核［称为**髓核**（nucleas pulposus）］组成。当我们讨论关节时，我们将更仔细地观察这些椎间盘（见图 **3.22**）。

椎骨的骨性标志

每个椎骨有 7 个不同的突起或骨性延伸，作为关节（连结）表面以及肌肉和韧带的附着点。

棘突（spinous process）向背侧和下方突出，而双侧**横突**（transverse processes）从椎体的两侧向外侧延伸（图 **3.5**）。棘突在背部的中央很容易触及，是识别脊髓各个节段的体表标志。当颈部向前屈曲时，C_7 棘突通常是最突出的，有助于区别颈椎和胸椎。

椎体两侧各有两个**上关节面**（superior facet）和两个**下关节面**（inferior facet）。它们的特点是关节面平坦光滑，在相邻的椎骨之间形成关节。胸椎另有**肋关节面**（costal facet），是为肋骨提供的连结面（图 **3.6**）。

临床应用
神经根病变

椎体骨折、骨关节炎或椎间盘变薄可导致椎间孔变窄，从而压迫神经根。这种情况被称为**神经根病变**（radiculopathy）或神经根压迫。它可能导致特定脊神经支配的皮节（皮肤区域）或肌肉的感觉运动障碍（见第 2 章）。

在临床上，感觉和运动检查可以辅助确定脊神经受压的位置，或区分神经根病变与周围神经障碍的症状。例如，C_6 水平的神经根病变会导致什么区域的感觉丧失？这与腕部正中神经受到压迫（腕管综合征）有什么不同？区分各种疾病的症状，或称鉴别诊断，是临床推理的一个重要组成部分。

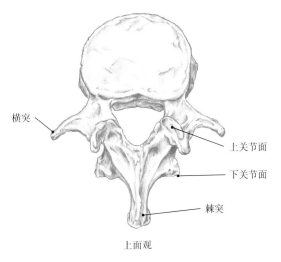

上面观

图 3.5　椎体的棘突与关节面

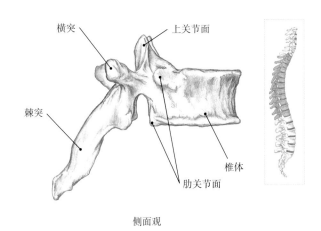

侧面观

图 3.6　胸椎的肋关节面

颈椎

7 块颈椎骨组成了**颈椎**（cervical spine）。第 1（C_1）和第 2（C_2）椎体形成上位颈椎（upper cervical spine）。它们具有独特的形状，构成了颅骨和脊椎之间的连接（图 3.7）。**寰椎**（altas）（C_1）由前弓与后弓组成，前弓与后弓连接形成了一个大的椎孔。椎孔是脊髓进入脊柱的入口。寰椎的前弓有光滑的凹形关节面，其支撑着颅骨，就像神话中的大力神一样，他的肩膀上承载着地球的重量。

枢椎（axis）（C_2）的构造允许颅骨在脊柱上的旋转。它有一个独特的隆起，称为齿突

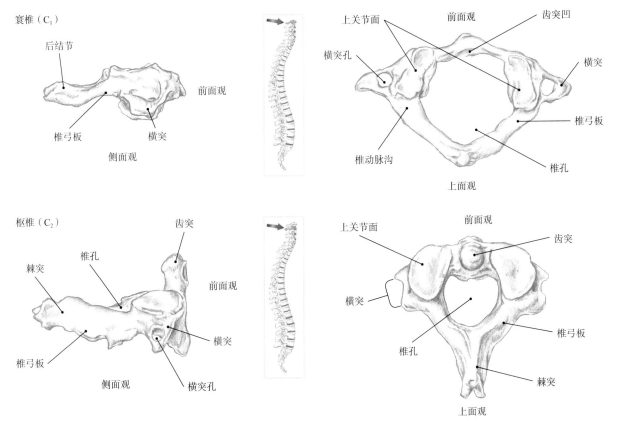

图 3.7　寰椎和枢椎

（odontoid process，dens）。齿突通过寰椎的椎孔向上突出。齿突作为头部旋转的垂直轴由寰椎支撑。寰椎和枢椎提供了头部和颈部大约一半的旋转功能。

其余的颈椎（C₃~C₇）构成了下位颈椎，并且在形状和大小上相对一致。它们的棘突和横突为头颈部的运动提供了支点（图3.8）。

▶ 试一试

为了确定颈椎的末端和胸椎的起点，你能很容易地触诊 C₇ 棘突（图3.10）。C₇ 通常是最突出的椎骨。

触诊颅骨底部的枕骨，然后慢慢将你的手指移到脊柱中间，手部始终保持一定的压力。你会感觉到巨大的骨性突出物，这些是颈椎的棘突。

继续向下移动你的手指，直到你感觉到最大的棘突，这是 C₇ 的棘突。如果你伸展颈部，上面的棘突（C₆）应该会在手下消失，而 C₇ 的棘突依然还在，因为它较少移动。这些棘突通常是重要的标志，用以评估颈椎的活动。此外，C₇ 下面的棘突标志着胸椎的开始，这将在下文中描述。

颈椎是脊柱中活动最活跃的部分，下位颈椎补充了寰椎与枢椎的运动。颈椎的横突（C₁ 除外）各有一个**横突孔**（transverse foramen），椎动脉和椎静脉通过这个横突孔向上穿行，为大脑供血（图3.8、3.9）。

项韧带（nuchal ligament）是颈椎的一种独特结构，由颅骨的**枕外隆凸**（external occipital protuberance）向下延伸（图3.10）。

那些四肢着地行走的动物，如羊和牛，都有一个类似的韧带来支撑头部的重量来对抗重力。对人类来说，这个鳍状的项韧带对**斜方肌**（trapezius）和**头夹肌**（splerius capitis）而言是一个重要的附着部位。

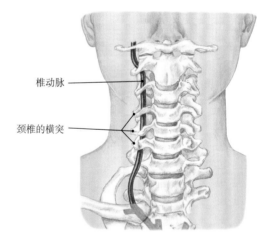

图 3.9　颈椎与椎动脉

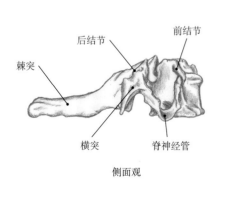

侧面观

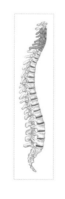

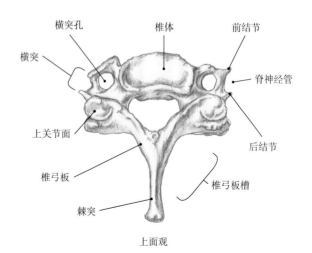

上面观

图 3.8　颈椎

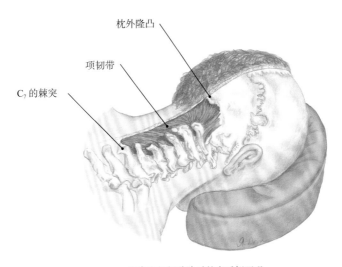

枕外隆凸

项韧带

C₇ 的棘突

肌肉和组织移除后的右后侧面观

图 3.10　项韧带和枕外隆凸

胸椎

12 块胸椎骨构成**胸椎**（thoracic spine），处于整个脊柱的中间部分，为肋骨提供后侧连结面（图 3.11）。它们的后部略厚，前部较薄，有助于胸椎形成后凸的曲度。椎体向腰椎过渡时逐渐增大，下椎体的负重表面增加，从而可吸收更多的压力。

椎体上的肋关节面和横突作为各肋骨头和结节的附着点。由于肋骨在躯干周围横向突出，并且紧密相连，因此胸椎的侧屈受到了限制。

胸骨

胸骨（sternum）是在矢状面上与椎骨对齐的扁平垂直骨，为胸腔提供前结构支撑（图 3.12）。它是由胸骨柄、胸骨体和剑突组成，与肋骨上的关节面形成**胸肋关节**（sternocostal joint）。

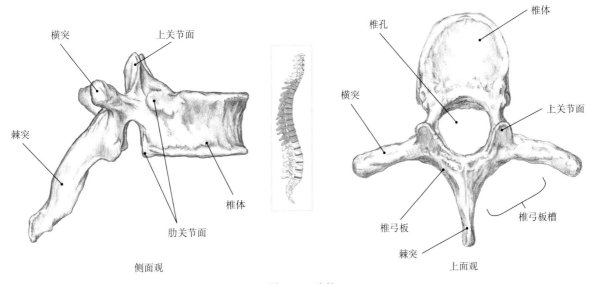

横突　　上关节面

棘突

肋关节面

椎体

侧面观

椎孔

椎体

横突

上关节面

椎弓板

椎弓板槽

棘突

上面观

图 3.11　胸椎

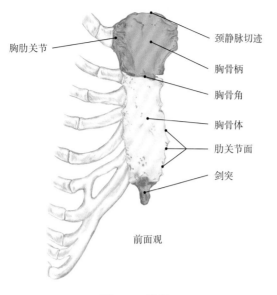

图 3.12 胸骨

颈静脉切迹
胸肋关节
胸骨柄
胸骨角
胸骨体
肋关节面
剑突
前面观

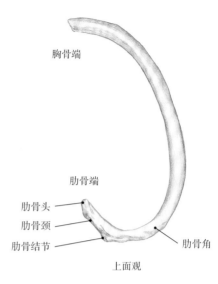

图 3.14 右肋

胸骨端
肋骨端
肋骨头
肋骨颈
肋骨结节
肋骨角
上面观

肋骨

胸廓（thoracic cage）包括 12 对类似水桶提手的肋骨。肋骨通过椎骨和胸骨固定在骨骼架上，半圆形的肋骨围绕着躯干上部（图 3.13、3.14）。

上 7 根肋骨被称为真肋（true rib）。这些肋骨通过肋软骨与胸骨直接相连。第 8～10 根肋被称为假肋（false rib），因为它们的肋软骨与上位肋软骨相连，再与胸骨相连。最下 2 根肋骨被

称为浮肋（floating rib），它们与胸骨没有骨连接，只与椎骨相连。

胸廓形成了身体核心的框架，并为体内的重要器官提供必要的保护。膈肌（diaphragm）作为下胸腔的肌肉密封结构，控制呼吸和说话时的胸腔容量。当膈肌收缩时，胸腔（thoracic cavity）就会扩张，将空气带入肺部。膈肌放松时，胸腔的容积减小，从而将空气排出肺部。

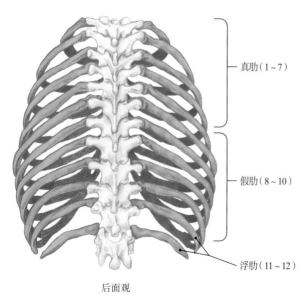

真肋（1～7）
假肋（8～10）
浮肋（11～12）
后面观

图 3.13 胸廓

临床应用
肋骨骨折

单一或多处肋骨骨折可由外伤引起，如机动车事故或跌倒。由于肋骨由肋间肌固定，轻微的肋骨骨折通常不发生移位（骨骼保持连接），如果未受到二次损伤，将在大约 6 周内自行愈合。

严重的移位性骨折会损伤肺部。肋骨断裂的尖锐端可能会刺穿肺部，导致肺部漏气（气胸）。这种性质的伤害有可能会危及生命，而且需要通过手术来处理受损的肺并稳固肋骨。

请思考：肋骨骨折是如何暂时影响躯干活动或呼吸功能的呢？

腰椎

构成**腰椎**（lumbar spine）的 5 块腰椎骨是脊柱中体积最大且活动性最小的椎骨，它们为稳定地支撑上半身提供了基础。与胸椎相反，它们的前部更厚，因此在脊柱这段形成了前凸曲度（图 3.15）。

腰椎的后方由一层厚厚的筋膜支撑，称为**胸腰筋膜**（thoracolumbar fascia，TLF），它限制了躯干屈曲和后伸时椎体之间的剪切力（图 3.16）。

骶骨

骶骨（sacrum）是位于第 5 腰椎下的一块三角骨，其形成盆腔后壁（图 3.17）。它由 5 块骶椎骨在成年后融合而成。骶骨前后表面的**小孔**（foramina）或开口，为脊神经建立了通道。**骶翼**（sacral alae），位于骶骨上部外侧，为骨盆提供关节面。**尾骨**（coccyx）位于脊柱末端，由 3 ~ 5 个小的尾椎骨组成。

既然我们已经讨论了为脊柱提供骨性结构的

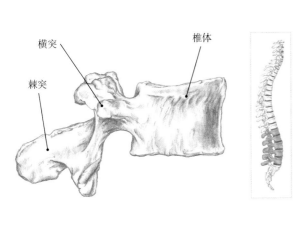

侧面观

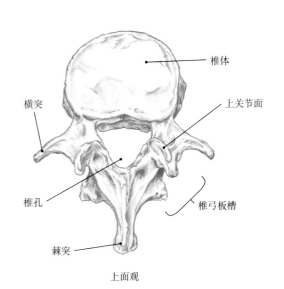

上面观

图 3.15　腰椎

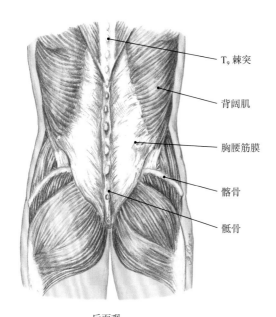

后面观

图 3.16　下胸部与骨盆

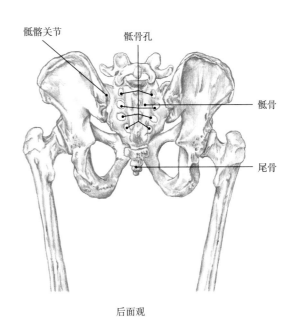

后面观

图 3.17　骶骨

Max Carter ｜当你继续在 Max 的家庭环境中观察他时，你会留意到作业治疗师会在不同的体位下给予他辅助。

坐位时，Max 的躯干保持着前屈，他把手放在地板上寻求支撑。但当作业治疗师在他的臀部和躯干给予支撑时，他会坐得更直，开始向前伸手来探索环境。当你拿出他最喜欢的小玩具，同时由作业治疗师辅助他保持坐位时，他能伸出双手抓住玩具几秒钟后再松开。

作业治疗师帮助 Max 转换到俯卧位，让 Max 趴在一个楔形垫上。在作业治疗师的帮助下，Max 可以使用上肢的肘部和腕部来支撑身体（图 3.18）。作业治疗师继续辅助他支撑躯干，然后你在他面前拿出小玩具。

Max 一开始似乎很不舒服，但慢慢地，他抬起头来。然后他可以伸出一只手去够这个小玩具并能拿住几秒钟。

当 Max 取仰卧位时，作业治疗师可以与他一起活动。他似乎最喜欢这个体位。他脸上洋溢着灿烂的微笑，双手可以在身体中线（身体的中心）拿取一些小物体。在这个环节中，你能发现 Max 可以执行一些简单的口头指令。

- 如何将这个活动升级或降级，针对 Max 来增加或降低难度？
- 你认为为什么作业治疗师要让 Max 在不同体位下进行活动？这是如何解决肌张力异常和躯干控制问题的？
- 为什么 Max 在躯干稳定时，头部和颈部控制会变得更好，甚至手功能也有所提高？
- 儿童的主要活动是游戏。当 Max 处于辅助坐位、俯卧位、仰卧位和侧卧位等不同体位时，你还可以为 Max 推荐哪些基于游戏的干预措施？

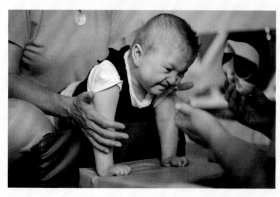

图 3.18　Max 在作业治疗师的帮助下用肘部和腕部支撑身体

骨骼，接下来让我们来研究一下有助于躯干运动的独特关节。

关节

与链条中的链节类似，椎骨彼此相对移动有助于脊柱（整个链条）的整体运动（图 3.19）。单个椎骨之间的运动总和成就了躯干的功能性活动所需的整体运动——屈曲、伸展、侧屈和旋转。

在直立状态中，坐、站、行走或跑步时，脊柱呈闭链模式。相邻的椎骨在重力的作用下被挤压在一起，增加了运动的相互依赖性。在开链模式的功能位下，如睡眠时身体在水平位，椎体间压力减小，椎骨表现出更高的灵活性。

当单个椎骨或部分脊椎受损或失去运动功能时，将影响相邻的"链节"。中立位的脊柱有 3 条最有利于最佳作业表现的自然曲线。

因为处于这个姿势，身体是最稳定的且最适

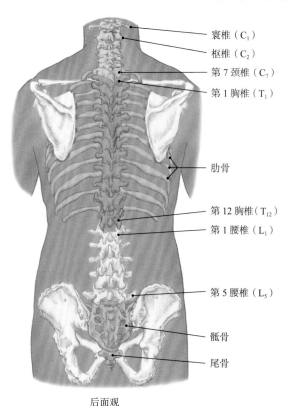

寰椎（C_1）
枢椎（C_2）
第 7 颈椎（C_7）
第 1 胸椎（T_1）
肋骨
第 12 胸椎（T_{12}）
第 1 腰椎（L_1）
第 5 腰椎（L_5）
骶骨
尾骨

后面观

图 3.19　脊柱

合运动的。脊柱骨性方面的功能障碍常导致肌肉疲劳、姿势失衡和疼痛。

为"Yes（点头）关节"，因为它可使头部进行屈伸运动。

寰枕关节

寰枕关节（atlantooccipital joint, AO）在颅骨和脊椎之间（图 3.20）。它由枕部凸出的枕骨髁与寰椎（C1）的上凹面相连。这个关节由关节滑膜囊、**寰枕前膜**（anterior atlantooccipital membrane）和**寰枕后膜**（posterior atlantooccipital membrane）支撑保护。有时它被称

寰枢关节

寰枢关节（atlantoaxial，AA）正相反，它被称为"No（摇头）关节"，因为它提供了头部大部分的旋转功能（图 3.21）。该关节最具活动性的部分是由齿突形成的，齿突垂直向上穿过**前弓**（anterior arch），并由**寰椎横韧带**（transverse ligament of the atlas）支撑保

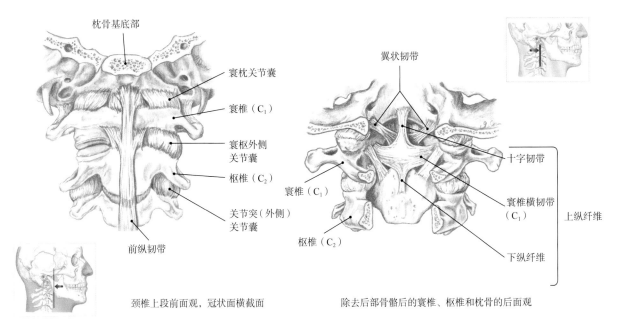

颈椎上段前面观，冠状面横截面

除去后部骨骼后的寰椎、枢椎和枕骨的后面观

图 3.20　寰枕关节

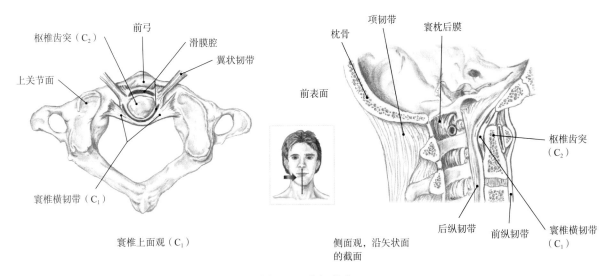

寰椎上面观（C₁）

侧面观，沿矢状面的截面

图 3.21　寰枢关节

护，作为头部旋转活动的支点。还有两个滑膜关节（关节突关节）分别位于椎体的两侧，由**寰枢前膜**（anterior atlantoaxial membrane）和**寰枢后膜**（posterior atlantoaxial membrane）提供进一步的稳定性。

椎间关节

脊柱中相邻椎骨之间有3个不同的关节：1个椎间关节和2个关节突关节（图3.22）。椎间关节的运动在脊柱的每个区域有所不同，这有助于实现功能所需的核心稳定性和灵活性之间的微妙平衡。如前所述，活动能力取决于脊柱特定区域的功能目的。

颈椎是脊柱中活动性最大的部分，允许头部和颈部的大范围运动，这扩大了驾驶等职业需要的视野范围。腰椎的活动性较差，可以为与功能性移动或提举相关的应力提供了所需的下部核心稳定性。

支撑椎间关节的主要韧带是**前纵韧带**（anterior longitudinal ligament，ALL）、**后纵韧带**（posterior longitudinal ligament，PLL）和**黄韧带**（ligamentum flavum）（图3.22）。纵向韧带是跨越椎体腹侧和背侧的厚膜，可以稳定椎体及防止椎体之间的过度滑动（剪切力）。黄韧带连接相邻的椎弓板，为椎体之间提供稳定性。其他的支撑韧带包括关节突关节囊，以及连接棘突的**横突间韧带**（intertransverse ligament）和**棘间韧带**（interspinous ligament）。

椎体间关节

椎体间关节（interbody joint）由两个相邻且垂直排列的椎体组成，椎间盘作为两个承重面之间的垫子（图3.22）。

椎间盘内的髓核移位以适应相邻椎体之间的运动，从而促进脊柱的整体运动，类似于适配体重的充水床垫。纤维环——椎间盘周围厚厚的纤

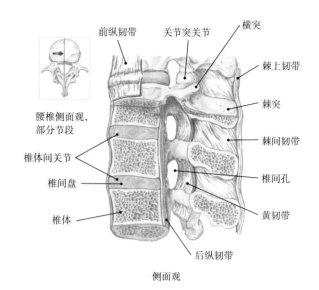

腰椎侧面观，部分节段

侧面观

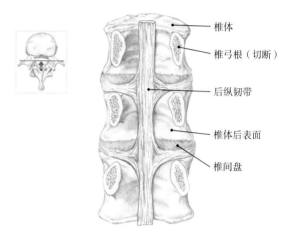

椎体后面观

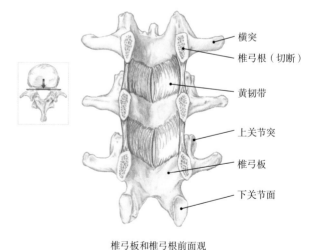

椎弓板和椎弓根前面观

图3.22　椎间关节

维软骨屏障——限制了髓核移位的程度并稳定了椎间盘，类似于轮胎外层的橡胶。这种结构允许椎体间关节独立屈曲、伸展、侧屈和旋转，有助于躯干的整体运动（图 3.23）。

关节突关节

关节突关节 [zygapophyseal（facet）joint] 是由椎骨两侧相邻关节的上、下关节突的关节面构成（图 3.23），属于滑膜关节，被关节囊包围，允许椎体之间的轻微滑动。

关节突关节的排列在脊柱内有所不同，并限制了一些运动。例如，在颈椎中，关节面在冠状面附近对齐，允许旋转、屈曲和伸展，同时限制平移。相比之下，腰椎的关节面在水平面（内侧和外侧）附近对齐，限制了旋转，但提高了下位椎骨的稳定性。

肋关节

肋关节（costal joint）是肋骨和其他骨骼之间的连接处，见于胸骨和胸椎（图 3.24）。后肋骨和胸椎之间有 2 个关节：肋椎关节（costovertebral joint）和肋横突关节（costo-transverse joint），它们分别连接在椎体和横突上。在身体前侧，胸肋关节（sternocostal joint，SC）是肋骨和胸骨之间的连接处（详见第 5 章）。

肋关节表现出不同程度的滑动和转动，使肋

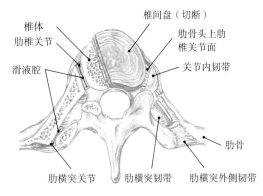

胸椎上面观，左侧横截面

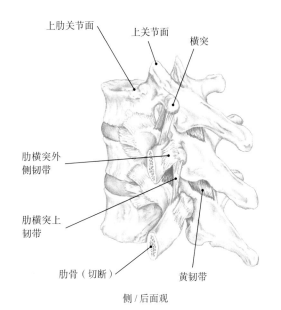

侧 / 后面观

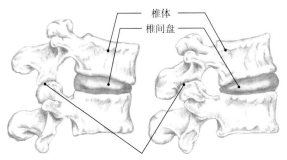

图 3.23　椎间盘内的髓核移位，便于相邻椎体之间的运动

图 3.24　肋关节

骨可以随着呼吸上升和下降。如前所述，肋骨前后都与其他骨骼相连，类似水桶的提手。两侧肋骨的对称运动需要肋关节的协同运动。

根据你目前对脊柱节段的了解，请回答以下问题。

- 你认为为什么神经根病变最常见于颈椎和腰椎？
- 你认为为什么脊柱的疼痛通常集中在腰

椎区域？

- 为什么出现在老年人群中的压缩性骨折在胸椎区域最为普遍？

你已经了解了脊柱的骨骼组成和关节，接下来让我们探讨有助于躯干稳定和运动的肌肉。

肌肉和运动

作用于脊柱的肌肉构成了身体的核心肌肉，用于定位、对线和稳定躯干，以提高作业表现（图 3.25、3.26）。这些肌肉的特点是由快缩型肌纤维与慢缩型肌纤维混合组成，并且在一定程度

Max Carter | 让我们再想想 Max。脊柱次生曲线（颈椎和腰椎前凸）的缺失会如何影响这些区域的椎间关节的排列和功能？

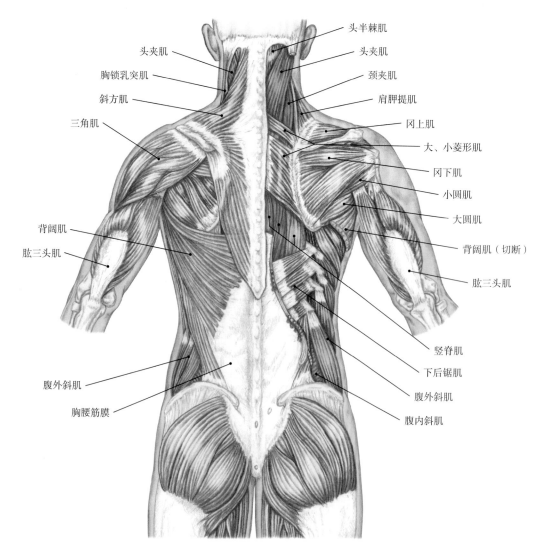

后面观

图 3.25　背部浅层肌肉，右侧已移除三角肌、斜方肌和背阔肌

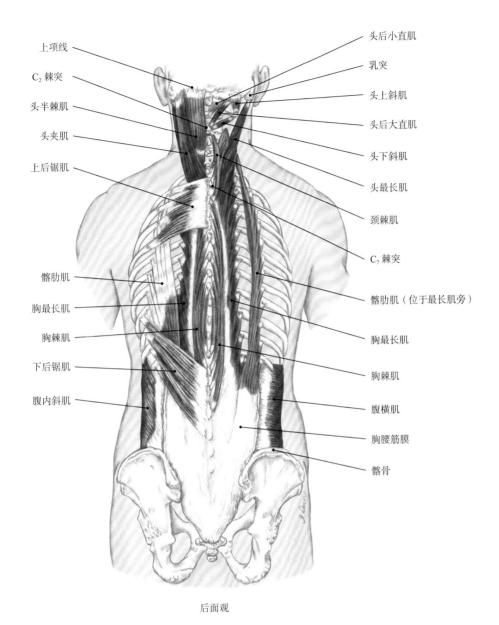

上项线

C₂ 棘突

头半棘肌

头夹肌

上后锯肌

髂肋肌

胸最长肌

胸棘肌

下后锯肌

腹内斜肌

头后小直肌

乳突

头上斜肌

头后大直肌

头下斜肌

头最长肌

颈棘肌

C₇ 棘突

髂肋肌（位于最长肌旁）

胸最长肌

胸棘肌

腹横肌

胸腰筋膜

髂骨

后面观

图 3.26　背部中层的肌肉

上几乎持续激活。

　　脊柱肌肉围绕并支撑着垂直的脊柱，类似于金字塔帐篷或信号塔的拉线通过施加相反方向的力来支撑中柱（图 3.27）。主动肌和拮抗肌通常同时收缩，这被称为协同收缩，主动肌和拮抗肌作为协同肌在不同的方向施加力来稳定身体或辅助目的性活动。例如，当身体需要以相对静态的姿势站立时，比如在婚礼或类似的典礼活动中，竖脊肌和腹肌的慢缩型肌纤维收缩会产生相反方向的低强度的力。这些相互平衡的力有助于等长

收缩，使脊柱稳定在中立、垂直的位置。躯干功能性的屈曲和伸展，如抱起一个孩子，展示了这些肌群之间的协同作用。竖脊肌随着腹肌缩短进行离心收缩以促进躯干屈曲。将躯干恢复到中立位置是逆转这种模式：竖脊肌随着腹肌的拉长而进行向心收缩。

　　许多浅层的核心肌肉又长又宽，横跨整个脊柱，附着于脊柱和肋骨上，对整个脊柱施加力。这些肌肉通常是成对的，以对称的方式从下位的椎骨和骨盆进行延展。一些更深层的肌肉则很短

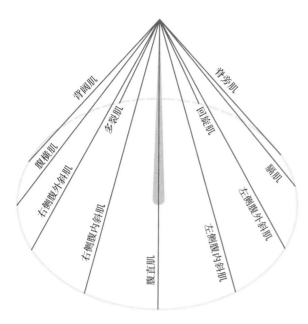

图 3.27　核心肌肉类似于帐篷或信号塔的拉线，平衡着力量以保持躯干直立

小，只附着在相邻的椎骨上，增强了各种功能性姿势所需的核心稳定性。

这个区域的肌肉除了运动还有其他作用。例如，腹部和脊柱肌肉形成了一个肌肉壁，包围并保护着消化系统。食管和气管是这个重要核心的入口，可以让维持生命的空气和营养物质进入人体。盆底的肌肉及其开口为粪便和尿液提供了出口（见第 8 章）。

在接下来的章节中，我们将探讨核心肌群，将它们按相对于脊柱的区域和深度进行分组。当你检查这些肌肉时，请考虑它们的拮抗肌产生的相反的力是如何促进躯干的稳定或运动的。

背部肌肉

总的来说，脊柱后侧的肌肉可以伸展、旋转和侧屈躯干和颈部。脊柱后侧的肌肉与脊柱前侧的肌肉一起，对躯干的平衡与稳定起着重要作用。

这些肌肉对躯干的静态和动态定位以及运动都起着重要作用，比如站在镜子前完成洗漱活动或用花园软管给草坪浇水。在躯干前屈如弯腰系鞋带后，躯干也可以恢复到中立位置。

竖脊肌群

髂肋肌

最长肌

棘肌

竖脊肌（erector spinae）——髂肋肌（iliocostalis）、最长肌（longissimus）、棘肌（spinalis）（从外侧到内侧），是脊柱后侧最浅层的肌肉，从脊柱下部和骨盆延伸到颅底（图 3.28）。

这些肌肉被固定在骨盆、腰椎和胸腰筋膜下方，为躯干的伸展提供一个锚点。肌纤维以对称的垂直成对的方式向上延伸，平衡作用于椎骨和胸廓的力。

肌纤维在上升的过程中被细分，像树枝一样从主要肌肉中分离出来（图 3.29 ~ 3.31）。它们的名称是根据其作用的脊柱区域来确定的。例如，头最长肌（longissimus capitis）延伸至颅骨（头），而颈最长肌（longissimus cervicis）延伸至颈部（图 3.30）。

在做抱小孩或穿袜子等活动后，竖脊肌会使身体的核心恢复到中立（伸展）状态。它们还能配合腹部肌肉使人进行静态站立，比如站在水槽边洗碗。

竖脊肌群	
目的性活动	
P	保持执行 ADL/IADL 的直立体位
A	单侧： 　脊柱向同侧侧屈 双侧： 　脊柱后伸
O	总腱（胸腰筋膜）附着于骶骨背面、髂嵴、腰椎棘突和下 2 胸椎棘突后表面
I	走行中分别止于肋骨后侧、胸椎和颈椎的棘突及横突、颞骨乳突
N	脊神经

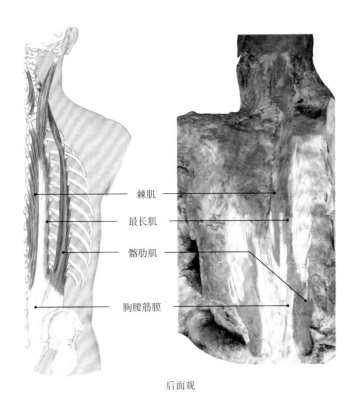

棘肌

最长肌

髂肋肌

胸腰筋膜

后面观

图 3.28　竖脊肌群

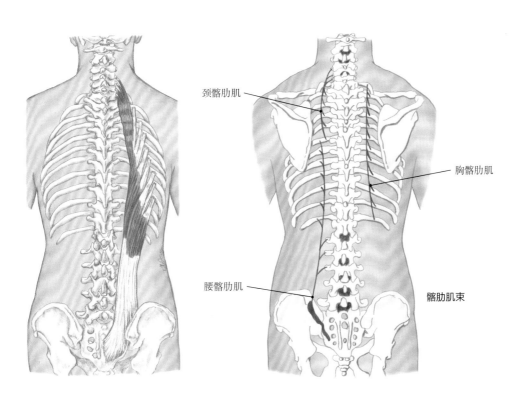

颈髂肋肌

胸髂肋肌

腰髂肋肌

髂肋肌束

图 3.29　髂肋肌

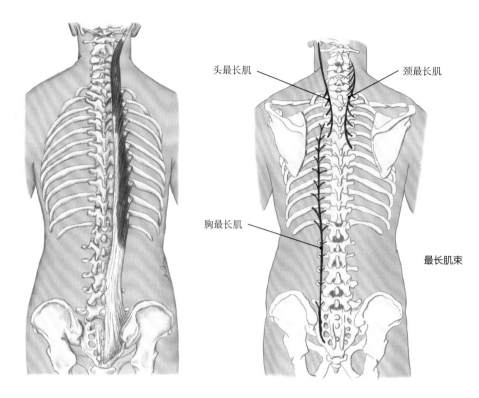

图 3.30   最长肌

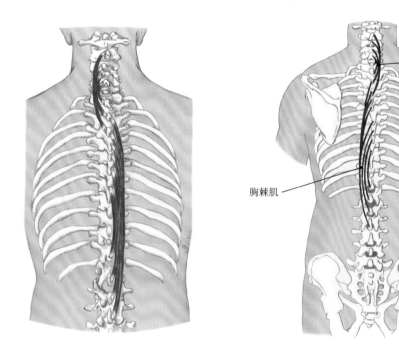

图 3.31   棘肌

横突棘肌群

多裂肌

回旋肌

头半棘肌

横突棘肌群——多裂肌（multifidi）、回旋肌（rotatores）和半棘肌（semispinalis）——位于竖脊肌深处并连接单个椎骨（图 3.32）。

它们的肌纤维短而窄，常连接相邻椎骨的棘突和横突。当竖脊肌在脊柱的各个区域施加力时，横突棘肌对单个椎骨的作用类似，即增强躯干伸展、旋转的力和稳定性。

最下面的多裂肌锚定在骶骨上，其余均起自横突（图 3.33）。这些肌纤维横跨 2～4 块椎骨，止于棘突。

回旋肌有相同的椎骨附着点，但它们只横跨 1 个或 2 个椎骨。多裂肌和回旋肌在相邻的椎骨之间提供体位的深层支持，以便在打太极或做瑜伽等活动中调整或稳定躯干。

头半棘肌起自 $C_4 \sim T_5$ 横突，与颅骨相连以伸展头部（图 3.34）。

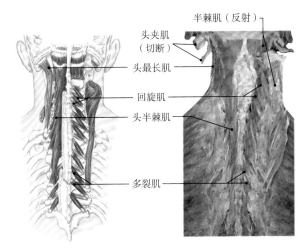

半棘肌（反射）
头夹肌（切断）
头最长肌
回旋肌
头半棘肌
多裂肌

后面观

图 3.32　横突棘肌群

多裂肌与回旋肌	
目的性活动	
P	太极或瑜伽（深层姿势稳定肌）
A	单侧： 　将脊柱旋转到另一边 双侧： 　伸展脊柱
O	多裂肌：起自于骶骨和腰椎至颈椎的横突 回旋肌：颈椎至腰椎的横突
I	腰椎至第 2 颈椎棘突 （多裂肌横跨 2～4 个椎骨；回旋肌横跨 1～2 个椎骨）
N	脊神经

头半棘肌	
目的性活动	
P	使用电脑工作站（电脑放置在较高位置），抬头仰视
A	伸展脊柱和头部
O	$C_4 \sim T_5$ 的横突
I	枕骨的上项线和下项线之间
N	颈神经

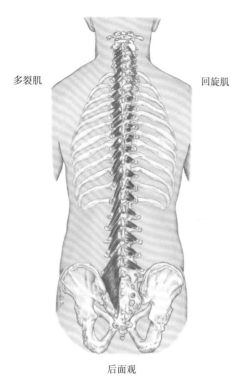

多裂肌　　　　　　　　　　回旋肌

后面观

图 3.33　多裂肌（左）和回旋肌（右）

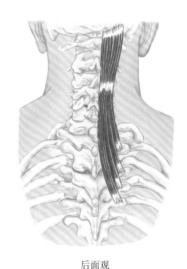

后面观

图 3.34　头半棘肌

夹肌

头夹肌

颈夹肌

头夹肌（splenius capitis）和颈夹肌
（splenius cervicis）位于上背部和颈部斜方肌
的深处（图 3.35）。

这些肌纤维都斜向外上方走行。它们起
始于上背部棘突（T6~C7），延伸至颈椎横突
（C3~C1）以及颅骨的乳突。它们的活动有助于
旋转、侧屈、后伸头部和颈部等动作——当你环
视周围环境时，这些动作对收集视觉输入信息很
重要。

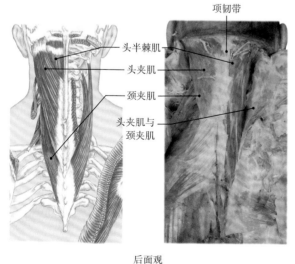

项韧带

头半棘肌

头夹肌

颈夹肌

头夹肌与
颈夹肌

后面观

图 3.35　夹肌

头夹肌与颈夹肌	
目的性活动	
P	社会互动性活动，驾驶
A	单侧： 　将头部和颈部向同侧旋转 　将头部和颈部向同侧屈曲 双侧： 　伸展头部和颈部
O	头夹肌：起自 C_7~C_4 的棘突和项韧带的下半部分 颈夹肌：起自 T_6~T_3 棘突
I	头夹肌：止于上项线的外侧部及乳突 颈夹肌：止于 C_3~C_1 横突
N	颈神经

枕下肌群

头后大直肌

头后小直肌

头上斜肌

头下斜肌

枕下肌群（suboccipitals）是指 4 对肌肉，它们位于颈部最深处，颅骨后部（枕骨）的底部（图 3.36）。这些肌肉起着稳定和控制头部精细运动的作用。例如，当你小幅度转动头部扫视本页上的文字时，它们被激活。它们跨过寰椎、枢椎和枕骨，也能维持椎体在水平面的稳定。

头后大、小直肌（rectus capitis posterior major and minor）的肌纤维横跨寰椎和枢椎的后部至枕骨下项线，为头部的后伸和旋转提供力量。**头上斜肌**（oblique capitis superior）起自 C₁ 横突并插入上项线，有助于头部侧屈和后伸。**头下斜肌**（oblique capitis inferior）横跨 C₂ 棘突至 C₁ 横突，有助于寰枢关节的旋转。

枕下肌群	
目的性活动	
P	扫视电脑显示器，看书
A	头后大直肌、头后小直肌、头上斜肌：仰头，向后方伸展 头后大直肌和头下斜肌：使头部向同侧旋转 头上斜肌、头下斜肌：使头部向同侧侧屈
N	枕下神经

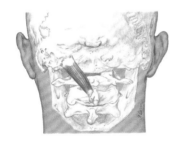

头后大直肌

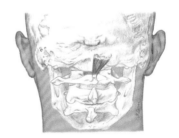

头后小直肌

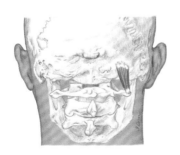

头上斜肌

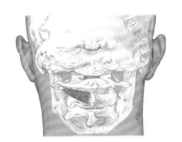

头下斜肌

后面观

图 3.36　枕下肌群

腰方肌

腰方肌（quadratus lumborum）是骨盆和下背部之间的一个重要的收缩纽带，起着稳定下背部、上提骨盆或使躯干侧屈的作用（图3.37）。每当你上提一侧髋部时，比如爬梯子，这块肌肉就会被激活。

腰方肌	
目的性活动	
P	提举重物，行走
A	单侧： 骨盆侧倾（上提） 脊柱同侧侧屈 协助伸展脊柱 双侧： 在用力吸气和呼气时固定最下肋
O	髂嵴后部
I	最下肋和 $L_1 \sim L_4$ 的横突
N	腰丛神经（T_{12}、$L_1 \sim L_3$）

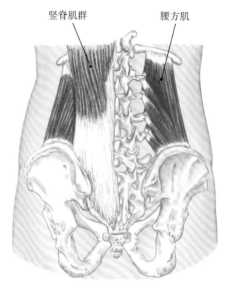

后面观，右侧竖脊肌肌群已移除

图 3.37　腰方肌

横突间肌和棘间肌

横突间肌（intertransversarii）附着在颈椎和腰椎区域相邻的横突上，起着稳定及参与椎骨之间侧屈的作用（图3.38）。

棘间肌（interspinale）连接着颈椎区域和腰椎相邻的棘突，有助于躯干的伸展（图3.39）

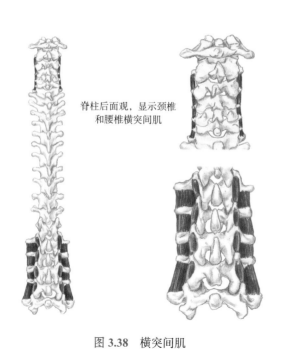

脊柱后面观，显示颈椎和腰椎横突间肌

图 3.38　横突间肌

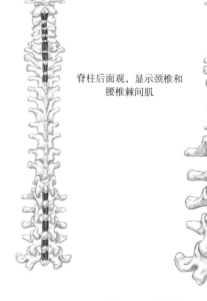

脊柱后面观，显示颈椎和腰椎棘间肌

图 3.39　棘间肌

上后锯肌和下后锯肌

上后锯肌（serratus posterior superior）和下后锯肌（serratus posterior inferior）位于脊柱两端（图 3.40）。上后锯肌的肌纤维从上位椎骨的棘突（$C_7 \sim T_3$）延伸。下后锯肌的肌纤维起自下位椎骨（$T_{12} \sim L_3$），并附着于相邻的肋骨上。这些肌肉的主要功能是在呼吸过程中上提（上后锯肌）和下降（下后锯肌）肋骨。

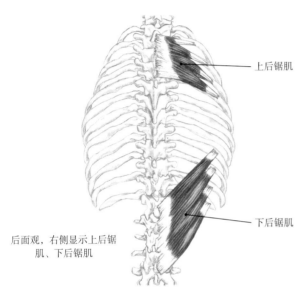

后面观，右侧显示上后锯肌、下后锯肌

图 3.40　上后锯肌与下后锯肌

胸锁乳突肌	
目的性活动	
P	观看体育赛事，社交活动，驾驶汽车
A	单侧： 　向同侧侧屈头部和颈部 　向对侧旋转头部和颈部 双侧： 　屈曲颈部 　在吸气时辅助提升胸廓
O	胸骨头：胸骨柄 锁骨头：锁骨内侧的 1/3
I	颞骨乳突及枕骨上项线外侧部分
N	脊副（XI）神经，C_2 和 C_3

前部肌群

为了平衡脊柱后侧肌肉，脊柱前侧肌肉可以稳定、前屈、旋转、侧屈躯干和颈部。这些肌肉也在腹部周围形成一个致密的肌肉层，作为内脏的保护屏障。

胸锁乳突肌

胸锁乳突肌（sternocleidomastoid，SCM）是较大的浅表肌肉，在头部转向一侧时可见（图 3.41）。它有 2 个头，即胸骨头和锁骨头；它的肌纤维斜向后上方走行至颞骨的乳突。

因为它跨过颈椎并止于颅骨，所以胸锁乳突肌使头颈部向同侧屈曲，并转向对侧，这与头夹肌一样，对扫视环境很有帮助。当双侧同时收缩时，胸锁乳突肌还有助于颈部屈曲和上提胸廓以进行深呼吸。

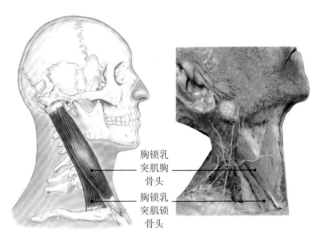

胸锁乳突肌胸骨头

胸锁乳突肌锁骨头

后面观

图 3.41　胸锁乳突肌

斜角肌

前斜角肌

中斜角肌

后斜角肌

前斜角肌（anterior scalene）、中斜角肌（middle scalene）、后斜角肌（posterior scalene）位于颈椎两侧的外侧（图3.42）。作为一个肌群，斜角肌主要参与颈椎侧屈（单侧收缩）和前屈（双侧收缩）。它们还有助于上提第1肋和第2肋以进行深呼吸。请注意，臂丛神经和锁骨下动脉在前斜角肌与中斜角肌之间的缝隙中通过（图3.43）。

斜角肌紧绷会压迫这些神经和血管结构，引起上肢疼痛、麻木，这种情况被称为胸廓出口综合征，关于胸廓出口综合征的内容将会在第5章中进行详细阐述。

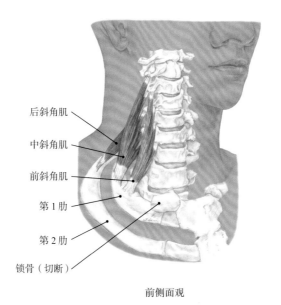

后斜角肌

中斜角肌

前斜角肌

第1肋

第2肋

锁骨（切断）

前侧面观

图3.42　斜角肌

前斜角肌	
目的性活动	
P	驾驶，深呼吸（跑步、骑自行车）
A	单侧： 　肋骨固定时，使头、颈部向同侧侧屈 　使头、颈部向对侧旋转 双侧： 　吸气时上提肋骨 　头颈部前屈
O	$C_3 \sim C_6$ 横突（前结节）
I	第1肋
N	$C_3 \sim C_8$

中斜角肌	
目的性活动	
P	驾驶，深呼吸（跑步、骑自行车）
A	单侧： 　肋骨固定时，使头、颈部向同侧侧屈 　使头、颈部向对侧旋转 双侧： 　吸气时上提肋骨
O	$C_2 \sim C_7$ 横突（后结节）
I	第1肋
N	$C_3 \sim C_8$

后斜角肌

目的性活动

P	驾驶，深呼吸（跑步、骑自行车）
A	单侧： 肋骨固定时，使头、颈部向同侧侧屈 使头、颈部向对侧旋转 双侧： 吸气时上提肋骨
O	$C_6 \sim C_7$ 横突（后结节）
I	第 2 肋
N	$C_3 \sim C_8$

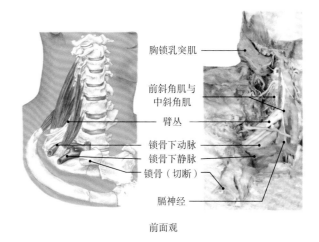

图 3.43　臂丛、锁骨下动脉和锁骨下静脉

腹部肌群

腹壁（abdominal wall）包括支撑躯干的前侧肌肉，并在躯干上与竖脊肌互相平衡（图 3.44）。此外，腹壁作为肌肉屏障，保护位于下腹部的脏器。

从表面上看，腹部一些肌肉似乎与胃部垂直排列的腹肌是分离的，但这些肌肉形成了一个环绕的肌肉带，横跨肋骨、骨盆和胸腰筋膜。不同肌纤维走行方向的肌肉重叠，以平衡和稳定姿势及躯干运动。

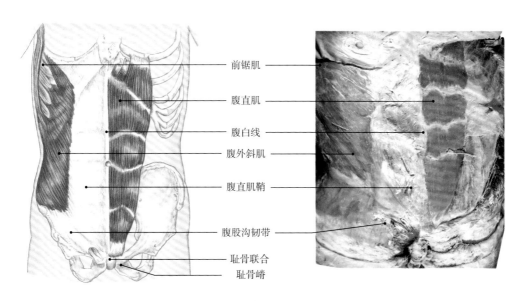

前面观

图 3.44　腹壁

腹直肌

腹直肌（rectus abdominis）是腹壁前侧中央的肌肉，垂直的肌纤维从耻骨嵴延伸至第 5~7 肋和剑突（图 3.44）。这块肌肉被包裹在**腹直肌鞘**（rectus sheath）内，并被**腱划**（tendinous intersection）分割，形成了人们梦寐以求的 6 块腹肌的边界。

从功能上说，这块肌肉的作用是屈曲躯干，使胸廓向骨盆靠近或使骨盆向胸廓靠近，即骨盆后倾。腹直肌的收缩也会使腹内压增高，从而稳定腰椎，促进呼吸、分娩和排便。

腹外斜肌

腹外斜肌（external oblique）从肋骨向髂嵴和腹直肌鞘的下方和内侧走行（图 3.45）。为了帮助理解这块肌肉的走行，把你的手插在前裤袋里，但把大拇指伸出来。你的手指现在指向的方向即为腹外斜肌肌纤维的走行方向。

腹外斜肌通过腹直肌鞘与腹直肌相连，这使得腹外斜肌可以参与躯干屈曲和腹部加压。腹外斜肌肌纤维的方向也有助于躯干向同侧屈曲和对侧旋转，例如，在打羽毛球或打网球时。

Max Carter | 竖脊肌和腹部肌群可以互相平衡伸展力和屈曲力，使躯干保持在直立的中立位置。

当你继续在 Max 的家庭环境中观察他时，你会注意到他的躯干经常处于屈曲体位。这会对他的竖脊肌和腹肌产生什么影响？这将如何影响他的肌肉骨骼发育和作业表现？

腹直肌	
目的性活动	
P	穿脱裤子，床上移动（仰卧位到坐位）
A	脊柱前屈 骨盆后倾
O	耻骨嵴和耻骨联合
I	第 5~7 肋的软骨及剑突
N	$T_5 \sim T_{12}$ 的腹支

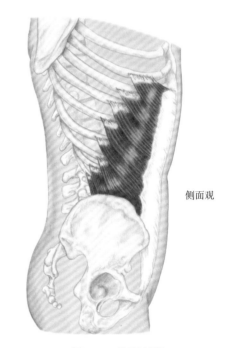

侧面观

图 3.45　腹外斜肌

腹外斜肌	
目的性活动	
P	床上移动能力、搬抬重物（增高腹内压以稳定腰椎）
A	单侧： 　脊柱同侧侧屈 　脊柱对侧旋转 双侧： 　脊柱前屈 　腹部加压
O	第 5~12 肋的外表面
I	髂骨前部，腹直肌鞘至白线
N	$T_5 \sim T_{12}$ 的腹支

腹内斜肌

腹内斜肌（internal oblique）位于腹外斜肌的深处（图 3.46），但其肌纤维走行方向与腹外斜肌相反，从胸腰筋膜和髂骨向上延伸到肋骨。腹内斜肌与腹外斜肌协同工作，使躯干前屈和侧屈。此外，腹内斜肌也通过向固定在胸腰筋膜上的后部肌纤维施加力使躯干向同侧旋转。

腹内斜肌	
目的性活动	
P	床上移动，进行球拍类运动（躯干旋转），搬抬重物（增高腹内压以稳定腰椎）
A	单侧： 　脊柱同侧侧屈 　脊柱同侧旋转 双侧： 　脊柱前屈 　腹部加压
O	胸腰筋膜、髂嵴及腹股沟韧带外侧半
I	下 3 肋的内表面，腹直肌鞘至白线
N	$T_7 \sim T_{12}$、L_1 的腹支，髂腹下神经和髂腹股沟神经

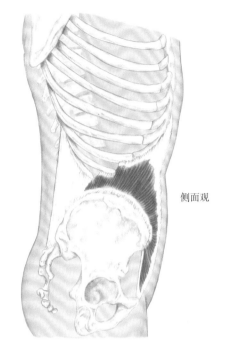

侧面观

图 3.46　腹内斜肌

腹横肌

腹横肌（transverse obdominis）的肌纤维主要是在水平方向走行，像束身衣或护腰一样包裹着腹部（图 3.47）。

腹横肌从髂骨、胸腰筋膜、下 6 肋延伸至腹直肌鞘，能够向后拉腹壁，增加压力，稳定骨盆和脊柱——这种稳定有助于诸如搬抬重物之类的活动。

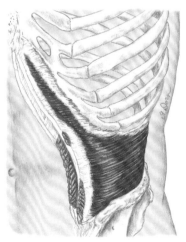

前面观（左侧），双侧镜像

图 3.47　腹横肌

腹横肌	
目的性活动	
P	抱孩子或宠物（增高腹内压以稳定腰椎）
A	腹部加压
O	腹股沟外侧韧带、髂骨、胸腰筋膜、下 6 肋内表面
I	腹直肌鞘
N	$T_7 \sim T_{12}$、L_1 的腹支，髂腹下神经和髂腹股沟神经

膈肌

膈肌（diaphragm）是一层宽阔的肌肉膜，在胸廓内形成了胸腔（thoracic cavity）的底部（图 3.48）。它的肌纤维从下 6 肋、上腰椎和剑突汇聚到中心腱（central tendon），收缩和放松时控制胸腔的容积（图 3.49）。

当膈肌收缩时，其向下移动，增加胸腔容积，使空气充满扩张的肺；膈肌放松时则起到相反的作用，膈肌升高，迫使空气从肺部排出。膈式呼吸（diaphragmatic breathing）或者说深呼吸，被歌手用来改善其吸气方式，这样就可以产生有力、持续的音色。

膈肌	
目的性活动	
P	唱歌、吹小号（深呼吸）
A	下拉膈肌的中心腱 吸气时增加胸腔容积
O	肋骨附着点：下 6 肋的内表面 腰椎附着点：上 2 或 3 个腰椎 胸骨附着点：剑突的内侧部分
I	中心腱
N	膈神经（$C_3 \sim C_5$）

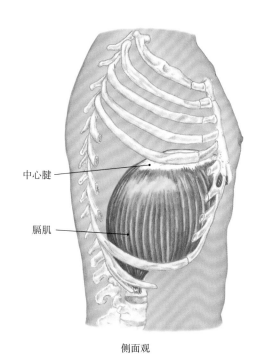

侧面观

图 3.48　膈肌，显示为呼气状态

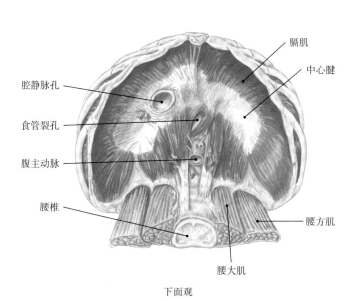

下面观

图 3.49　膈肌

肋间肌

顾名思义，肋间肌（intercostals）位于相邻的肋骨之间——肋间外肌和肋间内肌的肌纤维相互垂直（图 3.50）。这些肌肉在深呼吸时帮助上提和下降肋骨，比如在唱歌时或长跑后。

你已经了解了脊柱区域的肌肉了，接下来让我们讨论一下它们对运动和稳定性的贡献。

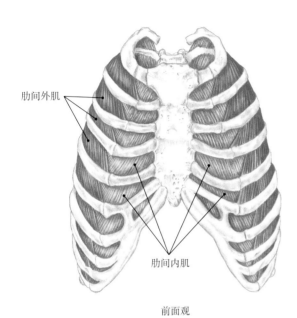

前面观

图 3.50　肋间肌

肋间肌	
目的性活动	
P	唱歌、吹小号（深呼吸）
A	肋间外肌：上提肋骨（增加胸腔空间）以协助吸气 肋间内肌：下降肋骨（减少胸腔空间）以协助呼气
O	上方肋骨的下缘
I	下方肋骨的上缘
N	胸神经

Max Carter｜Max 的治疗还在继续，你会注意到几个明显升高的肌张力模式。Max 的屈肌似乎受到的影响最大，他不仅躯干伸展困难，手、肘关节和膝关节也难以伸直。他的腹肌似乎特别紧绷。

作业治疗师再次尝试让 Max 在楔形垫上采取俯卧姿势，这次作业治疗师鼓励 Max 通过双臂向上推来伸展躯干（图 3.51）。这似乎提高了稳定性，他开始伸展他的头部和颈部，并与你和周围的环境进行视觉接触。

Max 采取俯卧位几分钟后，作业治疗师将 Max 转换回坐位，这时 Max 可以在较少支撑的情况下坐几秒钟。Max 的妈妈很高兴，问 Max 发生了什么变化。花点时间回想一下你刚刚学到的关于这些躯干肌肉的知识，并回答以下问题。

- 腹部肌肉紧绷会影响骨盆的位置。那么腹直肌紧绷对骨盆位置有什么具体影响？
- 为什么俯卧在楔形垫上伸展躯干的训练可以提高 Max 在较少支撑的情况下坐直的能力？

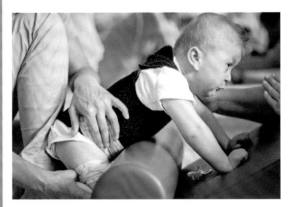

图 3.51　Max 通过双臂向上推来伸展躯干

脊柱的目的性活动

请记住，整个脊柱的运动是颈椎、胸椎和腰椎节段中相邻椎骨运动的总和。相邻的椎骨（类似于链条上的链环），彼此间进行少量的相对运动，共同屈曲、伸展和旋转颈部（颈椎）或躯干（胸椎、腰椎）。

当人体处于直立状态（坐、立、行走）时，脊柱进行闭链运动，它的各节段通过重力的压缩力在功能上"融合"。单个椎骨之间或某一区域（如腰椎）的活动能力丧失会对整个脊柱产生影响，特别是在以闭链模式进行运动（如负重）时。

请花点时间回顾一下 OTPF-4 中列出的表现技能，并考虑颈椎的作用。颈椎的作用远不止于运动功能[2]。颈椎还可以保持颈部的位置和稳定头部以使人完成进食、吞咽和扫视周围环境的功能。颈椎转动头部，形成注视，伴随面部表情以进行情感和非语言交流。颈椎活动受限可能会严重影响驾驶或社区活动等需要广阔视野和视野移动的作业活动。

脊柱胸腰段（胸椎、腰椎）的粗大运动可在作业表现中定位、对齐和稳定整个身体。因为躯干的运动涉及所有的椎骨，许多肌肉（包括浅表和深层肌肉）都参与身体核心的运动。肌肉协同工作并相互平衡，以提供稳定的动态或静态稳定功能。

下文阐述颈椎及胸椎、腰椎的运动。

颈椎（颈部）

图 3.52 ~ 3.55 展示了有助于颈椎目的性活动的肌肉，原动肌首先被列出。星号表示该肌肉没有显示。

胸椎、腰椎（躯干）

图 3.56 ~ 3.61 展示了有助于胸椎、腰椎和胸廓目的性活动的主要肌肉，原动肌首先被列出，星号表示该肌肉未显示。

保持作用于脊柱的周围肌肉的力平衡将有助于脊柱处于中立位置。请思考，肌力失衡的广泛影响。

- 在腹肌收缩和变短以及竖脊肌伸长的情况下，躯干的位置如何？
- 这种体位对个人的作业表现有什么影响？
- 如何在发育中的儿童或成年工作者身上预防这种不平衡？

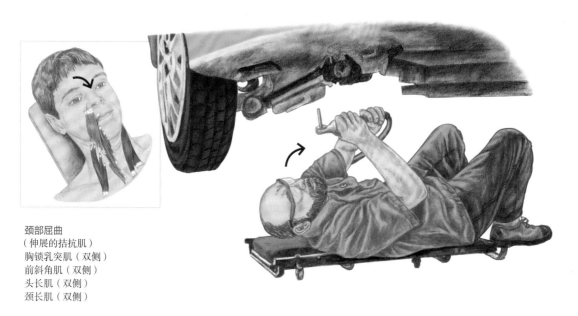

颈部屈曲
（伸展的拮抗肌）
胸锁乳突肌（双侧）
前斜角肌（双侧）
头长肌（双侧）
颈长肌（双侧）

图 3.52　颈部屈曲

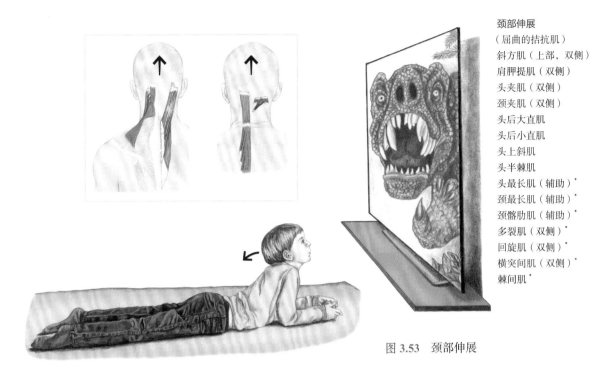

颈部伸展
（屈曲的拮抗肌）
斜方肌（上部，双侧）
肩胛提肌（双侧）
头夹肌（双侧）
颈夹肌（双侧）
头后大直肌
头后小直肌
头上斜肌
头半棘肌
头最长肌（辅助）*
颈最长肌（辅助）*
颈髂肋肌（辅助）*
多裂肌（双侧）*
回旋肌（双侧）*
横突间肌（双侧）*
棘间肌*

图 3.53　颈部伸展

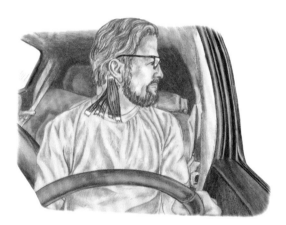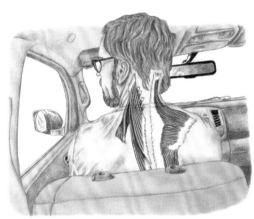

图 3.54　颈部旋转

同侧颈部旋转　　　　　对侧颈部旋转
（转向同侧）　　　　　（转向对侧）
肩胛提肌　　　　　　　斜方肌（上部）
头夹肌　　　　　　　　胸锁乳突肌
颈夹肌　　　　　　　　前斜角肌
头后大直肌*　　　　　 中斜角肌
头下斜肌*　　　　　　 后斜角肌
颈长肌*　　　　　　　 多裂肌*
头长肌*　　　　　　　 回旋肌*
头最长肌（辅助）*
颈最长肌（辅助）*
颈髂肋肌（辅助）*

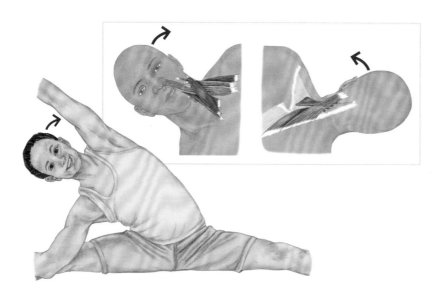

颈部侧屈
（转向同侧）
斜方肌（上部）
肩胛提肌
胸锁乳突肌
前斜角肌（肋骨固定）
中斜角肌（肋骨固定）
后斜角肌（肋骨固定）
头夹肌
颈夹肌
头长肌
颈长肌
头最长肌（辅助）*
颈最长肌（辅助）*
颈髂肋肌（辅助）*
头上斜肌*
横突间肌*

图 3.55　颈部侧屈

躯干前屈
（伸展的拮抗肌）
腹直肌
腹外斜肌（双侧）
腹内斜肌（双侧）*
腰大肌（附着点固定）*
髂肌（附着点固定）*

前 / 侧面观

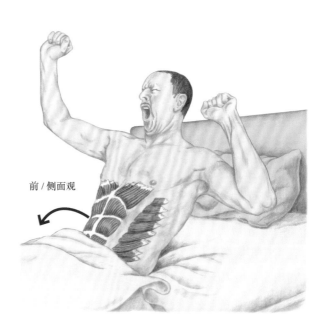

图 3.56　躯干前屈

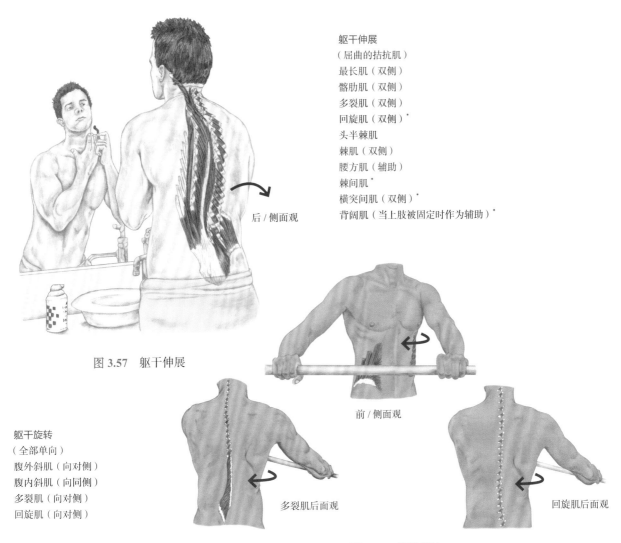

躯干伸展
（屈曲的拮抗肌）
最长肌（双侧）
髂肋肌（双侧）
多裂肌（双侧）
回旋肌（双侧）*
头半棘肌
棘肌（双侧）
腰方肌（辅助）
棘间肌*
横突间肌（双侧）*
背阔肌（当上肢被固定时作为辅助）*

后 / 侧面观

图 3.57　躯干伸展

前 / 侧面观

躯干旋转
（全部单向）
腹外斜肌（向对侧）
腹内斜肌（向同侧）
多裂肌（向对侧）
回旋肌（向对侧）

多裂肌后面观

回旋肌后面观

图 3.58　躯干旋转

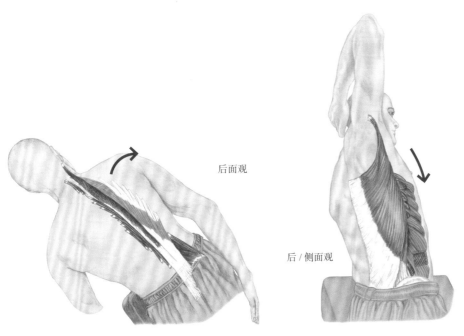

后面观

后 / 侧面观

躯干侧屈
（单向同侧）
髂肋肌
腹外斜肌
腹内斜肌
最长肌
腰方肌
腰大肌（辅助）*
横突间肌*
棘肌
背阔肌（辅助）

图 3.59　躯干侧屈

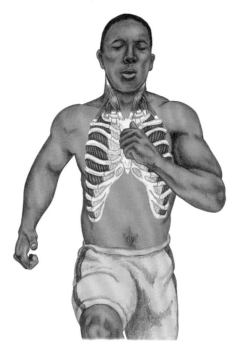

胸廓上 / 扩张（与吸气相关）
（下降胸廓的拮抗肌）
前斜角肌（双侧）
中斜角肌（双侧）
后斜角肌（双侧）
胸锁乳突肌（辅助）
肋间外肌（辅助）
上后锯肌*
胸大肌（如果手臂固定，所有肌纤维都可以辅助）*
胸小肌（如果肩胛骨固定）*
前锯肌（如果肩胛骨固定）*
锁骨下肌（第1肋）*

图 3.60　胸廓提升 / 扩张

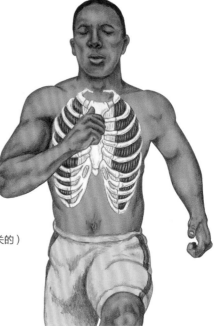

胸廓下降 / 塌陷（与呼气有关的）
（提升胸廓的拮抗肌）
肋间内肌（辅助）
下后锯肌*

图 3.61　胸廓下降 / 塌陷

OT 指南之关节角度测量和 MMT：躯干和颈部

　　你已经检查了躯干和颈部的肌肉，并对它们对作业表现的作用有了概念，现在让我们来思考如何评估身体这一区域的运动功能和力量。

　　为了评估躯干和颈部的活动能力，医生经常首先会进行视诊，观察运动的对称性和整体灵活性，筛查可能存在的不足。例如，指导患者尽可能最大限度地从右肩和左肩的方向看向远处，这可能有助于识别颈部旋转的不足。同样的方法也可以用来评估侧屈。此外，依据躯干前屈或侧屈时指尖到地面的距离值可以推断胸椎和腰椎灵活性的大致测量值。评估时注意让患者保持髋关节和膝关节中立。

　　颈部或颈椎是脊柱中最具活动性的部分，有一些角度测量技术可以更精确地测量脊柱这部分的运动。OT 指南和 MMT 参考书中详细描述了关节角度测量技术及 MMT。与同伴一起，练习通过视诊来评估颈部的一般活动能力。然后，练习更精确的评估方法——关节角度测量法和 MMT。描述每个动作涉及的主要肌肉，以及这个动作对作业表现的重要性。思考一下：这些动作是如何影响视野，促进社会互动活动，或支持进食和吞咽的？运动功能或肌力不足将如何影响这些作业活动的表现？

作业和临床视角

你已经了解了控制躯干的骨骼、关节和肌肉，现在让我们通过作业和临床推理的视角来检查身体的这一区域。以下部分将进一步将该区域的功能解剖与作业表现，以及你作为从业者可能遇到的几种常见疾病结合起来。

核心稳定性和作业表现

我们已经看到，脊柱作为身体的中央骨骼支架是如何在功能上支持四肢目的性活动的。你可能会听到这个原则的不同表达方式，但"远端运动要以近端稳定为基础"是作业治疗中常见的原则，该原则强调只有近端核心稳定才能最大限度地发挥远端四肢的功能。

自主定位和稳定身体核心的能力，或躯干控制能力，也是作业表现中重要的组成部分。婴儿需要躯干控制来发展爬行的能力，工人需要躯干控制来安全工作，躯干控制和稳定性也是老年人进行安全的功能活动的重要组成部分。躯干控制在坐和站的平衡方面起着重要的作用，包括静态平衡（如在重要会议上静坐和集中注意力）和动态平衡（如驾驶）。

无论对谁而言，躯干平衡和控制对安全、最佳的作业表现都很重要。

一些神经系统疾病可能导致肌张力过高（hypertonia），即肌张力增高，或肌张力低下（hypotonia），即全身肌张力下降。

患有这些疾病的人可能会更多地从适应性或代偿性策略中受益，如增加外部支持来使坐在轮椅中的患者保持中立位姿势，以改善患者的功能。

患者的转移与安全搬抬重物

脊柱的结构很特别，当身体的重量和地面的反作用力汇聚在椎骨上时，脊柱能以直立位置吸收压力。然而，施加在屈曲脊柱上的力会在椎骨

▶ **试一试**

让你的躯干靠在椅子上，像"湿面条"一样没有肌肉支撑。然后试着向前伸手够东西。

没有躯干的支撑，这样做并不容易。我们要花费大量的精力和注意力来稳定躯干，这就限制了手臂和腿目的性使用。

在某些情况下，一个人的躯干力量和运动能力可以通过各种干预措施来提高，以保证作业表现。例如，使用镜子进行视觉反馈以改善姿势可能有助于提高进行 ADL 时的躯干稳定性。在其他情况下，由于脑性瘫痪等神经系统疾病，核心不稳定或功能障碍可能是永久性的。

根据肌肉力量和躯干控制是否可以得到改善，你的方法和干预措施会有何不同？对于长期性或永久性丧失躯干控制的患者，有哪些具体的适应性或代偿性策略？

间形成剪切力或使相邻椎体向相反方向移动。因而剪切力增加了受伤的可能性。

你可能听过一个关于安全搬抬重物的指导原则："用腿而不是背搬抬重物。"腿的结构设计是为了在屈曲姿势下产生巨大的力量，如从深蹲位站起来时；脊柱则不然。保持背部挺直（延伸）可以让椎骨发挥其结构功能：垂直对齐以吸收压力（图 3.62）。

在提举重物或进行像使用吸尘器或扫地这样的 IADL 时，一只脚稍微放在另一只脚前方并且稍稍屈曲髋关节和膝关节是有益处的（图 3.63）。

前后开立站姿（stagger stance）可以保持骨盆的中立，通过功能上的**重心转移**（weight-shifting），将身体的重量从一条腿转移到另一条腿，从而减少对脊柱的压力。重心转移有助于身体的目的性活动，如在推动真空吸尘器或移动拖把时，运动来自腿部的强壮肌肉，而不是脊柱，脊柱始终保持在中立位。前后开立站姿通常适用

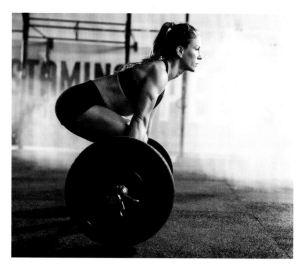

图 3.62　举重时，力量通过脊柱，剪切力对脊柱的椎骨有什么影响？在提起重物或转移患者时，如何将剪切力降到最低？

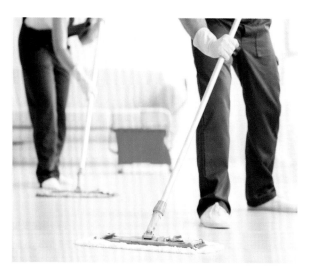

图 3.63　在扫地或擦地时采取前后开立站姿有什么好处？

于任何类型的提举、搬运或移动物体以及转移患者的姿势策略。

身体力学对作业治疗师来说尤为重要，他们经常需要完成转移患者的任务或指导他人转移患者（图 3.64）[3]。将患者从一个表面安全转移到另一个表面，如从病床到床边便器，是临床实践

中的常见工作。

转移技术将根据患者需要的辅助程度和环境，以及患者和临床工作者的相对身型的不同而有所不同。具体的转移技术将在第 10 章介绍。

许多 IADL 和工作涉及某种形式的材料搬运或抬举。员工坚持采用正确的身体力学和搬抬技巧可以防止背部受伤，提升自身的健康和促进生产力。安全搬抬的一般建议包括：前后开立站，弯曲双腿，保持背部挺直，让重物靠近身体，避免躯干旋转（图 3.65）。建议在搬运时收缩腹肌，这会增高腹内压，从而稳定腰椎（图 3.66）[3]。

▶ **试一试**

为了更好地理解完成 IADL 或抬起重物时使用前后开立站姿的好处，请找到一台吸尘器或一把扫帚。握住吸尘器，双脚并拢，将吸尘器放在身体前方，髋关节和膝关节伸直。在这个姿势下，试着用吸尘器清扫。

你注意到你的核心肌肉参与运动了吗？你能保持平衡吗？

现在将你的一只脚放在另一只脚略前方，屈曲你的髋关节和膝关节，再试一次。将你的重心从后侧腿转移到前侧腿，保持躯干处于中立位置。

你是否注意到前后参与活动的肌群的变化和整体稳定性的差异？前后开立站姿更适用于安全搬运重物、日常功能训练和转移患者等活动。

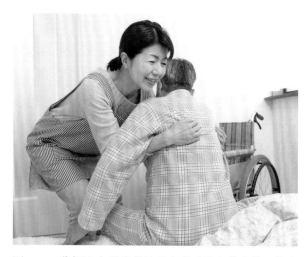

图 3.64　分析这个照护者转移患者时的身体力学，你有什么建议吗？

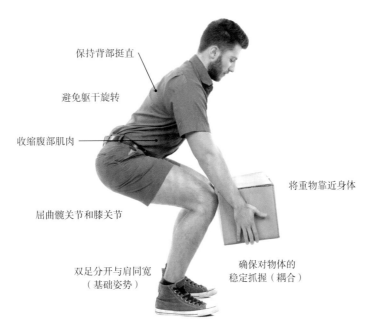

保持背部挺直

避免躯干旋转

收缩腹部肌肉

屈曲髋关节和膝关节

将重物靠近身体

双足分开与肩同宽（基础姿势）

确保对物体的稳定抓握（耦合）

图 3.65　安全搬抬。这些常见的搬抬建议是如何保证安全和保护背部的？

因为腰椎在抬举重物时吸收了大部分压力，所以保持这个区域的稳定性很重要——但不要过于僵硬。如果腰椎过于僵硬，它就无法吸收与身体运动相关的不可避免的屈曲力、伸展力和扭转力，从而增加了受伤的风险。稳定性和灵活性之间的平衡是必需的，这很大程度上取决于个人和职业。

例如，当作业治疗师面对芭蕾舞演员时，舞

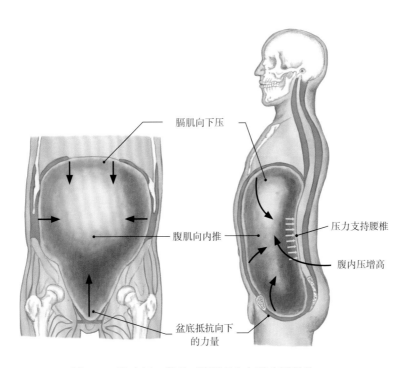

膈肌向下压

压力支持腰椎

腹肌向内推

腹内压增高

盆底抵抗向下的力量

图 3.66　腹内压。举重时腹肌是如何稳定腰椎的？

者可能会强调他需要足够的灵活性，以做出所需的优雅而极端的姿势。但是，当作业治疗师面对的是工厂工人时，工人的工作往往涉及重复性搬抬，稳定性可能是优先考虑的需求。

既然我们已经了解了一些促进脊柱保持中立位和防止损伤的策略，你可以向以下个体推荐哪些具体策略呢？

- 在杂货店往货架上堆放商品的成年工人。
- 喜欢从事景观美化和园艺的老年人。
- 喜欢把举重作为主要的娱乐和健康管理方式的年轻人。

当一个人直立、行走或举起重物时，我们经常考虑躯干的位置和运动。但是，当身体处于水平位置时，如躺在沙发或床上时，考虑脊柱的位置和支撑也很重要，这将在下文中描述。

休息和睡眠

你是否曾经在地板或沙发上睡着并因身体僵硬和疼痛而醒来（图3.67）？你通常以哪种姿势睡觉——仰卧、俯卧或侧卧？

无论你喜欢哪种姿势，在休息和睡眠期间支撑、保持脊柱的中立位置和自然弯曲度（保持头部、肩部和髋部对齐）与日常直立时一样重要。

仰卧睡姿通常是推荐的姿势。然而，这可能会使腰椎紧张，因为它的曲度（脊柱前凸）在平坦的表面上没有支撑。在膝关节后面放一个垫子或其他支撑物，可以使髋关节轻微地屈曲，能减轻脊柱压力。当你的患者在诊所里取仰卧位时，这种策略还可以使患者更加舒适。枕头应支撑颈椎前凸下放，使耳和肩对齐。

俯卧睡姿并不是一个理想的睡姿，尽管它可能是某些人的习惯和偏好（图3.68）。在骨盆和腰部下方放置一个枕头可以防止脊柱过度前凸或下背部过度伸展，以保持脊柱中立位。这个体位通常需要旋转颈部以便呼吸，因此不使用枕头或使用小枕头可防止颈部过度旋转。同时应避免将手臂举过头顶，以防止肩部紧张。

侧卧位睡时，在双膝之间或腰部下方放一个枕头有助于保持骨盆处于中立位，防止脊柱侧弯或旋转。此外，还需要一个大一点的枕头来保持颈椎相对于躯干处于中立位。

与一些IADL或娱乐性作业活动不同，休息和睡眠活动是普遍的。高质量的休息对于身体、认知和情感都是至关重要的。虽然影响睡眠的因素有很多，但支撑和保持脊柱中立位是其中最重要的影响因素。

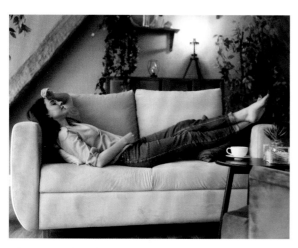

图3.67　睡姿和脊柱排列。以这种姿势睡觉对脊柱会有什么影响？

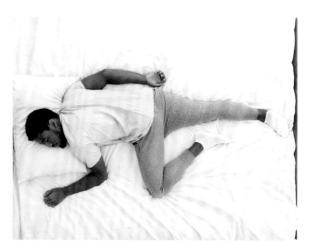

图3.68　俯卧睡姿。你如何改变此人的睡姿以促进脊柱中立？

肌张力异常

有许多与肌张力有关的神经系统疾病诊断。两种常见的疾病是脑性瘫痪和轻偏瘫。

脑性瘫痪（cerebral palsy，CP）通常涉及异常的肌张力，即使患者认知功能完好，肌张力异常也会影响核心力量、功能和发育。例如，肌张力低下的孩子可能无法坐直，从而限制了手臂功能，并阻碍了独立进食或穿衣等发育里程碑的正常出现。姿势支撑可以增强近端稳定性，改善手臂和手的有目的使用和发育（图 3.69）。对于肌张力过高的儿童，如案例研究中的 Max，治疗师通常会对在不同的体位下（如俯卧位、仰卧位或跪位）的患者实施基于游戏的干预措施、牵伸策略或者使用矫形器来减少患者的肌肉紧张程度。

脑卒中或创伤性脑损伤通常也可能导致偏身的肌张力异常、肌无力或躯干肌肉的完全瘫痪。这种单侧无力或**轻偏瘫**（hemiparesis）可导致躯干肌肉骨骼严重失衡。身体感觉系统（视觉、前庭觉或躯体感觉）的损伤也可能影响个体维持直立姿势的能力。根据脑损伤的严重程度，感觉

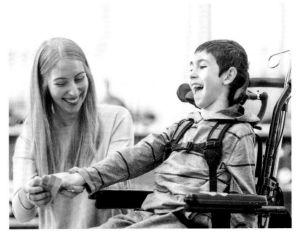

图 3.69　坐在轮椅中的坐姿。这款轮椅上的物理支撑是如何促进孩子的手功能和作业表现的呢？

运动控制和核心力量有可能会无法恢复。聚焦于姿势控制和身体对称性的干预措施，如在镜子前训练，可能有助于恢复姿势平衡和功能。

脊髓损伤

搬抬姿势不当、创伤性损伤或随着年龄增长而加重的退行性改变可能导致椎间盘突出或滑脱及椎间盘损伤（图 3.70）。

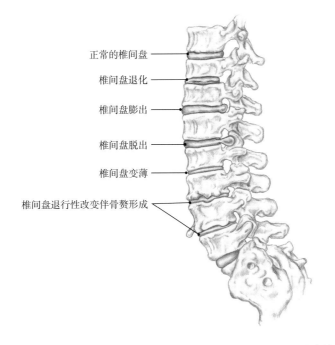

正常的椎间盘

椎间盘退化

椎间盘膨出

椎间盘脱出

椎间盘变薄

椎间盘退行性改变伴骨赘形成

图 3.70　椎间盘问题的举例。脊椎退行性改变如何导致脊神经根受压（神经根病变）？你推测会出现什么症状？

椎间盘突出可导致椎间孔内神经根受压，或引起神经根病变。随着时间的推移，压迫可能会影响脊神经的特定感觉通路，即皮节（dermatome），或其支配的肌肉，即肌节（myotome）。在某些情况下，这种压迫可能对邻近脊髓施加压力，导致瘫痪或感觉丧失。

椎骨和椎间盘也会随着时间的推移而出现创伤性损伤或退化，这会减少椎骨之间原本就狭小的空间。衰老和姿势不当会影响这些结构的排列和强度，改变脊柱的负重动力学。因此，老年人更容易发生应力性骨折或关节炎性改变，这些变化可能导致严重的疼痛和功能受限。

椎体损伤的保守治疗包含稳定脊柱和防止进一步的损伤。相邻椎体融合和椎板切除术是解决由于椎体不稳定引起的背部疼痛的常见的外科手术方法。

从广义上讲，脊髓损伤是指脊髓本身的损伤，脊髓损伤阻断了大脑和身体之间的神经信号的传递，导致了功能障碍。脊髓损伤通常是高冲击性创伤的结果，如机动车事故或高处坠落伤。损伤可能是完全性的（整个脊髓被切断），或者部分被切断，保留了大脑和身体之间的部分连接。通常在损伤水平以下会丧失感觉和运动功能，更高水平的损伤将导致更广泛的功能障碍。例如，颈椎损伤会影响手臂、腿部和躯干（四肢瘫痪），而腰椎损伤仅影响腿部（截瘫）。脊髓损伤很复杂，详细描述它们远远超出了本书的范围。在这里提到脊髓损伤是因为它与身体的这个区域有关，治疗师们在康复治疗中经常遇到有脊髓损伤的患者。

适应性设备

许多 ADL 涉及躯干屈曲，如穿或脱裤子、袜子和鞋。脊柱屈曲受限可能与手术或下背痛（low back pain，LBP）有关。特定的适应性设备（adaptive equipment，AE）可辅助完成这些作业活动，同时也可限制躯干屈曲。

取物器（reacher）作为上肢的延伸，用于够取物体或将裤子拉到小腿上，从而减少了对躯干的要求。穿袜子辅助具还提供了另一种穿袜子的方法，不需要弯曲躯干（图 3.71）。

躯干控制不佳的人也可从适应性座位和移动性设备中受益。定制的座椅系统通过靠垫、靠背、横向支撑和头枕为躯干提供额外的支撑，以满足个人需求。靠垫和靠背的轮廓可以定制设计，以支持与脊柱后凸或脊柱侧凸相关的脊柱姿势。

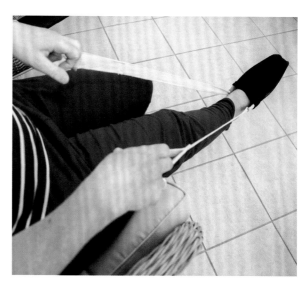

图 3.71　适应性穿戴。穿袜子辅助具等适应性设备如何减轻脊柱上的压力，以便穿袜子？

定制座椅可以倾斜或后靠，通过重力辅助躯干伸展，并能够通过频繁改变姿势使压力合理分布（图 3.72）。在定制座椅系统中，有支撑的直立姿势增强了患者的活动性，也促进了患者呼吸、独立进食、与家人和朋友互动等活动，提高了患者的整体生活质量。

当你继续研究身体的区域和功能解剖学时，考虑躯干在支持（或限制）整个人的目的性活动中的作用。改善躯干控制和提高躯干稳定性的干预措施，无论是康复性、代偿性还是适应性的，通常都能显著提高患者对作业活动的参与度。

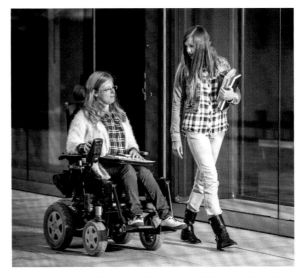

图 3.72　电动辅助移动性设备。电动轮椅如何促进除了移动之外的作业活动参与？

应用与回顾

Max Carter

作业治疗师已经训练了 Max 将近 1 个小时，包括通过让 Max 尝试爬上楔形垫的斜坡来对 Max 的活动进行评分（图 3.73）。Max 已经筋疲力尽地在母亲的怀里睡着了。他的肌张力问题似乎有所缓解，躯干处于接近中立的位置。今天的作业训练让他的妈妈很受鼓舞，特别是她看到 Max 能够在没有支撑的情况下坐直几秒钟自己玩玩具。她问在家里还能做些什么来改善 Max 的功能。

治疗需要孩子的家人和照护者一起参与。幸运的是，Max 的家人对 Max 的治疗非常投入和支持。

- 为 Max 的母亲推荐一些安全的游戏类活动，并且 Max 可以在家完成这些活动，以改善他的躯干控制和功能。

- 你可以推荐哪些策略来支持 Max 参与其他

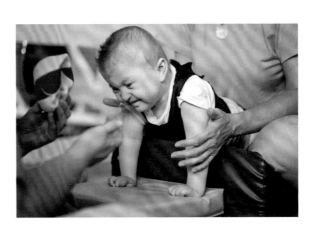

图 3.73　Max 爬上楔形垫的斜坡

日常活动，如穿衣、独立进食和洗澡？

- 什么样的家庭日常用品可以安全地代替这个楔形垫，以便 Max 在 1 周内继续类似的活动？

复习题

1. 以下哪些肌肉是躯干的主要屈肌？
   a. 腹直肌
   b. 腹外斜肌
   c. 竖脊肌
   d. 腰方肌

2. 什么结构形成了一个类似于水桶提手的闭合运动链？
   a. 锁骨和第 1 肋
   b. 腰椎和骶骨
   c. 胸椎、肋骨和胸骨
   d. 颈椎和锁骨

3. 膈肌的收缩对胸腔的容积有什么影响？
   a. 减小容积
   b. 平衡容积
   c. 稳定容积
   d. 增加容积

4. 哪些部分椎体区域支持脊柱的大部分压力性负荷？
   a. 颈椎
   b. 腰椎
   c. 胸椎
   d. 尾骨

5. 保持脊柱中立并屈髋屈膝，利用腿做动力提起物品，可以减少相邻椎骨之间的什么力量？
   a. 压力
   b. 牵拉力
   c. 剪切力
   d. 向心力

6. 什么样的站姿能通过促进重心转移和保持骨盆中立来支持作业表现？
   a. 直腿站姿
   b. 中立站姿
   c. 平行站姿
   d. 前后开立站姿

7. _____关节的内侧和外侧方向限制了旋转，并增强了腰椎的稳定性。
   a. 关节突
   b. 椎弓板
   c. 椎体间
   d. 寰枢

8. 什么结构在相邻的椎骨之间提供了灵活的缓冲，吸收轴向压力并允许一些运动？
   a. 横突
   b. 胸腰筋膜
   c. 椎间盘
   d. 关节囊

9. 举重时腹肌收缩增加_____，这有助于稳定腰椎。
   a. 胸腔容积
   b. 腹内压
   c. 颈部活动能力
   d. 腰痛

10. 脊柱的哪一部分是最灵活的，并且通过极大地扩大视野来促进作业表现？
    a. 腰椎
    b. 骶骨
    c. 胸椎
    d. 颈椎

（答案请参阅书后）

备注

1. American Occupational Therapy Association, *Occupational Therapy Practice Framework: Domain and Process*, 4th ed. (Bethesda, MD: AOTA Press, 2020).
2. American Occupational Therapy Association, *Occupational Therapy Practice Framework*.
3. Karen Jacobs, *Ergonomics for Therapists*, 3rd ed. (St. Louis, MO: Mosby Elsevier, 2008).

参考文献

American Occupational Therapy Association. *Occupational Therapy Practice Framework: Domain and Process*. 4th ed. Bethesda, MD: AOTA Press, 2020.

Biel, Andrew. *Trail Guide to Movement: Building the Body in Motion*. 2nd ed. Boulder, CO: Books of Discovery, 2019.

Biel, Andrew. *Trail Guide to the Body: A Hands-On Guide to Locating Muscles, Bones, and More*. 6th ed. Boulder, CO: Books of Discovery, 2019.

Clarkson, Hazel M. *Joint Motion, Muscle Length, and Function Assessment: A Research-Based Practical Guide*. 2nd ed. Philadelphia: Wolters Kluwer, 2020.

Greene, David Paul, and Susan L. Roberts. *Kinesiology: Movement in the Context of Activity*. 3rd ed. St. Louis, MO: Elsevier, 2017.

Jacobs, Karen. *Ergonomics for Therapists*. 3rd ed. St. Louis, MO: Mosby Elsevier, 2008.

Keough, Jeremy L., Susan J. Sain, and Carolyn L. Roller. *Kinesiology for the Occupational Therapy Assistant: Essential Components of Function and Movement*. 2nd ed. Thorofare, NJ: SLACK, 2017.

Oatis, Carol A. *Kinesiology: The Mechanics and Pathomechanics of Human Movement*. 3rd ed. Philadelphia: Wolters Kluwer, 2017.

Pendleton, Heidi McHugh, and Winifred Schultz-Krohn. *Pedretti's Occupational Therapy: Practice Skills for Physical Dysfunction*. 8th ed. St. Louis, MO: Elsevier, 2017.

第 4 章

头部和颈部

学习目标

- 能描述与面部表情、言语、吞咽和眼球运动相关的骨骼、肌肉、结构。
- 能解释头面部在非言语沟通（如面部表情、言语、吞咽和眼球运动）中的作用。
- 加强临床推理能力，确定可能影响作业表现的头颈部限制。

关键概念

失语症（aphasia）

误吸（aspiration）

贝尔麻痹（面神经麻痹）（Bell's palsy）

吞咽（deglutition）

复视（diplopia）

构音障碍（dysarthria）

吞咽困难（dysphagia）

食管期（esophageal phase）

硬腭（hard paleote）

同侧偏盲（homonymous hemianopsia）

改良钡餐吞咽检查（modified barium swallow study）

视动反射（optokinetic reflex）

口腔准备期（oral preparatory phase）

口腔转运期（oral transit phase）

鼻旁窦（paranasal sinuses）

咽部期（pharyngeal phase）

音素（phonemes）

吞咽（swallowing）

自我治疗（therapeutic use of self）

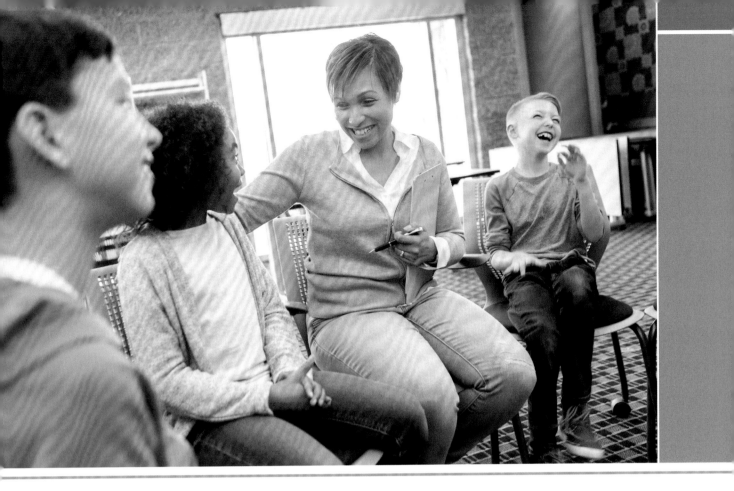

 作业概况：Charity Rose

Charity Rose 是一名在市中心的学校系统工作的社工。最近新婚的她和她的配偶 Shane 刚买了新房。他们一起享受烹饪、旅行，并且和家人朋友一起共度美好时光。

昨天 Charity 下班开车回家的时候，她感觉到她的半边脸有些无力。当她照向镜子，她注意到她的左脸明显下垂。由于担心自己可能发生脑卒中，她开车去了急诊室。奇怪的是，她没有注意到她的手臂或腿有任何无力感或知觉丧失，并且她没有任何视觉或者认知问题。

思考 Charity 的症状并回答下列问题。

- 你认为 Charity 的症状是否符合脑卒中？
- 她的症状是否符合任何其他类型的神经系统疾病诊断（参见第 2 章）？

当我们讨论头部和颈部的功能解剖时，请想一想 Charity 的例子。

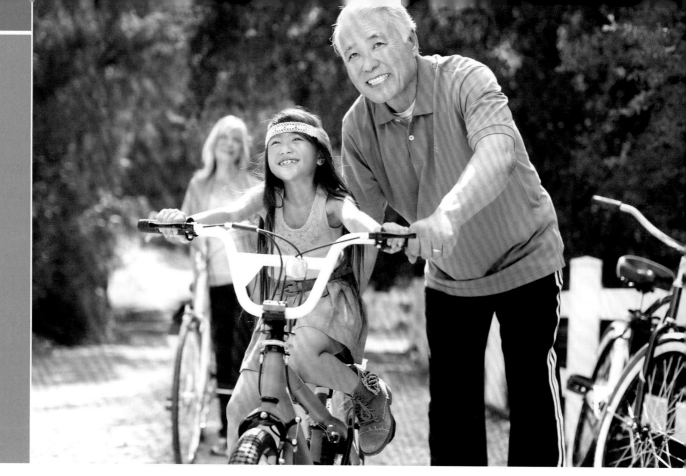

图 4.1　头部和颈部包含对作业表现至关重要的功能通路

头部和颈部：功能通路

头面部对作业表现而言至关重要，有助于运动、信息加工和社交互动技巧（图 4.1）。闭上眼睛想想你喜欢的一项作业活动。它看起来或听起来怎么样？它感觉起来怎么样？有香气吗？头部的感觉通路和大脑的处理能力使这种回忆成为可能，并且增强了目的性活动的意义。

颈椎运动与眼球运动相结合，可实现视野超过 180° 的实时视觉输入，从而帮助人们安全驾驶穿过城市。口头语言交流则涉及如口、舌和唇等器官来发出语言或歌曲的音节。耳朵接收听觉输入信息，随即信息被大脑翻译成语言，或危险的信号，或是通过空气传播的熟悉的音调。而强有力的非语言信息（比如"如果眼神可以杀人……"）也可以由控制面部表情的肌肉传达，从而表达喜悦、恐惧或愤怒。

舌头和鼻子的感知从味觉和嗅觉上进行互补，让我们品尝喜欢的菜肴或美酒。但是，大脑必须加工、解释和记录感官输入的信息以产生有意义的互动、记忆或合适的运动反应。

本章介绍了促成这些基本功能的头面部的独特结构。在本章中临床视角与案例研究相结合，通过强调头面部功能解剖的重要性以供将来练习。思考在下文中描述的结构的功能性角色。其中一些结构在身体的不同系统中起到多重作用，它们的功能障碍往往会对作业表现产生广泛的影响。

骨骼学：头部和颈部的骨骼

头骨形成一个骨腔，起到保护大脑的作用，且保障了大脑持续活动的过程——如重要器官的调节、感觉运动功能、激素调节和认知。下颌骨和舌骨是构成言语、进食和吞咽功能的骨骼结构基础。

头骨

头部（head）是指颅骨及其表面和内部的所有结构，而头骨（skull）仅由颅骨（cranium）和下颌骨（mandible）组成。头骨由相互连接的骨骼组成，类似于一个三维拼图（图 4.2、4.3）。这些骨骼形成两个不同的部分：圆顶头骨，或称为脑颅；以及面部骨骼，或称为面颅。它们由骨缝（suture）连接，属于**不动关节**（synarthrodial joint）。

脑颅（neurocranium）分为顶部和底部。它的顶部或称颅顶（calvarium），由额骨（frontal bone）、枕骨（occipital bone）和两个顶骨（parietal bone）的上部形成。底部由部分额骨（2 块）、枕骨、颞骨（temporal bone）（2 块），以及筛骨（ethmoid bone）和蝶骨（sphenoid bone）组成。

面颅（viscerocranium）是指面部的骨骼，由 14 块不同的骨头组成：颧骨（zygomatic bone）（2 块）、泪骨（lacrimal bone）（2 块）、鼻骨（nasal bone）（2 块）、下鼻甲（inferior

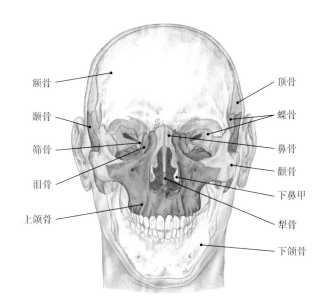

面部骨骼（14 块）

下鼻甲（2 块）	鼻骨（2 块）
泪骨（2 块）	腭骨（2 块）
下颌骨	犁骨
上颌骨（2 块）	颧骨（2 块）

图 4.3　头骨前面观

nasal concha）（2 块）、**上颌骨**（maxilla）（2 块）、**腭骨**（palatine bone）（2 块）、**犁骨**（vomer）和下颌骨。这些骨骼为面部的皮肤和肌肉提供附着的结构基础并形成眼睛、鼻和口的空腔。

头骨的骨性标志

由于头骨位于皮肤下方，因此很容易触及并且可以清楚地识别许多骨性标志（图 4.4、4.5）。

在后颅骨的底部，可以从颈部通过向上滑动手指来触诊圆形的枕骨。**枕外隆凸**（external occipital protuberance）是枕骨最向外凸出的一点，位于骨的中线上。

围绕颅骨横向移动，**乳突**（mastoid process）在耳后向外凸出，为胸锁乳突肌提供解剖附着点从而帮助旋转头部。耳孔前是**颧弓**（zygomatic arch），由部分颧骨和上颌骨构成的骨性脊状突起，是面颊的上部骨骼边缘。

牙槽突（alveolar process）是位于上颌

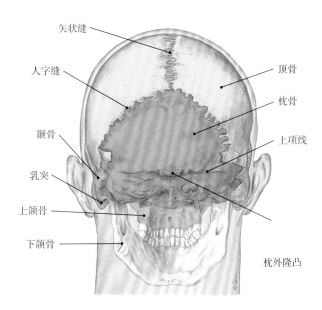

颅骨（8 块）

筛骨	顶骨（2 块）
额骨	蝶骨
枕骨	颞骨（2 块）

图 4.2　头骨后面观

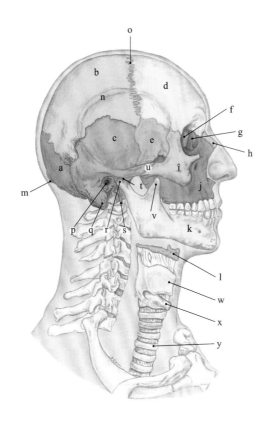

a. 枕骨
b. 顶骨
c. 颞骨
d. 额骨
e. 蝶骨
f. 筛骨
g. 泪骨
h. 鼻骨
i. 颧骨
j. 上颌骨
k. 下颌骨
l. 舌骨
m. 枕外隆凸
n. 顶骨颞线
o. 冠状缝
p. 外耳道
q. 乳突
r. 下颌骨髁突
s. 颞骨茎突
t. 颞下颌关节
u. 颧弓
v. 冠突
w. 甲状软骨
x. 环状软骨
y. 气管

黑色序号表示骨头；红色序号表示骨性标志或其他结构

图 4.4　头骨侧面观

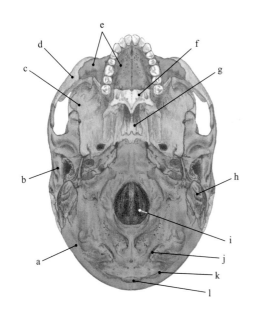

a. 枕骨
b. 颞骨
c. 蝶骨
d. 颧骨
e. 上颌骨
f. 腭骨
g. 泪骨
h. 乳突
i. 枕骨大孔
j. 下项线
k. 上项线
l. 枕外隆凸

黑色序号表示骨头；红色序号表示骨性标志或其他结构

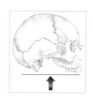

图 4.5　头骨底面观

骨下缘的一处增厚的骨嵴，包含了上牙的**牙槽**（dental alveoli）或称齿槽。上颌骨的腭突跨越了这个马蹄形的脊，形成**硬腭**（hard palate）的前 2/3，又称骨性上腭，而腭骨的**水平板**（horizontal plate）构成了硬腭的后 1/3（图 4.6）。

眼眶（orbit）骨上缘，或眼窝在眉毛下方和眼睑周围可触及。**视神经管**（optic canal）在眼眶后部开口，视神经和眼动脉在此穿行（图 4.7）。

鼻骨位于眼眶中央，为鼻子的软骨提供了骨性基础。筛骨形成鼻腔的顶部并由**筛板**（cribriform plate）内衬，其中有许多称为**嗅孔**（olfactory foramina）的小开口。嗅孔是嗅神经分支进入鼻腔的通道，从而让嗅神经向大脑传递嗅觉信息。

头骨中的其他几个重要开口是感觉输入和运动输出以及血管和神经走行的重要通道。

- **枕骨大孔**（foramen magnum）——位于枕骨，脊髓和椎动脉在此穿行。
- **外耳道**（external auditory meatus）（耳道）——用于将声音传递到耳膜。
- **眶上孔**（supraorbital foramen）——位于额骨，有眶上静脉、动脉和神经（三叉神经分支）穿行。

- **眶下孔**（infraorbital foramen）——位于上颌骨，有眶下神经穿行。
- **圆孔**（foramen rotundum）——位于蝶骨，有上颌神经穿行。
- **茎乳孔**（stylomastoid foramen）——位

临床应用
唇裂和腭裂

在子宫内，胎儿的唇在母亲妊娠第 4 周到第 7 周之间开始形成，第 6 周到第 9 周之间形成上腭。构成唇和上腭的组织朝向面部中心生长。然而，有时它们不能完全融合。

唇裂（cleft lip）是指上唇有一个缺口或裂缝。**腭裂**（cleft palate）是指口腔顶部的硬腭或软腭有开口。这些情况的严重程度各不相同，唇裂和腭裂可能仅影响上唇、部分上腭或整个上唇和上腭。

这些先天缺陷会损害鼻腔和口腔的功能，影响进食、吞咽和语言能力的发育。早期外科修复通常包括组织移植，往往能成功修复唇裂和腭裂，从而促进以上功能的恢复和发育[1]。那么成功的唇腭裂修复手术如何影响这些功能的？

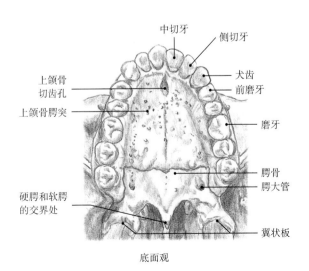

图 4.6　硬腭

（底面观）

标注：中切牙、侧切牙、犬齿、前磨牙、磨牙、上颌骨切齿孔、上颌骨腭突、腭骨、腭大管、翼状板、硬腭和软腭的交界处

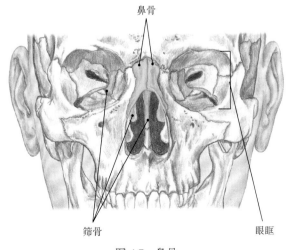

图 4.7　鼻骨

标注：鼻骨、筛骨、眼眶

于颞骨，有面神经穿行。

- 卵圆孔（foramen ovale）——位于蝶骨，有下颌神经穿行。
- 颏孔（mental foramen）——位于下颌骨，有颏神经穿行。

鼻旁窦

鼻旁窦（paranasal sinuses）是中空且充满空气的空间，能减少头骨的重量，并有助于提高声音质量。成对的鼻旁窦毗邻鼻腔（上颌骨），位于眉后（额骨）、眼眶（筛骨）之间和筛窦后部（蝶骨）（图4.8）。

下颌骨

U形下颌骨（mandible）支撑着下牙，并且为口部的移动提供了骨性支持（图4.9）。下颌骨髁突（mandibular condyle）和冠突（coronoid process）从下颌骨支向上突起，并由下颌切迹隔开。下颌骨主体则向前延伸并包含了容纳下颌16颗牙齿的牙槽（齿槽）。

下颌骨的骨性标志

下颌体（body of the mandible）是指牙齿下层的骨性面（图4.9）。基部是指下颌骨锋利的下缘，又称下颌线。下颌下窝（sub-mandibular fossa）位于下颌骨的内侧，形成一个小的凹陷，下颌下腺开口于此。下颌骨髁突正好位于耳前。当我们张开下颌时，它会随着颧弓运动。

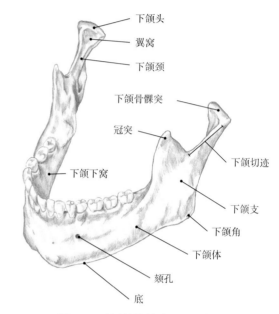

图4.9　下颌骨的骨骼和骨性标志

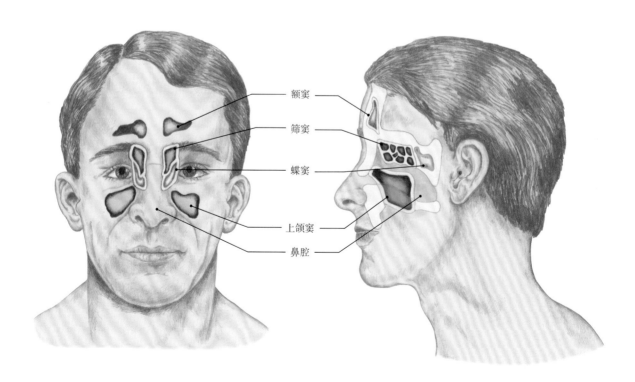

图4.8　鼻旁窦

舌骨和喉

舌骨（hyoid bone）也是一块 U 形骨，是许多参与言语和吞咽的肌肉的附着点（图 4.10、4.11）。

舌骨悬于上颈部，是位于其上方的舌肌和其下方**喉部**（larynx）肌肉的附着部位（图 4.12）。喉部由 6 种不同的软骨组成，其中 3 种是成对的——**杓状软骨**（arytenoid cartilage）、**小角软骨**（corniculate cartilage）和**楔状软骨**（cuneiform cartilage），另外 3 种是不成对的——**甲状软骨**（thyroid cartilage）、**环状软骨**（cricoid cartilage）和**会厌软骨**（epiglottic cartilage）。

除了气管和喉部，其他许多精细的血管结构和腺体都位于头部和颈部的骨骼附近或经此穿行。在临床上，了解这些结构的具体位置是非常重要的。例如，颈动脉是与脑卒中有关的栓塞部位，而腋窝和颈部的淋巴结可能会被清扫以治疗某些类型的癌症。

颈总动脉（common carotid artery）上行

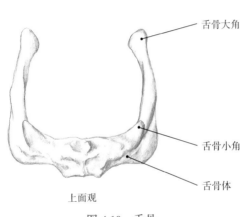

图 4.10　舌骨

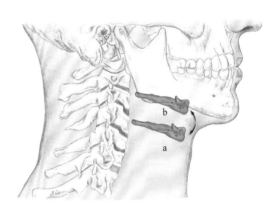

图 4.11　休息时（a）和吞咽时（b）的舌骨

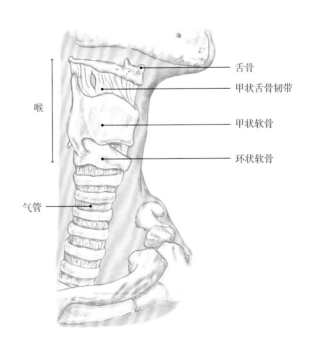

图 4.12　颈部

并分为颈内动脉和颈外动脉，分别为大脑（颈内动脉）、颈部（颈外动脉）和面部（颈外动脉）供血（图4.13）。**颈内静脉**（internal jugular vein）与颈总动脉伴行，而**颈外静脉**（external jugular vein）则穿行于胸锁乳突肌表面（图4.14）。

此外，唾液腺、甲状腺和许多淋巴结都在下颌下方和颈部周围（图4.15）。

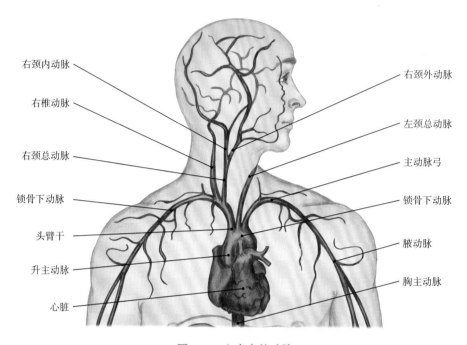

右颈内动脉
右椎动脉
右颈总动脉
锁骨下动脉
头臂干
升主动脉
心脏

右颈外动脉
左颈总动脉
主动脉弓
锁骨下动脉
腋动脉
胸主动脉

图 4.13　上半身的动脉

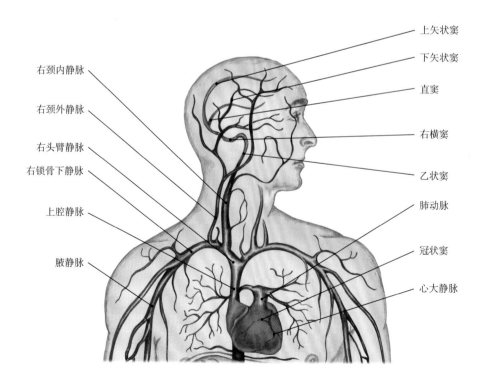

右颈内静脉
右颈外静脉
右头臂静脉
右锁骨下静脉
上腔静脉
腋静脉

上矢状窦
下矢状窦
直窦
右横窦
乙状窦
肺动脉
冠状窦
心大静脉

图 4.14　上半身的静脉

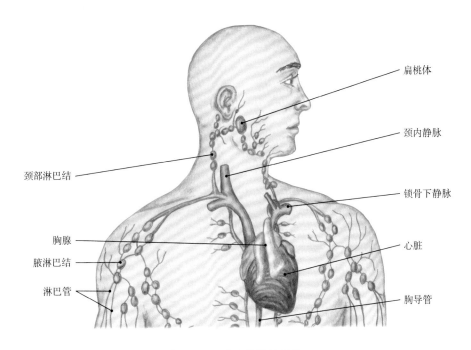

图 4.15　上半身的淋巴系统

标注：扁桃体、颈内静脉、锁骨下静脉、心脏、胸导管、淋巴管、腋淋巴结、胸腺、颈部淋巴结

口腔和咽部

口腔和咽部为言语、进食和呼吸提供了一个双向的功能解剖通路。**口腔**（oral cauity）是指从唇到**软腭**（soft palate）之间的空腔，包括牙龈、面颊、口腔底和舌的前 2/3（图 4.16）。

口 腔 是 **消化道** [alimentary（digestive）tract] 的重要起点和用来吸气的**上呼吸道**（upper respiratory tract）（连同鼻）的起点。口腔和鼻也是呼吸过程中氧气含量较少的空气从肺部呼出的出口。此外，口腔和鼻腔充当声腔，将呼出的空气转换成说话声或吟唱的音节 [**音位**（phonemes）]。

我们后移视线，会看到**咽**（pharynx），咽是消化系统和呼吸系统共用的功能性通道，其通向食管和喉部。在解剖学上，咽分为 3 个不同的部分；**鼻咽**（nasopharynx）是鼻腔后部；**口咽**（oropharynx）位于口腔后面；**喉咽**（laryngopharynx）跨过舌骨和食管之间的区域。

从功能上讲，咽是食物到达食管和空气到达喉部的必经之路。咽部由促进吞咽的两层肌肉组成：内部纵向层包含茎突咽肌、咽鼓管咽肌和腭咽肌；外部圆形层包括咽下、中、上缩肌。

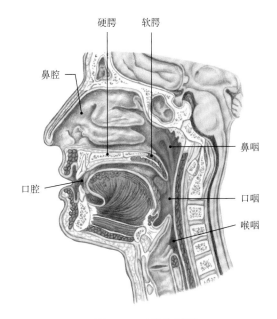

图 4.16　口腔和咽部

标注：硬腭、软腭、鼻腔、鼻咽、口腔、口咽、喉咽

关节

通常我们将身体的关节与运动联系起来。然而，有些关节的构造是为了稳定相邻的骨骼，如颅骨的许多骨骼。以下部分描述了稳定颅骨的关节，以及颞下颌关节及它与下颌的咬合度（以方便完成言语和进食功能）。

颅骨骨缝

与四肢的滑膜关节不同，颅骨由骨缝固定在一起，被归类为不动关节（图 4.17）。

骨缝由致密的纤维组织固定在一起，这些纤维被称为夏普纤维（Sharpey's fiber）（又称穿贯纤维）。婴儿颅骨的骨缝是可活动的，允许颅骨随着大脑长大。随着年龄的增长，骨缝骨化并变得更有刚性。

颞下颌关节

位于下颌两侧的颞下颌关节（temporomandibular joint，TMJ）是滑膜关节（图 4.18）。两侧的颞下颌关节一起活动以实现下颌骨的对称性功能性运动，包括上提、下降、侧移、前伸和后缩。

颞下颌关节对许多作业活动都至关重要，如进食、清洁、唱歌或吹奏乐器等。这些关节估计每天活动 2000~3000 次。

为了允许关节运动并减少关节面——下颌骨髁突和关节窝——之间的摩擦，每个 TMJ 都有一个关节盘（articular disc），当下颌骨张开或闭合时，它会随着髁突移动（图 4.19）。

TMJ 的支撑韧带包括关节囊以及茎突下颌韧带（stylomandibular ligament）、蝶下颌韧带（sphenomandibular ligament）和颞下颌韧带（temporomandibular ligament），它们增强了颅骨和下颌骨之间的稳定性（图 4.18、4.19）。

Charity 的 TMJ 功能似乎没有受损。她能够在整个活动范围内移动她的下颌并用力咬紧牙齿。然而，她很难紧闭双唇和抿紧唇左侧。当她在急诊室等候并试图用吸管喝水时，她首先注意到了这一点。

当我们讨论头面部的肌肉时，请记住相关功能障碍。看看你是否能识别出特定受损的肌肉。

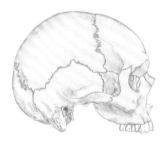
成人颅骨的完整骨缝

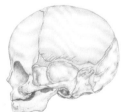
婴儿颅骨的不完整骨缝

图 4.17　颅骨骨缝

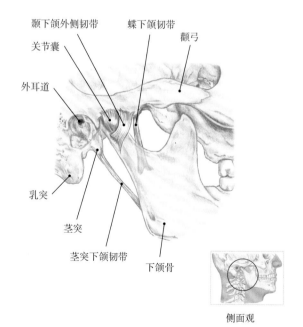

颞下颌外侧韧带　　蝶下颌韧带

关节囊　　　　　　　　　　颧弓

外耳道

乳突

茎突

茎突下颌韧带

下颌骨

侧面观

图 4.18　颅骨和下颌骨的侧面观

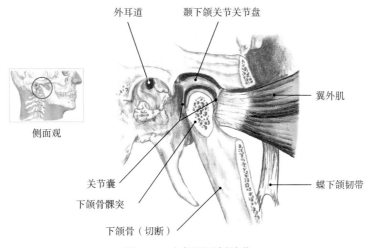

外耳道　　颞下颌关节关节盘

翼外肌

侧面观

关节囊

下颌骨髁突

下颌骨（切断）

蝶下颌韧带

图 4.19　右侧颞下颌关节

肌肉、功能和运动

　　与四肢的肌肉不同，面部的大部分肌肉会随着周围的软组织而非随着关节移动。做出面部表情、睁眼闭眼、张口闭口和接吻都是面部软组织功能性运动的例子。其他肌肉则参与咀嚼、吞咽或语言交流等活动（涉及颞下颌关节的运动和咽喉的结构）。

　　第 3 章介绍了头部和颈部（除颞下颌关节以外）的肌肉运动。下文将从作业表现角度、以目的性活动为关注点来介绍头颈部其他肌肉（图4.20、4.21）。

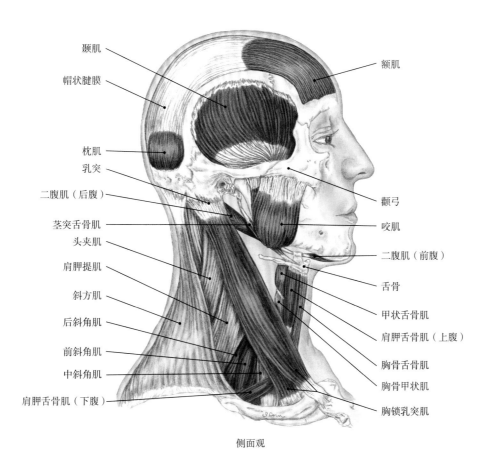

颞肌

帽状腱膜

枕肌

乳突

二腹肌（后腹）

茎突舌骨肌

头夹肌

肩胛提肌

斜方肌

后斜角肌

前斜角肌

中斜角肌

肩胛舌骨肌（下腹）

额肌

颧弓

咬肌

二腹肌（前腹）

舌骨

甲状舌骨肌

肩胛舌骨肌（上腹）

胸骨舌骨肌

胸骨甲状肌

胸锁乳突肌

侧面观

图 4.20　头部和颈部的肌肉

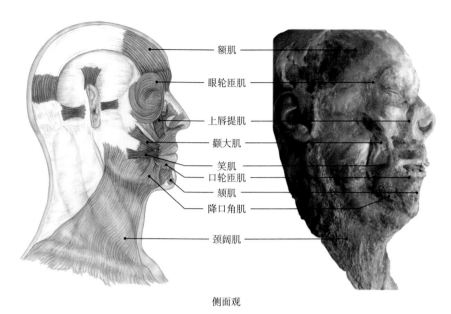

侧面观

图 4.21　头部和颈部的浅表肌肉

面部表情肌

面部表情肌被归类为皮肌，它们附着在面部下层的筋膜和表层皮肤上（图 4.22）。

由于这种独特的排列方式，关于它们的附着点在此不做详细描述。不过，下面每张图片都以功能性的情景呈现了它们的位置和方向。

由于这些面部肌肉的主要功能是表达情绪，因此它们被称为**表情肌**（mimetic muscle）。这些肌肉通常是浅表肌肉，就在皮肤下面，当展现特定的表情时，它们的附着部位变得更加明显。例如，微笑时，嘴角上扬，颧大肌会凸显出来。

图 4.23～4.40 分别展示了作用于口、鼻、眼或者头皮的肌肉。

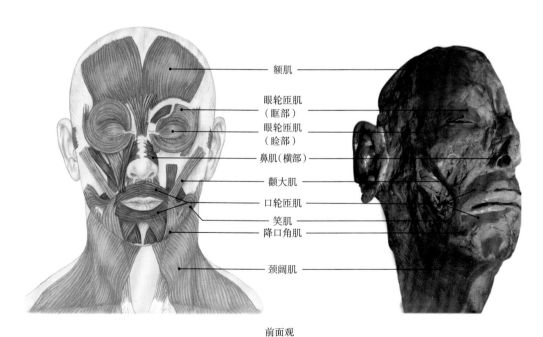

前面观

图 4.22　面部表情肌肉

口部肌肉

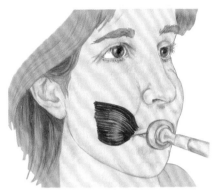

颊肌
- 收缩脸颊以缩唇
- 引导**食团**（咀嚼的食物块）并防止食物颗粒落入牙齿和牙龈之间
- 吹气球或吹小号时被激活

图 4.23　颊肌

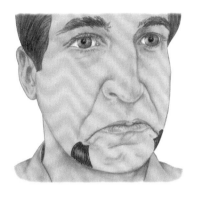

图 4.24　降口角肌

降口角肌
- 拉动嘴角向下和向外
- 表达悲伤

降下唇肌
- 下压、突出和侧向拉动嘴唇
- 露出下牙以便刷牙和使用牙线

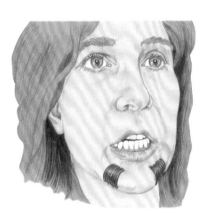

图 4.25　降下唇肌

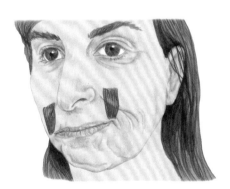

图 4.26　提口角肌

提口角肌
- 提升嘴角
- 双侧收缩时表达温暖的笑容
- 单侧收缩时可以表达自信的笑容

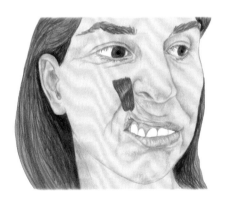

图 4.27　提上唇肌

提上唇肌
- 提起并突出上嘴唇
- 露出上牙以便刷牙和使用牙线
- 表达轻蔑的嘲笑

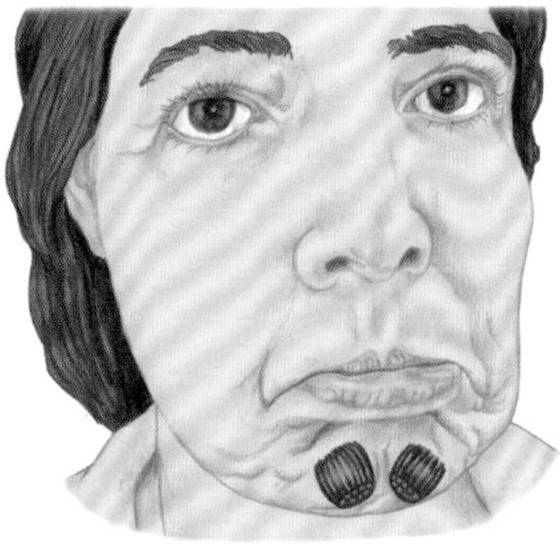

图 4.28　颏肌

颏肌
- 抬高下颌内侧皮肤
- 突出下唇
- 表达明显的悲伤

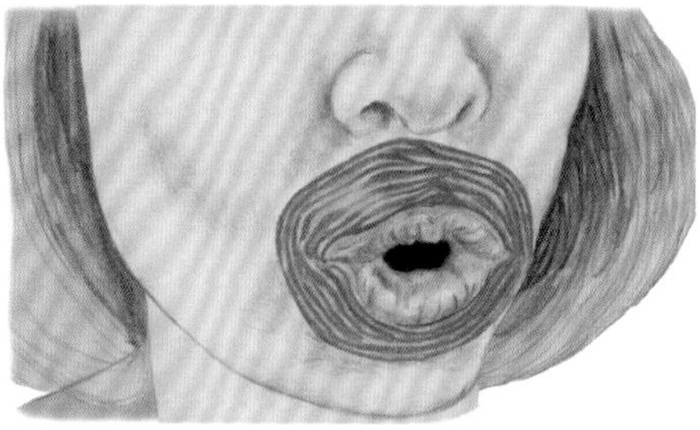

图 4.29　口轮匝肌

口轮匝肌
- 闭口和缩唇
- 含住乐器的吹嘴
- 允许用吸管喝水或从勺子中获取食物
- 密封口腔以便吞咽
- 噘起唇接吻

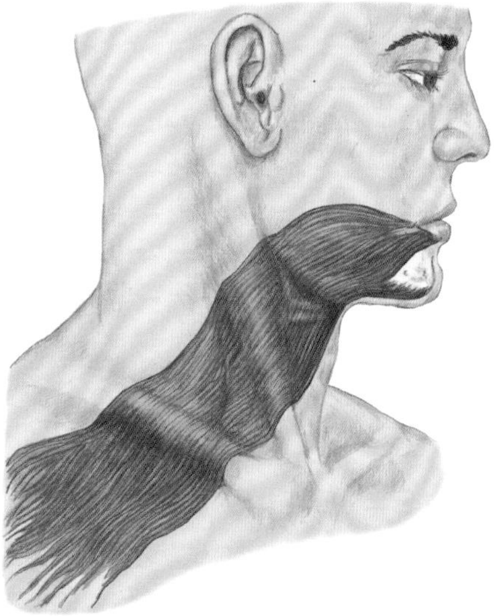

图 4.30　颈阔肌

颈阔肌
- 下拉下颌和嘴角
- 收紧颈部筋膜
- 表达愤怒或恐惧

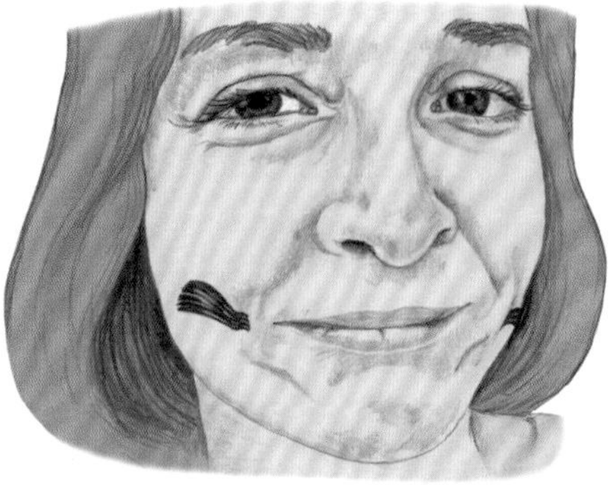

图 4.31　笑肌

笑肌
- 后缩嘴角
- 表达假笑

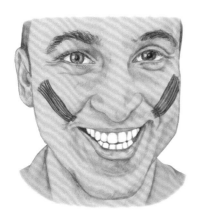

颧大肌
- 将嘴角上提并横向拉动
- 与眼轮匝肌一起收缩，以微笑或大笑的形式表达真正的快乐

颧小肌
- 上提和突出上唇
- 使脸颊鼓起
- 表达真诚的微笑或怀疑的鬼脸

图 4.32　颧大肌

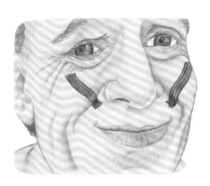

图 4.33　颧小肌

鼻部肌肉

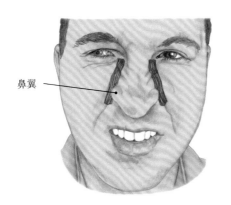

鼻翼

提上唇鼻翼肌
- 扩张鼻孔
- 表达厌恶

图 4.34　提上唇鼻翼肌

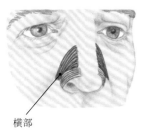

横部　　翼部

图 4.35　鼻肌

鼻肌
- 收缩鼻孔（横向纤维）
- 扩张鼻孔（鼻翼纤维）
- 控制鼻孔周长以调节通过鼻孔的气流

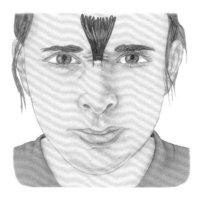

图 4.36　降眉间肌

降眉间肌
- 将眉毛之间的皮肤拉下
- 表达专注的表情

眼部肌肉

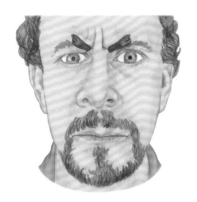

图 4.37 皱眉肌

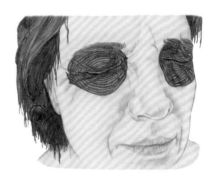

图 4.38 眼轮匝肌

皱眉肌
- 下拉眉毛并把眉毛拉向中间
- 表达关心或困惑

眼轮匝肌
- 眨眼或睡觉时不由自主地闭上眼睑（眼睑纤维）
- 眯眼或疼痛时用力闭上眼睛（眼眶纤维）

头皮肌肉

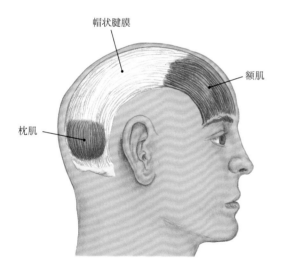

图 4.39 枕额肌（额肌和枕肌）

枕额肌（额肌和枕肌）
- 抬高双眉以表达惊讶
- 抬高一侧眉毛以表达怀疑

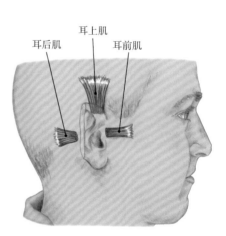

图 4.40 耳前肌、耳上肌、耳后肌

耳前肌、耳上肌、耳后肌
- 摆动耳部（对那些可以激活这些肌肉的人而言——你能吗？）

咀嚼肌和言语肌

咬肌

颞肌

翼内肌和翼外肌

控制口腔和舌部的肌肉参与咀嚼（包括研磨）和发音［发出语音的音节（音位）］。其中一些肌肉直接作用于 TMJ 以张开和闭合下颌，而其他肌肉则控制舌部。

咬肌、颞肌、翼内肌和翼外肌（图 4.41 ~ 4.44）是主要的咀嚼肌。该肌群中的其他肌肉控制着舌部，在语言的产生过程和消化的口腔阶段（吞咽）中舌部都很活跃。与面部表情肌相比，咀嚼肌和言语肌更精细地附着于面部和下颌骨。

咬肌

- 产生高达 150 磅（约 68 kg）的咬合力。
- 上提和前伸下颌骨，以便说话和咀嚼。

咬肌	
目的性活动	
P	进食，吹喇叭
A	上提下颌骨（TMJ） 有助于前伸下颌骨（TMJ）
O	颧弓
I	下颌角和下颌支
N	三叉神经（V）（下颌分支）

Charity Rose｜一名急诊中心物理治疗师对 Charity 进行了认知和肢体功能检查。并记录了 Charity 各关节的关节活动范围、肌力以及认知和定向力。

接下来，她让 Charity 完成微笑、抬眉、吹口哨、鼓腮等动作。Charity 的左侧面部似乎很难完成这些任务。然而 Charity 可以很好地完成吞咽动作。她可以正常说话，但说的话却有些混乱。

大脑磁共振成像（MRI）结果显示 Charity 不存在脑卒中或其他脑损伤。

- Charity 的检查结果表明了什么？这些信息是否有助于确定特定的诊断？
- 面部的哪些肌肉受到了影响？为什么你认为只有这些肌肉受到影响？
- 请参阅本章开头的 Charity 的作业概况。她的症状如何影响她的作业表现？请考虑作为一名社会工作者和配偶的角色时她的 ADL 和 IADL 能力情况。

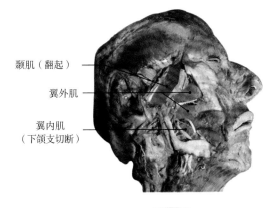

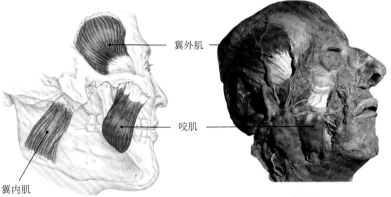

侧面观

图 4.41　咬肌

颞肌

- 上提和后缩下颌骨以进行讲话和咀嚼。

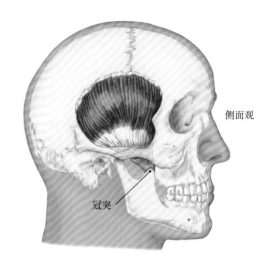

图 4.42　颞肌

颞肌	
目的性活动	
P	进食，口头交流
A	上提下颌骨（TMJ） 后缩下颌骨（TMJ）
O	颞窝和筋膜
I	冠突和下颌支前缘
N	三叉神经（Ⅴ）（下颌分支）

翼内肌和翼外肌

- 前伸下颌骨。
- 使下颌骨向外侧和内侧移动以研磨食物。

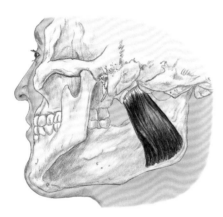

图 4.43　翼内肌

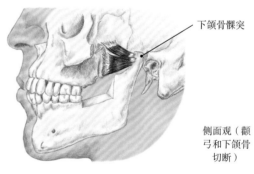

图 4.44　翼外肌

翼内肌	
目的性活动	
P	进食（研磨食物）
A	单侧：下颌骨向对侧侧移 双侧：上提下颌骨 　　　前伸下颌骨
O	蝶骨翼突外侧板内侧表面和上颌结节
I	下颌支内侧表面
N	三叉神经（Ⅴ）

翼外肌	
目的性活动	
P	进食（研磨食物）
A	单侧：下颌骨向对侧侧移 双侧：前伸下颌骨
O	上头：蝶骨大翼的颞下表面和嵴 下头：蝶骨翼突外侧板的外侧表面
I	颞下颌关节盘和关节囊，下颌颈
N	三叉神经（Ⅴ）

吞咽肌群

舌骨上肌（带状肌）

舌骨下肌（带状肌）

舌外肌

舌内肌

吞咽（swallowing）是一种复杂的机制，涉及随意性和不随意性的肌肉功能，以将食物从口腔推进到食管。图 4.45 ~ 4.50 显示了与吞咽有关的主要肌肉。它们形成口腔底部并作用于舌部和喉部。吞咽的具体阶段将在本章后面介绍。

舌骨上肌（带状肌）

颏舌骨肌

下颌舌骨肌

茎突舌骨肌

二腹肌

颏舌骨肌、下颌舌骨肌和茎突舌骨肌

- 形成舌下方口腔的肌肉底部。
- 上提舌骨和喉部以便吞咽。
- 下降下颌骨。

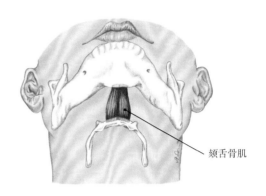

前面／下面观

图 4.45　颏舌骨肌

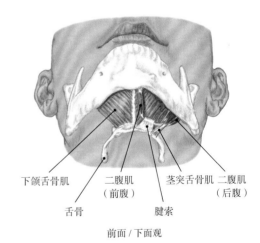

前面／下面观

图 4.46　下颌舌骨肌和茎突舌骨肌（颏舌骨肌在下颌舌骨肌下层）

颏舌骨肌、下颌舌骨肌和茎突舌骨肌	
目的性活动	
P	口头交流，唱歌，吞咽
A	上提舌骨和发音 下降下颌骨
O	颏舌骨，下颌舌骨：下颌骨柱状舌骨下方 茎突舌骨：茎突
I	舌骨
N	颏舌骨：C_1 和 C_2 下颌舌骨：三叉神经（Ⅴ） 茎突舌骨：面神经（Ⅶ）

二腹肌

- 跨越乳突和下颌骨下缘。
- 通过腱索附着于舌骨。
- 下降下颌骨（舌骨固定）。
- 上提舌骨（下颌骨固定）。

二腹肌	
目的性活动	
P	吞咽，口头交流
A	舌骨固定时，下降下颌骨（TMJ） 下颌骨固定时，上提舌骨，后缩下颌骨（TMJ）
O	乳突（深至胸锁乳突肌和头夹肌）
I	下颌骨下缘
N	前腹：三叉神经（V）（下颌分支） 后腹：面神经

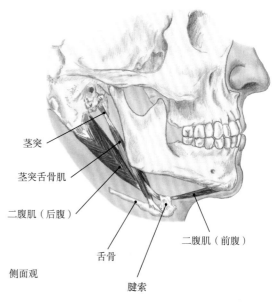

茎突
茎突舌骨肌
二腹肌（后腹）
舌骨
二腹肌（前腹）
腱索
侧面观

图 4.47   二腹肌

舌骨下肌（带状肌）

胸骨舌骨肌

胸骨甲状肌

甲状舌骨肌

肩胛舌骨肌

- 下降舌骨（吞咽和说话时拮抗舌骨上肌的作用）。

舌骨下肌		
目的性活动		
P	吞咽，口头交流	
A	下降舌骨和甲状软骨	
O	胸骨舌骨肌和胸骨甲状肌：胸骨柄顶部 甲状舌骨肌：甲状软骨 肩胛舌骨肌：肩胛骨上缘	
I	胸骨舌骨肌、甲状舌骨肌和肩胛舌骨肌：舌骨 胸骨甲状肌：甲状软骨	
N	胸骨舌骨肌、胸骨甲状肌和肩胛舌骨肌： $C_1 \sim C_3$ 甲状舌骨肌：C_1 和 C_2	

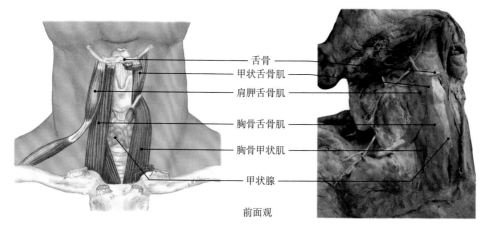

舌骨
甲状舌骨肌
肩胛舌骨肌
胸骨舌骨肌
胸骨甲状肌
甲状腺
前面观

图 4.48   舌骨下肌

舌外肌

四种舌外肌起自相邻的骨骼并作用于舌。

- 颏舌肌（genioglossus）——前伸舌。
- 舌骨舌肌（hyoglossus）——缩回和下降舌。
- 茎突舌肌（styloglossus）——上提舌两侧以进行吞咽。
- 腭舌肌（palatoglossus）——上提舌背以进行吞咽。

舌内肌

起自舌并止于舌内，四种舌内肌沿舌纵向排列。

- 舌上纵肌（superior longitudinal muscle）——上提舌。
- 舌下纵肌（inferior longitudinal muscle）——下降舌。
- 舌垂直肌（vertical muscle）——使舌变平和变宽。
- 舌横肌（transverse muscle）——使舌变窄和突出。

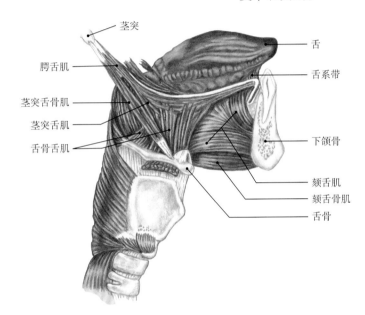

图 4.49　舌外肌

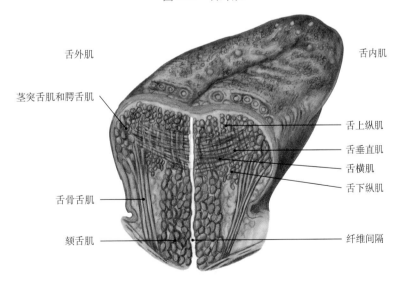

图 4.50　舌部肌肉

参与眼球运动的肌肉

眼外肌（extraocular muscles）包括 7 块用来移动眼睛的肌肉和 1 块用来上提眼睑的肌肉［称为上睑提肌（levator palpebrae）］。这些肌肉及其附着点，以及它们对眼球的作用如图 4.51 所示。

眼球向上、向下、向内和向外移动，引导瞳孔扫描视野。你知道你的眼球也可以在一定程度上旋转吗？想想当你躺下来看电视时，即使你的头部倾斜或保持水平，图像仍保持直立。

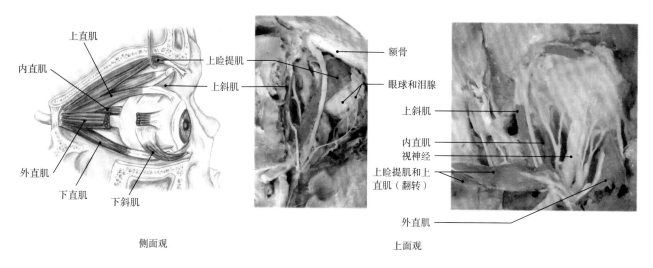

图 4.51　眼外肌

▶ 试一试

就像可以通过练习来加强和改善手部对物体的操控一样，也可以针对进食、吞咽和交流（包括语言和非语言交流）对面部和口部的特定肌群进行训练。

例如，如果患者的目标是用吸管喝水，你可以让他们先做好准备，如噘起嘴唇，把脸颊挤在一起。这项练习针对哪些特定肌肉？吹吸管是一项有益的活动吗？为什么有益或者为什么无益？

目标导向性的上提、下降和侧移下颌的训练可能有助于咀嚼和吞咽食物。眨眼，在口腔内做有规律的舌部运动，以及练习各种面部表情可能有助于为语言和非语言交流做准备。

在镜子前练习可以提供视觉反馈。自己尝试一下：坐在镜子前，练习不同的面部表情、说话方式和咀嚼方式。哪些特定的肌肉会被激活？还可以使用哪些其他活动来支持作业表现？如何使用镜子去进行涉及身体其他部位或特定功能的干预活动？

颞下颌关节的目的性活动

回想一下，颞下颌关节是头部仅有的滑膜关节之一，对于进食、吞咽和交流至关重要。图 4.52 ~ 4.55 显示了颞下颌关节的主要目的性活动和相关肌肉，原动肌首先被列出。星号表示未显示的肌肉。

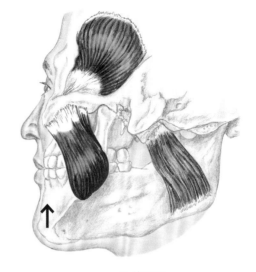

后 / 侧面观

图 4.52　上提

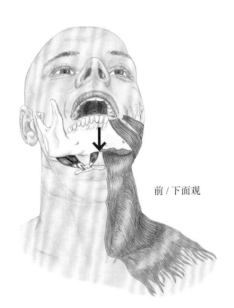

前 / 下面观

上提
（下降的拮抗肌）
咬肌
颞肌
翼内肌

下降
（上提的拮抗肌）
颏舌骨肌 *
下颌舌骨肌 *
茎突舌骨肌
二腹肌（舌骨固定）
颈阔肌（辅助）

图 4.53　下降

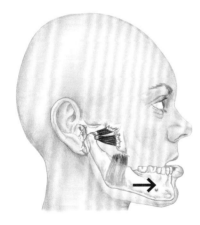

侧面观

图 4.54　前伸

前伸
（后缩的拮抗肌）
翼外肌（双侧）
翼内肌（双侧）
咬肌（辅助）*

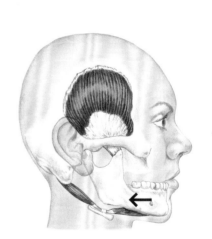

侧面观

图 4.55　后缩

后缩
（前伸的拮抗肌）
颞肌
二腹肌

▶ 试一试

颞下颌关节可被描述为铰链式关节，但它与四肢的其他滑膜关节有很大不同。它将下颌骨连接到颅骨的两侧，它的旋转中心不容易观察到，并且它的运动通常不用测角仪来测量。

该关节的功能性运动可以通过在打开、闭合、前伸、后缩下颌或使下颌侧移时测量上下前牙之间的距离来评估。在完全张口的情况下，用卷尺测量牙齿之间的距离。想一下，吃一口饭需要把嘴张多大？

颞下颌关节损伤可能会限制下颌的运动并影响言语或进食。如果颞下颌关节活动受限，你如何改变进食方式？

作业和临床视角

如你所见，头面部在与作业表现相关的许多运动和处理技巧中发挥着重要作用。让我们探讨一些与此基础功能解剖学相关的其他功能和临床视角。

交流

面部表情是一种强大的非语言交流形式，经常传递言语背后更深层次的情感含义。传达和解释面部表情是作业治疗实践的重要组成部分。例如，患者可能不会口头表达疼痛而是出现痛苦表情或肌肉僵硬（紧张），这可能提示你应该降低强度或调整你的治疗方法。

与患者建立治疗上的融洽关系还需要你对非语言交流建立自我意识和意向性。即使在你不得不面对糟糕的一天时，一个温暖的微笑是一种比焦虑或担忧的表情更能鼓励患者参与治疗的方式（图 4.56）。语言和非语言交流都是**自我治疗**（therapeutic use of self）的组成部分，治疗过程中应结合治疗师独特的个性和同理心交流来加强治疗关系。

语言交流的嗓音是来自肺中的空气从位于气管上方喉部的**声带**[vocal folds（cords）]之间挤压穿过而产生的（图 4.57）。声带的收缩和松弛能打开和关闭**声门裂**（rima glottidis）。空气在成对的声带之间流动会引起声带的振动，从而产生嗓音。嗓音的音质和音高由控制声带的闭合程度和精细运动的肌肉调节。

喉炎（laryngitis）或喉部炎症可能由普通感冒引起，并导致患者暂时失去声音。虽然我们都经历过这种暂时的烦恼，但对表演者、教师和公共演讲者等专业人士来说，过度使用声音可能会导致慢性损伤并影响他们的职业。

某些认知或身体功能障碍会影响交流。**失语症**（aphasia）是指丧失理解或表达言语的能力，通常分别称为**接受性失语症**（receptive aphasia）或**表达性失语症**（expressive

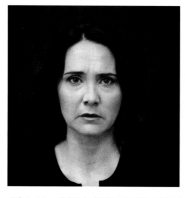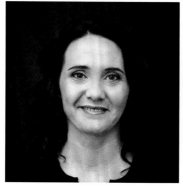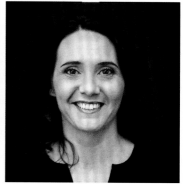

图 4.56　非语言交流。面部表情对自我治疗的作用是什么？这些面部表情可能会向患者传达什么信息呢？

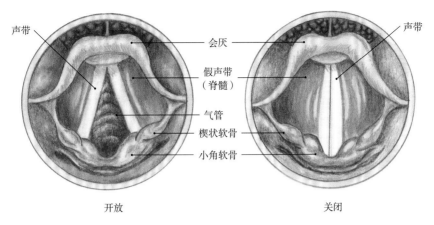

图 4.57　声带在开放和关闭状态下的位置。声带如何塑造声音的音高和音量？哪些职业可能导致声带过度使用？

aphasia）。例如，**韦尼克失语症**（Wernicke's aphasia）是指丧失理解口语的能力，而**布罗卡失语症**（Broca's aphasia）是指丧失产生语言（口语或书面语）的能力。**构音障碍**（dysarthria）是指任何由肌无力引起的言语障碍，其可能由神经损伤或面部、舌或喉的全面无力引起。

作业治疗师和语言病理学家（speech-language pathologist，SLP）通过加强患者相关肌肉的力量或使患者采用适应性交流方式来解决患者的交流障碍，如让患者进行书写或使用带有各种插图和字母的交流板（图 4.58）。

摄食、进食和吞咽

《作业治疗实践框架》（第 4 版）（OTPF-4）概述了专业实践范围内的摄食、进食和吞咽。这种普遍的 ADL 涉及将固体食物或饮料送到口中，这通常被称为自我摄食。摄食需要姿势控制及视觉运动整合，或基于视觉输入的功能性运动的协调。进食包括保持和处理口腔中的固体食物或液体。这些是作业治疗师的执业范围内唯一有资格解决的技能，为患者开发必要的运动控制或提出适应性解决方案。

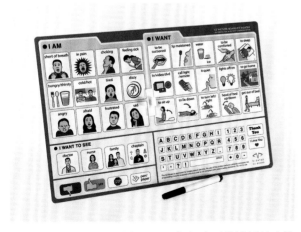

图 4.58　交流板。这种交流工具如何为不能说话的个体提供代偿性的交流方式？

Charity Rose ｜ Charity 在急诊室就诊后，被转诊给一位神经科医生，该医生诊断她患有贝尔麻痹（面神经麻痹）。Charity 发现她的症状与脑卒中或脑损伤无关，松了一口气，但仍然担心该疾病将对她的生活造成影响。对该疾病进行一些研究并思考以下问题。

- 导致贝尔麻痹的原因是什么？
- 诊断出患有贝尔麻痹的个体的预后如何？
- 该疾病如何影响 Charity 的作业表现？考虑她的运动、工作和社交互动技能。

吞咽（deglutition）是一个科学术语，指的是把食物从口腔内移到胃中。吞咽是一种模式化的反应，涉及口腔运动的自主控制和口腔与喉之间反射性肌肉协调动作。

自我摄食是指将固体食物或饮料带到嘴里。一旦固体食物或饮料进入口腔，吞咽会发生 4 个不同的阶段（图 4.59）[2]。

1. 在**口腔准备期**（oral preparatory phase），食物与唾液混合（如果需要），牙齿进行咀嚼（包括研磨）以形成可控制的食团。这个复杂的过程涉及精确的时间掌握、感觉识别及头部和颈部的随意肌控制。激活的咬肌用力地上提下颌骨并使下颌骨侧移，以便咀嚼食物以形成食团。颊肌收缩使面颊变窄。舌从一侧移动到另一侧，这被称为**舌偏侧**（tongue lateralization），以防止食物颗粒被困在牙龈线下方并将食团引导向口腔后部。

2. 在**口腔转运期**（oral transit phase），舌将食团向后推向咽部——吞咽最后的自主动作。

3. **咽部期**（pharyngeal phase）从形成的食团进入口咽部开始。在那里，感觉受体触发一种反射模式，以确保食团绕过鼻咽和喉部进入食管。软腭上提并收紧，鼻咽被封闭，而舌沿口腔顶部向后推以封闭口咽。舌骨上肌反射性地收缩以上提喉部，迫使它向着会厌张开，会厌向下倾斜以防止固体食物和液体进入气管。作为额外的保护措施，声带关闭以封闭气管，暂时阻止呼吸。当这些通道关闭时，咽部肌肉协同工作以推进食团。内部纵肌收缩以缩短和扩大咽部，而外部缩肌收缩以推动食团在重力的作用下向下流向食管。

4. 在**食管期**（esophageal phase），食管蠕动将食团推进到胃中以继续消化过程。

上肢（包括手）的视觉运动整合及身体的直立姿势促进了独立进食。你有没有试过躺在床上喝下一杯饮料？虽然有可能成功，但这并不容易，因为完成最佳吞咽需要抬高上半身，且头部和颈部保持中立。这个姿势可以使咽部和食管更好地对齐，并增强重力将食物引导到胃部的效果。

吞咽困难（dysphagia）描述了任何的吞咽障碍，可能涉及随意或不随意机制。最佳的自我摄食和吞咽需要头部和颈部中立以提供支撑。为婴儿或核心肌肉肌张力低的个体提供自适应座椅

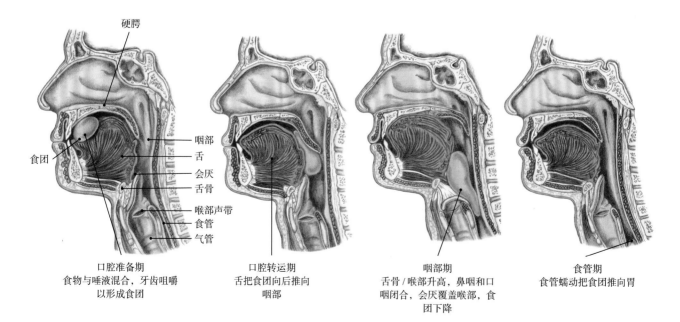

口腔准备期
食物与唾液混合，牙齿咀嚼以形成食团

口腔转运期
舌把食团向后推向咽部

咽部期
舌骨 / 喉部升高，鼻咽和口咽闭合，会厌覆盖喉部，食团下降

食管期
食管蠕动把食团推向胃

图 4.59　吞咽阶段。OT 和语言病理学家如何解决自我摄食和吞咽的问题？

系统可能会改善其躯干稳定性和吞咽能力。

神经肌肉损伤也可能限制视觉运动整合或功能性抓握，从而削弱患者用手将食物送入口中的能力。对于长期运动障碍的情况，适应性或代偿性方法是有帮助的。例如，改良餐具或通用袖带上的固定把手可以补偿丧失的抓握能力（图 4.60）。

神经肌肉损伤除了影响这些自主吞咽外，反射模式也可能因全身无力或特定疾病而受损。当反射性吞咽的精确生物力学受损时，可能会发生误吸（aspiration），固体食物或液体会下降到声带下方并可能进入气管。

较大的食物颗粒或物体完全阻塞气管是一种紧急情况，可能需要采取海姆利希手法（Heimlich maneuver）从气管中清除威胁生命的物体并恢复呼吸。

误吸也可能是隐匿的，少量液体进入气管并聚集在肺部，增加了患肺炎和感染的风险。如果想准确诊断这种类型的误吸可以使用改良钡餐吞咽检查（modified barium swallow study），或放射性成像以检查吞咽的生理过程并识别误吸（图 4.61）。

可以增加固体食物和液体的稠度来改善饮食习惯，以降低黏度和误吸的可能性。其他干预措施针对吞咽困难来改善吞咽模式。

全能作业治疗师有资质处理与喂食、自主进食和吞咽有关的姿势和神经肌肉问题，并根据具体情况对患者进行训练，使患者学习吞咽技能。言语治疗师同样有资质帮助患者解决吞咽问题，因此建议采用跨学科方法以使患者获得最佳效果。

如厕也是一项必要的 ADL，它涉及功能灵活性、潜在力量、协调和平衡。通常，安全如厕的第一步是在肠或膀胱扩张引发的便意的迫使下，在可能很滑的浴室地板上穿行。疾病预防控制中心（Centers for Disease Control and Prevention，CDC）估计，每年有超过 230 000 起非致命性的浴室伤害，其中超过 14% 是由于站立、坐下或坐在马桶上造成的 [3]。其中许多结果是由老年人群跌倒引起的，老年人通常有额外的风险因素，如视力障碍、全身无力或周围神经病变。

作业治疗干预可能涉及评估和改造浴室环境。额外的照明、扶手或升高的马桶座有助于促进安全移动和转移（图 4.62）。

如果可能的话，将厕纸放在患者惯用手的同

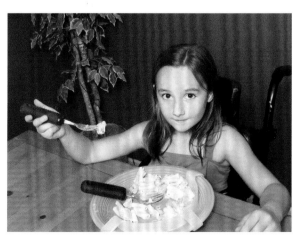

图 4.60　适应性设备。这些适应性设备如何帮助独立进食？

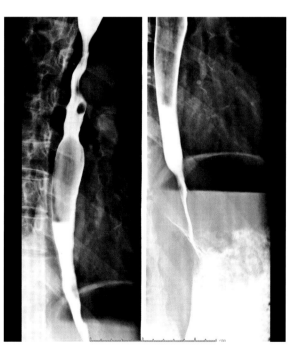

图 4.61　改良钡餐吞咽检查。这种类型的检查如何帮助鉴别吞咽障碍？

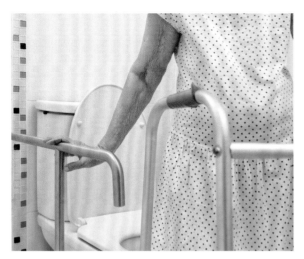

图 4.62　如厕和安全转移。如何通过扶手提高如厕和转移的安全性？你是否推荐其他改造方式？

侧，这样在擦拭时无须伸手越过躯干和旋转躯干，这进一步提高了安全性。

对于其他影响肠道或膀胱功能的疾病，可能需要采用结肠造口袋或导尿管安全排空废物。例如，完全脊髓损伤的个体依赖于肠道和膀胱的反射性排空，可能需要长期导尿或人工进行直肠刺激措施。

此外，对于前列腺癌患者，可能需要使用结肠造口袋来排空肠道，并需要进行卫生培训。

满足这些需求会深刻影响个人的自我形象、自尊和总体生活质量。患者和治疗师之间的协作和信任对找到促进作业表现、提高自我效能感和尊严的解决方案而言至关重要。

视觉

视觉输入是许多 ADL 和 IADL 的主要组成部分。考虑将驾驶作为一项具有显著视觉需求的作业，如驾驶时需要扫视地平线、解读交通信号灯的颜色或在变道前检查后视镜。虽然触觉的丧失可能会限制手的功能使用，但在驾驶时不完整或不准确的视觉信息可能会危及生命。

可快速收缩的眼外肌使眼球进行线性和旋转运动，允许进行视野扫视和注视感兴趣的静态

目标。当头部在周围环境中移动时，**视动反射**（optokinetic reflex）稳定了视野。眼部肌肉的对称性协作是协调、同步运动的必要条件，从而从左右侧视野产生互补的图像。

单侧眼肌肌力不足或麻痹可导致**复视**（diplopia），眼睛扫视视野的能力会受限。此外，影响视觉处理的视神经或皮质区域（枕叶皮层）的病变将导致可预测的视野损失。

上睑下垂（ptosis）是指眼睑下垂，可能是由于提上睑肌肌力不足所致，这是动眼神经损伤的常见症状。随着年龄的增长，眼睑及周围的筋膜和肌肉会开始下垂，从而遮挡眼睛上方的视野。

还有几种与视神经损伤相关的可预测的视觉丧失模式。**视交叉**（optic chiasm）前面的视神经的完全损伤会导致同侧视野完全丧失。视交叉损伤会导致颞侧视野缺失或两侧周边视野丧失（图 4.63）。

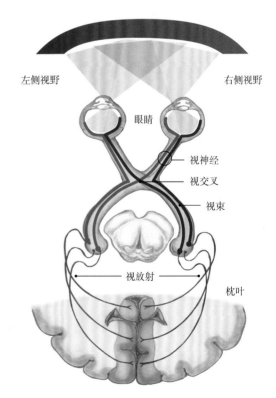

图 4.63　视觉通路。视觉通路特定部分的病变如何影响视野？不同的视野缺损如何影响作业表现？

视交叉后方或大脑枕叶的任何病变都会导致部分或完全同侧偏盲（homonymous hemianopsia），即每个视野同一侧的视觉丧失，因为一些神经纤维会交叉支配对侧眼。

影响视觉输入的病变对 ADL 和 IADL 的表现有深远的影响，因为作业表现在很大程度上依赖于视觉－运动整合。这个话题很广泛，远远超出了本书的讨论范围。在这里，我们专注于讲述功能解剖学的基础。

视野缺失的人可能会通过扫视环境获得提示信息而受益或使用特殊棱镜眼镜来"填补"缺失的视野。完全视觉丧失可能需要使用其他感官来代偿，如利用触觉来阅读（盲文）。

如你所见，头部和颈部的解剖结构很复杂，这些结构对作业表现的作用是广泛的。对全科医生来说，了解基础解剖结构及其功能很重要。还有几个高阶实践领域，如涉及视力低下、进食和吞咽，以及前庭康复，需要大量额外的专业培训和工作经验。无论实践环境或治疗的人群如何，都需要了解头部和颈部的独特结构和功能，以便采用整体方法来评估和促进作业表现。

应用与回顾

Charity Rose

Charity 的症状已经出现几个月了，她已经注意到症状有一些改善。她的左脸仍然无力，导致她的面部表情、进食和言语均受到了影响。这些症状让人分心，她在社交活动中感到不自在。

她的医生告诉她要有耐心，她的症状可能需要很长时间才能完全消失。她的医生还提议写一份关于作业治疗的转诊单。

考虑以下和 Charity 及其疾病相关的问题。

- 作业治疗如何解决特定的运动、工作和社会交往问题？

- 对贝尔麻痹的干预措施进行一些研究。哪些干预措施被证明是有益的？

- 应该针对哪些特定的肌群，或者应该实施哪些活动来改善 Charity 的言语、进食和沟通

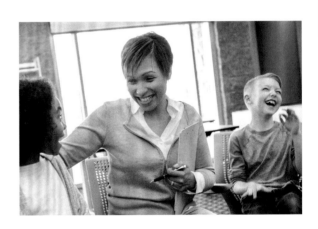

能力？

- 考虑患者的其他因素，如情绪、社会心理健康或自我体验。与 Charity 合作时，作业治疗师如何解决这些问题？

复习题

1. 什么术语是指固体或液体进入气管？
   a. 误吸
   b. 失语症
   c. 反流
   d. 失用症

2. 以下哪个肌肉不是咀嚼肌？
   a. 颞肌
   b. 翼状肌
   c. 眼轮匝肌
   d. 咬肌

3. 吞咽时气管上有什么结构可以防止食物进入？
   a. 声带
   b. 悬雍垂
   c. 咽
   d. 会厌

4. 根据其严重程度，什么情况会防碍吞咽过程中口腔和鼻腔的封闭？
   a. 误吸
   b. 腭裂
   c. 失认症
   d. 失语症

5. 对进食和言语至关重要的面部唯一的滑膜关节是什么？
   a. 鼻咽关节
   b. 颞下颌关节
   c. 寰枕关节
   d. 关节突关节

6. 以下哪个肌肉不直接附着于眼球或能移动眼球？
   a. 外直肌
   b. 上斜肌
   c. 内直肌
   d. 眼轮匝肌

7. 枕叶的位于视交叉后部的单侧（一侧）病变会导致哪些视野缺损？
   a. 双颞侧视力丧失
   b. 同侧偏盲
   c. 整个右视野或左视野丧失
   d. 整个视野丧失

8. 哪块肌肉通过收缩口腔和防止食物颗粒下降到牙龈线以下来促进进食？
   a. 咬肌
   b. 颞肌
   c. 口轮匝肌
   d. 颊肌

9. 以下哪项标志着吞咽不随意阶段的开始？
   a. 口腔准备期
   b. 口腔转运期
   c. 咽部期
   c. 食管期

10. 以下哪项可能是布罗卡失语症患者的最佳适应性沟通方式？
    a. 说话慢，问"是"或"不是"的问题
    b. 写出单词
    c. 大声说话
    d. 指点

（答案请参阅书后）

备注

1. Centers for Disease Control and Prevention, "Facts about Cleft Lip and Cleft Palate," Birth Defects, last reviewed December 5, 2019, https://www.cdc.gov/ncbddd/birthdefects/cleftlip.html.
2. American Speech-Language-Hearing Association, "Pediatric Dysphagia," The Practice Portal, accessed February 8, 2020, https://www.asha.org/Practice-Portal/Clinical-Topics/Pediatric-Dysphagia/.
3. Centers for Disease Control and Prevention, "Nonfatal Bathroom Injuries Among Persons Aged ≥15 Years—United States, 2008," *Morbidity and Mortality Weekly Report* 60, no. 22 (June 10, 2011): 729–33, https://www.jstor.org/stable/i23320723.

参考文献

American Occupational Therapy Association. *Occupational Therapy Practice Framework: Domain and Process*. 4th ed. Bethesda, MD: AOTA Press, 2020.

American Speech-Language-Hearing Association. "Pediatric Dysphagia." The Practice Portal. Accessed February 8, 2020. https://www.asha.org/Practice-Portal/Clinical-Topics/Pediatric-Dysphagia/.

Biel, Andrew. *Trail Guide to Movement: Building the Body in Motion*. 2nd ed. Boulder, CO: Books of Discovery, 2019.

Biel, Andrew. *Trail Guide to the Body: A Hands-On Guide to Locating Muscles, Bones, and More*. 6th ed. Boulder, CO: Books of Discovery, 2019.

Centers for Disease Control and Prevention. "Facts about Cleft Lip and Cleft Palate." Birth Defects. Last reviewed December 5, 2019. https://www.cdc.gov/ncbddd/birthdefects/cleftlip.html.

Centers for Disease Control and Prevention. "Nonfatal Bathroom Injuries Among Persons Aged ≥15 Years—United States, 2008." *Morbidity and Mortality Weekly Report* 60, no. 22 (June 10, 2011): 729–33. https://www.jstor.org/stable/23320725.

Keough, Jeremy L., Susan J. Sain, and Carolyn L. Roller. *Kinesiology for the Occupational Therapy Assistant: Essential Components of Function and Movement*. 2nd ed. Thorofare, NJ: SLACK, 2017.

Lundy-Ekman, Laurie. *Neuroscience: Fundamentals for Rehabilitation*. 5th ed. St. Louis, MO: Elsevier, 2018.

Marcus, Sherna, and Suzanne Breton. *Infant and Child Feeding and Swallowing: Occupational Therapy Assessment and Intervention*. Bethesda, MD: American Occupational Therapy Association, 2013.

Oatis, Carol A. *Kinesiology: The Mechanics and Pathomechanics of Human Movement*. 3rd ed. Philadelphia: Wolters Kluwer, 2017.

Pendleton, Heidi McHugh, and Winifred Schultz-Krohn. *Pedretti's Occupational Therapy: Practice Skills for Physical Dysfunction*. 8th ed. St. Louis, MO: Elsevier, 2017.

Standring, Susan. *Gray's Anatomy: The Anatomical Basis of Clinical Practice, International Edition*. 41st ed. Cambridge, UK: Elsevier, 2016.

第三部分

上肢

第 5 章

肩部

学习目标

- 描述有助于肩关节目的性活动的骨骼、关节和肌肉。
- 在作业表现的背景下，明确肩部的主要目的性活动。
- 培养进行关节活动角度测量和徒手肌力评定（manual muscle testing，MMT）的能力，以此作为肩部临床评估技能。
- 加强临床推理能力，确定可能影响作业表现的肩部活动受限。

关键概念

粘连性关节囊炎（adhesive capsulitis）

肱二头肌肌腱炎（bicipital tendinitis）

动态稳定性（dynamic stability）

手背伸位跌倒（fall-on-outstretched-hands，FOOSH）

肩关节半脱位（glenohumeral subluxation）

轻偏瘫（hemiparesis）

肩袖（rotator cuff）

肩胛骨平面外展（scaption）

肩胛骨运动障碍（scapular dyskinesis）

肩胛骨平面（scapular plane）

翼状肩胛（scapular winging）

肩肱节律（scapulohumeral rhythm）

肩关节分离（shoulder separation）

静态稳定性（static stability）

肩峰下撞击（subacromial impingement）

胸廓出口综合征（thoracic outlet syndrome，TOS）

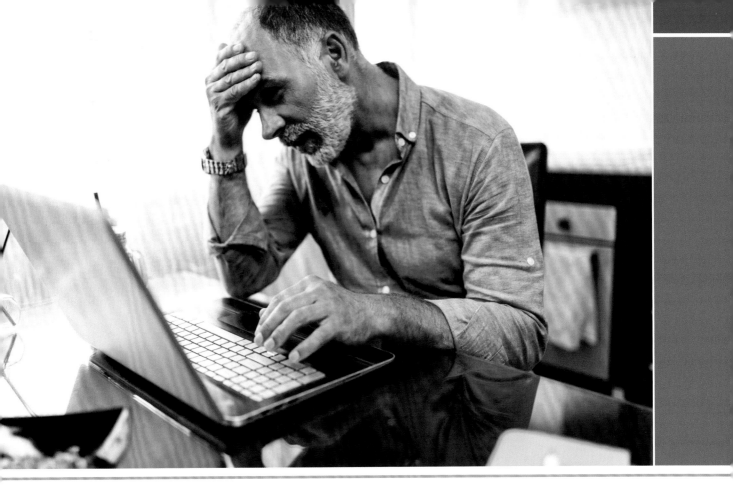

 作业概况：Taylor Schultz

Taylor Schultz 是一名 56 岁的商业保险公司客户经理。他每天大部分时间（有时是 8～10 小时）都在他的电脑前工作。最近他开始感到他的利侧（右侧）肩部疼痛，特别是在完成双手上举过头运动时。他不记得受过什么具体的损伤，只是觉得疼痛逐渐加重。

这些症状影响了他主要的休闲活动——打高尔夫球，更重要的是影响了他与他十几岁的儿子的相处方式。此外，他穿上衣和洗澡也很困难，

他还注意到他的工作表现也受到了影响。疼痛使他晚上无法入睡，他感到精力下降，工作效率低下。他下个月要交一份年度工作报告，他的主管领导一直在给他施加压力，要求他完成报告。

幸运的是，Taylor 的初级保健医生（primary care physician，PCP）将他转诊给作业治疗门诊——你所在的诊所。在他来到诊所之前，让我们来了解一下肩部的基本解剖结构。

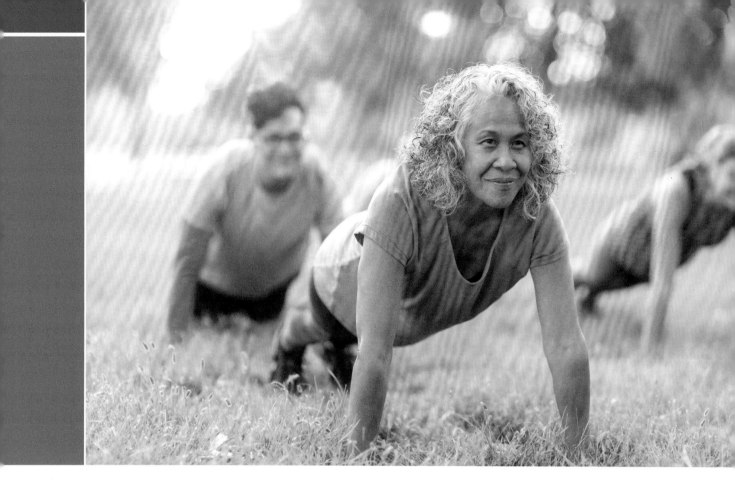

肩部：功能连接

当你度过了紧张的一周，想要放松和休息时，你最喜欢的休闲活动是什么？你喜欢做瑜伽、骑自行车或划皮划艇吗？或者你更喜欢演奏乐器或绘画等艺术活动？

考虑进行这些活动的过程中上肢的位置和运动。作为作业表现的一个组成部分，操作物体的

 Taylor Schultz | 我们在本章中以 Taylor 为例子，想想有哪些因素可能会影响他的作业表现。[你可以参考《作业治疗实践框架》(第 4 版)(OTPF-4)[1]。]考虑使用**个人－环境－作业模型**（Person-Environment-Occupation Model，PEO Model）来确定 Taylor 及其环境和特定作业活动之间的关系。记住 Taylor 的作业概况，让我们来探讨一下肩部的骨骼学。

手必须在适当的位置保持移动和稳定。是什么使手具有这种大致的定位和稳定能力？答案在你的肩部。

画画时，画家的手从上往下稳定画笔，描绘出微小的细节，肩部在空间中调整手的位置，以便精确地操纵物体。肩部运动是伸手够物运动（例如，淋浴、提举或完成个人梳洗）的主要组成部分。肩部是躯干和上肢之间的功能连接，在完成作业活动时为手臂的位置提供粗大运动和稳定性。

对临床实践者来说，要理解肩关节复合体在作业表现中的角色，首先应学习其基础解剖学。本章介绍了整个肩关节的功能解剖学，包括一些骨骼和关节。思考一下，如何将这个区域的功能解剖学知识应用于 Taylor Schultz 的案例分析。

骨骼学：肩关节复合体的骨骼

　　肩胛骨、肱骨和锁骨为与作业表现相关的肩关节运动提供骨骼结构（图 5.1）。这个区域的运动是复杂的。识别和触诊骨性标志物将为理解本章后面介绍的肌肉附着点和运动奠定基础。

肩胛骨

　　肩胛骨（scapula）是一块扁平的三角形骨骼，位于背部，覆盖在第 2～7 肋上。它是肩关节复合体，也是肩带的组成部分（图 5.2）。

　　肩胛骨具有 3 个缘和 3 个角，肩胛骨为许多肌肉提供附着点，包括将肩胛骨固定在胸廓上的肌肉，以及为盂肱关节处的肱骨运动提供动态稳定性的肌肉（图 5.1）。

肩胛骨的骨性标志

　　肩胛骨具有许多临床上有用的骨性标志，通常很容易在皮肤下触诊这些骨性标志。肩胛骨的内侧（脊柱）缘［medial（vertebral）border］平行于脊柱（图 5.3），这是肩胛骨最长的边缘，是旋转、内收和外展肩胛骨的肌肉的固定点。

　　肩胛骨较厚的下外侧边界是外侧（腋）缘［lateral（axillary）border］。上缘（superior border）指肩胛骨的上边界。该边界为上提和上旋肩胛骨的肌肉提供了附着点。

　　上缘外侧端有一个较深的半圆形切迹，称为肩胛上切迹（suprascapular notch）。上角（superior angle）位于内侧缘和上缘的交界处。下角（inferior angle）位于内侧缘和外侧

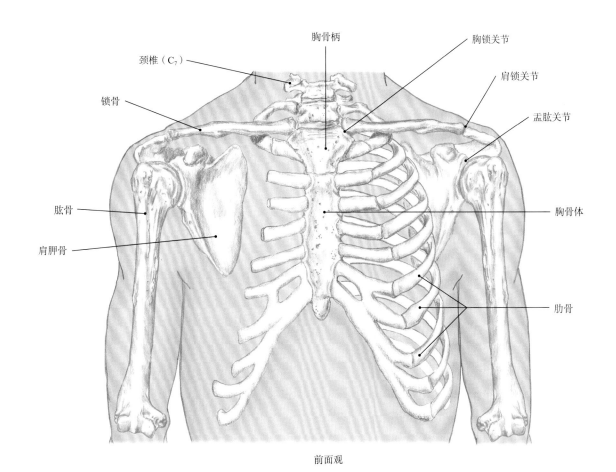

前面观

图 5.1　肩部和上臂的骨骼（右侧肋骨移除）

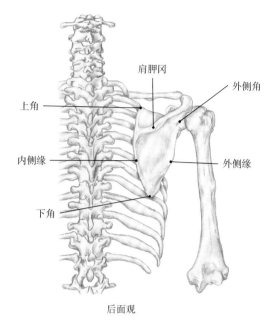

图 5.2　位于胸廓上的肩胛骨

缘的交界处。上缘和外侧缘的交界处形成了**外侧角**（lateral angle）。这个角包括**关节盂（窝）**[glenoid fossa（cavity）]，关节盂是一个浅窝，与肱骨头一起形成盂肱关节。

盂下结节（infraglenoid tubercle）和**盂上结节**（supraglenoid tubercle）位于关节盂的底部和顶部。它们是肘关节主要屈肌和伸肌（肱

临床应用
手法肩胛骨松动

　　肩胛骨的边界和许多骨性标志很容易在体表和斜方肌下方被触及。肩胛骨的触诊和手法操作常用于评估和治疗，因为肩胛骨的活动对整个上肢运动和作业表现至关重要。

　　例如，一位脑卒中的患者可能会感觉肩胛骨肌肉无力。作为一名医务人员，你可能需要为患者提供被动辅助以促进其完成双手上举过头的运动。

　　当一个人因为上肢受伤而制动一段时间后，其肩胛骨周围的肌肉由于缺乏牵伸可能表现出适应性短缩和紧张。利用手法（被动）松动肩胛骨有助于恢复肩胛骨的活动性，肩胛骨的运动是功能性肩肱节律的组成部分（在本章后面将详细介绍）。你会向哪个方向被动地（手法）松动肩胛骨，以促进肩关节完成双手上举过头的运动呢？

二头肌长头和肱三头肌）的附着部位。

　　紧挨着关节盂内侧，沿着骨骼顶部出现了**喙突**（coracoid process）（图 5.4）。喙突作为肌

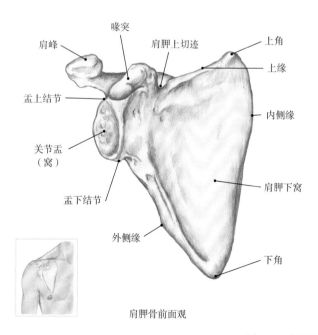

肩胛骨前面观

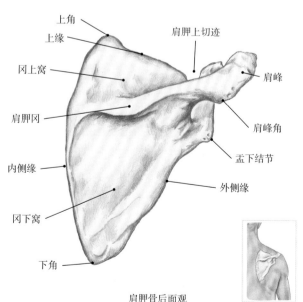

肩胛骨后面观

图 5.3　肩胛骨的骨性标志

肉和韧带的前附着点，对保持锁骨和肩峰之间的骨连结（肩锁关节）至关重要。

肩胛骨有 2 个主要的突出部分：肩胛冈和峰。肩胛冈从骨骼的后侧面突出，沿一条线从椎体边界延伸接近关节盂。肩胛冈的顶部向外侧延伸，形成**肩峰**（aromion），肩峰覆盖在关节盂上（图 5.5）。附着在肩胛骨上的肌肉通常是根据肩胛骨的骨性标志来命名的。例如，冈上肌位于肩胛冈上方，而冈下肌位于肩胛冈下方。

肩胛骨的作用是定位关节盂，使之适应肱骨的运动。肩胛骨在解剖学姿势上呈向前旋转位置，大约在冠状面前 30°～40°，这个平面称为**肩胛骨平面**（scapular plane）。在矢状面和冠状面之间的这个平面的运动称为**肩胛骨平面外展**（scaption）。肩胛骨平面外展是一种比单纯的屈曲或外展更自然的动作。这个动作有利于将手臂放在身体前面，这是发挥大多数功能的位置。

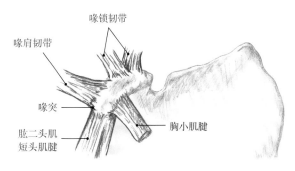

图 5.4　喙突

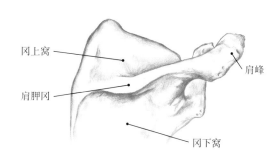

图 5.5　肩胛冈和肩峰

 临床应用
肩胛骨平面

我们很少单纯以屈曲（矢状面）或外展（冠状面）的方式活动手臂。当我们与周围的环境互动时，或举起并搬运身体前面的物体时，肱骨通常会在这两个平面之间的某个点与肩胛骨对齐。

当患者手臂上举过头或接受被动关节活动范围（passive range of motion，PROM）干预以改善作业表现时，在肩胛骨平面进行操作对患者来说通常更舒适。例如，肩关节术后，如肩袖修复术后（本章稍后讨论），经常涉及在患者仰卧位进行 PROM 训练以保持关节活动能力。在肩胛骨下放置一个枕头或毛巾卷使肩部处于肩胛骨平面，防止因直接卧于垫子上而导致肩前部过度紧张（图 5.6）。患者在这种体位时会更舒适，可以耐受被动运动且疼痛更少。

这一原则也适用于神经损伤后的患者，如脑卒中后的上肢偏瘫（无力）的患者。当患者坐起来时，放置在其前臂下的枕头或小桌板上可支撑肩关节复合体处于自然休息位置（肩胛骨平面）。患者仰卧或侧卧时也可以使用枕头或毛巾卷支撑上臂。

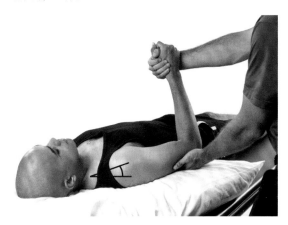

图 5.6　被动肩关节活动时将肩胛骨支撑在肩胛骨平面

▶ 试一试

　　为了说明肩胛骨平面的功能运动，让患者将手臂举过头顶，就像和某人击掌庆祝一样。现在注意肱骨的位置。它是处于屈曲位（矢状面）还是外展位（冠状面）? 肱骨可能是在介于两平面之间的肩胛骨平面位置。

　　设身处地为未来的患者着想。假如几天前，你刚做了一个痛苦的肩部手术，并来进行首次作业治疗会诊。你仰卧在地板、垫子或床上，肩后部平放于地面。你能感觉到肩前部肌肉的紧张吗? 接下来，仰卧时在肩部后面放一个小垫子或毛巾卷。你是否注意到肩部在肩胛骨平面上得到了支撑并且感觉更舒适? 相信你的患者和你的感受是一样的。

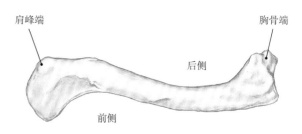
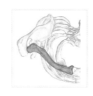

右侧锁骨上面观

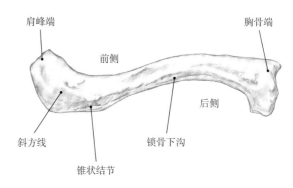

右侧锁骨下面观

图 5.7　锁骨

锁骨

　　锁骨（clavicle）呈 S 形（图 5.7）。摸一下你自己的锁骨，你会发现内侧 1/3 是前凸的，而外侧 1/3 是前凹的。从功能上说，锁骨起着纵向支柱的作用，锁骨连接着胸部和上臂，并与肩胛骨一起，使肱骨向外侧远离上半身。

锁骨的骨性标志

　　锁骨内侧（胸骨）端有一个平坦的表面（图 5.7）。在锁骨和胸骨上部的**胸骨柄**（manubrium）之间有一个纤维软骨盘（图 5.8）。锁骨的内侧端比胸骨柄上的关节面要大得多，所以它比胸骨柄上缘高很多，这就加深了颈静脉切迹。

　　锁骨的外侧部分从上到下是扁平的，呈卵圆形，与肩峰内侧缘相连接。

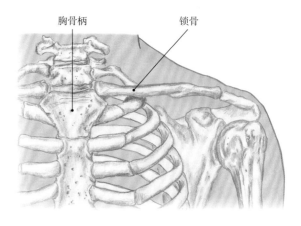

图 5.8　胸骨柄和锁骨

肱骨

　　肱骨（humerus）是上臂骨骼，连接躯干和前臂，肱骨是细长轴状结构，在两端膨胀（图 5.9）。肱骨近端有近半球形的肱骨头，肱骨头与肩胛骨关节盂相连。

肱骨的骨性标志

与肱骨头相对，肱骨近端侧面有一个突起，即**肱骨大结节**（greater tubercle）。位于大结节前面的是**肱骨小结节**（lesser tubercle）（图 5.9）。肱骨头和结节之间的沟是**解剖颈**（anatornical neek）的一部分。

小结节和大结节之间有一狭窄的**结节间沟**（intertubercular groove）（图 5.10）。肱骨横韧带从一个结节延伸到另一个结节，使这个沟变为隧道。穿过这个隧道的是肱二头肌长头，肱二头肌长头起自关节盂的上侧面及其纤维外缘，即**盂唇**（glenoicl labrum）（我们将在讨论关节时重新讨论这个盂唇结构）。

在骨干大约中部的外侧，有一块粗糙的骨骼区域，称为**三角肌粗隆**（deltoid tuberosity），它是三角肌的止点。三角肌粗隆后方是肱骨干的一个浅凹陷，即桡神经沟，它为桡神经绕行肱骨提供了一条通路。因为桡神经在这个位置紧贴骨面，肱骨中段骨折可能会损伤桡神经，这可能导致腕下垂，即桡神经支配的腕、拇指和其他手指伸肌瘫痪（见第 7 章）。

临床应用

什么是外科颈?

外科颈与解剖颈不同，外科颈是指紧挨着肱骨头和结节的下面区域，此处肱骨开始变窄。外科颈之所以这样命名，是因为它更容易骨折。

在年轻人中，高强度运动可能会导致外科颈骨折，但对老年人而言，则通常是跌倒。非移位性骨折可以通过制动来愈合，而更复杂的或移位性骨折可能需要手术固定（图 5.11）。

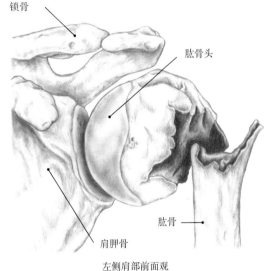

图 5.11　肱骨近端骨折。思考一下为什么肱骨外科颈更容易骨折?

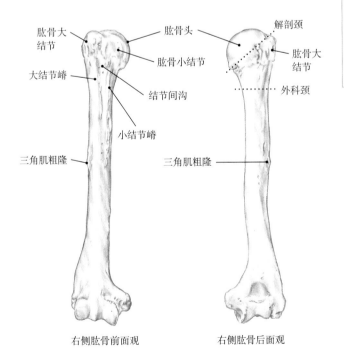

图 5.9　肱骨

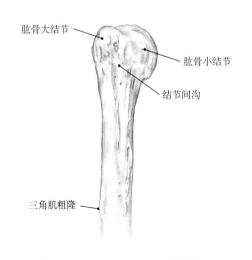

图 5.10　结节间沟和三角肌粗隆

临床应用
肱骨骨折

特定类型的损伤更容易导致肱骨特定部位的骨折。也存在地域影响：如在美国的某些地区，你可能会看到因为滑雪或骑牛受伤而导致的肱骨骨折。（作为新墨西哥州的一名临床医生，笔者曾治疗过一位患者，他在骑牛时受伤，导致肱骨中段骨折，5 年都没有得到过治疗。）

手背伸位跌倒（fall-on-outstretched-hands，FOOSH）可导致肱骨近端骨折，这是由于力通过伸直的肘部向上传递，作用于肱骨近端而导致的损伤。直接作用于肱骨的高冲击力，如在机动车事故（motor vehicle accident，MVA）中，更容易导致肱骨中段或远端骨折。

肱骨中段骨折容易损伤桡神经，因为该神经绕行肱骨中段。哪些特定的运动或感觉障碍可能表明桡神经受损（你可以参考第 2 章）？

Taylor Schultz | 在我们讨论肩关节复合体之前，让我们先来看看 Taylor 的情况。请看 Taylor 工作时的照片（图 5.12）。

- 描述他坐在办公桌前时上半身的姿势。
- 请注意当躯干直立（笔直），肩胛骨稳定在中立位（不向前倾斜）时，肩部的功能发挥最好。Taylor 的肩胛骨的位置如何？这对肩胛骨关节盂的方向会有什么影响？

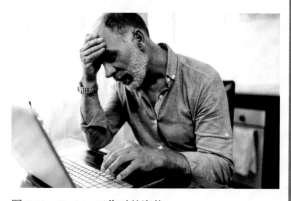

图 5.12　Taylora 工作时的姿势

关节

肩关节复合体由肩胛胸壁关节、胸锁关节、肩锁关节和盂肱关节（图 5.13）组成。它们共同为肩胛骨、锁骨和肱骨提供完整而相互依赖的运动。在我们检查产生肩关节复合体运动的力的肌肉之前，让我们先讨论一下每个关节的结构和功能。

肩胛胸壁关节

结构/功能分类：非典型

运动

- 滑动：上提、下降、外展、内收
- 旋转：内旋、外旋、上旋、下旋
- 倾斜：前倾、后倾

肩胛胸壁（scapulothoracic，ST）**关节**不是典型的滑膜关节，因为肋骨和肩胛骨之间没有直接连接（图 5.13）。确切地说，肋骨和肩胛骨的前表面是由肌肉组织分开的——特别是肩胛下肌和前锯肌。许多其他的肌肉附着在肩胛骨的背面和边缘，允许肩胛骨相对于胸廓进行平移（滑动）、旋转和倾斜运动（图 5.14）。

肩胛骨的这些运动使关节盂的位置更利于盂肱关节的运动。例如，盂肱关节处的肱骨在前屈并举过头运动中，如抛鱼线时，需要肩胛骨向上旋转。

肩胛骨运动组合往往是上肢运动动力链的基础。许多功能性活动都涉及肩胛骨运动的组合。例如，肩胛骨后缩（如拉开一扇门时）是肩胛骨内收和后倾的组合。

肩胛骨和肱骨之间的运动模式，称为肩肱节律，将在本章的后面描述。

在完成你的 ADL 和 IADL 以及观察他人的功能性活动时，养成分析肩胛骨运动的习惯。这样你能够想象和理解肩胛骨对上肢功能性活动的贡献，这将更有利于你在未来为患者提供服务。

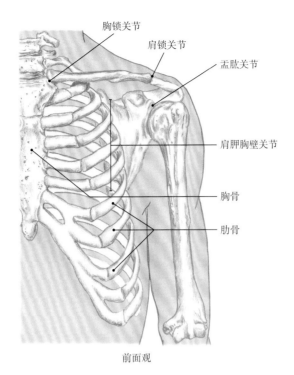

前面观

图 5.13　肩部和肱骨的关节

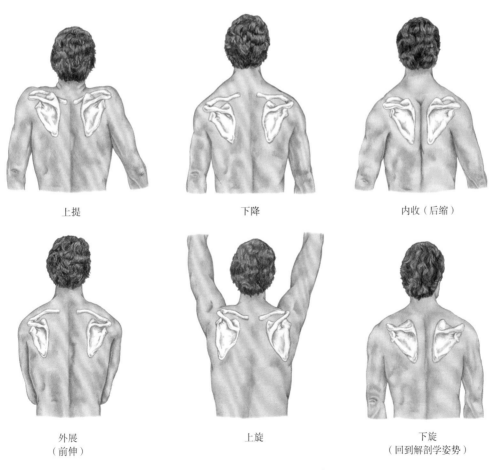

上提　　　　　　　　　　下降　　　　　　　　　　内收（后缩）

外展
（前伸）　　　　　　　　上旋　　　　　　　　　　下旋
　　　　　　　　　　　　　　　　　　　　　　　　（回到解剖学姿势）

图 5.14　肩胛胸壁关节的运动

为了分析肩胛骨运动作为上肢功能的一个组成部分，当你的伙伴模拟不同的功能运动时触诊其肩胛骨。

你可以将肩峰的上部或者肩胛冈作为触诊起点。让你的伙伴模拟手臂上举过头穿一件衬衫、划船或者扔棒球的动作。你注意到他的肩胛骨的位置和运动有何变化吗？

现在让你的伙伴把手伸进裤子后口袋或抓自己的腰部。肩胛骨的运动和位置是如何变化的？想想肩胛骨的这些运动是如何定位和促进肱骨的目的性活动的。

胸锁关节

结构分类：鞍状或球窝关节

功能（机械）分类：三轴

运动：上提、下降、前伸、后缩、旋后、旋前

胸锁（sternoclavicular, SC）**关节**是肩关节复合体与中轴骨的唯一直接骨性连接。该关节的骨骼部分由锁骨内侧端和胸骨柄的上外侧角形成（图 5.15）。

当肩胛骨平移和旋转时，胸锁关节配合肩胛骨运动，以促进肱骨的运动。为了更好地阐述这个模式，想象一下通过手臂大幅度的上下运动来清洁一扇高大的窗户。当肩关节屈曲时，肩胛骨上提并上旋，而锁骨上提并向后旋转；当肩关节伸展时，手在窗户上从上向下移动，肩胛骨下降并下旋，而锁骨下降并向前旋转。

模仿这个擦窗户的动作，在锁骨中部附近触诊。你能感觉到锁骨上提和旋转吗？胸锁关节活动受限会影响胸锁关节的运动和肩部的整体功能。

胸锁关节包含一个纤维软骨关节盘，关节盘将胸锁关节分为两个独立的滑膜腔。当上肢受到较大的力时，如肩外侧着地摔倒时，关节盘起到了韧带的作用，防止锁骨向内、向上脱离胸骨柄关节面。这种类型的损伤常见于没有通过手臂支撑缓冲的情况下的侧身摔倒，如从自行车上摔下来或在接触性运动中摔倒。

除了纤维关节囊外，胸锁关节在锁骨之间还有一个**锁骨间韧带**（interclavicular ligament）（图 5.15）。当锁骨的外侧受到压迫时，韧带就会变得紧张，比如在搬抬重物时。

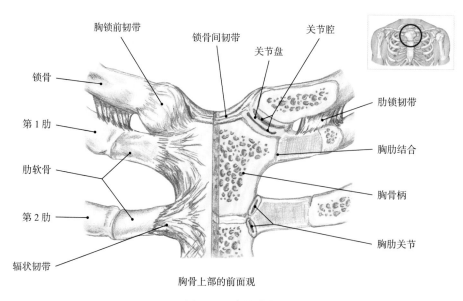

胸骨上部的前面观

图 5.15　胸锁关节

肩锁关节

结构分类：滑膜关节

功能（机械）分类：双轴

运动：前 / 后、上 / 下滑动

肩锁（acromioclavicular joint, AC）关节允许少量运动，主要是肩峰和锁骨之间的前 / 后和上 / 下滑动（图 5.16）。

这些小的滑动是与 ST 和 SC 关节的运动同步发生的，并且与 ST 和 SC 关节的运动成比例，促进整个肩部的运动（图 5.17）。例如，当把盘子放进位于头顶上方的柜子里时，ST 和 SC 关节向上旋转，而肩峰相对于锁骨向上滑动。

肩胛骨有 2 条固有韧带（肩胛骨内部的连接点）。其中较大的是喙肩韧带（coracoacromial ligament），它位于肩峰和喙突之间。在图 5.16 中，该韧带在肱骨近端形成一个顶，称为喙肩弓（coracoacromial arch）。一条较小的肩胛上韧带（suprascapular ligament）穿过肩胛上切迹，它是肩胛上神经通过的孔隙。

还要注意锁骨外侧端和肩峰之间的倾斜（图 5.16、5.17）。这种倾斜使肩锁关节在直接内侧力作用下容易发生脱位。这种类型的肩锁关节脱位通常被称为肩关节分离（shoulder separation），可能是跌倒导致肩侧直接着地的结果。由于韧带松弛，锁骨通常会相对于肩峰向上移位。

临床上如果用手将脱位的锁骨复位（按压）至肩峰处，松开手时锁骨可能会抬高，类似于钢琴键。由于肩锁关节的关节囊薄弱，它依赖喙锁韧带（coracoclavicular ligament）来防止肩关节分离。这些韧带从喙突嵴延伸至锁骨。

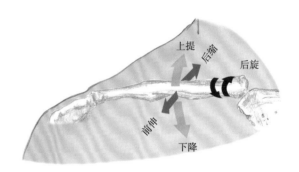

右侧锁骨前面观

图 5.17　肩锁关节和胸锁关节的运动

Taylor Schultz ｜ 再看看 Taylor 坐在办公桌前的样子（图 5.12）。

* 他的 ST、SC 和 AC 关节位置如何？
* 他提到在穿衣和淋浴时完成手臂上举过头动作会很困难。这些关节需要哪些目的性活动来完成这些基本的 ADL？

右侧肩胛骨前面观

图 5.16　肩锁关节

（图中标注：
肩锁韧带
喙锁韧带
斜方韧带　锥状韧带　锁骨
肩峰
喙肩韧带
喙肱韧带
冈上肌和肩胛下肌腱（切断）
肱二头肌腱（切断）
肱骨
喙突
盂肱关节
盂肱关节关节囊
肩胛骨）

盂肱（肩）关节

结构分类：球窝关节

功能（机械）分类：三轴

运动：屈曲、伸展、外展（包括水平外展）、内收（包括水平内收）、内旋（内侧）、外旋（外侧）

肩关节通常指的是**盂肱关节**（glenohumeral joint，GHJ），尽管肩关节复合体包括多个关节。GHJ 位于肩胛骨关节盂和肱骨头之间（图 5.18）。

凸起的肱骨头比凹陷的关节盂大得多，很像发球台上的高尔夫球（图 5.19）。较浅的关节盂，再加上较大的肱骨头，提供了极大的关节活动范围：GHJ 可以围绕 3 个轴在 6 个方向上运动。

然而这种结构使骨骼表面之间的接触最小，这就牺牲了骨一致性和关节稳定性。如果没有骨一致性带来的固有关节稳定性，肩部周围的肌肉就必须提供功能性运动所需的稳定性。

关节盂被附着的纤维边缘 [**盂唇**（glemoicl labrum）] 略微加深，这增加了关节表面的接触面积和稳定性（图 5.20）。

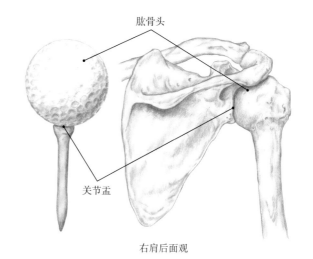

右肩后面观

图 5.19　肱骨头和关节盂

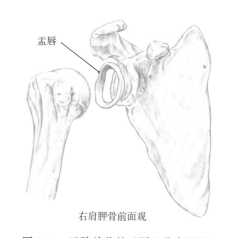

右肩胛骨前面观

图 5.20　盂肱关节的盂唇（分离展示）

此盂唇后部与肱二头肌长头肌腱（肱二头肌锚点）相连；前部与关节囊的增厚区域连续，称为**盂肱韧带**（glenohumeral ligament）（图 5.21）。如果肱骨脱位，盂唇往往因此受损，这会严重损害关节稳定性。

当手臂在身体侧面处于中立位时，GHJ 关节囊的下半部分是松弛的。这允许关节囊随着肱骨抬高而扩张。**粘连性关节囊炎**（adhesive capsulitis），或称肩周炎，是一种涉及盂肱关节囊增厚和紧张的病理现象，严重限制了关节的活动性和功能。

外展和外旋的结合增加了关节囊和韧带的张力，有助于形成闭合位。从功能上讲，这个位置涉及洗头或扭转身体扔球的动作。开放位是指

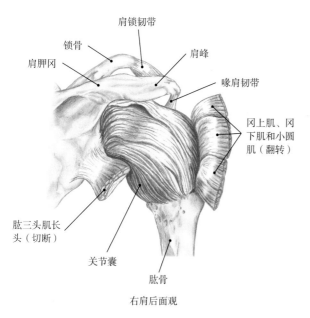

图注：
肩锁韧带
锁骨
肩胛冈
肩峰
喙肩韧带
冈上肌、冈下肌和小圆肌（翻转）
肱三头肌长头（切断）
关节囊
肱骨

右肩后面观

图 5.18　盂肱关节囊

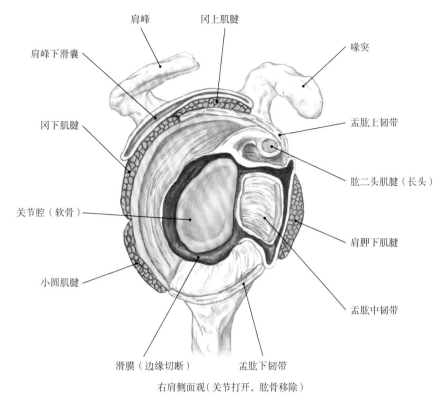

右肩侧面观（关节打开，肱骨移除）

图 5.21　关节盂及周围的软组织

40°～50° 外展和 30° 水平内收，如伸手去够安全带。

　　由于肩关节的结构不稳定，肩关节可能会脱位，因此肩关节依赖于周围的肌肉来保持运动的稳定性。这些支撑肌肉提供**动态稳定性**（dynamic stability），当肩部大幅度运动时，这些肌肉会收缩以保持肱骨头的位置。本章稍后我们将探讨肩关节脱位的原因和影响。

　　如果没有肩袖和三角肌的收缩来将肱骨头固定在适当的位置，关节囊就会被过度牵拉而受伤。例如，由于脑卒中导致周围肌肉瘫痪的患者可能会由于重力作用于没有肌肉支撑的肩部造成关节囊被牵拉而疼痛。

　　肱二头肌长头穿过 GHJ 关节囊，被滑膜包围。该肌腱的反复受压会导致炎症和运动时疼痛（肱二头肌肌腱炎）。

　　肱骨头和肩峰之间的狭窄空间是**肩峰下间隙**（subacromial space）。肱二头肌的长头、冈

下肌和冈上肌的肌腱，以及**肩峰下（三角肌下）滑囊** [subacromial（subdeltoid）bursae] 位于其内部，容易因重复性手臂上举过头运动而受压（图 5.22）。这些组织的炎症和相关疼痛被称为肩峰下撞击症，可能与姿势代偿或肩袖肌群肌力不足有关（本章后面会有描述）。

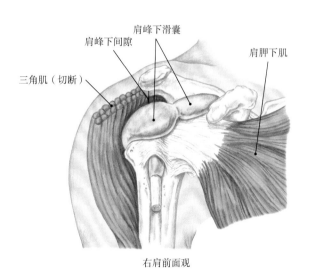

右肩前面观

图 5.22　盂肱关节的肩峰下滑囊

盂肱关节运动学已被广泛研究，但确定这个复杂关节的确切模式已被证明是具有挑战性的。虽然盂肱关节是一个凹凸关节（正如你在第 1 章学到的），但它并不像其他具有这种排列方式的关节那样遵守相同的旋转和平移规则。大多数研究证实肱骨在抬高时存在一定程度的轴向旋转和平移，但其幅度和方向存在争议。临床上普遍认为，为了恢复盂肱关节的完全运动，必须解决平移（滑动）的问题。但由于肩袖肌力不足和关节不稳定，可能存在过度的向上滑行，导致肩峰下撞击。[2]

肌肉和运动

不同的肌群有助于肩胛骨、锁骨和肱骨复杂的整体运动（图 5.23、5.24）。当你学习每一块肌肉的排列和附着点时，从功能的角度来考虑这块肌肉。

- 肌肉如何支持肩部功能性运动以促进作业表现？
- 肩部的运动和位置如何影响整个上肢的功能？

在你熟悉了肩关节的肌肉和运动后，我们将进一步练习肩胛骨和盂肱关节活动范围测量和 MMT。

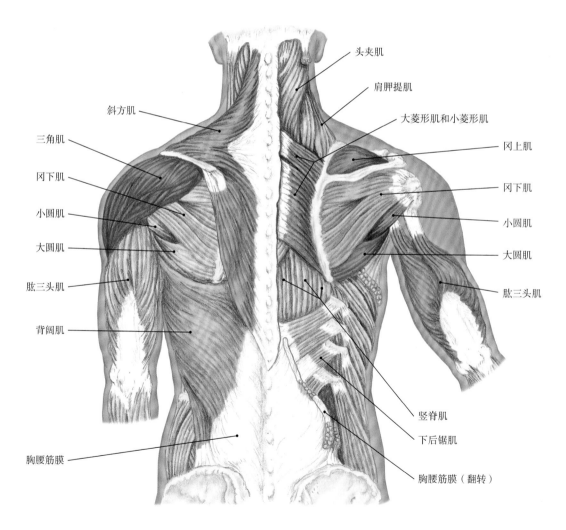

图 5.23　肩部和背部后面观（右侧移除背阔肌、斜方肌和三角肌）

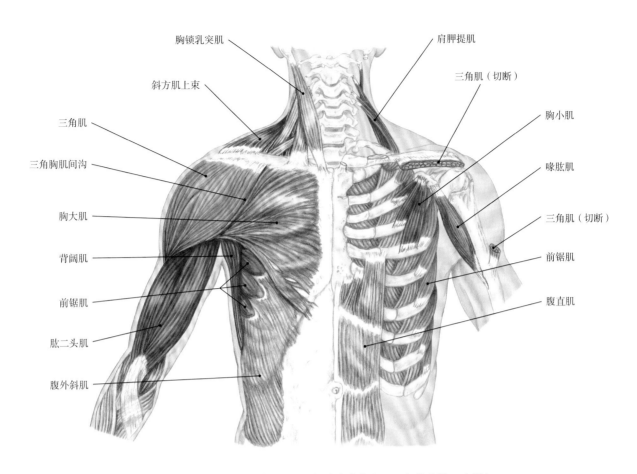

图 5.24　肩部和胸部前面观（左侧移除胸大肌、三角肌和肱二头肌）

Taylor Schultz | 既然你已经了解了更多关于肩关节复合体的解剖学知识，让我们回到 Taylor 的案例上。他说工作一整天后，他的肩部疼痛加剧了。有时，他把手放在方向盘上开车回家时也会感到疼痛。他还抱怨上背部和颈部疼痛。回到家后，他通常会服用非处方镇痛药，然后想放松一下看电视。他注意到自己变得没那么有耐心了，也更加容易烦躁。

再来看看他坐在办公桌前的姿势。注意他躯干的具体位置。

- 这个躯干姿势如何影响他肩胛骨的位置？
- 他的姿势和肩胛骨的位置如何影响肱骨的运动？
- 其作业概况中概述的习惯、工作或日常活动对其症状有何影响？

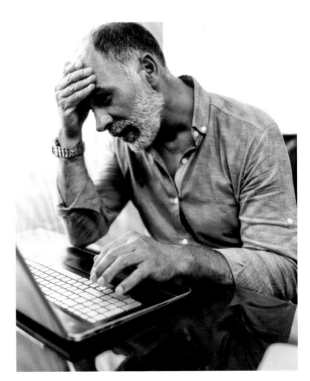

肩胛骨肌群

斜方肌

肩胛提肌和菱形肌

前锯肌

胸小肌

如前所述，肩胛骨与骨架之间没有直接的骨骼连接（滑膜关节）。相反，肩胛骨周围肌肉将肩胛骨固定在脊柱和胸廓（中轴骨）上。其中2块肌肉（前锯肌和胸小肌）也连接到胸廓前面。背侧肩胛骨肌肉由浅至深分层排列。

斜方肌

肩胛骨背侧最浅层的肌肉是宽阔的**斜方肌**（trapezius），其上部、中部和下部的纤维用于稳定和活动肩胛骨。斜方肌形状的形成得益于，起自脊椎的肌纤维向两个方向延伸：从上往下附着到锁骨，从下往上附着到肩胛骨（图 5.25）。

斜方肌是一个很好的例子，它表面上看起来是一块单独的肌肉，但功能上却像是三块肌肉。

- 上部纤维参与肩胛骨的上提和上旋，促进肱骨抬高以进行手臂举过头的活动。
- 水平方向的中部纤维使肩胛骨向脊柱侧内收，这是功能性后缩的组成部分。
- 下部纤维也协助肩胛骨上旋或下降，作为其他肌肉的力偶。

斜方肌有助于稳定和移动肩胛骨，以便有效地定位上肢近端。

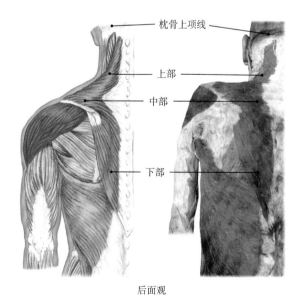

枕骨上项线

上部

中部

下部

后面观

图 5.25　斜方肌是上背部和肩部最浅层的肌肉

斜方肌		
目的性活动		
P	伸手去拿在头上方的物体（斜方肌上部/斜方肌下部），划皮艇或独木舟（斜方肌中部）	
A	上部	
	双侧：伸展头部和颈部	
	单侧：	
	使头颈部向同侧屈曲	
	使头颈部向对侧旋转	
	上提肩胛骨（肩胛胸壁关节）	
	上旋肩胛骨（肩胛胸壁关节）	
	中部	
	内收肩胛骨（肩胛胸壁关节）	
	稳定肩胛骨（肩胛胸壁关节）	
	下部	
	下降肩胛骨（肩胛胸壁关节）	
	上旋肩胛骨（肩胛胸壁关节）	
O	枕外隆凸、枕骨上项线内侧部分，项韧带和 $C_7 \sim T_{12}$ 棘突	
I	锁骨外侧 1/3、肩峰和肩胛冈	
N	副神经（脑神经XI）和 $C_2 \sim C_4$ 的腹支	

肩胛提肌和菱形肌

在斜方肌深处，从上到下，有肩胛提肌（levator scapulae）、小菱形肌（rhomboicl minor）和大菱形肌（rhomboicl major）（图 5.26）。

这些肌肉共同作用于肩胛骨，使肩胛骨上提和下旋，并为上旋肩胛骨的肌肉（斜方肌上部 / 下部和前锯肌）提供平衡。菱形肌和三角肌中部在肩胛骨内收和防止过度外展或前伸方面也起着重要作用。

Taylor Schultz | 根据你目前所了解的情况，你认为有针对性地加强菱形肌和斜方肌中部对于提高 Taylor 的作业表现有什么帮助？为什么呢？

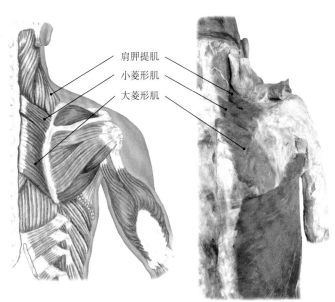

后面观

图 5.26　肩胛提肌和菱形肌位于斜方肌的深处

肩胛提肌	
目的性活动	
P	耸肩（非语言交流）或把公文包夹在腋下
A	单侧： 　上提肩胛骨（肩胛胸壁关节） 　下旋肩胛骨（肩胛胸壁关节） 　使头颈部向同侧屈曲 　使头颈部向同侧旋转 双侧： 　伸展头颈部
O	$C_1 \sim C_4$ 横突
I	位于肩胛骨上角和肩胛冈上部之间的肩胛骨内侧缘
N	颈神经（$C_3 \sim C_4$），肩胛背神经（$C_4 \sim C_5$）

大菱形肌和小菱形肌	
目的性活动	
P	把手伸进裤子后面的口袋
A	内收肩胛骨（肩胛胸壁关节） 上提肩胛骨（肩胛胸壁关节） 下旋肩胛骨（肩胛胸壁关节）
O	大菱形肌：（$T_2 \sim T_5$）的棘突 小菱形肌：（$C_7 \sim T_1$）的棘突
I	大菱形肌：位于肩胛冈和肩胛下角之间的肩胛骨内侧缘 小菱形肌：肩胛骨内侧缘的上半部分，从肩胛冈穿过
N	肩胛背神经（$C_4 \sim C_5$）

前锯肌

前锯肌（serratus anterior）是将肩胛骨内侧边缘固定在胸廓的肌肉（图 5.27）。前锯肌对于保持肩胛骨相对胸廓的位置非常重要。

支配这块肌肉的胸长神经受损，可能导致翼状肩胛（本章稍后讨论）。在这种情况下，肩胛骨的内侧缘变得不稳定并远离胸廓（呈翼状）。

前锯肌	
目的性活动	
P	推开一扇很重的门
A	固定起点时： 　外展肩胛骨（肩胛胸壁关节） 　上旋肩胛骨（肩胛胸壁关节） 　下降肩胛骨（肩胛胸壁关节） 　使肩胛骨的内侧缘紧贴胸廓 固定肩胛骨时： 　在用力吸气时上提胸廓
O	第 1~8 肋或第 1~8/9 肋的外表面
I	肩胛骨内侧缘的前表面
N	胸长神经（C_5~C_8）

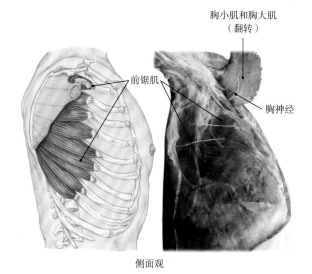

图 5.27　前锯肌

胸小肌

肩胛骨的喙突是**胸小肌**（pectoralis minor）的附着点，胸小肌将肩胛骨稳定在胸廓前部（图 5.28）。

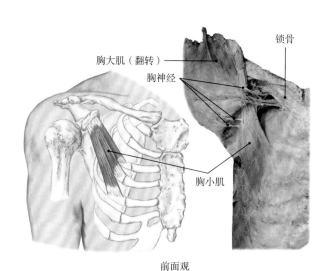

前面观

图 5.28　胸小肌

胸小肌		
目的性活动		
P	深呼吸，拄拐杖走路	
A	下降肩胛骨（肩胛胸壁关节） 外展肩胛骨（肩胛胸壁关节） 下旋肩胛骨（肩胛胸壁关节） 肩胛骨固定时： 　用力吸气时辅助上提胸廓	
O	第 3~5 肋	
I	肩胛骨喙突的内表面	
N	胸内侧神经和胸外侧神经（C_6~C_8，T_1）的交通支	

临床应用
锁骨骨折时会发生什么？

如前所述，锁骨是起到部分支撑作用或沿其走行抵抗纵向压力的结构。如果你摔断了锁骨，肩关节会变得不稳定，所有的手臂运动都会变得非常痛苦。图 5.29 的左图显示了锁骨作为支撑，使肱骨远离躯干。然而，在锁骨骨折后（如右图所示），会发生以下情况。

（1）重力（由蓝色箭头表示）将外侧断端向下拉。

（2）附着在锁骨上的肌肉（包括斜方肌，取决于骨折发生的位置）将锁骨内侧向上拉。

（3）胸大肌肌纤维使肱骨内收。

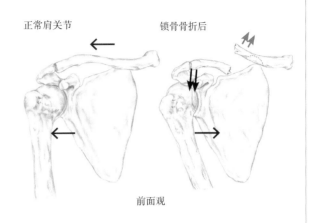

图 5.29　锁骨骨折对肩关节复合体的影响。思考一下，在功能性运动中锁骨如何帮助维持肱骨的位置？

肩胛骨的目的性活动

肩胛骨在冠状面的 4 个主要运动通常被认为是上提、下降、外展和内收。然而，肩胛骨的功能性运动并不局限于冠状面，通常还包括肩胛骨相对于胸廓的旋转或倾斜。例如，手臂伸到身体前面涉及肩胛骨前伸，这是外展和前倾的结合。作为一名学生和未来的临床医生，你应该熟悉肩胛骨在冠状面的解剖运动以及复合目的性活动。

- 前伸——外展伴前倾。
- 后缩——内收伴后倾。
- 上旋——上提伴外展。
- 下旋——下降伴内收。

从某种意义上说，肩胛骨通过运动以定位关节盂从而促进肱骨的运动，类似于钟表齿轮通过转动调整指针的走位（图 5.30）。肩关节完全屈曲和外展（肱骨抬高）需要肩胛骨向上旋转。肩

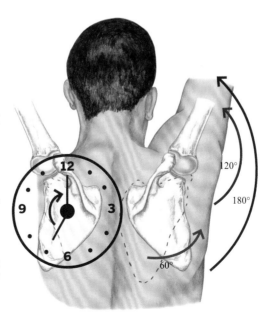

肩肱节律可以理解成时钟的齿轮（肩胛骨）和指针（肱骨）之间的相对运动

当肱骨抬高（屈曲或外展）0～30°时，或者时钟的6点到7点，肩胛骨（齿轮）保持静止

当肱骨从30°抬高到180°时，或者时钟的7点到12点，肱骨每抬高2°，肩胛骨上旋1°

图 5.30　肩肱节律像是齿轮转动时钟的指针

胂骨将关节盂定位在肱骨运动的方向上，并允许肱骨头通过肩峰下间隙。

肩胛骨的许多肌肉协同工作，它们作用于相反的方向，却促成相同的运动。例如，前锯肌、斜方肌上部和斜方肌下部都有助于肩胛骨上旋，但它们的附着点和牵拉方向却大不相同。其他肌肉形成力偶（force couple），互相拮抗，用于平衡和稳定肩胛骨。例如，菱形肌和肩胛提肌向下旋转肩胛骨，以平衡促进肩胛骨向上旋转的肌肉。

当你读到有关特定运动的内容时，你能确定哪些其他力偶作用于肩胛骨上提、下降或下旋吗？现在来谈谈功能层面：当你把手伸进裤子后口袋、推开沉重的门或扔球时，涉及肩胛骨的哪些运动和特定的肌肉？

图 5.31 ~ 5.35 展示了作用于肩胛骨的肌肉的功能，原动肌首先被列出。星号表示未显示的肌肉。

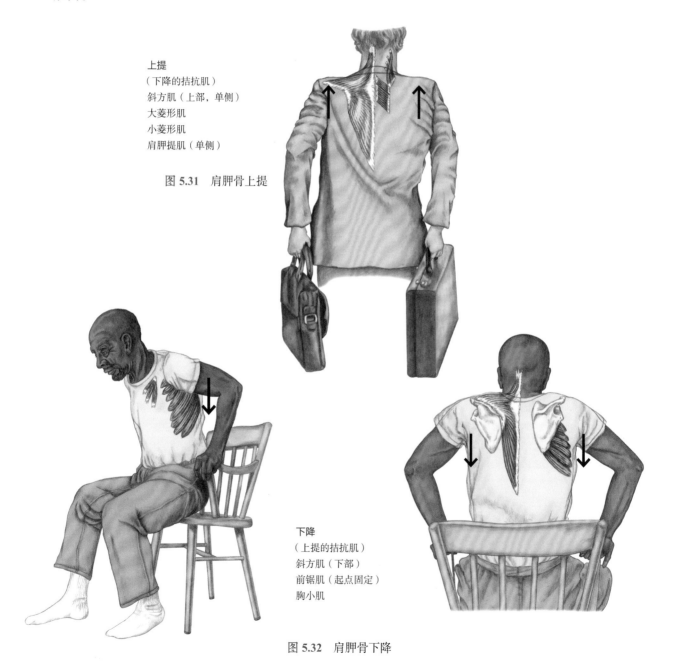

上提
（下降的拮抗肌）
斜方肌（上部，单侧）
大菱形肌
小菱形肌
肩胛提肌（单侧）

图 5.31　肩胛骨上提

下降
（上提的拮抗肌）
斜方肌（下部）
前锯肌（起点固定）
胸小肌

图 5.32　肩胛骨下降

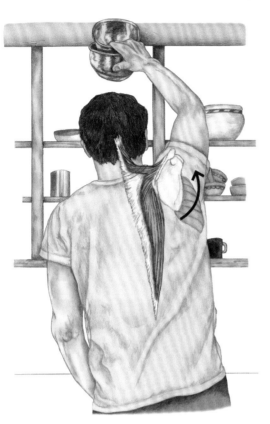

上旋
（下旋的拮抗肌）
斜方肌（上部和下部）
前锯肌（起点固定）

下旋
（上旋的拮抗肌）
大菱形肌
小菱形肌
肩胛提肌
胸小肌

图 5.33　肩胛骨上旋

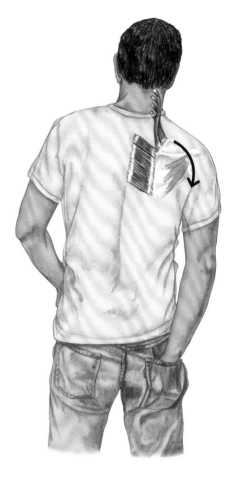

图 5.34　肩胛骨下旋

前伸（外展合并前倾）
（内收的拮抗肌）
前锯肌（起点固定）*
胸小肌 *

后缩（内收合并后倾）
（外展的拮抗肌）
斜方肌（中部）
大菱形肌
小菱形肌

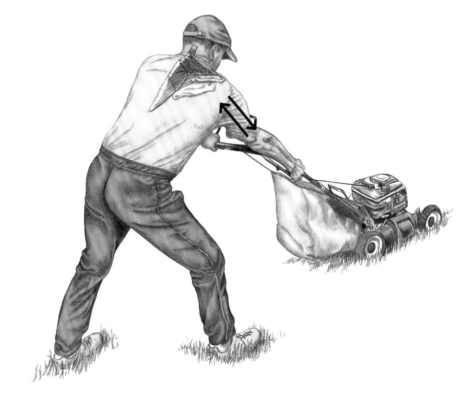

图 5.35　肩胛骨前伸和后缩

▶ 试一试

作为非典型关节的复杂运动模式，肩胛骨的前伸和后缩是难以测量的。一些资料建议通过测量肩胛骨边界和脊柱之间的距离来判断肩胛骨的运动。最近开发的一种技术使用肩胛骨上角和肩峰作为解剖标志来测量肩胛骨相对于冠状面的前伸和后缩（图 5.36A）。量角器的轴心与上角对齐，固定臂保持固定在冠状面，当肩胛骨前伸或后缩时，移动臂跟随肩峰移动。

看一下图 5.36。使用上述技术测量肩胛骨的休息位（图 5.36B）、前伸（图 5.36C）和后缩（图 5.36D）。该技术仍在研究中，但已经证明具有高度评估者间信度，这意味着两名不同的临床医生使用该技术可以获得相似的测量结果[2]。你怎么看呢？

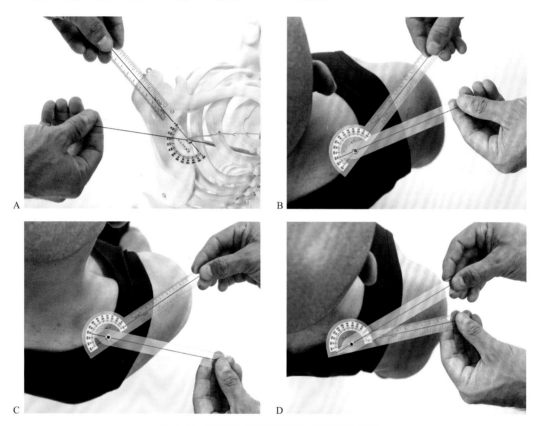

图 5.36　用量角器测量肩胛骨的前伸和后缩

肩关节肌肉

肩袖肌群

三角肌

大圆肌

喙肱肌

肩胛骨作为躯干和肱骨之间的纽带，提供稳定性和灵活性之间的平衡，以促进肱骨运动。接下来介绍的功能性肌群包括连接肩胛骨和肱骨近端的肌肉或称肩肱肌。

这些肌肉将肱骨头固定在关节盂内，并为肱骨上抬和旋转提供力量。当肩部在空间中移动时，如伸手、放置物品或投掷时，这些肌肉是激活的。

肩袖肌群

冈下肌

小圆肌

肩胛下肌

冈上肌

肩袖肌群（rotator cuff group）——冈下肌、小圆肌、肩胛下肌和冈上肌在肩关节周围形成一个解剖学袖带，几乎将整个肱骨头包裹起来（下方袖带不完整）。肌肉不仅产生手臂的运动，而且通过将肱骨头稳定在关节盂来保持盂肱关节的功能完整性。

肱二头肌长头也有助于稳定关节，它有时被称为第 5 块肩袖肌肉。肱三头肌长头为关节的下方提供了最小的支撑。袖带的后部由冈下肌（infraspinatus）和小圆肌（teres minor）组成，它们止于大结节（图 5.37）。这些肌肉主要使肱骨外旋，如洗澡时手伸到头后或上背部。

肩袖后部由肩袖前部的拮抗肌**肩胛下肌**（subscapularis）来平衡（图 5.38）。这块肌肉用于肱骨内旋，如在穿胸罩或如厕时需要将手向后伸够的动作（请记住，这些运动是相对于解剖

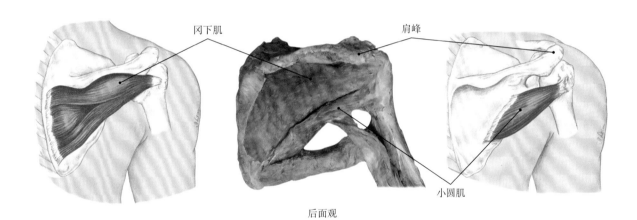

后面观

图 5.37　冈下肌和小圆肌

冈下肌	
目的性活动	
P	从事乒乓球等球拍类运动
A	外旋肩关节（GHJ） 内收肩关节（GHJ） 将肱骨头稳定在肩胛骨关节盂内
O	冈下窝
I	肱骨大结节
N	肩胛上神经（C_4 ~ C_6）

小圆肌	
目的性活动	
P	清洗头颈后部
A	外旋肩关节（GHJ） 内收肩关节（GHJ） 将肱骨头稳定在肩胛骨关节盂内
O	肩胛骨外侧缘的上 2/3
I	肱骨大结节
N	腋神经（C_5 ~ C_6）

学姿势定义的）。

冈上肌（supraspinatus）可能是最著名的（也是最容易受伤的）肩袖肌肉，位于肩胛骨上方，从肩峰下方穿过并止于大结节（图 5.39）。在三角肌的协同作用下，冈上肌外展肱骨。

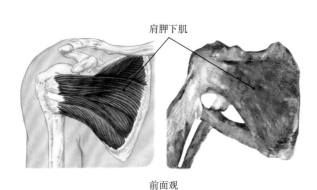

图 5.38　肩胛下肌

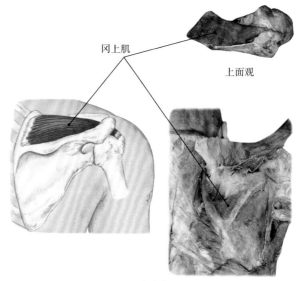

图 5.39　冈上肌

肩胛下肌	
目的性活动	
P	上厕所，穿胸罩，扔棒球
A	内旋肩关节（GHJ） 将肱骨头稳定在肩胛骨关节盂内
O	肩胛下窝
I	肱骨小结节
N	肩胛下神经的上下部（$C_5 \sim C_7$）

冈上肌	
目的性活动	
P	双手过头绘画或洗头
A	外展肩关节（GHJ） 将肱骨头稳定在肩胛骨关节盂内
O	冈上窝
I	肱骨大结节
N	肩胛上神经（$C_4 \sim C_6$）

Taylor Schultz | 冈上肌与 Taylor 的情况有什么关系？考虑一下它在肩峰下方的走行以及 Taylor 在过头使用手臂时所感受到的疼痛。

三角肌

三角肌（deltoid）是肱骨近端上方的浅表
肌肉。其优越的定位和清晰的前部、中部、后部
肌纤维为屈曲、外展和伸展提供力量（图 5.40）。

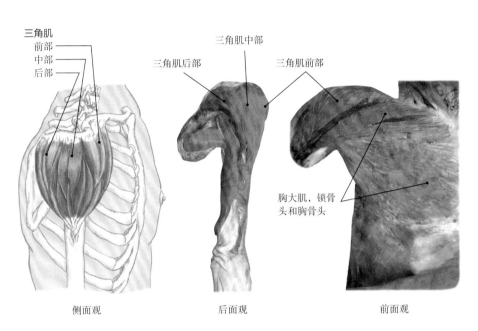

侧面观　　　　　　　　后面观　　　　　　　　前面观

图 5.40　三角肌

三角肌	
目的性活动	
P	做瑜伽时的手臂上举过头动作（所有肌纤维），伸手去够物（前部），系上安全带（后部）
A	所有肌纤维： 外展肩关节（GHJ） 前部： 屈曲肩关节（GHJ） 内旋肩关节（GHJ） 水平内收肩关节（GHJ） 后部： 伸展肩关节（GHJ） 外旋肩关节（GHJ） 水平外展肩关节（GHJ）
O	锁骨外侧 1/3，肩峰，肩胛冈
I	三角肌粗隆
N	腋神经（$C_5 \sim C_6$）

大圆肌

大圆肌（teres major）也被称为"背阔肌的小帮手"，因为它有与背阔肌类似的内收和内旋肩关节的作用（图 5.41）。

大圆肌	
目的性活动	
P	如厕和会阴部护理
A	伸展肩关节（GHJ） 内收肩关节（GHJ） 内旋肩关节（GHJ）
O	肩胛骨下角和肩胛骨外侧缘的下 1/3
I	肱骨小结节嵴
N	肩胛下神经下部 $C_5 \sim C_7$

当我们开始讨论盂肱关节的目的性活动时，让我们考虑这个关节处的力偶。其中一个典型的肌肉骨骼力量组合涉及冈上肌和三角肌。首先，确定它们的附着部位和施加在肱骨上的力的方向。接下来，回答以下问题。

- 如果这两块肌肉同时收缩，会发生什么运动？
- 什么作业活动涉及这对力偶？
- 肌力不足时作业表现可能会受到什么影响？

"肩关节"通常指盂肱关节（GHJ），但请记住，肩关节包括 4 个不同的关节。

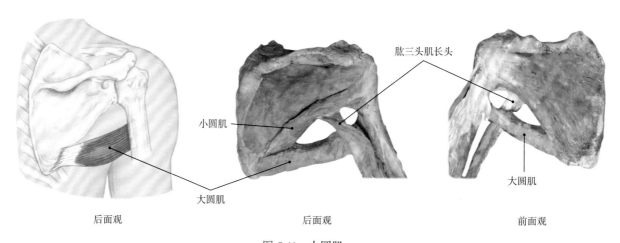

后面观　　　　　后面观　　　　　前面观

图 5.41　大圆肌

盂肱关节的目的性活动

盂肱关节处肱骨的运动取决于肩胛骨和锁骨的稳定性和灵活性。例如，粉刷天花板涉及肩关节屈曲，这就需要肩胛骨上旋。

图 5.42 ~ 5.48 展示了在功能情景下作用于盂肱关节的肌肉，原动肌首先被列出。星号表示未显示的肌肉。

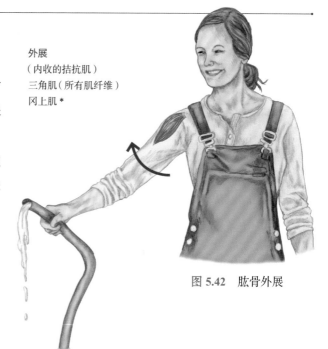

外展
（内收的拮抗肌）
三角肌（所有肌纤维）
冈上肌 *

图 5.42　肱骨外展

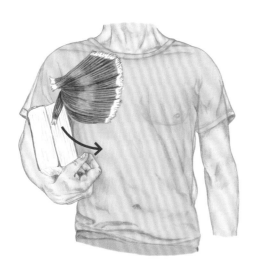
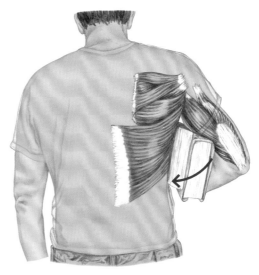

图 5.43　肱骨内收

内收
（外展的拮抗肌）
背阔肌
大圆肌
冈下肌

小圆肌
胸大肌（所有肌纤维）
肱三头肌（长头）
喙肱肌

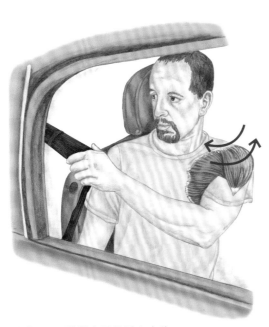

图 5.44　肱骨水平外展和内收

水平外展
（水平内收的拮抗肌）
三角肌（所有肌纤维）

水平内收
（水平外展的拮抗肌）
三角肌（前部）
胸大肌（上部）

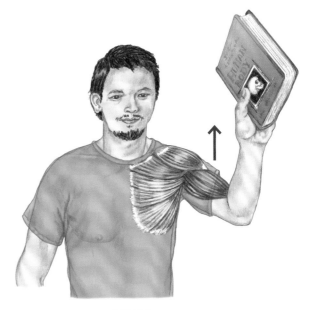

图 5.45　肱骨屈曲

屈曲
（伸展的拮抗肌）
三角肌（前部）
胸大肌（锁骨部）
肱二头肌
喙肱肌 *

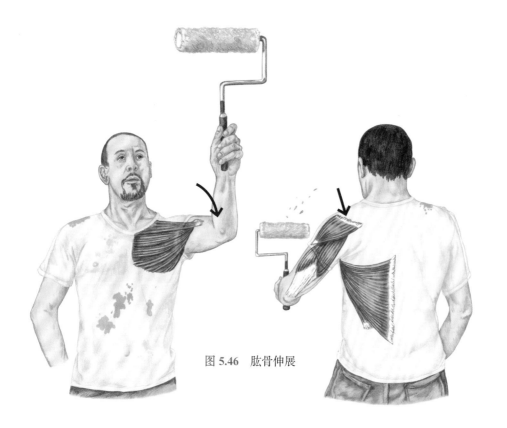

伸展
（屈曲的拮抗肌）
三角肌（后部）
背阔肌
大圆肌 *
胸大肌（胸骨部）
肱三头肌（长头）

图 5.46　肱骨伸展

外旋
（内旋的拮抗肌）
三角肌（后部）
冈下肌
小圆肌

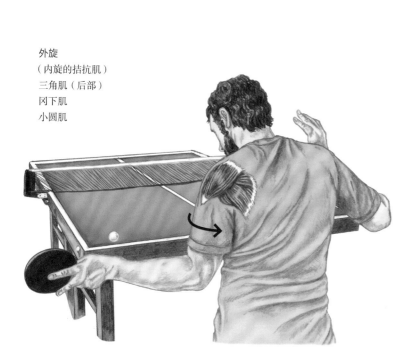

图 5.47　肱骨外旋

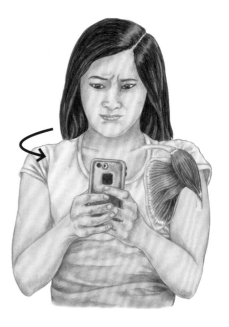

图 5.48　肱骨内旋

内旋
（外旋的拮抗肌）
三角肌（前部）
背阔肌 *
大圆肌 *
肩胛下肌
胸大肌（所有肌纤维）*

OT 指南之关节活动角度测量和 MMT：肩关节

你已经检查了作用于肩关节的肌群，并从功能的角度考虑了具体的动作，现在让我们复习一下前文所述的肩胛胸壁关节和盂肱关节。描述参与特定动作的各种肌肉和力偶。当你练习时，描述肩胛骨、锁骨和肱骨在肩胛胸壁关节、胸锁关节、肩锁关节和盂肱关节处的运动。这些动作是如何在功能性活动中定位和稳定上肢的？

同时讲述各种肌肉的动作及相关的力偶。由于肩关节的复杂性，这需要练习。你可以从肩胛骨开始，如"肩胛骨的上旋有助于肱骨的外展和屈曲及斜方肌上部和下部、前锯肌的募集……"然后在肩胛骨运动的基础上，描述肱骨屈曲所需的肌肉。

对特定的作业活动进行关节角度测量。例如：系上安全带需要肱骨水平内收多少度？如厕需要肱骨内旋多少度？想想其他作业活动，描述作业表现所必需的目的性活动。

作业和临床视角

你已经了解了肩关节目的性活动所涉及的骨骼、关节和产生力量的肌肉，现在让我们通过作业和临床推理视角来应用这些知识。下文将进一步将该区域的功能解剖与作业表现相结合，并探讨从业者可能会遇到的几种常见病理情况。

肩胛骨：上肢运动的基础
肩胛骨是上肢一系列相互连接的链条的起点。它为盂肱关节提供了一个基础支持，使手臂在空间中进行功能性活动。

许多 ADL 需要肩部抬高（屈曲或外展），包括保持个人卫生 / 梳洗、穿上衣和洗澡（图 5.49）。工作和休闲等作业通常包括用力或抵抗性地抬高肩部。想象一下，一名仓库员工正在为空货架备货，或者一个排球运动员正在把球扣过网。这些目的性活动需要肩胛骨肌群和肱骨肌群的复杂配合。

要成为一名高效的治疗师，你必须能够辨别出妨碍作业表现的功能障碍运动模式，这需要对基础功能解剖学和发生在肩关节复合体的典型运动模式有一个全面的了解。

Taylor Schultz | 回顾 Taylor 的情况。你会记得他一天大部分时间都在特定的环境中使用电脑。使用电脑时需要考虑他的躯干和肩胛骨的位置。你也可以搜索一些工作姿势的人体工效学图片。

- 工作姿势不良会导致哪些肌肉骨骼失衡？
- 哪些肌肉可能短缩，容易紧绷？
- 哪些肌肉可能会被拉长，变得脆弱？这种运动模式是如何导致肩痛的？
- 这种特定的环境如何支持或限制作业表现？

当我们探索一些可以帮助 Taylor 有效地工作的作业和临床视角时，请保持这些思维过程。

肩胛骨和胸廓之间没有骨连接。肩胛骨在软组织内平移（滑动）和旋转。这种结构为肩胛骨的稳定和上肢的活动提供了必要的平衡。然而，特定肌肉的肌力不足或力量不平衡可能会导致**肩胛骨运动障碍**（scapular dyskinesis），即肩胛骨的休息位置或活动位置的改变。

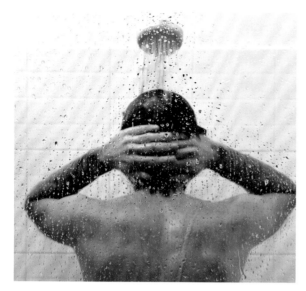

图 5.49 洗头需要肩关节复合体哪些特定的运动?

前锯肌在肋骨上稳定肩胛骨,前锯肌无力可能导致**翼状肩胛**(scapular winging)(图 5.50)。在这种情况下,由于斜方肌背侧牵拉力量没有受到相应肌肉力量的对抗,肩胛骨的内侧缘向后倾斜,远离胸廓。因此,肩胛骨的活动能力受损,从而限制了肩部的功能性运动。由于肩胛骨稳定肌薄弱而出现轻微翼状肩胛的患者可通过加强前锯肌和其他肩胛骨稳定肌而获益。

更严重的翼状肩胛可能与肌肉瘫痪有关,其

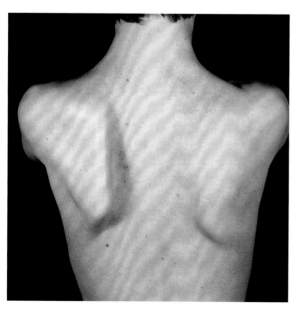

图 5.50 翼状肩胛。哪些肌肉力量不足?

原因是神经损伤,如脑卒中或胸长神经损伤。在这些情况下,康复手段可能包括手法松动肩胛骨伴上肢活动,OT 应该为偏瘫侧的手臂提供支持,以避免薄弱的软组织被拉伤。

肩胛骨有助于肱骨在盂肱关节处的运动,肩胛骨与肱骨必须一起工作才能使上肢进行功能性抬高。此外,胸锁关节和肩锁关节必须按比例上提、下降和旋转(仅胸锁关节)锁骨,以促进肩胛骨的运动。这种协同的运动模式被称为**肩肱节律**(scapulohumeral rhythm)。肩胛骨和肱骨按比例的运动可以使肩关节的骨骼在动态活动中保持最佳解剖学排列。

这意味着,肩胛骨的前伸和后缩可以增强手臂的向前和向后够物能力,而肩胛骨的上旋则支持手臂超过头顶的抬高。肩胛骨在肱骨抬高(屈曲或外展)0~30° 时保持相对稳定,然后开始以 1∶2 的比例(肩胛骨旋转相对于盂肱关节旋转)向上旋转,在过头运动(图 5.51)共 180° 的移动范围中贡献了大约 60°。

在体操或攀岩等上肢闭链功能性活动中,周围肌肉的共同收缩可以稳定肩胛骨和上肢近

▶ **试一试**

为了更好地理解肩胛骨和肱骨之间的联系,请尽可能向前活动你的肩关节(伛偻),然后试着把你的手臂举过头顶。这样做难吗?应该是的。这个姿势缺乏肩胛骨的旋转,限制了你整个肱骨的活动。你为什么觉得以这个姿势举起手臂很困难?

现在和同伴一起模拟肩胛骨活动受限并讨论对功能的影响。让你的伙伴站直,把你的手牢牢地放在他的肩胛骨上方。当他慢慢抬起手臂时,用手施力阻止他的肩胛骨移动。注意这可能会让你的伙伴感到不适。他的手臂能举多高?[4] 肩胛骨活动受限如何影响 ADL、IADL、工作和休闲?

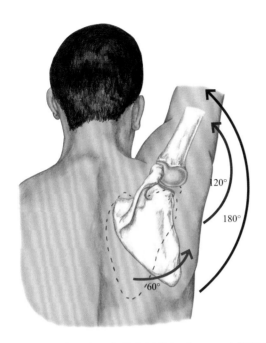

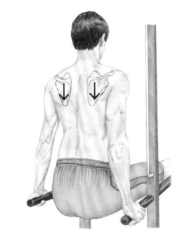

图 5.51　肩肱节律。肩关节屈曲超过 30°，肩胛骨和肱骨以 1 : 2 的比例运动。肩部全范围屈曲或外展大约需要肩胛骨旋转 60° 及肱骨屈曲 120°

端（图 5.52）。需要向前或向后触及肩部以下水平的功能性活动包括了肩胛骨的前伸和后缩，以及肱骨的屈曲和伸展。举个交替前伸和后缩的例子——划船的动作（图 5.53）。当划艇运动员开始划桨时，她的躯干向前弯曲，同时肩胛骨前伸、肩关节屈曲，将桨柄向前伸入水中。当她在水中向后划桨时，她的躯干后伸，同时肩胛骨后缩，肩关节伸展。

　　当手臂在肩部或肩部以下水平工作时，肩胛骨处于有利位置，可以将核心肌肉强大的力量传递到手臂，产生"推"或"拉"。想想拔河比赛，你将手臂放在身体两侧，你可以借助绳子产生有力的拉力，为你的队伍赢得比赛。

　　与此相反，当手臂上举过头时，如把一个孩子高高举起，肱骨依靠更小的肌肉——主要是位于上方的冈上肌和三角肌——来支撑手臂抬高的姿势。这就是冈上肌是肩袖中最常受伤的肌肉的原因：冈上肌相对较小，但在没有肩胛骨稳定肌支持的情况下，将手臂上举过头的姿势会让它承受更多压力。

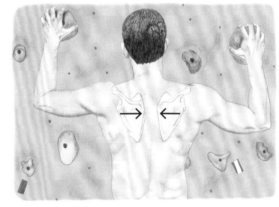

图 5.52　描述进行这些上肢活动时肩胛骨的姿势或运动

Taylor Schultz | 你如何将肩肱节律的概念应用到 Taylor 的案例中？作为手臂上举过头活动的一个组成部分，他的肩胛骨活动范围是怎样受到限制的？

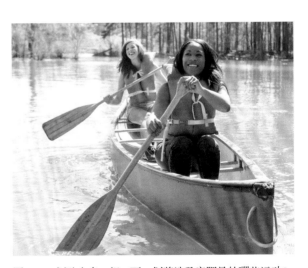

图 5.53　划独木舟。想一下，划桨涉及肩胛骨的哪些运动？

拳击手击打的例子可用来说明肩胛骨在产生可用力量中的作用（图5.54）。随着肱骨的抬高，当拳击手的躯干向前旋转时，前锯肌有力地使肩胛骨前伸，产生向前的冲力，将手推入沙袋。在这个例子中，手臂基本上是作为一个通道，传递来自下肢、躯干和肩胛骨的力。当购物者推着购物车时，类似的机制也在起作用。

其他功能性活动涉及静态的肩胛骨，如更换头顶上的灯泡。这时，肩胛骨保持一个固定的、向上旋转的位置，支持上肢的远端关节，以提供更精确的运动来完成任务。

双手举过头时重力会对肩袖，特别是冈上肌，产生更大的压力，因此生活中应该限制该动作的频率和阻力以避免肩袖损伤。

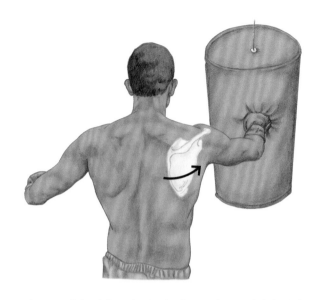

图5.54　击打沙袋。肩胛骨的哪些运动和上肢击打沙袋的动作有关？这个动作涉及哪些肌肉？

姿势失衡和肩部功能障碍

保持躯干和肩胛骨的平衡，采取直立姿势对保持肌肉骨骼平衡和促进肩关节功能性活动是至关重要的。在工作时或在课堂上坐太久后，核心肌肉（腹部和背部肌肉）可能会开始疲劳，导致

躯干屈曲及肩胛骨前倾（驼背）。事实上，当你阅读本书时，你可能就处于这种状态。

持续的弯腰姿势可能导致胸大肌和胸小肌收紧，以及肩胛骨稳定肌的拉长和肌力减弱，这都会加剧姿势失衡（图5.55）。

最佳的肩部姿势取决于整个身体的肌肉骨骼

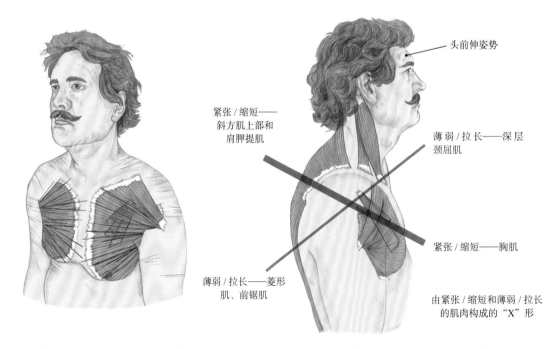

紧张/缩短——斜方肌上部和肩胛提肌

薄弱/拉长——菱形肌、前锯肌

头前伸姿势

薄弱/拉长——深层颈屈肌

紧张/缩短——胸肌

由紧张/缩短和薄弱/拉长的肌肉构成的"X"形

图5.55　上交叉综合征。思考一下，你如何处理这种肌肉失衡模式？Taylor的症状和这种模式有关吗？原因是什么？

平衡。下肢或骨盆不对称、脊柱侧凸或核心不稳定将影响肩部的功能定位（见第 10 章中的完整讨论）。

使用轮椅进行功能性活动的老年人特别容易出现姿势上的代偿。由于他们的头颈部向下，这种不平衡可能会损害他们的呼吸功能以及他们与环境的互动（图 5.56）。

长时间的姿势代偿可导致上肢和肩部的多种病理改变。其中之一是**肩峰下撞击**（subacromial impingement），即肩峰和肱骨头之间的软组织受压（图 5.57）。

当肩胛骨外展和前倾时，关节盂和肩峰向下，这使肩峰下间隙变窄，当肱骨头需要在关节盂内旋转或滚动产生肩部运动时，压力增加并会限制肱骨的活动。重复性运动包括肩关节外展和内旋，这种姿势在游泳者中很常见，可能导致肩峰下间隙缩小，也可能导致肩峰下撞击。

请记住第 2 章的内容，臂丛神经经过锁骨和胸大肌、胸小肌的下止点。驼背姿势也可能导致

这些结构受压，这被称为胸廓出口综合征（图 5.58）。

针对这些病理问题的一些作业治疗包括姿势教育、工作站或任务调整，以及对抗姿势失衡和促进作业表现的练习或活动。

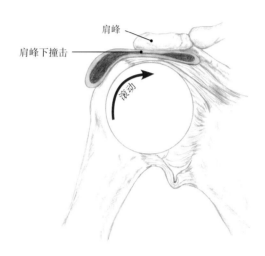

右肩关节前面观

图 5.57　肩峰下撞击。你能把这种情况向未来的患者描述吗？

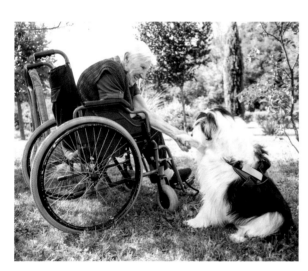

图 5.56　轮椅移动。长时间坐在轮椅上会如何影响肩关节的姿势和功能？这种姿势如何影响身体的其他系统（心血管系统、呼吸系统）和特定的作业活动——ADL、IADL 和社会参与？

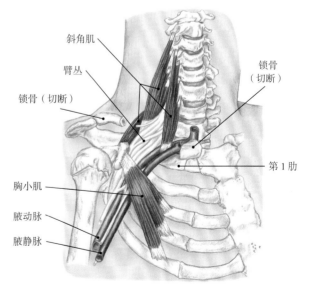

右肩和颈椎的前外侧观

图 5.58　胸廓出口综合征（TOS）的部位。你认为上肢臂丛神经受压或者 TOS 会有什么症状？

盂肱关节的功能

球窝式结构为盂肱关节提供了巨大的活动性，允许上肢在所有运动平面进行运动和定位，以完成功能性任务。

解剖学上，肱骨头与关节盂的表面接触极小，就像高尔夫球放在球座上，可以自由活动，但内在的稳定性有限。由于没有骨骼一致性，盂肱关节主要依靠非收缩的软组织来保持**静态稳定性**（static stability），即休息位稳定。盂窝的最外层边缘，也就是盂唇，增加了关节盂的深度以容纳肱骨头。

关节囊由一层韧带组织构成，用来保持肱骨头相对关节盂的位置。虽然肩部的收缩组织（肌肉）为盂肱关节提供了动态稳定性，但当盂肱关节处于休息位时，厚厚的关节囊增强了其静态稳定性。关节囊及其前部增厚部分构成盂肱韧带，为肱骨头提供多个方向上的支持。

由于神经损伤，如脑血管意外或创伤性脑损伤导致的**轻偏瘫**（hemiparesis），或身体一侧无力，可能会导致关节囊受损。这是因为重力向下牵拉手臂，而此时肩部肌肉瘫痪缺少可对抗重力的肌力。最终，这种牵拉会拉长关节囊的韧带纤维，使肱骨头向下脱位，也称为**盂肱关节半脱位**（glenohumeral subluxation）（图 5.59）。由于受神经支配的关节囊被过度牵拉，疼痛感受器被激活，导致剧烈的肩部疼痛。

矫形器可以提供外部支持，以防止对关节囊的疼痛牵拉（图 5.60）。轮椅使用者可能会受益于一个可以支撑手臂的托板，帮助肱骨头保持一个更中立的位置。

肩袖肌群作为最重要的动态支撑，为肱骨头提供急需的稳定性（图 5.61）。当肱骨抬高时，这些肌肉收缩为复杂的功能性运动提供动态稳定性，如清洗上背部或抛鱼线。

肩袖肌群在许多涉及将手臂伸向头后或背部的 ADL 中是活跃的，如穿上衣和上厕所。包括

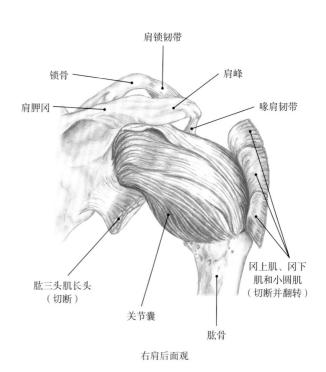

右肩后面观

图 5.59　盂肱关节半脱位。当肩周围肌肉无力或瘫痪时，哪些结构使肱骨头保持原位（被动稳定）？

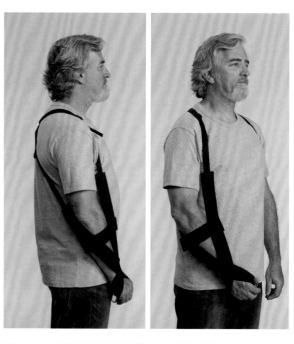

图 5.60　支持性悬吊矫形器。这种矫形器（GivMohr 悬吊带）如何解决脑卒中后轻偏瘫患者的肩关节半脱位问题？

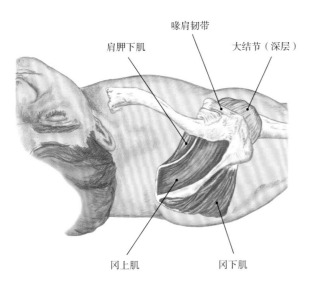

图 5.61　肩袖肌群的上面观。这些肌肉如何支持肱骨的稳定性和活动性？

喙肩韧带
肩胛下肌
大结节（深层）
冈上肌
冈下肌

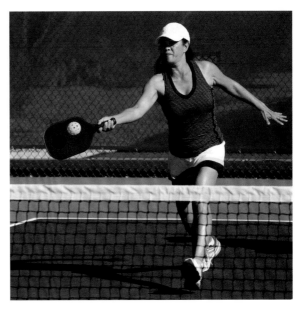

图 5.62　展示打匹克球时肩关节的动作

投球或挥动球拍在内的动作，需要依靠肩袖配合核心肌群和下肢产生高速运动（图 5.62）。投掷棒球时要注意挥臂活动范围终末端肩关节外旋，然后用力内旋来加速球的运动。

　　肩袖在产生基本的运动，也在稳定关节盂中的肱骨头方面发挥重要作用。肩袖无力可导致肩峰下撞击，因为肱骨头可在关节盂内向上移位，压迫肩峰下的组织和肩锁韧带。

　　三角肌和冈上肌构成肩部手臂上举过头运动的重要力偶，尤其是肩关节外展时。如果三角肌无力，那么冈上肌必须施加更大的力来抬高肱骨，从而增加肩袖损伤的风险。

　　肩袖无力时，肱二头肌长头可能发生炎症，因为它为抬高肩部提供代偿性力量。肩关节重复屈曲，如在粉刷头顶上方的墙壁时，可能会导致这种情况，这被称为**肱二头肌肌腱炎**（bicipital tendinitis）。

　　背阔肌和胸大肌在中轴骨和肱骨之间形成直接的肌肉联系，将手臂的运动锚定在躯干上。背阔肌的主要动作是使肩关节在手臂高举时完成伸展动作（向下向后），如在挥舞大锤下落时（图 5.63）。

　　胸大肌有胸骨部分和锁骨部分，能使肩关节产生强有力的内收和屈曲。当你在肩关节中度屈曲的情况下伸手去拿安全带时，你就理解胸大肌的作用了。

　　这些强大的肌肉协同工作，在肱骨头处施加下行（向下）的力，抵抗外部向上的力。例如，想想某个人需要挂着拐杖行走，功能性活动是通过利用上肢施力下压拐杖以替代下肢负重（图 5.64）。背阔肌和胸大肌的合力与肩胛骨的下降肌（胸小肌、斜方肌下部）共同收缩产生上肢下

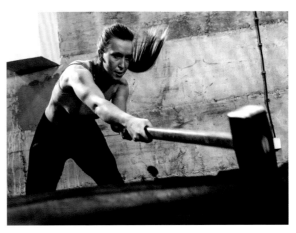

图 5.63　使用大锤。思考一下，背阔肌如何帮助你向下挥动锤子？

压力的反作用力，使身体上升，完成迈步，最终活动能力得到改善。

当肱骨固定时，如肱骨支撑在椅子的扶手上，背阔肌可以通过其位于躯干下部的宽阔的起点产生反向作用力，从而更有力地上提躯干和骨盆，帮助身体由坐姿转移到站姿（图 5.65）。

对于老年人，保持背阔肌和股四头肌的力量（用于膝关节伸展），有助于更独立和安全的转移，特别是从较低的平面向上转移时，如坐在传统的坐便器上如厕。

肩袖撕裂

与许多肌肉骨骼病变一样，肩袖撕裂的风险随着年龄的增长而增加，因为肩袖的灵活性和肌肉质量下降。肩袖撕裂可能是磨损性的，或由于长时间的摩擦而缓慢发展，如肩峰下撞击，也可能是单一创伤性事件造成的。损伤通常涉及肩关节在抬高位时承受较大负荷，最常受损的是冈上肌（图 5.66），如将重物上举至高架柜时。

盂肱关节脱位

由于肱骨头和关节盂之间有限的表面接触，盂肱关节是人体中最常出现脱位的关节。涉及肱骨末端运动的重复性活动，如游泳，可导致关节囊拉长，盂肱关节出现总体不稳定，最终出现脱位。

当手臂处于闭链负重状态时，涉及肱骨近端受力的损伤可导致盂肱关节外伤性脱位。许多脱位发生在关节囊前侧，通常是由于外展位时创伤性外旋，或 90°/90° 位置，肩关节和肘关节成直角。这些类型的损伤常见于需要终末端用力的运动，如武术或摔跤。

盂肱关节脱位也可能会损伤盂唇（即关节盂周围的保护环），导致肩关节进一步的不稳定。盂唇撕裂根据所涉及的盂唇部分进行分类，例如，肩关节上盂唇前后部（superior labrum

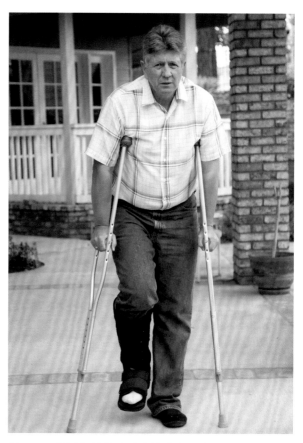

图 5.64　使用拐杖促进功能性移动。肩部肌肉如何抵消拐杖通过肩带产生的向上的力？

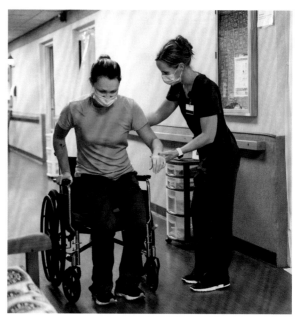

图 5.65　从坐到站。肩部肌肉如何帮助一个人从坐位到站立位转移？

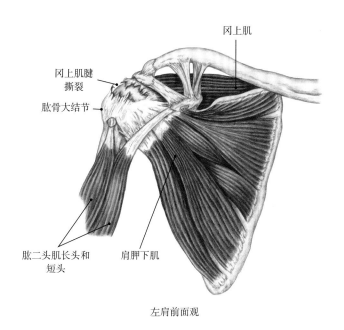

冈上肌

冈上肌腱
撕裂

肱骨大结节

肱二头肌长头和
短头

肩胛下肌

左肩前面观

图 5.66　冈上肌腱撕裂。思考一下，这种损伤如何影响肩关节的功能性运动？哪些具体的作业活动会受到影响？

anterior to posterior，SLAP）撕裂（图 5.67）。这种损伤也涉及肱二头肌长头。根据损伤的严重程度，这些损伤可能需要手术干预，术后康复的首要目标是恢复功能稳定性。

对于任何脱位，盂肱关节的关节囊和周围的肌肉往往被拉长，增加了关节不稳定性和再次损伤的风险。保守的干预措施可能包括加强肩袖的力量，以提高肩部的动态稳定性，并有助于作业表现。

骨关节炎

与任何滑膜关节一样，随着重复使用，盂肱关节易患**骨关节炎**（osteoarthritis，OA）（图 5.68）。加上肩袖无力，盂肱关节的上抬可能会受到明显的限制，可能需要调整活动或使用辅具（如取物器）来代偿导致疼痛的运动。肩关节成形术（置换术）可能是晚期关节退行性改变患者的一种选择，以减轻疼痛和恢复基本的功能运动。

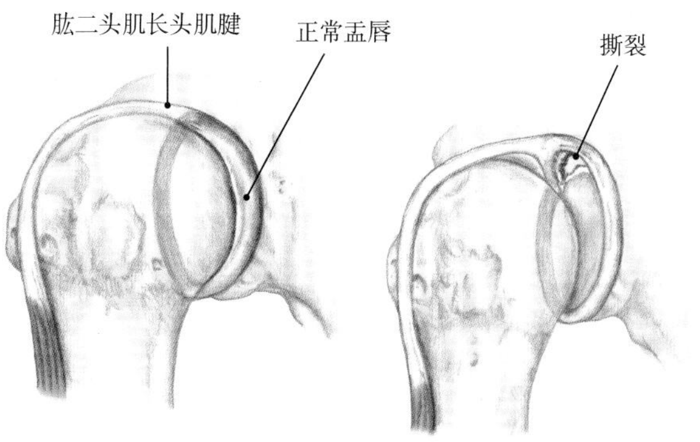

肱二头肌长头肌腱　正常盂唇　　撕裂

右盂肱关节，前面观

图 5.67　肩关节上盂唇前后部（SLAP）损伤。这种损伤如何影响盂肱关节的稳定性？

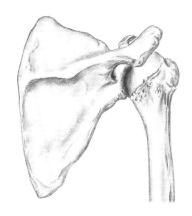

右肩后面观

图 5.68　盂肱关节骨关节炎。这种情况会如何影响作业表现？

作为一名 OT 从业者，你应对肩带的对称性和肌肉失衡有敏锐的意识。你还将学习如何使用触诊和临床评估来确定肌肉骨骼问题对作业活动的限制。上肢是一个运动链，对于功能性任务，各关节之间的运动是相互依赖的。在评估上肢时，你可以遵循的一般原则是：①从近端到远端；②从宽泛到具体。例如，如果患者的盂肱关节可全范围被动活动，但在重力作用下，主动屈曲只能达到 90°，这就表明存在肌力不足，而不是关节受限或撞击。

具备全范围被动活动的能力排除了骨骼限制（撞击），而由肌肉驱动的主动活动受限则提示肌力不足。粗略的 MMT 可识别肩袖后部的无力，更进一步的骨科特殊测试用于分离单个肌肉。例如，空罐试验用于分离冈上肌并提示是否存在肩袖病变。这些肩部骨科检查为临床推理提供依据，指导评估和干预。

应用与回顾

Taylor Schultz

Taylor 来找你这个作业治疗师，以进行他的第一次作业治疗会诊或初步评估。你仔细听他描述症状和这些症状对他日常生活的影响。参考 Taylor 的作业概况——一个重要的主观评估部分。回想一下，明确 Taylor 的表现技能、表现模式、患者因素和环境。

你的客观评估部分包括关节角度测量和 MMT。Taylor 的盂肱关节能进行大约 120° 前屈和 100° 外展的主动活动，并伴有明显的疼痛。手臂在体侧时，他可完成全范围外旋和内旋活动。MMT 结果显示他的所有肩部运动平面的肌力分级为 5/5，对肩袖肌群的分离测试也显示肌力分级为 5/5。你注意到他的肩部呈圆形，他的肩胛骨外展并向前倾斜。

- 你怀疑是什么引起了他的疼痛，特别是当他做手臂上举过头的动作时？
- 临床医生还使用骨科特殊检查来进一步确定肌肉骨骼症状的来源。研究霍金斯－肯尼迪（Hawkins-Kennedy）试验（肩峰下撞击综合征的特殊检查）和 Neer 试验。这些检查如何帮助确定 Taylor 的肩部的具体问题？
- 可能涉及哪些解剖结构？
- 可以实施什么策略来恢复 Taylor 的作业表现及预防症状进一步加重和功能受限？
- Taylor 非常担心他会失眠，并且他担心这会影响他的工作表现。你有什么建议来预防他出现症状，以及恢复他的睡眠和休息？
- 如何宣教或改造工作环境，以防止在类似工作场所中其他员工出现类似症状？

复习题

1. 下面哪块肌肉有助于肩胛骨上旋？
   a. 斜方肌上部
   b. 斜方肌下部
   c. 前锯肌
   d. 以上所有

2. 对于涉及冈上肌腱和冈下肌腱的肩袖撕裂，以下哪种作业活动最难以完成？
   a. 穿脱下半身衣物
   b. 穿脱上半身衣物
   c. 缝纫
   d. 简单地准备饭菜

3. 从坐到站转移时，应该加强哪些肩部肌肉以增加独立性和安全性？
   a. 肱二头肌
   b. 冈上肌
   c. 背阔肌
   d. 肩胛下肌

4. 你的患者在 1 个月前患了脑卒中，并伴有右侧上肢轻偏瘫。她主诉右肩疼痛剧烈。你可以看到她的肩峰和肱骨头之间有一个大约两指宽的空隙。以下哪项最能描述这种临床表现？
   a. 肩袖无力
   b. 肱二头肌肌腱炎
   c. 肩峰下撞击
   d. 盂肱关节半脱位

5. 哪块肩袖肌对肱骨内旋以完成如厕动作最重要？
   a. 肩胛下肌
   b. 冈上肌
   c. 小圆肌
   d. 冈下肌

6. 一名患者在右肩袖修复手术后接受作业治疗服务。医嘱明确肩关节上举主动活动范围（active range of motion，AROM）训练限制在 90° 以下。以下哪一项活动对这个患者来说是合适的基于作业的干预？
   a. 滑轮
   b. 无阻力的上肢功率车
   c. 擦洗肩部水平以下的窗户
   d. 穿上衣

7. 老年人表现为右盂肱关节内旋受限，限制ADL 的完成。你认为以下哪一种特定的ADL 是最受限的？
   a. 梳洗
   b. 穿上衣
   c. 进食
   d. 如厕

8. 以下哪块肌肉有助于盂肱关节的伸展以方便穿衣？
   a. 肱三头肌
   b. 三角肌后部
   c. 背阔肌
   d. 以上所有

9. 对于穿衣或洗澡等 ADL，需要肩胛骨做什么样的运动来促进盂肱关节完成上臂上举过头？
   a. 下旋
   b. 内收
   c. 后缩
   d. 上旋

10. 哪块肌肉瘫痪可能导致翼状肩胛，从而损害肩肱节律和上肢的功能性使用？
    a. 冈上肌
    b. 肩胛下肌
    c. 前锯肌
    d. 背阔肌

（答案请参阅书后）

备注

1. American Occupational Therapy Association, *Occupational Therapy Practice Framework: Domain and Process*, 4th ed. Bethesda, MD: AOTA Press, 2020.
2. Carol A. Oatis, *Kinesiology: The Mechanics and Pathomechanics of Human Movement*, 3rd ed. (Philadelphia: Wolters Kluwer, 2017).
3. Nathan Short et al., "Proposed Method for Goniometric Measurement of Scapular Protraction and Retraction," preprint, submitted August 31, 2019, https://doi.org/10.1016/j.jht.2019.02.002; Nathan Short et al., "Inter-rater Reliability of Goniometric Technique to Measure Scapular Protraction and Retraction," *American Journal of Occupational Therapy* 75 (forthcoming).
4. Adapted from David Paul Greene and Susan L. Roberts, *Kinesiology: Movement in the Context of Activity*, 3rd ed. (St. Louis, MO: Elsevier, 2017).

参考文献

American Occupational Therapy Association. *Occupational Therapy Practice Framework: Domain and Process*. 4th ed. Bethesda, MD: AOTA Press, 2020.

Avers, Dale, and Marybeth Brown. *Daniels and Worthingham's Muscle Testing: Techniques of Manual Examination and Performance Testing*. 10th ed. St. Louis, MO: Saunders, 2019.

Biel, Andrew. *Trail Guide to Movement: Building the Body in Motion*. 2nd ed. Boulder, CO: Books of Discovery, 2019.

Biel, Andrew. *Trail Guide to the Body: A Hands-On Guide to Locating Muscles, Bones, and More*. 6th ed. Boulder, CO: Books of Discovery, 2019.

Clarkson, Hazel M. *Joint Motion, Muscle Length, and Function Assessment: A Research-Based Practical Guide*. 2nd ed. Philadelphia: Wolters Kluwer, 2020.

Greene, David Paul, and Susan L. Roberts. *Kinesiology: Movement in the Context of Activity*. 3rd ed. St. Louis, MO: Elsevier, 2017.

Keough, Jeremy L., Susan J. Sain, and Carolyn L. Roller. *Kinesiology for the Occupational Therapy Assistant: Essential Components of Function and Movement*. 2nd ed. Thorofare, NJ: SLACK, 2017.

Lundy-Ekman, Laurie. *Neuroscience: Fundamentals for Rehabilitation*. 5th ed. St. Louis, MO: Elsevier, 2018.

Oatis, Carol A. *Kinesiology: The Mechanics and Pathomechanics of Human Movement*. 3rd ed. Philadelphia: Wolters Kluwer, 2017.

Short, Nathan, Michelle Mays, Ruth Ford, and Ethan Fahrney. "Proposed Method for Goniometric Measurement of Scapular Protraction and Retraction." Preprint, submitted August 31, 2019. https://doi.org/10.1016/j.jht.2019.02.002.

Short, Nathan, Abigail Baist, Tony Clifton, Adam Horty, Micaela Kosty, Courtney Olson, and Riddhi Patel. "Inter-rater Reliability of Goniometric Technique to Measure Scapular Protraction and Retraction." *American Journal of Occupational Therapy* 75 (forthcoming).

Standring, Susan. *Gray's Anatomy: The Anatomical Basis of Clinical Practice, International Edition*. 41st ed. Cambridge, UK: Elsevier, 2016.

第 6 章

肘部和前臂

学习目标

- 描述有助于肘部和前臂目的性活动的骨骼、关节和肌肉。
- 作业表现背景下，明确肘部和前臂的主要目的性活动。
- 培养进行关节活动范围测量和徒手肌力评定的能力，作为肘部和前臂临床评估技能。
- 通过临床推理确定可能影响作业表现的肘部和前臂受限。

关键概念

后天性截肢（acquired amputation）

骨骼一致性（bony congruity）

提携角（carrying angle）

肘管综合征（cubital tunnel syndrome）

肘外翻（cubitus valgus）

肘内翻（cubitus varus）

劳损性功能障碍（cumulative trauma disorder，CTD）

屈曲挛缩（flexion contracture）

肱骨外上髁炎（lateral epicondylosis）

肱骨内上髁炎（medial epicondylosis）

旋前圆肌综合征（pronator teres syndrome）

上肢截肢（upper limb amputation）

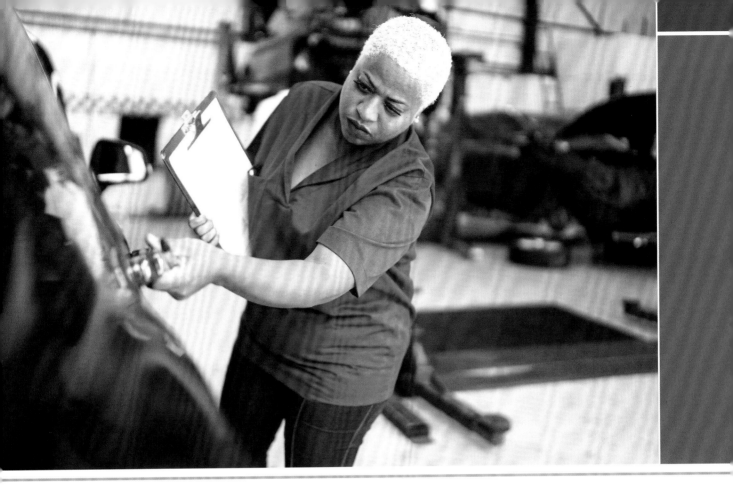

 作业概况：Jamie Robbins

Jamie Robbins 是一名 45 岁的女性，她是一名在装配线上全职工作的工人，她使用各种电动工具为中型卡车安装车门。最近她的左利手肘部经常感到疼痛，特别是在使用工具工作时。

虽然她能够完成所有的 ADL，但她的症状会影响她的主要休闲活动——打匹克球和园艺。她在照顾她的拉布拉多猎犬 Socks 时也遇到了一些困难，特别是在晚上散步时，她需要用双手才能牵住狗绳。

她已经请了几周的病假，并被转诊接受作业治疗。她对重返工作岗位感到担忧，她独自生活，没有其他收入来源，工作时必须在 8 小时的轮班中完成所有基本任务。

我们会在探讨肘部和前臂的解剖学时详细介绍 Jamie 的情况。

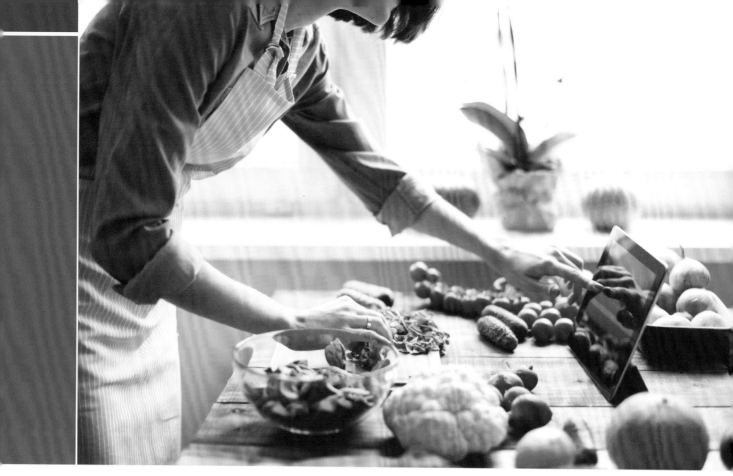

图 6.1　肘部和前臂的协调运动对 ADL 和 IADL 而言是必不可少的

肘部和前臂：一个旋转的铰链

用锅铲翻煎饼，做木工时用螺丝刀组装零件，拧开热水器开关——这些活动都需要肘部和前臂的目的性活动。

作为上臂和手之间的功能连接，肘部和前臂充当旋转铰链，使手靠近或远离身体并通过手掌向上或向下翻转以促进作业表现。这些功能性运动可能同时发生，也可能分别发生，可能很快，也可能很慢，这取决于不同作业活动。

许多自理活动（包括清洁、独立进食和洗澡）都需要屈肘。肘部伸展通常与上肢的负重有关，如当撑着椅子扶手站立时。转动钥匙、把手和仪表盘等功能性活动均依赖于前臂的旋转。

肘部和前臂为作用于手腕和手的肌肉提供近端的附着点，在上肢的这些部分之间建立了复杂的功能联系。将手想象成由从肘部和前臂延伸出的线（肌腱）控制的木偶。每条肌腱都引导手部的特定动作，手部需要力的平衡来实现功能性运动以及与周围环境中的其他物体相互作用。

例如，假设你正在按照平板电脑显示的菜谱做饭（图 6.1），你的前臂旋前，指尖触碰屏幕，同时腕关节向外移动（尺偏）和向内移动（桡偏）。这种简单的运动涉及腕关节和手指的多个肌肉的协调，这些肌肉的近端起点固定在肘部和前臂上。

本章描述肘部和前臂目的性活动的解剖学基础。随着我们探讨的身体部位越来越接近手部，你会注意到相关动作变得越来越精细。当你学会并应用这些知识时，请继续在更广泛的作业表现情景下思考肘部和前臂对手部功能的贡献。你可通过流水线工人 Jamie Robbins 的案例研究来增强临床推理能力。

骨骼学：肘部和前臂的骨骼

　　肘部和前臂的骨骼及其独特的骨性标志，构成了支撑前臂、腕部和手部肌肉的骨骼结构（图 6.2）。

肱骨

　　你从第 5 章中知道，肱骨连接躯干和前臂，有细长的骨干，向两端延伸（图 6.3）。在第 5 章中，我们专注于肱骨近端及其在肩部功能中的作用。现在让我们探索肱骨的另一端：膨大的远端，以前臂骨的关节面为重点（解剖学姿势中，尺骨在内侧，桡骨在外侧）。

肱骨的骨性标志

　　肱骨远端内侧的表面被称为滑车（trochlea），滑车是一个骨轮，为尺骨提供关节面。一

Jamie Robbins | Jamie 显然面临着作业角色的挑战。请重温她的作业档案，收集一些额外信息。

- 她的作业表现受到了怎样的影响？参考《作业治疗实践框架》（第 4 版）（OTPF-4），并确定具体的作业、技能、角色、习惯 [1]。

- 对不同的 OT 实践模型进行研究，如个人 – 环境 – 作业模型（Person-Environment-Occupation, PEO）或人类作业模型（Model of Human Occupation, MOHO）。思考如何在 Jamie 的案例中使用这些模型。哪一种模型能有助于你更好地理解各种促进或抑制 Jamie 作业表现的因素？

当你阅读本章时，请记住这些问题和你的发现。让我们从骨骼开始学习吧。

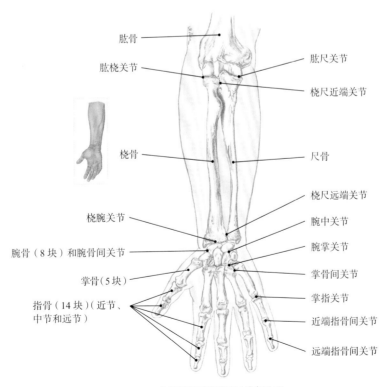

右前臂和手掌前面（掌侧）观

图 6.2　肘部、前臂和手部

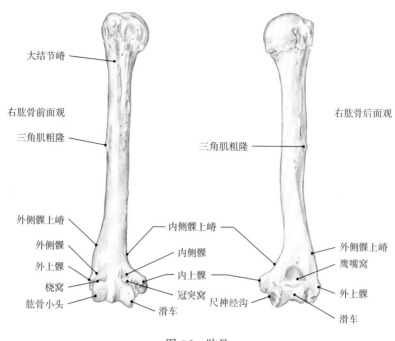

大结节嵴

右肱骨前面观

三角肌粗隆

三角肌粗隆

外侧髁上嵴

内侧髁上嵴

外侧髁

内侧髁

外上髁

内上髁

桡窝

冠突窝

肱骨小头

滑车

右肱骨后面观

外侧髁上嵴

鹰嘴窝

外上髁

尺神经沟

滑车

图 6.3　肱骨

条浅沟将滑车的外侧唇与圆形的**肱骨小头**（cap-itellum）分开，肱骨小头是肱骨和桡骨之间的关节面（图 6.3）。

　　由于滑车的远端延伸超过肱骨小头，前臂（桡骨和尺骨）的骨骼解剖学位置相对于肱骨偏离中线**外翻**（valgus）5°～15°（图 6.4）。

　　这个角度被称为**提携角**（carrying angle），在女性中通常更大，允许手臂在移动（行走或跑步）时远离髋部。对需要重复投掷训练的运动员（如棒球投手）来说，这个角度可能更大，尺侧副韧带（ulnar collateral ligament, UCL）延长。我们将在本章后面的部分更多地讨论这条韧带。

　　此外，提携角促使手在肘关节伸展时远离身体，如提水桶时；提携角促使手在肘关节屈曲时向身体移动，如刷牙或吃饭时。

　　骨突，或骨上髁，位于肱骨远端内侧和外侧。**内上髁**（medial epicondyle）和**外上髁**（lateral epicondyle）是前臂、腕关节和手指的许多屈肌和伸肌的起点附着处。从这些髁向上延伸的是**内侧髁上嵴**（medial supracondylar ridge）和**外侧髁上嵴**（lateral supracondylar

ridge）（图 6.5）。

　　肱骨远端关节面近端有两个凹陷：**冠突窝**（coronoid fossa）在滑车上方；**桡窝**（radial

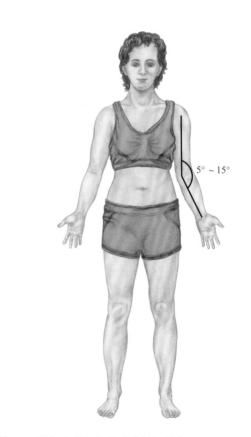

5°～15°

图 6.4　肘部的外翻角度形成其提携角

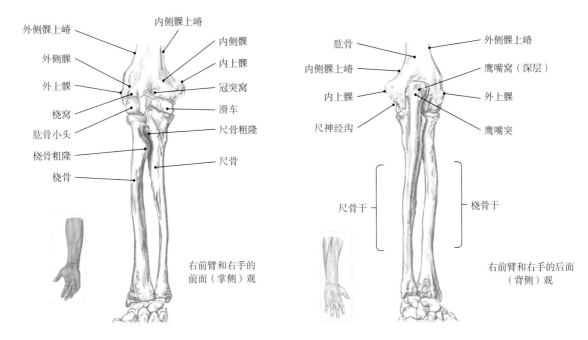

图 6.5　肱骨远端和尺骨近端的解剖

fossa）在肱骨小头上方。第三个更大的凹陷称为**鹰嘴窝**（olecranon fossa），位于滑车近端后表面。

肱骨远端的这三个凹陷为桡骨和尺骨近端的骨性突起提供了关节面。就像拼图的碎片一样，它们组合在一起以增强肘部的稳定性和功能。在肌肉骨骼术语中，这被称为**骨骼一致性**（bony congruity），这一概念已在第 1 章中提出。骨骼一致性对关节活动范围有什么影响？

尺骨

尺骨（ulna）是前臂最大的骨头，是肘部屈伸和前臂旋转的稳定基础（图 6.6）。尺骨的近端专门用于与肱骨滑车和桡骨头的衔接。

尺骨的骨性标志

尺骨的骨性标志有助于肘关节的一致性和稳定性，且是该区域肌肉的附着点（图 6.6）。

与滑车相连的尺骨窝称为**滑车切迹**（trochlear notch）。尺骨在切迹上部突出的后凸是**鹰嘴突**（olecranon process）。滑车切迹

的下部有向前突出的楔形骨，即**冠突**（coronoid process）。

鹰嘴突和冠突类似爪子，"抓住"圆形滑车，增强肱尺关节的稳定性。鹰嘴突或冠突骨折可能会影响肘部稳定性。

冠突的外侧关节面是一个浅杯状关节面，供桡骨头、**尺骨桡切迹**（radial notch of the ulna）使用。

尺骨的远端，或**尺骨头**（head of the

Jamie Robbins｜让我们回到 Jamie 的案例。她的疼痛似乎集中在肘部肱骨髁附近。她服用非处方药镇痛，这让她可以完成全职工作。

她的疼痛在晚上加剧，影响了她的睡眠。最近，她在开始轮班时感到有些疲惫和肘关节僵硬。

* 根据你对她的日常角色和表现模式的了解，你认为她的疼痛为什么会出现在这个区域？

* 她的疼痛会如何影响她的工作或社交？

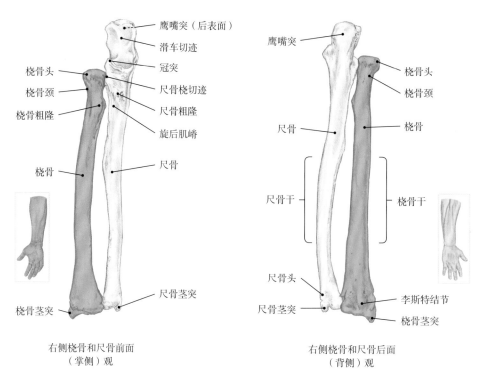

图 6.6 尺骨和桡骨

ulna），与桡骨和腕关节的关节盘［三角纤维软骨复合体（triangular fibrocartilage complex, TFCC）］连接。TFCC 位于尺骨和腕骨之间（我们将在第 7 章详细介绍 TFCC）。

尺骨干的后侧（皮下）边界继续向远端延伸超过尺骨头为尺骨茎突（ulnar styloid）。

尺骨的前外侧表面有一个尖嵴，称为骨间缘（interosseous border）。它是骨间膜（interosseous membrane）（图 6.7）的附着部，骨间膜连接尺骨和桡骨。

骨间膜除了连接前臂骨外，还通过将桡骨所受的外力传递到尺骨来保护肱桡关节免受过度压迫，如摔倒时伸手会将所受外力传递到尺骨。

桡骨

桡骨（radius）是前臂两根骨头中较小的一根。前臂旋前和旋后时，桡骨围绕更稳定的尺骨旋转（图 6.6、6.8）。桡骨近端（桡骨头）呈盘状，与尺骨桡切迹和肱骨小头连接（可旋转）。

桡骨的骨性标志

桡骨头（head of the radius）是圆柱形骨，有助于桡骨绕尺骨旋转。桡骨紧靠桡骨头的部分称为桡骨颈（图 6.8）。桡骨颈长 2~3cm，止于

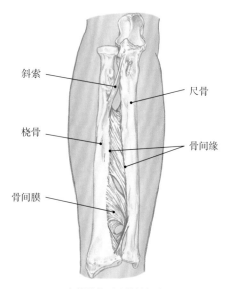

右前臂前面（掌侧）观

图 6.7 骨间膜

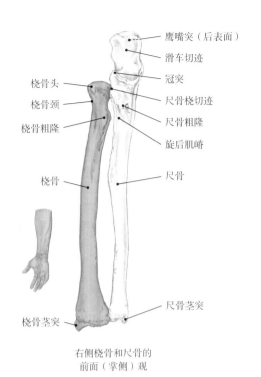

右侧桡骨和尺骨的
前面（掌侧）观

图 6.8　桡骨和尺骨的骨性标志

肱骨干内侧表面隆起处，形成**桡骨粗隆**（radial tuberosity），即肱二头肌腱附着点。

桡骨内侧缘是类似于尺骨前外侧缘的尖锐骨间缘。桡骨远端膨大，最外侧部分向外向下凸出，形成**桡骨茎突**（radial styloid）。桡骨远端的内侧表面有一个浅凹陷，称为**桡骨尺切迹**（ulnar notch of radius），用于与尺骨头连接。

关节

如前所述，肘部和前臂像旋转铰链一样协同工作。在功能上，这些关节相互配合，使手靠近或远离身体，同时也使手掌上下转动——这是 ADL 和 IADL 中的基本动作。

该区域的关节包括肱尺关节、肱桡关节和桡尺近端关节（图 6.10）。

 临床应用
上肢截肢

上肢截肢（upper limb amputation）可能是由于创伤或疾病过程造成的。手术切除肢体被称为**后天性截肢**（acquired amputation）。

肘部和前臂近端截肢分为三种类型：**经肱骨**（transhumeral）（长）截肢是经肱骨远端截断；**肘关节截肢**（elbow disarticulation）是在肘关节处截断；**经桡骨**（transradial）（短）截肢是经前臂的桡骨和尺骨截断。

作为医务人员，你可以与截肢后的患者一起进行假肢前训练，为**残肢**（residual limb）准备假肢装置，帮助患者适应失去肢体的情况并采用适应性和代偿性策略进行日常生活活动能力训练。如果患者的优势肢体被截肢，训练时应强调转换优势手，因为假肢装置的精细运动控制能力有限。

恢复期的假肢训练包括将假肢融入日常作业和角色活动。为肘部和前臂设计的假肢有许多不同类型（图 6.9）。一些由残余的近端关节的运动提供动力（身体驱动），另一些通过放置在皮肤上的电极由残余肌肉的运动信号控制（肌电）。

进一步研究作业治疗对上肢截肢患者的作用。作业治疗在康复的每个阶段有哪些独特的贡献？

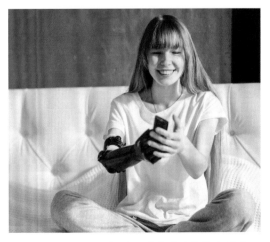

图 6.9　假肢装置辅助上肢截肢后的作业活动

肘关节（肱尺关节和肱桡关节）

肱尺关节
结构分类：铰链关节
功能（机械）分类：单轴
运动：屈曲、伸展

肱桡关节
结构分类：改良铰链关节
功能（机械）分类：双轴
运动：屈曲、伸展、旋转

肘关节指的是肱尺关节和肱桡关节的联合（图 6.10）。这两个关节共同构成了肘关节屈伸的功能铰链连接。肱尺关节是"真正的铰链"（仅限于屈曲和伸展），而肱桡关节还会随着前臂的旋转而相对于肱骨小头进行转动。这些协作运动有助于进行各种 ADL 和 IADL，如画画、烹饪、演奏乐器和打字等。

肘关节与桡尺近端关节（proximal radioulnar joint，PRUJ）位于同一滑膜腔内。然而，桡尺近端关节与肘关节是不同的（我们将在后文中单独探讨桡尺近端关节）。

肱尺关节（humeroulnar joint）是肘部的主要铰链连接（图 6.11）。与球窝式设计相比，这种铰链关节显示出相对更多的骨骼一致性，骨质表面相互锁定，将运动限制在屈曲和伸展之间，几乎没有平移[2]。

肘关节的闭合位置处于完全伸展状态，肘关节在该位置最稳定，便于承重，而开放位置处于大约 70° 的屈曲状态。肘部受伤后，患者最舒适的姿势往往是保持肘部屈曲。这避免了周围韧带和关节囊的紧张，但这可能会导致僵硬。

尺侧副韧带（ulnar collateral ligament，UCL）附着于肱骨内上髁，并向外呈扇形延伸至尺骨鹰嘴突和冠突的远端附着点（图 6.12）。

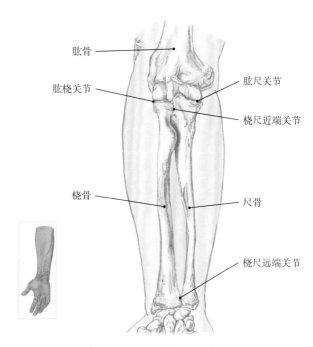

图 6.10　肘部和前臂的关节

肱骨
肱桡关节
桡骨
肱尺关节
桡尺近端关节
尺骨
桡尺远端关节

该韧带可以防止肘部过度外翻（外侧成角）。

较弱的桡侧副韧带（radial collateral ligament，RCL）从肱骨外上髁延伸至桡骨环状韧带。RCL 和关节囊外侧防止肘部过度内翻（内侧成角）。

我们之前注意到肘部在解剖学上存在 5°~15° 的提携角。但由于先天性差异或受伤，不同个体的提携角度可能会有所不同。

- **肘内翻**（cubitus varus）表明肘部的角度使前臂位置比正常位置更靠近身体（内侧）。

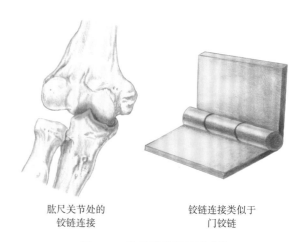

肱尺关节处的
铰链连接

铰链连接类似于
门铰链

图 6.11　肱尺关节是铰链连接

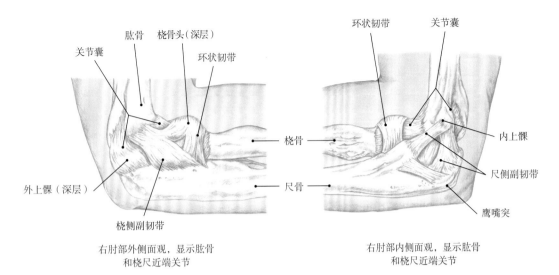

图 6.12 肘部韧带

右肘部外侧面观，显示肱骨和桡尺近端关节

右肘部内侧面观，显示肱骨和桡尺近端关节

- **肘外翻**（cubitus valgus）表明肘部的角度使前臂位置比正常位置更远离身体（外侧）（图 6.13）。

虽然肱尺关节是肘关节屈曲和伸展的主要关节，但作为肘关节整体铰链的一部分，**肱桡关节**（humeroradial joint）还可以围绕肱骨小头屈曲和伸展。然而，与肱尺关节相比，肱桡关节骨表面接触较少，骨骼一致性较差，并且桡骨头在前臂旋转时相对于肱骨小头旋转（图 6.14）。这个运动轴是相对固定的，穿过桡骨头和尺骨头[3]。

肱桡关节最稳定（闭合）的姿势是肘部伸展时完全旋后，它最灵活（开放）的姿势是肘部屈曲时轻微旋后，超出中立位。这种关节动力学有助于平衡运动所需的稳定性和灵活性，如在抬举、搬运和操纵物体时。

桡骨环状韧带是肘关节囊的一部分，主要负责维持肘关节内桡骨头的位置（防止下移）。我们将在下文中学习有关此韧带的更多知识。

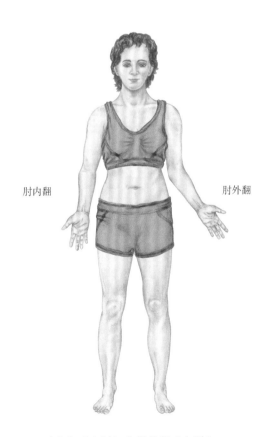

肘内翻   肘外翻

图 6.13 肘内翻（右肘）和肘外翻（左肘）

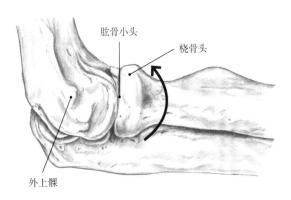

图 6.14 肱桡关节。桡骨头随着前臂旋后和旋前而旋转

桡尺近端关节

结构分类：枢轴关节

功能（机械）分类：单轴

运动：旋前，旋后

桡尺近端关节（PRUJ）是一个枢轴关节，只允许轴向旋转。伴随桡骨绕尺骨旋转，前臂和手进行旋前和旋后。

桡骨头是桡尺近端关节的一个组成部分，桡骨环状韧带（annular ligament of the radius）缠绕在桡骨头的周围，将桡骨头固定在尺骨桡切迹中（图6.15）。

环状韧带下缘，对于防止桡尺近端关节远端

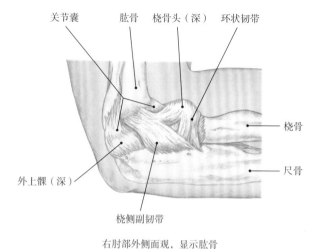

右肘部外侧面观，显示肱骨和桡尺近端关节

图 6.15　肘部韧带

临床应用
肘关节脱位

作为未来的医务人员，你可能会遇到许多由于摔倒造成上肢受伤的患者。肘关节脱位通常与手背伸位跌倒（FOOSH）或其他迫使尺骨相对于肱骨远端后移的损伤有关（图6.16）。

肘关节脱位几乎总是向后发生。由于有许多神经血管结构穿过肘关节，所以这种损伤属于临床急症。神经和血管在上臂的软组织中相对自由移动。然而，由于跌倒而导致的肘部向上臂移动，上臂神经血管通道会因挤压而变窄，当这些神经血管结构穿过前前臂时，会形成解剖学上的阻塞点。脱位会破坏这些紧密的空间，并可能对尺神经、桡神经或正中神经形成破坏性的张力或压迫，并可能造成长期的功能影响。应采取闭合复位或手术恢复肘部的解剖位置和稳定结构，同时保持神经血管功能完好。

康复过程通常需要一段时间的制动以稳定关节，然后进行干预以使患者安全地恢复运动、力量和功能。思考一下，肘部和前臂制动后出现的僵硬会造成哪些功能障碍？什么样的代偿或适应技术可能对患者有利？

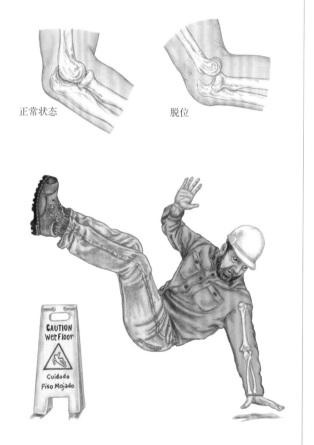

正常状态　　脱位

图 6.16　手背伸位跌倒（FOOSH）导致肘关节后脱位

脱位或桡骨远端移位很重要。然而，在幼儿中，桡骨头主要是软骨，因此会易变形。如果儿童的肌肉放松，前臂远端的强烈牵拉可能会导致部分桡骨头通过环状韧带的下部开口下移。这种情况一般被称为"保姆肘"（桡骨头半脱位），因为它通常是由看护者向上猛拉孩子的手或把孩子胳膊甩来甩去而造成桡骨所受的牵引力过大引起的。

前臂旋转涉及的单个或多个关节——肱桡关节、桡尺近端关节和桡尺远端关节（distal radioulnar joint, DRUJ）（见第 7 章）——受限可能会导致整个前臂的功能性运动受限。本章稍后将介绍前臂的功能性旋转和相关的代偿模式。

肌肉和运动

肘部和前臂的肌肉（图 6.17 ~ 6.19）与作业表现有关，而不仅用于简单地举起或搬运物体。考虑它们更广泛的功能：这些肌肉如何实现 ADL 和 IADL 中涉及的活动表现技能以及功

▶ **试一试**

让我们将自我进食作为同时需要肘关节和前臂运动的 ADL 进行探讨。首先，找一个苹果或其他水果，简单地拿起水果咬一口，这涉及哪些动作？在动作模仿时分析这些动作。

现在思考前臂旋转严重受限的情况。试着拿起水果，咬一口，同时保持前臂中立位，不要旋转前臂（拇指朝上），会发生什么呢？

你有没有注意到你的肩关节开始自然地代偿？什么样的肩关节运动可以代偿前臂旋前或旋后功能的丧失？

在你未来的临床工作中，如果你正在帮助一个患者恢复真正的前臂旋转，你可能要防止这种肩关节运动的代偿模式。对于前臂活动性永久丧失的患者，这种替代运动如何作为有益的代偿策略？

能性移动？在学习本节内容时，请思考其他功能示例。

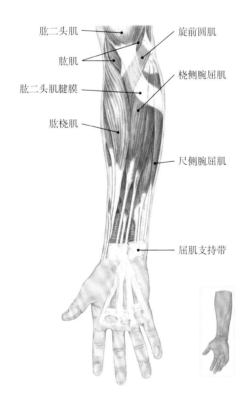

图 6.17　右前臂的前面观

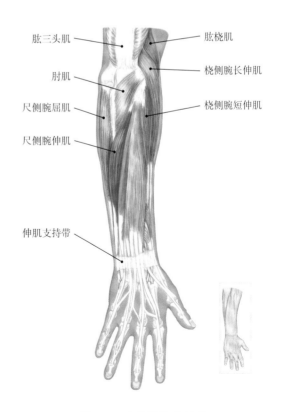

图 6.18　右前臂的后面观

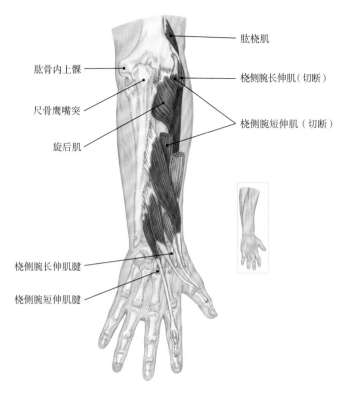

图 6.19　右前臂后面观，显示深层肌肉

肘屈肌

肱二头肌

肱肌

肱桡肌

肘部的屈肌使手更靠近身体，以完成个人清洁、自我进食、搬抬物体和类似的功能性活动（图 6.20）。

肱二头肌

在第 5 章中提到的**肱二头肌**（biceps brachii）在这里再次提及，因为它是一块双关节肌，对肩关节和肘关节都施力（图 6.21）。

仔细观察图 6.21，你会看到两个不同的肌腱——长头肌腱和短头肌腱——起自肩胛骨的双重起点。肱二头肌的长头交叉并有助于盂肱关节屈曲。现在随着肌纤维向下穿过肱骨前部，你注意到它们汇聚成一个附着点吗？

此外，肱二头肌腱的一些纤维从肌腱的内侧

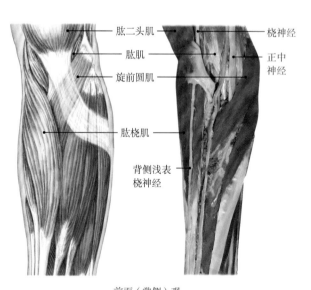

前面（掌侧）观

图 6.20　肘屈肌

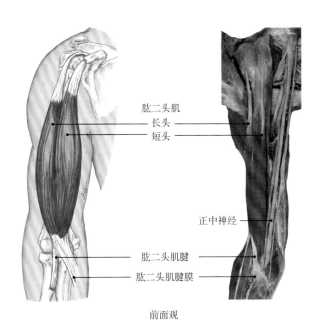

肱二头肌
长头
短头

正中神经

肱二头肌腱
肱二头肌腱膜

前面观

图 6.21　肱二头肌

缘向外延伸，沿前臂的前内侧附着于深筋膜，这种腱状扩张，被称为**肱二头肌腱膜（bicipital aponeurosis）**。

仔细观察正中神经穿过肘部时的路径。正中神经与肱动脉一起在肱二头肌腱膜下方走行，这有助于保护脆弱的神经血管结构不受伤害或在手术中不受到影响。所以这个厚筋膜有时被称为感恩（praise to God）筋膜。

肱二头肌的主要功能是屈肘，但是它附着于桡骨粗隆，因此也可作为旋后肌作用于桡尺近端关节。肱二头肌在肘部处于屈曲位置时能产生更大的旋后力量，如转动门把手时，而不是当肘部

伸展时，如右手用螺丝刀拧紧头顶上的螺钉。

如果肱二头肌断裂，旋后动作往往比屈曲动作更受影响，因为还有其他强大的肘屈肌，如肱肌和肱桡肌。此外，肱二头肌是比旋后肌本身更强的旋后肌，因为它的横截面积更大。

肱二头肌在前臂旋后时作为肘屈肌最有效，如你将毛巾放在脸上。当前臂旋前并屈曲肘关节时，如戴眼镜，肱二头肌会受到抑制，以防止不必要的旋后。

引体向上时，前臂旋后允许肱二头肌帮助肘关节屈曲。这是前臂旋后式引体向上比前臂旋前式引体向上更容易完成的原因之一。因为前臂旋前时，肱二头肌对于上提的作用有限。

肱二头肌	
目的性活动	
P	梳头、吃苹果、洗脸（屈肘，前臂旋后）
A	屈肘（肱尺关节） 前臂旋后（桡尺关节） 肩关节屈曲（盂肱关节）
O	短头：肩胛骨喙突 长头：肩胛骨盂上结节
I	桡骨粗隆和肱二头肌腱膜
N	肌皮神经（C_5 和 C_6）

▶ **试一试**

让我们通过触诊来比较肘关节屈伸时肱二头肌的募集活动。屈曲肘关节，触摸肱二头肌，同时用力使前臂旋后，会发生什么呢？

你注意到肱二头肌有强烈的收缩吗？伸展肘关节并使手臂举过头顶，触诊肱二头肌。你注意到有什么不同吗？

肱肌

肱肌（brachialis）是起自肱骨干远端前面至尺骨粗隆的一块深层肌肉（图 6.22）。肱肌的肌纤维跨过肘部，止于冠突和紧靠其远端的尺骨骨干的前面（尺骨粗隆）。

因为肱肌仅穿过肘关节并附着于稳定（非旋转）的尺骨近端，所以它只作为该关节的屈肌。肱肌被称为"肘部屈曲的主力"，无论前臂位置如何，肱肌都处于激活状态。想想 Jamie 的案例，这块肌肉的活动与她完成日常工作任务有何关系。

肱桡肌

肱桡肌（brachioradialis）起自肱骨外上髁嵴的上 2/3，穿过肘部的前外侧（图 6.23）。它的肌纤维沿着前臂的桡侧向远端继续延伸并止于桡骨茎突。

肱桡肌的作用是屈曲肘关节。这块肌肉还可以将前臂从旋后或旋前位置旋转到中立位（拇指向上），但不超过中立位。它能屈曲肘关节，同时保持前臂中立。在自我进食或饮水的过程中，肱桡肌处于激活状态。你可以把它想象成用于喝咖啡的肌肉。

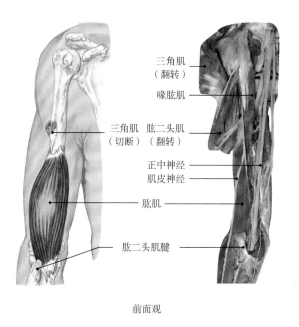

前面观

图 6.22　肱肌

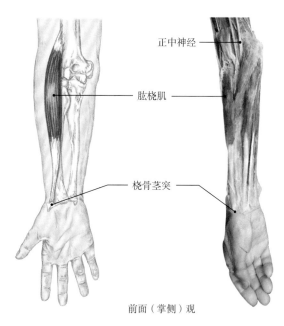

前面（掌侧）观

图 6.23　肱桡肌

肱肌	
目的性活动	
P	喝汤、刷牙（前臂旋前并屈肘）
A	屈肘（肱尺关节）
O	肱骨前表面下半部
I	尺骨粗隆和尺骨冠突
N	肌皮神经，桡神经（C_5 和 C_6）的小分支

肱桡肌	
目的性活动	
P	钉钉子、打鼓（屈肘且前臂中立）
A	屈肘（肱尺关节）；当运动受阻时，协助前臂旋前和旋后（肱桡关节）
O	肱骨外上髁嵴的近端 2/3
I	桡骨茎突
N	桡神经（C_5 和 C_6）

肘伸肌

肱三头肌

肘肌

肘部的伸肌使手远离身体，进行开链运动，如抛钓鱼线。当使用上肢闭链模式来维持身体运动或定位时，该肌群对于功能性活动也很重要，如撑着椅子的扶手进行站立，或使用拐杖来提高行走时的稳定性。

肱三头肌

肱三头肌（triceps brachii）有三个肌腱——长头肌腱、外侧头肌腱和内侧头肌腱，这些肌腱源于不同的起点，终点汇成一个共同的肌腱止于尺骨鹰嘴突（图 6.24）。

肱三头肌长头和外侧头位置较为表浅，内侧头位置相对较深。长头穿过肩关节和肘关节，可以伸展这两个关节。内侧头和外侧头为适度伸展提供动力，如把一本书放在高书架上。长头肌纤维募集是为了抵抗更大的阻力，如做俯卧撑。

肱三头肌	
目的性活动	
P	转移（撑着椅子的扶手站起），手动移动轮椅
A	所有的头：伸肘（肱尺关节） 长头：肩关节（GHJ）伸展、肩关节（GHJ）内收
O	长头：肩胛骨盂下结节 外侧头：肱骨近端 1/2 后表面 内侧头：肱骨远端 1/2 后表面
I	尺骨鹰嘴突
N	桡神经（$C_6 \sim C_8$，T_1）

肘肌

肘肌（anconeus）起于肱骨后外侧的一小块区域（图 6.25）。它的肌纤维向内侧延伸，呈扇形散开并止于尺骨的上外侧表面，包括鹰嘴突。

根据其大小和附着点，肘肌被称为肘部的一个弱伸肌，其功能运动类似于肱三头肌。

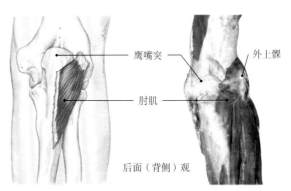

图 6.25　肘肌

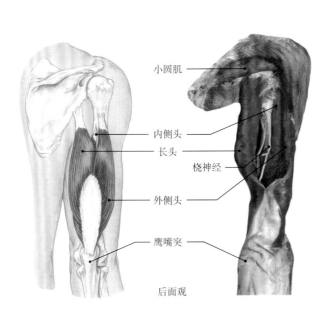

图 6.24　肱三头肌

肘肌	
目的性活动	
P	抛鱼线，扔足球
A	伸肘（肱尺关节）
O	肱骨外上髁
I	尺骨鹰嘴突后部、尺骨近端表面
N	桡神经（C_7 和 C_8）

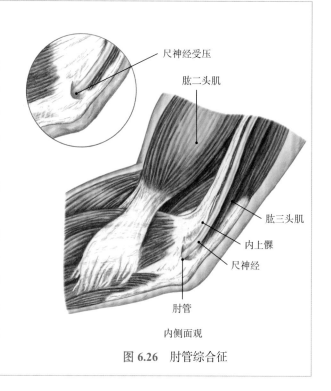

参照图 6.26，仔细观察尺神经通路。你注意到尺神经进入肘部后是如何从视野中消失的吗？**肘管**（cubital tunnel）是肘关节内上髁后方的骨通道。这条通道的顶部是有弹性的，由一种名为**奥斯本韧带**（ligament of Osborne）的支持带形成。尺神经在肘管内长期受压被称为**肘管综合征**（cubital tunnel syndrome）。

这种综合征通常被认为是一种劳损性功能障碍（cumulative trauma disorder, CTD）。长时间屈肘的习惯，如躺在床上发短信，可能会增加肘管内部压力，压迫尺神经，导致环指和小指明显的感觉异常（刺痛）。想一下，如何改变个人习惯来预防这些症状？

临床应用
肘管综合征

尺神经受压
肱二头肌
肱三头肌
内上髁
尺神经
肘管
内侧面观

图 6.26　肘管综合征

前臂的主要旋转肌

肱二头肌（见肘屈肌）

旋后肌

旋前圆肌

旋前方肌

旋转肌为前臂旋转提供力量，以便操作物体，如将智能手机正面朝上阅读短信或打开邮件。

旋后肌

旋后肌（supinator）位于伸肌的深处。仔细观察其肌纤维在前臂背外侧的排列方式（图 6.27）。

Jamie Robbins | 回顾一下 Jamie 目前的情况，以及肘管综合征的临床特点。Jamie 现在抱怨她的环指和小指偶尔会有麻木和刺痛感。这些症状与她的日常角色、习惯和生活有何关系？

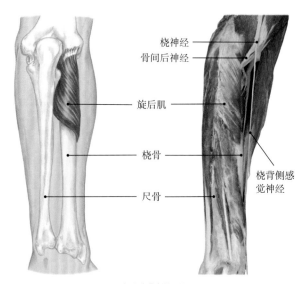

桡神经
骨间后神经
旋后肌
桡骨
尺骨
桡背侧感觉神经

后面（背侧）观

图 6.27　旋后肌

你注意到旋后肌是如何从肱骨外上髁沿对角线穿过前臂到桡骨近端的吗？这种安排是结构决定功能的范例：旋后肌纤维沿对角线或斜向的排列允许肌肉使前臂旋转。这些动作一般同时发生，例如当你使用手机回复短信时。

由于肱二头肌产生的力量，前臂旋后可以产生比旋前更大的力量。加上在人群中右利手的人居多，所以螺丝被设计成通过前臂旋后而不是前臂旋前来拧紧。

再次看图 6.27（右）。你看到旋后肌近端边缘下方的神经了吗？这是桡神经的深支，也称为骨间后神经（posterior interosseous nerve, PIN），是桡神经的运动支。当骨间后神经经过旋后肌下方时，它可能会受到压迫，从而产生疼痛，以及腕关节和手指的伸肌无力。这种情况被称为骨间后神经卡压综合征，可能是由前臂反复抗阻旋转而引起的。你能想到哪些特定工作或休闲活动可能增加骨间后神经卡压综合征的风险吗？桡神经的浅支，也称为桡背侧感觉神经（dorsal radial sensory nerve, DRSN），从桡神经中分离出来。该神经支配腕部和拇指背侧的桡侧感觉。

旋前圆肌

旋前圆肌（pronator teres）主要起自肱骨内上髁（图 6.28）。

注意，与旋后肌类似，旋前圆肌有斜行的肌纤维附着在桡骨上。然而，与旋后肌不同，该肌肉位于前臂前侧，起自肱骨内上髁。所以，就像它的名字那样，这块肌肉使前臂旋前，如把东西扔进废纸篓里。

请注意图中的正中神经如何从旋前圆肌的两个头之间进入前臂（图 6.28，右）。这些肌纤维下方的正中神经受压会出现旋前圆肌综合征（pronator teres syndrome），这种情况可能导致与腕管综合征类似的手部麻木和刺痛。

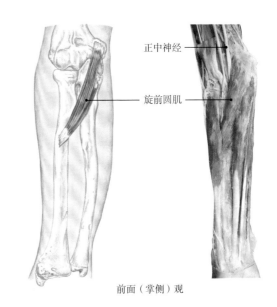

正中神经

旋前圆肌

前面（掌侧）观

图 6.28　旋前圆肌

旋后肌	
目的性活动	
P	使用螺丝刀，转动门把手
A	前臂旋后（桡尺关节）
O	肱骨外上髁、桡侧副韧带、环状韧带和尺骨旋后肌嵴
I	桡骨近端 1/3 的前、侧面
N	桡神经（$C_5 \sim C_7$）

旋前圆肌	
目的性活动	
P	编织，倒咖啡
A	旋转前臂（桡尺关节），协助屈肘（肱尺关节）
O	屈肌腱起自肱骨内上髁和尺骨冠突
I	桡骨外侧面中部
N	正中神经（C_6 和 C_7）

严重压迫或切断正中神经可能会导致一种被称为"祝福状手"的运动丧失模式：在握拳时拇指、示指和中指屈曲不足，类似于牧师做祝福的手势（见第 7 章）。

旋前方肌

旋前方肌（pronator quadratus）是腕关节近端的深层肌肉（图 6.29）。它对所有前臂旋前都有效，对于肘部完全屈曲时的旋前尤为重要，因为这个姿势会缩短并抑制旋前方肌，如当你在剃须或化妆时做旋前动作。

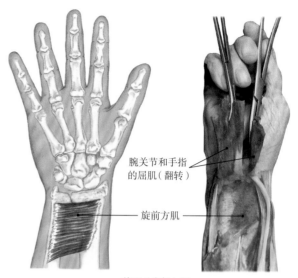

腕关节和手指的屈肌（翻转）

旋前方肌

前面（掌侧）图

图 6.29　旋前方肌

Jamie Robbins | 我们对肘部和前臂的肌肉有了更多的了解，现在让我们再对 Jamie 进行一些活动分析。

- Jamie 的 IADL、工作和休闲作业需要哪些运动表现技能？
- 这些作业表现与她在作业概况中描述的症状一致吗？
- 肘部或前臂的哪些肌肉受到影响？

旋前方肌	
目的性活动	
P	更换头顶上方的灯泡，解密码锁
A	前臂旋前（桡尺关节）
O	尺骨远端内侧、前表面
I	桡骨远端外侧、前表面
N	正中神经（$C_7 \sim C_8$，T_1）

▶ 试一试

肘部是作用于腕部和手指的诸多肌肉的重要起点。许多屈肌与旋前圆肌均起自肱骨内上髁。伸肌和旋后肌主要起自肱骨外上髁。

使你的手掌向上，触诊肘部肱骨内、外上髁远端（关节两侧的尖锐骨尖）。现在屈曲和伸展腕关节和手指。

你是否注意到外侧肌肉（伸肌）在伸展时收缩，内侧肌肉（屈肌）在屈曲时收缩？现在保持你的腕关节不动，握紧拳头。会发生什么？

你有没有注意到双侧肌肉都在收缩？为什么

只屈曲手指时，屈肌和伸肌都会收缩？想一想抓握所需的腕部稳定性。

想象一下，当我们进行重复性活动，如握东西、打字、使用工具、发短信、玩电子游戏时，这些肌肉每天都会发生成千上万次收缩。随着时间的推移，反复使用会导致软组织累积性创伤或劳损。最终，软组织可能会疲劳，导致疼痛和劳损性功能障碍，如肱骨外上髁炎或内上髁炎。本章稍后将讨论肘部常见的劳损性功能障碍。

肘部和前臂的目的性活动

肘部和前臂的运动通常同时进行，旋转手的同时会将手靠近或远离身体。分析肘部和前臂的单独运动以及它们与上肢运动如何整合，以促进作业表现。在图 6.30 ~ 6.33 中，原动肌首先被列出，星号表示没有显示的肌肉。

屈曲
（伸展的拮抗肌）
肱二头肌
肱肌
肱桡肌
桡侧腕屈肌（辅助）*
尺侧腕屈肌（辅助）*
掌长肌（辅助）*
旋前圆肌（辅助）*
桡侧腕长伸肌（辅助）*
桡侧腕短伸肌（辅助）*

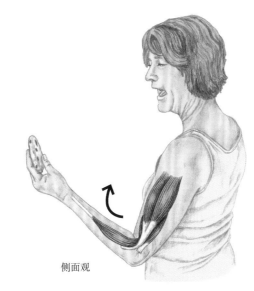

侧面观

图 6.30　屈曲

伸展
（屈曲的拮抗肌）
肱三头肌（所有头）
肘肌 *

后面观

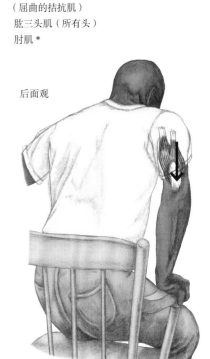

图 6.31　伸展

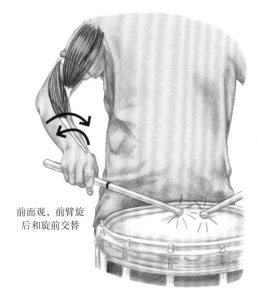

前面观，前臂旋后和旋前交替

图 6.32　旋后

旋后
（旋前的拮抗肌）
肱二头肌
旋后肌 *
肱桡肌（辅助）

旋前
（旋后的拮抗肌）
旋前圆肌
旋前方肌 *
肱桡肌（辅助）

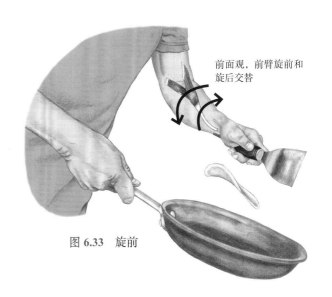

前面观，前臂旋前和旋后交替

图 6.33　旋前

OT 操作指南之关节角度测量和 MMT：肘部和前臂

你已经知道了肘部和前臂的基本解剖和运动，现在让我们练习关节角度测量和 MMT。

练习叙述与特定动作相关的基本解剖结构和相关的功能任务。这将有助于你巩固所学的知识，在解剖学和作业之间建立联系，为更好地向患者宣教做好准备。

例如，当手臂放在身体侧面时，对前臂旋后进行测量，你可能会说："这个动作通常用于转动刻度盘和旋钮或翻煎饼。负责这个动作的肌肉是肱二头肌和旋后肌。"考虑一下前文所提供的功能示例及其他相关示例。

当你熟悉了每一种技术，再进一步将每个关节的典型活动范围与特定 ADL 或 IADL 所需的功能性活动范围进行比较。

刮胡子需要屈肘多少次？在键盘上打字需要前臂旋前多少次？还要考虑如何使用这些数值来为运动或力量不足的人设定基于作业活动的特定目标。

作业和临床视角

以下部分探讨肘部和前臂的基本解剖学和功能性活动的一些作业和临床应用。这些动作有助于提高 ADL 能力所需的运动技能，如自我进食和个人卫生活动，以及涉及携带或操纵物体的 IADL。

肘部与自我照护

人通过活动肘关节将手放置在空间中以进行抓握（或挤压）活动和物体操控。肘关节是上肢唯一可以使手在矢状面上向内朝向身体移动的关节，因此肘关节对作业活动尤其重要，尤其对 ADL 而言。

没有肘部的功能性屈伸，基本的自我照护任务，如自我进食和个人卫生活动（剃须、刷牙）将受到严重限制。想象一下肘关节挛缩，将主动屈曲限制在 30°，这种情况下将手放在嘴边进行自我进食或刷牙的简单动作都无法完成（图 6.34）。

此外，桡尺近端关节与桡尺远端关节协作，允许前臂绕纵轴旋转，如打开药瓶或花生酱罐。3 个不同的关节——肱尺关节、肱桡关节和桡尺近端关节——可单独或联合进行屈伸和使前臂旋

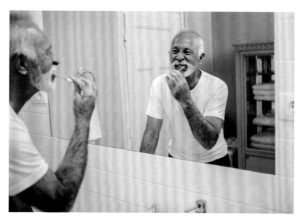

图 6.34　个人卫生活动。刷牙时会涉及肘部和前臂的哪些肌肉和运动？

转（连同桡尺远端关节）。

思考下用勺子喝汤这个动作（图 6.35）。肘部最初保持静态屈曲以使一只手握在碗上方，另一侧前臂旋前将勺子浸入汤中。然后前臂旋至中立位以保证勺中液体不流出，同时肘部屈曲，接着将勺子送到嘴边。肱尺关节屈曲，鹰嘴突和冠突会像爪子一样抓住肱骨远端的滑车。前臂旋转发生在桡骨近端相对于肱骨小头（上方）和邻近尺骨近端（桡尺近端关节）旋转时。桡骨和尺骨在桡尺远端关节处与腕关节近端相连，桡尺远端关节与桡尺近端关节成比例旋转和滑动，以实现前臂的功能性旋转。

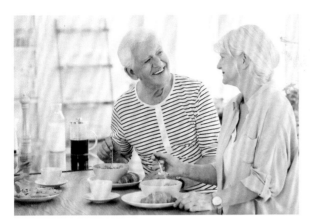

图 6.35 自我进食。喝汤时肘部和前臂有哪些特定的协同动作？

思考并练习用你自己的话描述其他涉及肘部和前臂的日常生活活动所需的运动和解剖结构。

前臂的功能性旋转

真正的前臂旋转是在肘部固定的情况下发生的，如用肘部抵着身体一侧转动门把手。在前臂近端，桡骨绕固定的尺骨旋转，而在腕关节附近，当尺骨随着前臂旋前向外移动（平移）和随着前臂旋后向内移动时，桡骨随着尺骨旋转（图 6.36）。

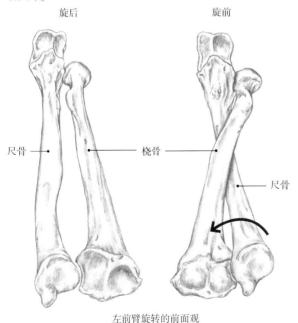

左前臂旋转的前面观

图 6.36 桡骨和尺骨的结构有助于前臂旋转。当前臂旋后、旋前和中立（竖起拇指）时，这些骨骼的相对位置是如何变化的？

> ▶ **试一试**
>
> 让我们比较前臂旋转时尺骨在前臂近端和远端的运动。首先，把肘部靠在身体一侧，防止前面提到的肩部代偿运动。现在，把你的一只手放在对侧尺骨近端，同时旋转对侧前臂；然后用同样的动作将你的手放在尺骨远端。你能感觉到尺骨两端灵活性的不同吗？你怎么描述这种情况？

当肘部和前臂在空间中自由移动而不是在固定位置时，肩部运动可以增强或弥补前臂旋转的不足，同时尺骨也会旋转。肩部外展和内旋促进手心朝下（旋前），而肩部内收和外旋则使手心朝上（旋后）（图 6.37）。

评估前臂旋转的活动范围时，你需要确保肘部保持在屈曲位并靠在身体一侧，这使你可以测量真实的前臂旋转范围并防止代偿运动。还要记住，前臂旋转需要桡尺近端关节和桡尺远端关节的合作。这两个关节中任何一个受到限制都可能会限制整个前臂的旋转。

前臂位置影响肘部和前臂参与各种功能性运动的肌肉的力量（充分性）。例如，前臂旋后（解剖学姿势）时，肱二头肌屈曲肘部力量很大。处于中立位或旋前位的前臂更多地依赖肱桡肌或肱肌来屈肘，从而减少对肱二头肌的需求。

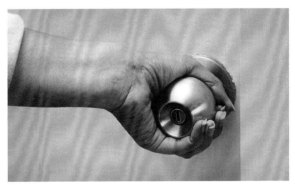

图 6.37 旋转门把手。肩部的什么运动可以弥补这个功能性任务中前臂旋转的不足？

这些都是应该考虑的重要因素，特别是在分析肘部和前臂的重复用力运动时。例如，抬举和搬运重物的工人经常出现肱二头肌肌腱炎或肱二头肌长头肌腱炎（见第5章），你会建议他们如何改进搬抬方式以缓解这些症状？

如果可能，鼓励他们在前臂处于中立位（竖起拇指）或旋前位时抬起重物，这可能会限制肱二头肌的募集并减小引起症状的重复性压力。

当保持肩前屈、肘伸展、前臂旋后时，例如当更换灯泡时，旋后肌首先被募集。当需要提升速度或力量时，肱二头肌就会参与（图6.38）。强化功能性活动所需的速度和力量也可以减少对特定肌肉或肌群的反复伤害。这与案例研究中Jamie的情况有何关系？

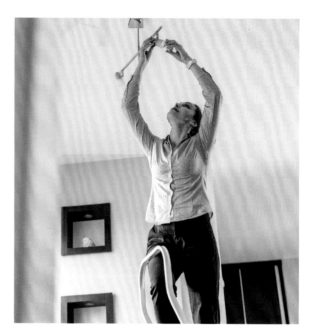

图6.38 家庭修理。更换头顶上的灯泡时，前臂旋后时哪块肌肉最活跃？

肩胛骨下降转移

进行转移活动时，肘部的特定设计允许肘关节在被动伸展位通过肩胛骨运动来代偿肘关节主动伸展不足。肘关节的骨骼一致性有助于肘关节

在完全伸展位上保持稳定，同时肘关节被锁定（鹰嘴突稳定在鹰嘴窝，关节处于关节锁定位置）。关节稳定性会随着肘关节的屈曲而降低，骨骼一致性下降，关节会更多地依赖关节囊和副韧带来实

▶ 试一试

坐在地板上，肘部置于身体一侧并利用重力作用伸展（肱三头肌不收缩）。现在，腕关节背伸，手掌平放在地上，接着压低肩胛骨（肩带），作用力通过伸展的肘部推向地面。

你有没有注意到此时你的肘关节在过伸位被"锁定"了？试试你能不能用这种方式把你的身体从地板上抬起来，并向一侧移动。你成功了吗？如果成功了，你刚刚演示了一种用于床上活动和移位的改进技术，其被称为肩胛骨下降转移。这项技术通常用于C₆节段脊髓损伤（spinal cord injuries, SCI）的患者，他们失去了主动伸展肘关节的功能，但仍可控制肩带，腕关节可通过重力作用伸展。肘关节的骨骼一致性允许向下的力通过锁定的肘关节来抬高身体，从而实现功能性转移（图6.39）。

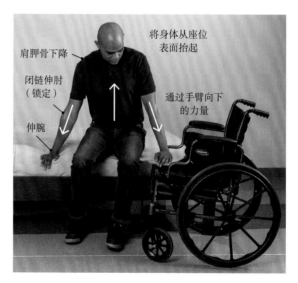

图6.39 肩胛骨下降转移。想一下，肩胛骨运动如何弥补床椅转移时主动伸展肘关节的不足？

现动态稳定。肘关节的锁定机制使肘关节在没有肱三头肌主动收缩时，也可以在伸展位固定。

肘管综合征

你是否曾经在床上发短信时，把手机或平板电脑靠近你的脸，然后发现你的环指和小指麻木？正如你之前了解到的，这是由于肘关节处于屈曲状态时肘管内尺神经过度受压所致。

在伸肘几分钟后，刺痛感通常会消失。持续的症状表明可能存在肘管综合征，如果不及时治疗，可能会导致更多的慢性症状，甚至肌肉萎缩。

改变个人的环境、习惯和日常活动，或尽可能地减少肘部屈曲，可减少对神经的压迫，进而减轻症状。睡眠和休息时，姿势会持续保持几个小时，可以使用柔软的包裹物或矫形器来防止肘部屈曲。

尺侧副韧带损伤

回想一下，尺侧副韧带和桡侧副韧带可以使肘关节在承受内侧和外侧力时保持稳定。肘关节在解剖学姿势上处于轻度外翻，因此尺侧副韧带比桡侧副韧带更厚，也相对更结实。

运动员（如棒球投手），特别是那些需要侧身投掷的运动员，在投掷时尺侧副韧带起着重要作用。当手臂向前加速、肩部外旋时，尺侧副韧带承受了极大的拉伸应力，将下肢、核心和肩部产生的力传递给前臂和手，以将球快速投出（图 **6.40**）。随着时间的推移，重复用力拉长尺侧副韧带可能导致其变形，使运动员投掷的稳定性和速度降低。

僵硬和屈曲挛缩

肘部具有高度的骨骼一致性和坚固的副韧带，有穿过紧密空间的神经血管结构。虽然这些特征是有益的，但肘部在骨折或脱位后容易出现僵硬。

肘关节完全伸展（闭合位）时对周围的韧带施加了相当大的张力。受伤后，必须将肘关节固定在一定屈曲角度以促进愈合。通常，即使肘关节没有被固定，患者也更喜欢屈曲位置，来避免这些支撑结构和关节囊产生的疼痛感。

肘关节保持屈曲一段时间可能对于恢复稳定性很有必要，但也可能导致周围软组织，特别是

临床应用
Tommy John 手术

洛杉矶道奇队队医 Frank Jobe 博士在 19 世纪 70 年代开发了针对尺侧副韧带功能障碍的重建手术。通过肌腱移植，Jobe 重建了投手 Tommy John 受伤的尺侧副韧带，手术取得了极大的成功：John 手术后继续在大联盟投球 12 年，他的职业生涯中有 288 场比赛取得了胜利，其中 164 场是在手术后进行的[4]。该技术现在被广泛用于治疗大学生运动员和职业运动员的尺侧副韧带功能障碍，其中许多人即使经过多次手术也能完全恢复运动功能。

研究一下尺侧副韧带损伤一般见于什么运动？其他哪些功能性活动可能造成尺侧副韧带拉长和松弛？

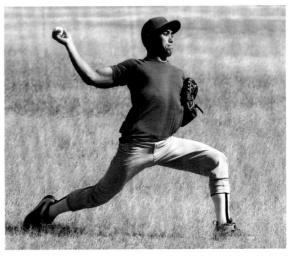

图 6.40　投掷棒球。重复投球如何影响肘关节及其周围的韧带？

尺侧副韧带和关节囊出现适应性短缩。通常这会导致**屈曲挛缩**（flexion contracture），或由于软组织限制而导致主被动伸展受限。肘关节屈曲挛缩在骨科制动后很常见。

伸展挛缩或伸展位置的屈曲受限，虽然不常见，但确实会发生，并会显著影响功能。骨关节炎（OA）也可能发生在肘关节外伤性损伤之后，这种损伤会破坏关节力学和关节面的正常对线。

想想那些因伸肘不充分而可能会完成困难的活动和作业。对于一个长期甚至是永久性存在肘部运动障碍的人，进食、洗头、拿东西、使用 ATM 机都会变的很困难。你应该如何调整患者的这些活动？

应该避免对肘部进行过于激进的治疗，因为这可能会加重炎症或损害周围的软组织。相反，经验丰富的从业者通常专注于使用低负荷长期压力来恢复软组织长度和关节活动范围。静态渐进式矫形器应用低负荷来鼓励安全、渐进的组织牵伸，恢复功能性运动以提高作业表现（图 6.41）。

劳损性功能障碍

由于内上髁和外上髁为屈肌 – 旋前肌群和伸肌 – 旋后肌群提供起点，因此这些部位容易发生劳损性功能障碍。

重复性的肌肉骨骼力量，无论是打字时快速的手指运动，还是长时间用力抓握球拍，都会对相关的肌腱起点造成创伤。这反过来又可能导致急性炎症和退化（磨损）。肘部 CTD 的两种常见形式是**肱骨外上髁炎**（lateral epicondylosis）（网球肘）和**肱骨内上髁炎**（medial epicondylosis）（高尔夫球肘），通常被称为外上髁炎和内上髁炎。然而，上髁炎这个术语在描述病理的退行性改变方面更为准确。

Nielsen 最近的一项调查发现，美国成人每天花费超过 11 个小时使用笔记本电脑、平板电脑或智能手机等数字媒体设备[5]。这代表着成人

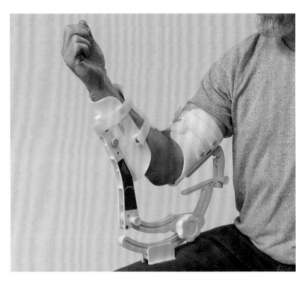

图 6.41　可调式矫形器。如何使用静态渐进式矫形器来促进作业表现？

每小时数千次重复屈伸手指，对应的屈肌和伸肌在各自的起始处进行长时间的周期性牵伸，此外还要满足其他 ADL 和 IADL 的需求。

许多起于肘部的肌肉有助于腕关节和手指的运动和力量。腕屈肌和腕伸肌稳定腕关节并将力传递到手指以进行抓握和物体操纵。打网球或使用工具等涉及重复抓握的休闲活动或工作作业，也可能导致 CTD（图 6.42）。

你现在可能已经熟悉了个人 – 环境 – 作业

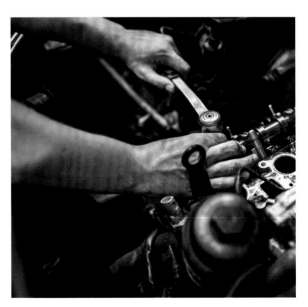

图 6.42　汽车修理工。这种工作作业如何导致肘、腕和手的累积性损伤？

（PEO）模型，尤其是如果你在本章开头研究了 Jamie 的案例。该模型经常被用作人体工效学评估和干预的理论指导。遵循该模型，临床医生可让患者采取预防措施，如热身活动，改善工作环境或工具以促进关节保持中立位，并调整完成任务（特别是伸肘相关任务）的方式以减少软组织张力。

肘部和前臂有助于进行上肢功能性运动以提高作业表现。连同肩部的运动，肘部和前臂的运动有助于手定位，以便操纵物体、与环境互动和与他人交流。

当我们深入了解手的复杂解剖结构时，请记住，上肢作为一个整体单位发挥作用，手的精细运动控制需要肩、肘和前臂的稳定的运动和定位。

应用与回顾

Jamie Robbins

Jamie 到诊所进行 OT 评估。在查看了她的作业概况（参见本章开头）之后，你提出了一些额外的问题并完成了检查。

Jamie 说，当她使用左前臂和左手时，她的视觉模拟评分（visual analog scale, VAS）为 8 分，休息时为 4 分。她出现的剧烈疼痛局限于肘部，左颈和左肩部没有疼痛，但左上肢确实偶尔会感到麻木和刺痛，主要集中在环指和小指。

她颈部和上肢的活动范围正常，但左腕和左手运动时存在疼痛。由于疼痛，你决定不对她的左肘或左手腕进行 MMT，但她的右肘、右前臂和右手腕的所有动作都显示出 5 级的肌力。她的右手握力为 55 磅（约 25kg），但同样由于疼痛，你取消了左手握力测试。

触诊显示 Jamie 左肘内侧和外上髁远端的肌腱起点处有压痛。Maudsley 试验和 Mill 试验阳性。她的腕关节和手指被动伸展时也有明显的疼痛。研究一下这些测试结果可能说明什么。用自上而下的方法思考 Jamie 所接受的评估的所有组成部分：首先考虑她的作业概况，然后分析表现技能和相关解剖学，以确定她的作业表现的具体限制。当你用临床推理将这些不同的部分拼凑起来时，请考虑以下

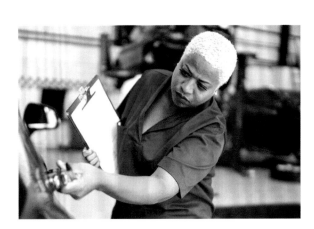

问题。

- 根据所提供的信息，你得到什么诊断结果？
- Jamie 的独立生活能力、工作及休闲活动可能对她的症状有什么影响？她的表现模式是其中一个因素吗？
- 对于你从她的作业概况中确定的具体工作和休闲活动，你会建议她进行哪些改变或调整措施？
- 对你的诊断（或多种诊断结果）做一些研究。研究证明哪些干预措施是有益的？
- 如果 Jamie 的公司聘请你为顾问，你可以提供哪些宣教或建议，以防止从事类似重复性工作任务的流水线工人出现劳损性功能障碍？

复习题

1. 肘部的哪个关节主要负责肘部的屈伸?
   a. 肱尺关节
   b. 肱桡关节
   c. 桡尺近端关节
   d. 桡腕关节

2. 以下哪些 ADL 会因优势上肢的肘关节屈曲范围缩小而受到明显限制?
   a. 个人卫生活动
   b. 穿裤子
   c. 自我摄食
   d. a 和 c

3. 你正在治疗的患者因前臂僵硬而导致前臂旋后活动严重受限。下列哪种动作可以弥补前臂运动的不足?
   a. 肩外展和内旋
   b. 肩屈曲和肘屈曲
   c. 肩内收和外旋
   d. 对侧躯干屈曲和肩内旋

4. 以下哪种结构对肘部内侧稳定性最好?
   a. 尺侧副韧带
   b. 环状韧带
   c. 桡侧副韧带
   d. 斜索

5. 肱尺关节最适合被归为哪种类型的关节?
   a. 单轴旋转关节
   b. 单轴屈戌关节
   c. 三轴球窝关节
   d. 双轴旋转关节

6. 肱二头肌在以下哪一项活动中最活跃?
   a. 用左手拧下头顶上的灯泡
   b. 右手用螺丝刀拧紧螺丝,手臂在身体侧面
   c. 左手用螺丝刀拧紧螺丝,手臂在身体侧面
   d. 用右手拧下头顶上的灯泡

7. 对双侧前臂旋前严重不足的人来说,以下哪一项活动最困难?
   a. 举起和搬运一个大箱子
   b. 自我摄食
   c. 洗头发
   d. 在键盘上打字

8. 肘部内侧副韧带松弛可能导致以下哪项问题?
   a. 肘外翻
   b. 肘内翻
   c. 肘关节屈曲挛缩
   d. 正中神经受压迫

9. 长时间肘部反复屈曲可能会导致尺神经在肘部哪个标志处受压?
   a. 桡骨头
   b. 鹰嘴突
   c. 肘管
   d. 肘前窝

10. 手背伸位跌倒（FOOSH）最有可能导致肘部出现以下哪项问题?
    a. 前脱位
    b. 鹰嘴骨折
    c. 后脱位
    d. 桡骨头骨折

（答案请参阅书后）

备注

1.　American Occupational Therapy Association, *Occupational Therapy Practice Framework: Domain and Process*, 4th ed. Bethesda, MD: AOTA Press, 2020.
2.　Carol A. Oatis, *Kinesiology: The Mechanics and Pathomechanics of Human Movement*, 3rd ed. (Philadelphia: Wolters Kluwer, 2017).
3.　Oatis, *Kinesiology*.
4.　Brandon J. Erickson et al., "Rate of Return to Pitching and Performance after Tommy John Surgery in Major League Baseball Pitchers," *American Journal of Sports Medicine* 42, no. 3 (March 2014): 536–43, https://doi.org/10.1177/0363546513510890.
5.　Nielsen Company, "Time Flies: U.S. Adults Now Spend Nearly Half a Day Interacting with Media," Insights, July 31, 2018, http://www.nielsen.com/us/en/insights/news/2018/time-flies-us-adults-now-spend-nearly-half-a-day-interacting-with-media.html.

参考文献

American Occupational Therapy Association, *Occupational Therapy Practice Framework: Domain and Process*, 4th ed. Bethesda, MD: AOTA Press, 2020.

Avers, Dale, and Marybeth Brown. *Daniels and Worthingham's Muscle Testing: Techniques of Manual Examination and Performance Testing*. 10th ed. St. Louis, MO: Saunders, 2019.

Biel, Andrew. *Trail Guide to Movement: Building the Body in Motion*. 2nd ed. Boulder, CO: Books of Discovery, 2019.

Biel, Andrew. *Trail Guide to the Body: A Hands-On Guide to Locating Muscles, Bones, and More*. 6th ed. Boulder, CO: Books of Discovery, 2019.

Clarkson, Hazel M. *Joint Motion, Muscle Length, and Function Assessment: A Research-Based Practical Guide*. 2nd ed. Philadelphia: Wolters Kluwer, 2020.

Erickson, Brandon J., Anil K. Gupta, Joshua D. Harris, Charles Bush-Joseph, Bernard R. Bach, Geoffrey D. Abrams, Angielyn M. San Juan, Brian J. Cole, and Anthony A. Romeo. "Rate of Return to Pitching and Performance after Tommy John Surgery in Major League Baseball Pitchers." *American Journal of Sports Medicine* 42, no. 3 (March 2014): 536–43. https://doi.org/10.1177/0363546513510890.

Greene, David Paul, and Susan L. Roberts. *Kinesiology: Movement in the Context of Activity*. 3rd ed. St. Louis, MO: Elsevier, 2017.

Keough, Jeremy L., Susan J. Sain, and Carolyn L. Roller. *Kinesiology for the Occupational Therapy Assistant: Essential Components of Function and Movement*. 2nd ed. Thorofare, NJ: SLACK, 2017.

Lundy-Ekman, Laurie. *Neuroscience: Fundamentals for Rehabilitation*. 5th ed. St. Louis, MO: Elsevier, 2018.

Nielsen Company. "Time Flies: U.S. Adults Now Spend Nearly Half a Day Interacting with Media." Insights, July 31, 2018. http://www.nielsen.com/us/en/insights/news/2018/time-flies-us-adults-now-spend-nearly-half-a-day-interacting-with-media.html.

Oatis, Carol A. *Kinesiology: The Mechanics and Pathomechanics of Human Movement*. 3rd ed. Philadelphia: Wolters Kluwer, 2017.

Pendleton, Heidi McHugh, and Winifred Schultz-Krohn. *Pedretti's Occupational Therapy: Practice Skills for Physical Dysfunction*. 8th ed. St. Louis, MO: Elsevier, 2017.

Standring, Susan. *Gray's Anatomy: The Anatomical Basis of Clinical Practice, International Edition*. 41st ed. Cambridge, UK: Elsevier, 2016.

第 7 章

腕部和手部

学习目标

- 描述有助于腕部和手部进行目的性活动的骨骼、关节和肌肉。
- 识别腕部和手部在作业表现中的主要目的性活动。
- 培养进行动态关节测量（goniometry）和徒手肌力评定（MMT）的能力，作为腕部和手部临床评估技术。
- 解释躯体感觉输入和运动输出之间的联系，包括感觉运动障碍对作业表现的影响。
- 进行临床推理来识别可能影响作业表现的腕部和手部的功能或活动限制。

关键概念

纽扣状畸形（boutonniere deformity）

腕管综合征（carpal trnnel syndrome，CTS）

爪形手（claw hand）

复合抓握（composite grasp）

柱状抓握（cylindrical grasp）

飞镖投掷者的运动（dart thrower's motion）

桡骨茎突狭窄性腱鞘炎（de Quervain's tenosynovitis）

掌腱膜挛缩（Dupuytren's contracture）

伸肌腱损伤（extensor tendon injury）

外在肌（extrinsic muscle）

屈肌腱损伤（flexor tendon injury）

祝福状手（hand of benediction）

勾状抓握（hook grasp）

内在肌阴性（intrinsic minus）

内在肌（intrinsic muscle）

内在肌阳性（intrinsic plus）

指侧捏（lateral pinch）

掌弓（palmar arch）

球形抓握（spherical grasp）

天鹅颈畸形（swan-neck deformity）

肌腱固定术（tendesis）

三指捏（three-jaw chuck pinch）

指尖捏（tip pinch）

扳机指（trigger finger）

垂腕（wrist drop）

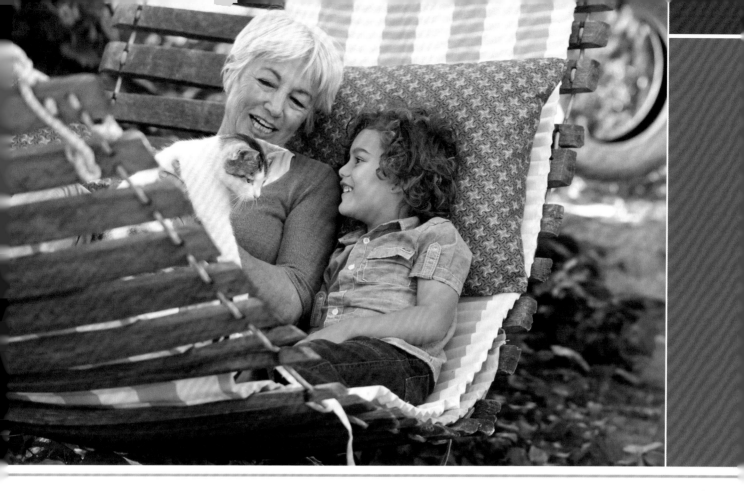

 ## 作业概况：Audrey Purdum

Audrey Purdum 是一名 67 岁的女性，也是一名工作了 32 年的护士，近来已退休。Audrey 与她的丈夫共同生活了 42 年，他们的生活态度十分积极。Audrey 十分忙碌，她要照顾几只猫，一个花园，还有孙子孙女们。

几周前，当 Audrey 走在通往车道的台阶上时，她摔倒了，并且是手背伸位跌倒（FOOSH）。她的丈夫不在家，好在有一位邻居目睹了这件事并帮助了她。当时，她尚可行走，尽管她的右前臂有明显的疼痛。

我们将在本章中思考 Audrey 的情况。首先，让我们思考一下导致她受伤的跌倒。跌倒是老年人群受伤致死的主要原因，但是许多跌倒是可以预防的 [1]。在跌倒时，如果手腕和手反射性地伸展，往往会导致受伤。

- 哪些因素可能导致了 Audrey 的跌倒？
- 作业治疗在预防老年人跌倒方面可以发挥什么作用？
- 可以采取哪些具体的预防措施来防止像 Audrey 这样的人在家庭环境中跌倒？

在阅读下面关于腕部和手部的解剖学和运动相关内容时，请牢记这些问题。

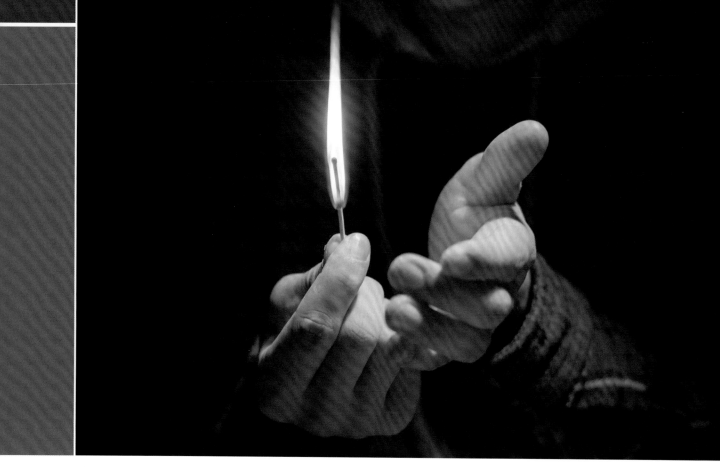

图 7.1 手功能依赖于复杂的感觉运动交互

腕部和手部：精准的工具

为了理解腕部和手部目的性活动所涉及的复杂的感觉运动过程，可以想一下如何划燃一根火柴（图 7.1）。本体感觉，就是你对空间位置的感觉，会引导手指以合适的力量捏住并划动火柴。然后，你的腕关节迅速地从桡偏转换到尺偏，以产生足够的摩擦力来使火柴燃烧。同时，你皮肤中的感受器提醒大脑注意指尖不断增加的热感，让我们保持安全距离以避免受伤。因此，来自双手的感觉信息通过这种方式指导运动输出。任何感觉运动障碍都会对这个简单的动作和其他许多作业活动产生重大影响。

手是人类功能解剖学中最复杂的生物力学装置。当我们需要与外部环境互动时，肩部和肘部提供粗大的定位和稳定性，而腕和手则给我们提供精细的运动控制和功能灵活性。

无论我们是系鞋带、发短信、握住某些工具还是签支票，在感觉输入的指导下，手部的感觉运动系统都能适应并运用合适的力量，从而用各种握力和捏力模式精确操纵物体。

当我们进行评估和干预以恢复患者的作业表现时，对腕部和手部的解剖学和感觉运动功能的透彻理解将对我们自身和患者带来益处。例如，一个因骨关节炎而丧失主动活动范围（active range of motion，AROM）的患者可能会受益于使用工具的组合抓握，又或是像针线活这样的休闲类作业活动能够增强患者手部的灵巧性。精细运动控制能力有限的儿童可能受益于以游戏为基础的作业活动，可将在游戏中练习对捏和抓握作为干预措施。影响患者动机的社会心理因素也会限制手部的作业活动参与，我们通常鼓励采用以患者为中心的整体方法。

本章描述了具有多重目的性能力的手部复杂解剖学。作为完成精准操作的结构，腕部和手部有着特殊的结缔组织构造，如掌筋膜和滑车系统，同时具有独特的运动感受性、作业性和临床性考量。

针对腕部和手部的作业治疗，有经验的作业治疗师可以为患者提供独特而有利的机会，使像 Audrey Purdum 这样的患者能够恢复很多有意义的作业活动。

骨骼学：腕部和手部的骨骼

腕部和手部骨骼的独特结构能够用来支持功能性的抓握和对捏，这是作业表现中重要的组成部分（图 7.2）。作为未来的从业者，你掌握腕部和手部骨骼的相关知识对今后进行详细的评估和干预来说特别重要。

桡骨远端和尺骨远端

前臂、腕部和手部骨骼的相对位置会随着运动而发生明显的变化。让我们从解剖学姿势开始探讨（图 7.3）。在这个位置上，桡骨和尺骨在肘部和腕部之间保持平行。当桡骨变宽时，尺骨

Audrey Purdum | 即使目前尚未对 Audrey 有明确的诊断，但通过损伤机制和原因，我们不排除是手背伸位跌倒（FOOSH）。通常情况下，骨骼的脆性会随着年龄的增长而增加。因此我们在检查并考虑腕部和手部的骨骼因素的同时，应思考摔倒可能造成了什么具体的损伤。

变窄，桡骨远端和尺骨远端形成腕关节的主要关节面。

桡骨远端和尺骨远端的骨性标志

桡骨远端和尺骨远端有很多重要的骨性标志，触诊这些骨性标志有助于进行体格检查（图 7.3）。

桡骨茎突（radial styloid）位于桡骨的桡侧，尺骨茎突（ulnar styloid）是位于尺骨头后内侧的锥状突起。

桡骨远端背侧还有一个圆形的小结节，称为李斯特结节（Lister's trbercle）。李斯特结节是

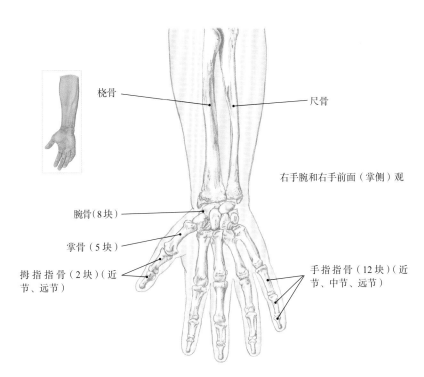

图 7.2　腕部和手部的骨骼与骨性标志

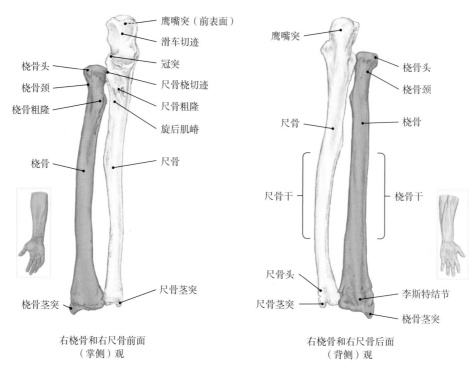

右桡骨和右尺骨前面
（掌侧）观

右桡骨和右尺骨后面
（背侧）观

图 7.3　桡骨远端和尺骨远端

本章后面介绍的拇长伸肌腱的滑轮，拇长伸肌腱缠绕在李斯特结节的内侧，引导拇指伸展。

Audrey Purdum | Audrey 的邻居把她送去了急诊室，医生给她拍了 X 线片。Audrey 的诊断结果为右侧桡骨远端背侧移位骨折，又称科利斯（Colles）骨折。Audrey 在第二天早上接受了切开复位内固定术（open reduction internal fixation，ORIF）以修复骨折。她在当天就出院回家了，她的丈夫会在她康复期间帮助照顾她。

骨科医生给她开了医嘱，让她在 1 周后（术后）开始在门诊接受作业治疗。医生还叮嘱她，要把腕部固定在术后夹板上。

- 请查阅 Colles 骨折的相关资料。Audrey 的跌倒是如何导致该类型的腕部损伤的？
- 为什么此类损伤需要手术治疗而非石膏固定？
- 再次思考 Audrey 的作业概况。她的右利手暂时丧失功能会对她的作业表现产生什么影响？

腕骨

腕骨（carpals）由 8 块形状不规则的骨骼组成，位于桡骨远端和尺骨远端与手掌的掌骨之间（图 7.4）。

在参与腕关节运动的 7 块腕骨中，手舟骨、月骨和三角骨这 3 块骨骼组成了弯曲的**近排腕骨**。近排腕骨的骨骼相互衔接，并与前臂骨及远排腕骨相衔接。大多角骨、小多角骨、头状骨和钩骨这 4 块骨骼组成了**远排腕骨**。远排腕骨的骨

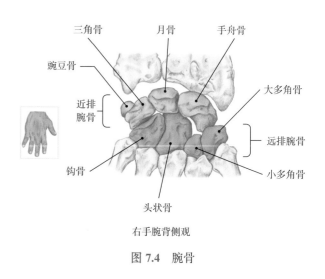

右手腕背侧观

图 7.4　腕骨

骼相互衔接，并与近排腕骨及掌骨相衔接。

有几种记忆法可以帮助记住腕骨的顺序。我们可以通过关键词法——"舟月三角豆，大小头状钩"，来辅助记忆腕部的手舟骨、月骨、三角骨、豌豆骨、大多角骨、小多角骨、头状骨和钩骨。

腕骨像三维拼图一样拼凑在一起，彼此之间可进行一些滑动，腕骨也为手掌的掌横弓提供了结构支撑。触诊手掌根部的腕骨，会感觉到有一个稳定的轮廓，掌横弓能够帮助我们更好地抓握和操纵物体，并使得手能够更好地包裹住物体。

腕骨的骨性标志

将你的手掌正面压在桌面上，哪里感到压力最大？在手掌底部有两个主要的骨性标志。在手掌的尺侧，就在远端腕掌纹，是 8 块腕骨之一——豌豆骨（pisiform）。这块小的籽骨与三角骨相连，很容易触摸到（图 7.5）。豌豆骨是尺侧腕屈肌腱的一个明显止点。

在豌豆骨的对面，手掌的桡侧，可以触摸到手舟骨（scaphoid）。在手舟骨和豌豆骨之间横跨腕关节的是屈肌支持带。屈肌支持带是形成腕管的韧带。

豌豆骨的远端和横侧是钩骨钩（hook of the hamate），钩骨钩在尺神经上方形成一个保护性的骨顶。

移行到手掌的背侧，桡侧的一个重要解剖标

▶ **试一试**

观察手掌，同时慢慢地将手指屈曲，形成紧握的拳头。当手指屈曲时，每根手指之间的空间结构是如何变化的？

你注意到了手指屈曲时自然地向中指回收，在伸展时自然向外展吗？此类下意识的现象会促使手指形成功能性合拢，从而将硬币、珠子等小物件握在手中。手指的这种自然汇聚现象是由于每个掌骨头的可变倾斜形状，这种结构导致单根手指能屈曲指向手掌中心。

志是解剖学鼻烟窝（anatomical snuffbox），这个由拇指肌腱形成的加深的凹陷很容易被触诊到。舟骨构成解剖学鼻咽窝的骨基部。

掌骨和指骨

掌骨和指骨是手指的骨骼（图 7.6）。每根指列的第一节是掌骨（metacerpal）。总的来说，掌骨形成手掌的骨骼结构。

掌骨的近端扩张成与远排腕骨连接的底部。掌骨的远端扩张形成一个圆形的头部，与手指的近节指骨相连。这些圆形的掌骨头部略有不同，有助于握拳时手指的汇聚。

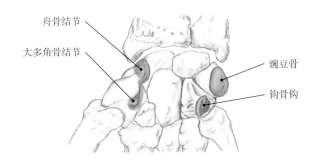

舟骨结节
大多角骨结节
豌豆骨
钩骨钩

右手腕掌侧观

图 7.5　前侧骨性标志

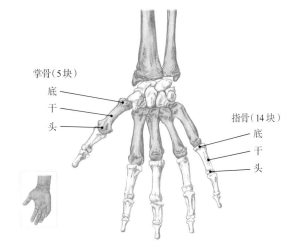

掌骨（5块）
底
干
头

指骨（14块）
底
干
头

右手腕和右手掌侧观

图 7.6　掌骨和指骨

掌骨还为手掌提供结构和长度，并为手内在肌（位于手掌内的肌肉）提供骨骼起点。由周围韧带稳定的掌骨头部形成远端横弓（distal transverse arch），与近端横弓（proximal transverse arch）相补充以增强抓握和操作物体的能力（图 7.7）。

掌弓（palmar arch）为手掌围绕并覆盖物体提供了条件，塑造出手掌独特的尺寸和形状，以增加表面接触。将小指和拇指的指尖接触在一起。你能注意到手掌的桡侧和尺侧也合在一起了吗？这个姿势也突出了垂直于横弓的**纵弓**（longitudinal arch），纵弓从近端到远端穿过手掌。

第 2~5 指的掌骨比拇指的掌骨长，但相对细。第 2~5 指的掌骨底部不仅与腕骨相连，而且彼此相连，而拇指的掌骨是完全独立的。

第 2~5 指中的每根手指都包含 3 块指骨（phalange）：**近节指骨**（proximal phalanx）、**中节指骨**（middle phalanx）和**远节指骨**（distal phalanx）（图 7.6）。拇指只有近节指骨和远节指骨。

每块近节指骨在其近端（底部）有一个凹面，以与凸起的掌骨头形成关节；远端（头部）则连接着中节指骨。指骨对于作业表现是关键结构：它们不仅为抓握和对捏提供结构基础，还可以用于交流和表达情感。

手指的骨性标志

掌骨和指骨形状相似，它们的近端都有髁突，远端有一个圆形头部，与相邻骨段形成关节。

掌骨很容易被触诊，因为它们延伸到远排腕骨之外，呈扇形展开，为手掌的扩张提供结构基础。握拳时，**掌骨头**或掌指关节在骨骼远端的背侧可触及。

在近端指骨间关节和远端指骨间关节的内侧和外侧可触及**指骨髁**（phalangeal condyle），

我们将在后续的关节部分进行探讨。与掌骨类似，当手指屈曲时，也可以在指骨的远端触诊指骨的头部。

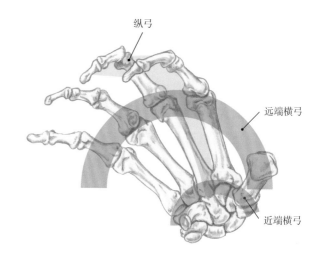

右手掌侧观

图 7.7 手的掌弓

临床应用
手指术语

临床上，5 根手指通常被称为 D1（拇指）、D2（示指）、D3（中指）、D4（环指）和 D5（小指）。指骨节段通常被称为 P1（近节指骨）、P2（中节指骨）和 P3（远节指骨）。练习时，可尝试握拳但伸展 D1 和 D5（图 7.8）。

如果收到医生的医嘱，比如"定制矫形器（夹板）以保护 D4 P3 的骨折"，你知道处理哪个手指段吗？

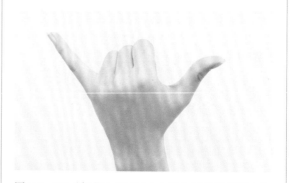

图 7.8 D1（拇指）和 D5（小指）的伸展轻松自如

关节

肩部和肘部各由多个关节组成，这些关节支持运动以定位手臂的位置。相比之下，两侧腕部和手部拥有超过 20 个关节，这些关节用于提供协调的精确度以支持作业表现。接下来，让我们来了解每个关节的独特设计。

桡尺远端关节

结构分类：枢轴关节

功能（机械）分类：单轴

动作：旋前、旋后

桡骨远端的内侧表面有一个浅关节凹陷，其被称为尺切迹，用于与尺骨头连接。尺骨远端（尺骨头）的外侧与桡骨形成**桡尺远端关节**（distal radioulnar joint，DRUJ），促进前臂的旋转（图 7.9）。

该关节由掌侧桡尺韧带（volar radioulnar ligament）和背侧桡尺韧带（dorsal radioulnar ligament）支撑。这些韧带能为关节提供稳定性，因为桡骨在前臂远端围绕尺骨旋转以进行旋前和旋后（与桡尺近端关节联合活动，见第 6 章）。

腕关节（桡腕关节）

结构分类：椭圆关节

功能（机械）分类：双轴

动作：屈曲、伸展、桡偏、尺偏

腕，作为一个通用术语，常用于描述桡骨和尺骨的远端以及相邻的腕骨，腕关节是连接手和前臂的功能性桥梁。近排腕骨（手舟骨、月骨和三角骨）与桡骨远端和三角纤维软骨（triangular fibrocartilage，TFC）形成一个关节。桡骨远端扩张以直接与手舟骨和月骨连接。腕部的这一部分被称为**桡腕关节**（radiocarpal joint），中立

位负重时可承受通过腕部的 80% 的力（图 7.9）。

其余 20% 的力则被尺腕复合体（ulnocarpal complex）吸收，该复合体由尺骨远端、月骨和三角骨形成，三角纤维软骨复合体（triangular fibrocartilage complex，TFCC）在骨骼表面之间起到减震器的作用[2]。一些资料将其描述为尺腕关节（ulnocarpal joint），但重要的是要注意尺骨不直接与腕骨形成关节。

通过腕部传递的压力，如向下推椅子的扶手以辅助站立时，主要在桡腕关节处由桡骨和手舟骨吸收。尺腕关节更多地参与更有力的抓握或负重。整个腕部的开放位是中立位（不屈曲或伸展），而其闭合位置则是完全伸展状态。

桡腕关节是前臂远端和腕骨近端之间的主要关节。但是腕部的整体运动也涉及腕骨之间的运动。在每一排腕骨，相邻的腕骨之间都有关节，称为腕骨间关节（intercarpal joint）。整个近排腕骨也与远排腕骨形成关节，称为**腕中关节**（midcarpal joint）（图 7.10）。

从外部看，腕部的整体运动似乎很简单，但这涉及桡腕关节、腕中关节和腕骨间关节的复杂关节运动模式。解剖学家、运动学家和临床医生已经

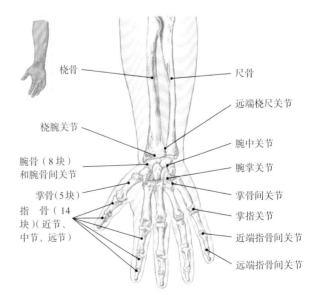

右前臂和右手前面（掌侧）观

图 7.9　腕部和手部的关节

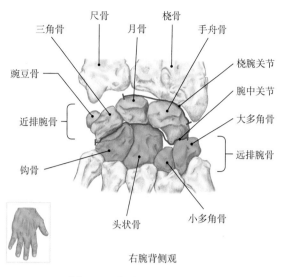

图 7.10　桡腕关节和腕中关节

（图中标注）
尺骨　桡骨
三角骨　月骨　手舟骨
　　　　　　　　桡腕关节
豌豆骨　　　　　腕中关节
近排腕骨　　　　大多角骨
　　　　　　　　远排腕骨
钩骨
头状骨　小多角骨

右腕背侧观

研究并试图描述腕骨和整个腕部之间的复杂运动模式。虽然关于精细机制的分歧仍然存在，但关于腕关节运动学有几个概念可以指导临床实践[3]。

- 屈伸以及桡偏和尺偏的运动轴，基本位于头状骨近端附近。
- 所有整体腕部运动都会涉及桡腕关节和腕中关节。
- 远排腕骨更多地作为一个整体移动，而近排腕骨则表现出更独立的运动。

腕关节和腕骨的韧带

支撑腕骨的韧带有许多，通常以其连接的骨骼命名（图 7.12）。

临床应用
关节松动术

当你需要被动活动或松动患者的腕关节以恢复腕关节的运动时，了解腕关节运动学的一般概念对于临床实践很重要。

桡腕关节作为腕部的主要关节，是一个凸凹结构关节，手舟骨和月骨凸向桡骨远端的凹槽中。如第 1 章所述，以这种方式排列的关节沿一个方向旋转（滚动）并沿相反方向平移（滑动）。

一般来说，这种模式适用于腕关节。腕关节屈曲涉及腕骨的掌侧滚动和背侧滑动，而伸展则涉及相反的情况。尺偏涉及腕骨向尺骨滚动并滑向桡骨，而桡偏则相反（图 7.11）。

虽然这只是腕关节运动学的简述，但它在一定程度上为临床实践提供了信息和依据。例如，如果一个人在桡骨远端骨折愈合后出现了关节僵硬，这可能会限制腕骨在桡腕关节处的滑动，从而限制腕关节的整体运动。关节松动术是一种手法治疗，可以帮助患者恢复腕关节整体伸展和屈曲所需的腕骨的掌侧和背侧滑动。

假设你的目标是改善患者的腕部伸展。根据腕关节运动模式，你会在哪个方向进行松动以滑动近排腕骨？

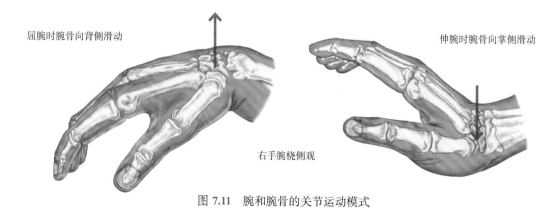

屈腕时腕骨向背侧滑动　　　　　伸腕时腕骨向掌侧滑动

右手腕桡侧观

图 7.11　腕和腕骨的关节运动模式

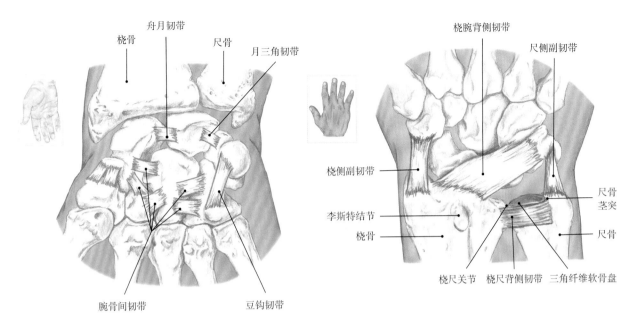

右腕部掌侧观，显示腕骨间关节的韧带

右腕部背侧观，显示桡腕关节的韧带

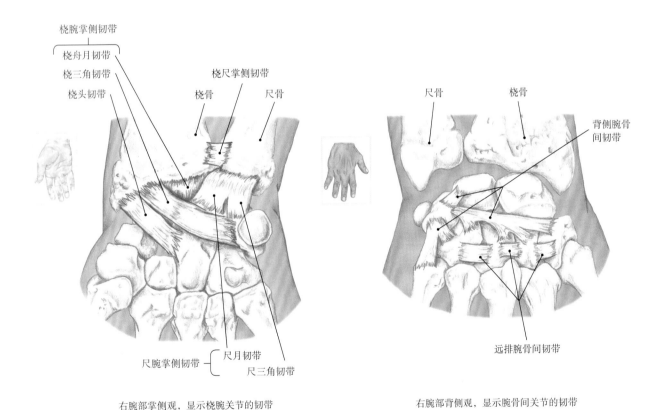

右腕部掌侧观，显示桡腕关节的韧带

右腕部背侧观，显示腕骨间关节的韧带

图 7.12　腕和腕骨的韧带

外在韧带，如桡舟月韧带，将桡骨或尺骨远端与腕骨连接起来。内在韧带，如豆钩韧带，连接腕骨。这些韧带有双重作用，它们在稳定手腕的同时也嵌有机械性刺激感受器，提供重要的本体感觉来指导目的性活动。

虽然该区域的所有韧带都在一定程度上有助于稳定性，但舟月韧带、尺三角韧带和三角纤维软骨复合体提供了关键的稳定性，并且更容易受伤。

三角纤维软骨复合体（TFCC）作为尺骨远端和腕骨之间的缓冲垫，有助于腕部尺侧的稳定性。它被用作负重的减震器，并且容易因前臂的强力扭转而受伤。TFCC 由以下部分组成（图 7.12）：

- 三角纤维软骨盘
- 桡尺掌侧韧带和桡尺背侧韧带
- 尺腕掌侧韧带
- 尺侧副韧带
- 尺侧腕伸肌腱鞘

这些组成部分中的任何一个受伤都会导致剧烈疼痛并限制腕部的功能性活动及腕部力量。

第 2~5 指的腕掌关节

结构 / 功能分类：滑动

动作：主要是掌侧 / 背侧滑动（环指和小指移动性更强）

手指的掌骨底部与远排腕骨形成**腕掌**（carpometacarpal，CMC）关节，掌骨彼此之间形成**掌骨间关节**（intermetacarpal joint）。

第 2~5 指掌骨的底部通过几条韧带相互连接，并与远排腕骨相连（图 7.13）。这些韧带和关节的结构配置限制了 CMC 关节的活动性，但环指和小指的 CMC 关节的活动性大于示指和中指的 CMC 关节。

握紧拳头，看着手背。记下手指 CMC 关节的任何运动。与示指和中指掌骨相比，你是否注意到环指和小指掌骨更灵活？环指和小指 CMC 关节的活动性增加，增强了第 2~5 指产生的力量以进行有力的抓握（图 7.13）。示指和中指 CMC 关节的稳定性支持了这两根手指与拇指对指或对捏下的精确运动。一般来说，手的桡侧手指（拇指、示指和中指）是为精细活动而设计的，而尺侧手指（环指和小指）则更适合力量型抓握。

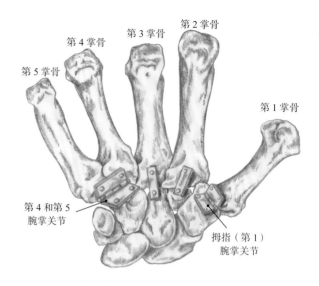

图 7.13　腕掌关节不同轴面上的灵活度决定了手部的不同功能

第 2~5 指的掌指关节

结构分类：椭圆关节

功能（机械）分类：双轴

动作：屈曲、伸展、外展、内收

第 2~5 指的掌骨头与**掌指**（meta-carpo-phalangeal，MCP）关节近节指骨的浅凹底部相连接（图 7.14）。MCP 关节是允许屈曲、伸展、外展和内收的髁状关节。

MCP 关节、指骨间关节的纤维囊的掌侧增厚层（纤维软骨板）被称为**掌板**（volar plate），能够限制关节的过度伸展。每个掌板的边缘通过韧带纤维的厚横向带，即**掌骨深横韧带**（deep transverse metacarpal ligament）连接到相邻的掌板。当 MCP 关节屈曲时，该韧带拉紧（紧绷），限制外展并使第 2~5 指并拢以进行功能性抓握。

作为凹凸结构的关节（鞍状关节），MCP 关节沿相同方向旋转（滚动）和平移（滑动）。MCP 关节屈曲时涉及掌侧滑动，伸展时涉及背侧滑动。一般而言，MCP 关节的侧副韧带在屈曲时绷紧（MCP 关节的闭合位），在伸展时松弛（MCP 关节的开放位）。

指骨间关节

结构分类：铰链（滑车）关节

功能（机械）分类：单轴

动作：屈曲、伸展

两个相似的关节形成了指骨之间的关节：近端指骨间关节（proximal interphalangeal joint, PIP 关节）和远端指骨间关节（distal interphalangeal joint, DIP 关节）（图 7.14）。

手指的 PIP 关节对于力量抓握是非常重要的。在这些铰链接合处不发生内收或外展，只发生屈曲和伸展。PIP 关节是由近节指骨头和中节指骨基部形成的关节。这些关节的特征是关节囊两侧的副韧带增厚，以限制内侧和外侧运动。与 MCP 和 DIP 关节相似，PIP 关节有掌侧掌板以稳定其前部并防止过伸。

DIP 关节在结构上与 PIP 非常相似，但它们更小，可移动的空间相对较小。指骨间（IP）关节与 MCP 关节相似，具有凹凸排列，关节运动模式的旋转和平移方向相同。IP 关节的开放位

为轻微屈曲，闭合位为完全伸展。这些关节可进行同时的、协调的屈曲和伸展，以抓住和释放物体。

拇指的腕掌关节

结构分类：鞍状关节

功能（机械）分类：双轴

动作：屈曲、伸展、外展、内收

拇指的 CMC 关节是大多角骨和第 1 掌骨之间的关节，有时被称为拇指基底关节（basilar joint）。作为鞍状关节，它有两个凹面，就像骑在马鞍上的骑手（图 7.15）。

这种独特的双轴排列允许关节屈曲、伸展、外展和内收。此外，所有这些运动都伴随着一些旋转，这有助于拇指与其他手指相对以促进对捏。

CMC 关节面相对较浅，但具有显著的活动性，因此需要比拇指其他关节具备更多的韧带来保持稳定性。它通过其关节囊以及前斜（喙）韧带 [anterior oblique（beak）ligament]、

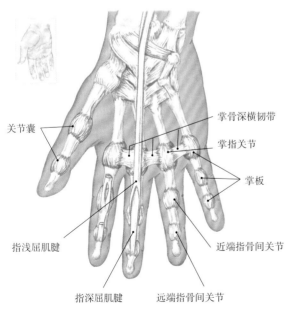

右腕部和右手的掌侧观，显示指骨间关节

关节囊

掌骨深横韧带

掌指关节

掌板

指浅屈肌腱

近端指骨间关节

指深屈肌腱　远端指骨间关节

图 7.14　掌指关节、近端指骨间关节和远端指骨间关节的支持韧带

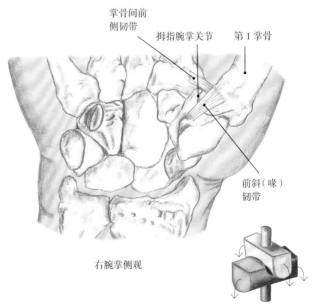

掌骨间前侧韧带

拇指腕掌关节

第 1 掌骨

前斜（喙）韧带

右腕掌侧观

图 7.15　拇指腕掌关节的鞍状构造

后斜韧带（posterior oblique ligament）、桡背韧带（dorsoradial ligament）和掌骨间韧带（intermetacarpal ligament）来维持稳定性（图7.15）。前斜韧带（或喙韧带）起着主要的稳定作用，可抵抗施加在掌骨上的背侧力，掌骨充当刚性杠杆。同时将拇指垫按在示指的桡侧来完成

钥匙捏合。触诊CMC关节背侧，你是否注意到了掌骨向背侧突出？

大多角骨使拇指置于手掌和其他手指前方以支持功能性对掌。对指涉及拇指尖接触（对位）其他指尖，其中也会包括旋转——将拇指的掌侧转向其他手指（图7.16）。

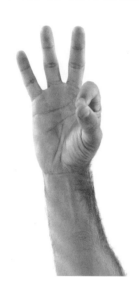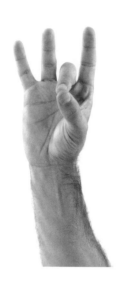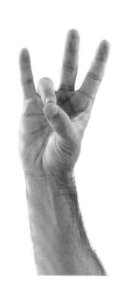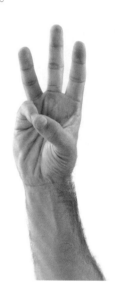

图 7.16 拇指对掌

临床应用
腕掌关节骨关节炎

拇指的腕掌关节或基底关节是手部骨关节炎最常见的部位之一，其独特的鞍状构造导致关节在常年的重复使用中会不断受力（图7.17）。当关节变得不稳定时，由于拇长展肌和拇短伸肌腱的强力拉动，掌骨底部会向背侧移动。

保守的干预措施可以通过活动调整、适应性抓握和使用矫形器等方式来稳定关节并减轻使用时的疼痛。更严重的退行性病变可能需要手术治疗来重建关节，这种手术被称为韧带重建和肌腱植入（ligament reconstruction and tendon interposition，LRTI）手术。该手术去除关节表面的炎症骨，并用移植的肌腱或自体移植物代替它，以防止进一步磨损。

哪些代偿或适应性技术可以改善CMC关

骨关节炎患者的功能并减轻疼痛？

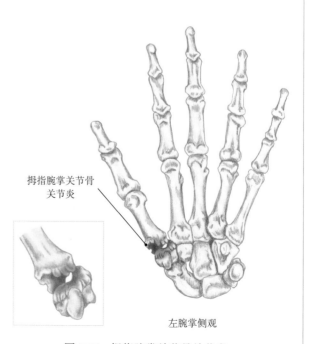

拇指腕掌关节骨关节炎

左腕掌侧观

图 7.17 拇指腕掌关节骨关节炎

你可以从掌侧来观察拇指从掌内侧向外伸出。在这个位置上，只有拇指的背面（背侧）是可见的。现在用拇指尖接触中指尖。你能看到拇指的掌侧（拇指垫）吗？这种自然旋转的现象，部分源于腕掌韧带的排列，这种排列被动地将旋转力引至拇指掌骨。

拇指的 MCP 关节和 IP 关节本质上是屈戍关节，但它们的活动性不如其他手指的 IP 关节。但是，它们具有类似的稳定的侧副韧带和掌板。

肌肉和运动

腕部和手部的肌肉很复杂，经常交叉并作用于多个关节。例如，指深屈肌穿过腕关节、MCP 关节、PIP 关节和每根手指的 DIP 关节。指深屈肌可以屈曲所有这些关节，但它是唯一可以屈曲远端指骨间关节的肌肉。

肌肉大致分为外在肌（extrinsic musle）（起源于腕部近端）和内在肌（intrinsic musle）（完全在手部）。在功能上，外在肌产生更大的力量，而内在肌直接控制拇指和其他手指，以进行抓握、对捏和物体操作。

记住并领会一些常规的解剖学概念会更有助于理解每块肌肉：屈肌和旋前肌起自肘内侧并穿过前臂掌侧；伸肌和旋后肌起自肘外侧并穿过前臂背侧。

由于这些不同肌肉力量的复杂性，手部肌肉以广泛的功能组（如屈肌）从近端到远端呈现。此顺序也有助于理解它们的功能意义。

在你详细检查了这些肌肉之后，可以使用作业治疗动态关节角度测量法和 MMT 资料来辅助实践腕部和手部临床评估技术。当你评估时，可以思考有助于功能性运动的特定肌肉。

Audrey Purdum | 手术 2 天后，Audrey 在家等待她的第 1 次作业治疗。同时，她正在服用处方镇痛药，她的疼痛目前是可以控制的。

然而，她担心腕部和手部的肿胀及僵硬会带来后续的不利影响。她注意到她的手在跳动，并看不到手背关节周围的纹路。在撤除夹板后，她的手指在活动时显得笨拙、僵硬。

尽管她试图用未受伤的左手维持日常活动，但她在穿衣、洗澡和处理家务时遇到了困难。她的丈夫愿意帮助她，可是 Audrey 拒绝他人帮助，依旧保持独立——她承认自己有点固执。

- 有什么办法可以使 Audrey 安全地减轻或防止手指肿胀和僵硬？
- 在她恢复患侧的腕部和手部功能之前，哪些代偿或适应性技术可能有利于她保持功能性独立？

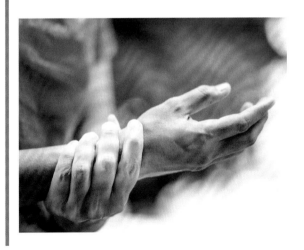

外在屈肌

桡侧腕屈肌

尺侧腕屈肌

掌长肌

指浅屈肌

指深屈肌

拇长屈肌

该组肌肉产生的力量用来屈曲腕关节、第2~5指和拇指，以进行抓握和对捏（图7.18）。

桡侧腕屈肌和尺侧腕屈肌

桡侧腕屈肌（flexor carpi radialis，FCR）和尺侧腕屈肌（flexor carpi ulnaris，FCU）是腕部屈肌，起自肱骨内上髁的共同屈肌起点并深入腕部的相对两侧（图7.19）。作为力偶，FCR和FCU参与单纯性的腕关节屈曲，在腕关节两侧施加相同的力，如当拍球时。

它们还可能为腕关节的桡偏和尺偏形成力偶，与对应的尺侧（尺侧腕伸肌）或桡侧（桡侧腕长伸肌和桡侧腕短伸肌）腕伸肌一起收缩，如当敲钉子时。

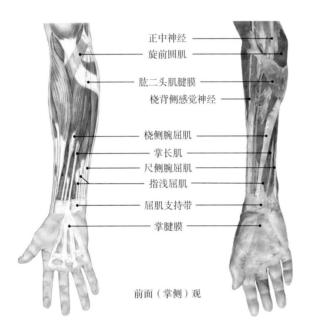

正中神经
旋前圆肌
肱二头肌腱膜
桡背侧感觉神经
桡侧腕屈肌
掌长肌
尺侧腕屈肌
指浅屈肌
屈肌支持带
掌腱膜

前面（掌侧）观

图7.18　腕部和手部的浅表外在屈肌

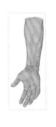
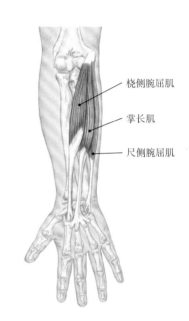

桡侧腕屈肌
掌长肌
尺侧腕屈肌

右前臂和右腕部前面（掌侧）观，显示浅表屈肌

图7.19　腕屈肌

桡侧腕屈肌	
目的性活动	
P	自主摄食、书写、缝纫
A	屈腕（桡腕关节） 桡偏（桡腕关节） 可能协助屈肘（肱尺关节）
O	肱骨内上髁的共同屈肌腱
I	第2掌骨底部
N	正中神经（$C_6 \sim C_8$）

尺侧腕屈肌	
目的性活动	
P	敲钉子、弹钢琴、在平板电脑上滑动屏幕
A	屈腕（桡腕关节） 尺偏（桡腕关节） 协助屈肘（肱尺关节）
O	肱骨头：起自肱骨内上髁的共同屈肌腱 尺骨头：尺骨近端2/3的后表面
I	豌豆骨、钩骨和第5掌骨底部
N	尺神经（C_7、C_8、T_1）

掌长肌

掌长肌（palmaris longus，PL）是前臂前部的另一块浅表屈肌，其浅薄的肌腹附着在掌腱膜上（图 7.20）。大约 10% 的人没有掌长肌。因此，掌长肌的肌腱常可用作肌腱移植手术的肌腱来源，从而不会对腕或手功能有明显影响。

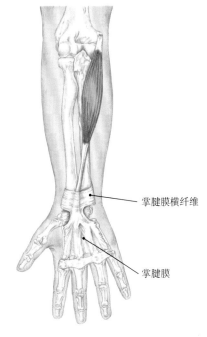

掌腱膜横纤维

掌腱膜

右前臂和右腕部前面（掌侧）观

图 7.20　掌长肌

掌长肌	
目的性活动	
P	有助于抓取物体
A	拉紧掌筋膜
	屈腕（桡腕关节）
	可能协助屈肘（肱尺关节）
O	来自肱骨内上髁的共同屈肌腱
I	屈肌支持带和掌腱膜
N	正中神经（$C_6 \sim C_8$、T_1）

▶ **试一试**

你有掌长肌吗？让我们来了解一下。当你使拇指尖和小指尖相互接触并屈曲腕关节时，如果你有掌长肌，你会注意到腕部皮肤下有肌腱凸出（图 7.21）。

因为肌腱位于屈肌支撑带（腕管）上方，所以肌腱在腕关节屈曲时可被视为一个滑车。其余所有屈肌腱都位于腕管内，腕管充当滑车，将肌腱保持在原位并将力引导至腕和手指。

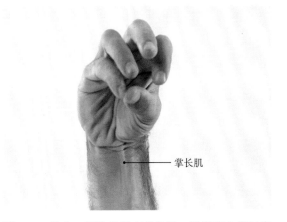

掌长肌

图 7.21　检查一下你是否有掌长肌。拇指和小指对指可能会露出手腕处的掌长肌

指浅屈肌

指浅屈肌（flexor digitorum superfi-cialis，FDS）具有宽的起点，起自肱骨内上髁、尺骨冠突和桡骨近端的肌纤维聚集在一起，在前臂前部形成一个单一的肌腹（图 7.22）。

在腕关节近端，这些肌纤维分成 4 个单独的肌腱，穿过腕管并延伸至第 2~5 指的中节指骨。行进时，指浅屈肌腱分叉（一分为二），使指浅屈肌腱穿过中心并止于远节指骨。

FDS 有助于它穿过的每个关节的屈曲，但

它是唯一可以独立屈曲 PIP 关节的肌肉。要观察 FDS 的这种独特动作，请屈曲手指的 PIP 关节，同时保持 DIP 伸展。这个动作会产生与抓握和对捏有关的力。

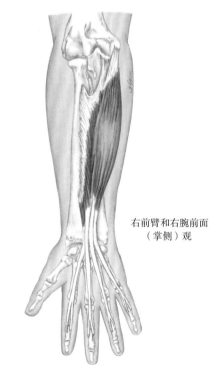

右前臂和右腕前面
（掌侧）观

图 7.22　指浅屈肌

指浅屈肌	
目的性活动	
P	刷牙、梳头、提公文包（功能性抓握）
A	屈曲第 2~5 指（掌指关节和近端指骨间关节）屈腕（桡腕关节）
O	起自肱骨内上髁、尺侧副韧带、尺骨冠突、骨间膜和桡骨近端的屈肌腱
I	第 2~5 指中节指骨两侧
N	正中神经（C_7、C_8、T_1）

指深屈肌

指深屈肌（flexor digitorum profundus，FDP）是前臂前部的深层肌肉，起自尺骨近端和骨间膜（图 7.23）。

与 FDS 类似，单个肌腱从 FDP 肌腹中分出并穿过腕管。FDP 肌腱分支延伸至第 2~5 指 FDS 分支深层，止于第 2~5 指的远节指骨（图 7.24）。

FDP 有助于腕关节和第 2~5 指所有关节的屈曲，它是唯一可以屈曲 DIP 关节的肌肉。由于 FDP 穿过 2 个关节，因此 DIP 关节不能在没有 PIP 关节屈曲的情况下独立屈曲。但是，可以通过控制 PIP 关节并尝试单独屈曲 DIP 关节来测试 FDP 控制的关节。

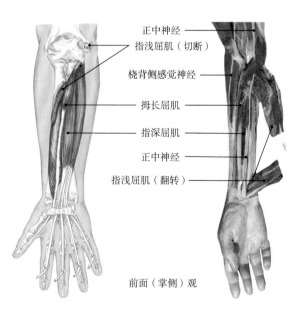

正中神经
指浅屈肌（切断）
桡背侧感觉神经
拇长屈肌
指深屈肌
正中神经
指浅屈肌（翻转）

前面（掌侧）观

图 7.23　拇指的其他手指的深部屈肌

指深屈肌	
目的性活动	
P	挥打球拍、画画、写作（功能性抓握和对捏）
A	屈曲第 2~5 指（掌指关节和远端指骨间关节） 协助屈腕（桡腕关节）
O	尺骨近端 3/4 的前表面和内侧表面
I	远节指骨底部，第 2~5 指掌面
N	第 2 指和第 3 指：正中神经（C_7、C_8、T_1） 第 4 指和第 5 指：尺神经（C_7、C_8、T_1）

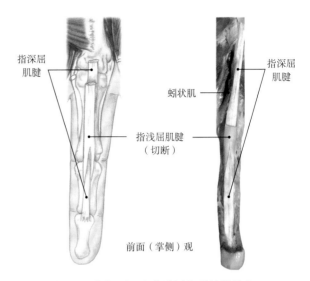

图 7.24　指深屈肌和指浅屈肌腱的附着点

临床应用
屈肌腱损伤

　　腕关节、第 2~5 指和拇指的屈肌腱损伤通常是由刀或其他尖锐物体划伤所致。例如，在用刀切牛油果核或分离冷冻汉堡肉饼时刀滑落，在打曲棍球时跌倒在上翘的溜冰鞋刀片上，以及更严重的腕部切割伤。

　　损伤根据解剖位置或损伤区域进行分类。有 5 个不同的损伤区域，每个区域都有其独特的解剖结构和临床挑战（图 7.25）。

　　例如，I 区损伤位于手指远端，仅涉及 FDP 肌腱；II 区损伤因其临床复杂性而被称为"无人区"，包括相邻的 FDP 和 FDS，由于术后具有瘢痕组织而更容易发生粘连。

　　康复指南包括使用背侧制动矫形器以保护修复的肌腱。通常建议进行早期运动以促进肌腱滑动并防止愈合肌腱之间的粘连，因为粘连会明显限制活动能力。

　　伸肌腱损伤虽然不太常见，但也会发生，其治疗基于损伤区域和所涉及的特定解剖结构。除了使用保护性矫形器和进行肌腱愈合管理外，基于作业活动的干预措施还包括早期康复期间的适应性单手技术。在后期阶段，经转诊医生允许，重点可能会转移到以患者为中心的特定作业活动。哪些单手 ADL 技术可能对康复的早期阶段有帮助。

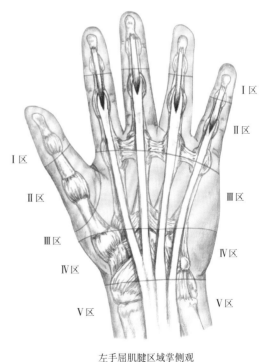

左手屈肌腱区域掌侧观

图 7.25　屈肌腱损伤（按区分类）

FDP 和 FDS 具有精确的长度和张力，用于协调近端指骨间关节和远端指骨间关节的屈曲，以抓握和操纵物体。

肌腱通过滑车系统在手指上保持稳定，该滑车系统沿肌腱走行布置为环状和交叉韧带纤维。类似于鱼竿上的导线环，滑车可防止肌腱在运动过程中从手指上拉开（弓弦现象）（图 7.26）。

对于任何一根手指，都有 5 个环状（A1~A5）滑车（设计为围绕肌腱的平行纤维环），以及 3 个十字形（C1~C3）滑车（在肌腱上形成 X 形交叉）。

A2（第 2 环）和 A4（第 4 环）滑车对于防止弓弦现象的发生最为重要。它们在攀岩等活动中容易受伤，因为这些活动可能会在手指屈曲位通过肌腱施加极大的力（图 7.27）。

A1（第 1 环）滑车通常是一种称为扳机指的疾病的根源，这是一种炎症状态，最终会导致手指锁定在屈曲位（图 7.28）。

临床应用
扳机指

扳机指（trigger finger），也称为狭窄性腱鞘炎，是指手指（通常暂时）卡在屈曲位的情况（图 7.28），然后手指可能会突然伸直，就像扳机被拉动和释放一样。

在炎症影响下，屈肌腱通过的滑车内的空间变窄时，就会发生扳机指。如果扳机指的情况严重，手指可能被锁定在屈曲位。

工作或爱好涉及重复抓握动作的人比不参与此类活动的人患扳机指的风险更高。扳机指在糖尿病患者中也更常见。

扳机指的治疗因严重程度而异，可能需要手术松解。保守干预的重点是减少重复抓握和防止手指长时间屈曲。思考一下，如何在夜间将手指保持在伸展位置以防止扳机指的发生？

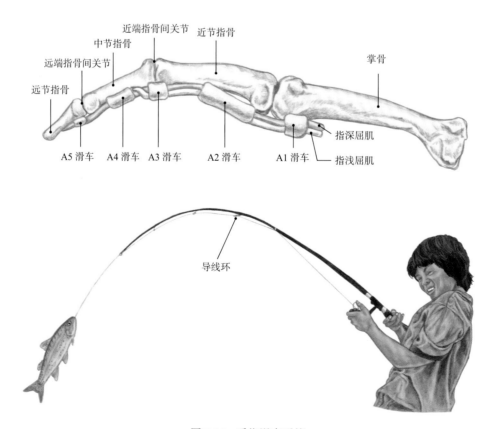

图 7.26　手指滑车系统

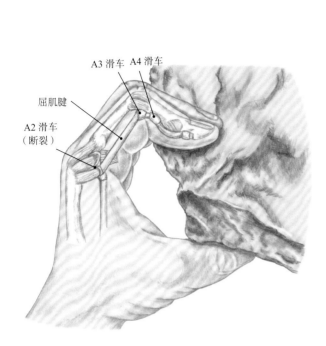

图 7.27　A2 滑车断裂

图中标注：
A3 滑车　A4 滑车
屈肌腱
A2 滑车
（断裂）

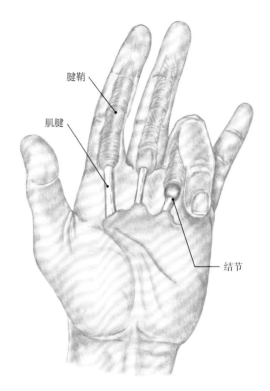

图 7.28　扳机指

图中标注：
腱鞘
肌腱
结节

拇长屈肌

拇长屈肌（flexor pollicis longus，FPL）是 FDP 的拇指版本，是拇指唯一的外在屈肌（图 7.29）。FPL 肌腱起自桡骨近端，与其他指屈肌一起穿过腕管，然后止于拇指的远节指骨。

FPL 能够屈曲拇指的所有关节。它是唯一可以屈曲 IP 关节的肌肉，通过示指和中指的指尖产生力量来对抗拇指指尖，以进行精确的活动，如握笔和捏针穿线活动。

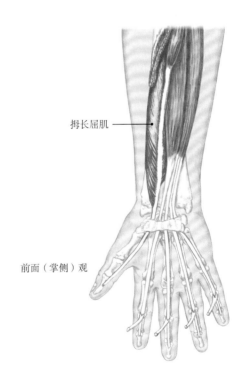

拇长屈肌

前面（掌侧）观

图 7.29　拇长屈肌

拇长屈肌	
目的性活动	
P	发短信、缝纫、串珠子（指尖捏）
A	屈曲拇指（指骨间关节） 屈曲拇指（掌指关节和腕掌关节） 辅助屈曲腕关节（桡腕关节）
O	桡骨前表面和骨间膜
I	拇指远节指骨底部掌面
N	正中神经（$C_6 \sim C_8$，T_1）

外在伸肌

桡侧腕长伸肌

桡侧腕短伸肌

尺侧腕伸肌

指伸肌

示指伸肌

小指伸肌

拇长展肌

拇短伸肌

拇长伸肌

腕和手的外在伸肌主要起自肱骨外上髁，穿过前臂背侧，并在 6 个解剖通道或隔室内穿过腕部（图 7.30）。

伸肌支持带（extensor retinaculum）是一条横跨隔室的纤维带，将肌腱固定在腕关节水平。这种分布形成了一个滑车系统，以引导伸肌腱施加在腕、第 2～5 指和拇指上的力。

桡侧腕长伸肌和桡侧腕短伸肌

桡侧腕长伸肌（extensor carpi radialis longus，ECRL）和桡侧腕短伸肌（extensor carpi radialis brevis，ECRB）从肘外侧到腕部遵循类似的路径，ECRL 起自肱骨外侧髁上嵴，ECRB 起自肱骨外上髁处的伸肌总腱（图 7.31）。

桡侧腕长伸肌和桡侧腕短伸肌	
目的性活动	
P	玩飞盘或打乒乓球、粉刷墙壁、稳定手腕以加强抓握
A	伸展手腕（桡腕关节） 使腕关节桡偏（桡腕关节） 辅助屈曲肘部（肱尺关节）
O	长肌：肱骨外侧髁上嵴的远端 1/3 短肌：肱骨外上髁的共同伸肌腱
I	长肌：第 2 掌骨底部 短肌：第 3 掌骨底部
N	长肌：桡神经（$C_5 \sim C_8$） 短肌：桡神经（$C_6 \sim C_8$）

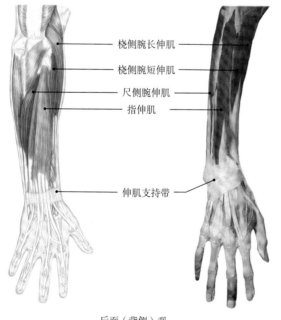

后面（背侧）观

图 7.30　腕和手的外在伸肌

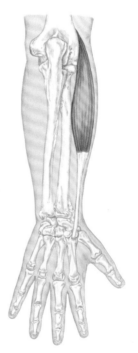

桡侧腕长伸肌

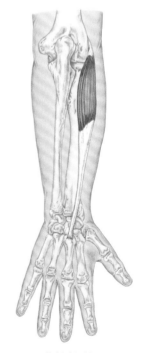

桡侧腕短伸肌

右前臂和右腕后面（背侧）观

图 7.31　桡侧腕伸肌

这两块肌肉作为尺侧腕伸肌的力偶，都有助于腕关节伸展，如在画画时。它们还与桡侧腕屈肌一起产生桡偏，如从杯子里喝热茶时。当肌肉穿过肘部和腕部时，肘部会有小幅度的屈曲。

两者通常都涉及肱骨外上髁炎，详见第 6 章。

尺侧腕伸肌

尺侧腕伸肌（extensor carpi ulnaris，ECU）起自肱骨外上髁的伸肌总腱，部分纤维起自尺骨近端（图 7.32）。

尺侧腕伸肌	
目的性活动	
P	锤击、拉小提琴、写作
A	伸腕（桡腕关节） 腕关节尺偏（桡腕关节）
O	肱骨外上髁的伸肌总腱
I	第 5 掌骨底部
N	桡神经（$C_6 \sim C_8$）

ECU 与 ECRL 和 ECRB 有协同作用，有助于腕关节伸展。它还可以与 FCU 协同工作以完成尺偏动作，如在抛钓鱼线时的动作。

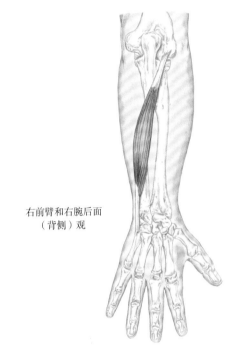

右前臂和右腕后面
（背侧）观

图 7.32　尺侧腕伸肌

▶ 试一试

把手伸到面前，握紧拳头。你可以注意到腕关节是略微伸展的。现在将手平放在桌面上，触诊第 2（示指）和第 3（中指）掌骨的底部，再握拳。你只是感觉到了 ECRL 和 ECRB 的肌腱收缩，这说明了腕伸肌是握拳运动的重要腕部稳定组织。

请记住，当做握拳运作时，穿过腕部的指屈肌（FDS 和 FDP）会对腕和手指施加屈曲方向的力。而腕伸肌会拮抗这种力，阻止腕关节屈曲并将屈曲的力量引导至手指上。

轻微的腕关节伸展也会增加指屈肌的张力，从而产生更大的握力。这就是腕关节处于中立位或略微伸展时握力最强的原因。

在腕关节处于中立位或略微伸展位时使用测力计（一种用于测量肌力的设备）测量握力。现在尝试屈曲腕关节。请注意观察，发生了什么？

力量是否明显下降了？腕关节屈曲时，指屈肌松弛（放松），减少对手指施加的压力。使用工具时，腕关节取中立位到略微伸展位是人体工程学的重要原则。这确保了前臂屈肌和伸肌产生最佳握力和平衡的功能性张力。

指伸肌

指伸肌（extensor digitorum，ED）起自肱骨外上髁的伸肌总腱，并在前臂远端分成 4 个不同的肌腱（图 7.33）。该肌肉对于同时伸展手指（如朝垃圾桶中丢弃物体）或单个手指伸展（如打字）至关重要。

肌腱在第 4 伸肌隔室内保持在腕关节背侧中央，伸肌支持带作为滑车来保持肌腱位置并引导力线。穿过腕部后，肌腱分开（展开），每条肌腱穿过每个手指（第 2～5 指）的掌骨头。

在伸展腕关节和第 2～5 指的同时观察手背。你能发现皮下的 ED 肌腱收缩吗？握紧拳头，注意肌腱如何在第 2～5 掌骨头（掌指关节）后部保持原位。被称为**矢状带**（sagittal band）的独特韧带纤维在该水平环绕肌腱，形成**伸肌腱帽**（extensor hood），以保持肌腱在背侧掌骨头上的位置（图 7.34）。

当 ED 肌腱越过近节指骨时会形成分叉（3 个），形成**中央束**（central ship）和**侧束**（lateral band）。中央束与第 2～5 指轴线保持

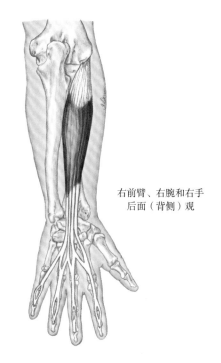

右前臂、右腕和右手
后面（背侧）观

图 7.33　指伸肌

对齐并延伸至中节指骨，为 PIP 伸展提供力量。顾名思义，侧束在 PIP 关节的两侧横向延伸，重新连接形成**末端肌腱**（terminal tendon），该末端肌腱延伸至远节指骨，参与 DIP 伸展。

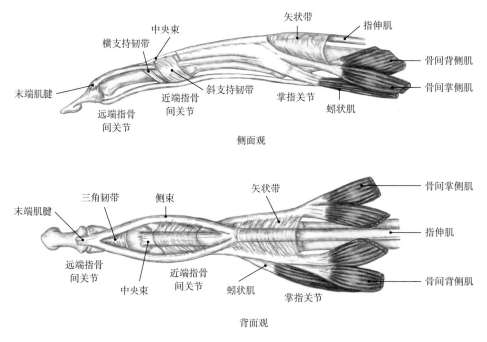

图 7.34　第 2～5 指伸肌腱通路

ED 的这些部分由蚓状肌和骨间肌（内在肌）的肌纤维连接，加大了第 2~5 指伸展的力量。这种用于第 2~5 指伸展的复杂肌腱排列被统称为伸肌机制（extensor mechanism）。

斜支持韧带（oblique retinacular ligament, ORL）也是近节指骨掌侧和远节指骨背侧之间的连接，加强了 PIP 和 DIP 关节之间的联系（图 7.34）。

指伸肌	
目的性活动	
P	在智能手机上打字或向上滑动屏幕
A	伸展第 2~5 指（掌指关节和指骨间关节） 协助伸展腕关节（桡腕关节）
O	自肱骨外上髁的总伸肌腱
I	第 2~5 指的中节和远节指骨底部
N	桡神经 $C_6 \sim C_8$

▶ 试一试

ED 的动作可以在手上观察到。握拳并伸展 MCP 关节，同时保持 PIP 和 DIP 屈曲。可能是因为 ED 可以在 MCP 关节处独立收缩（与 PIP 和 DIP 关节分开），而 FDS 和 FDP 将 PIP 和 DIP 关节保持在屈曲位置。

现在尝试仅伸展 PIP 关节，保持 DIP 关节屈曲。为什么这样做如此困难？想想侧束以及它们如何作用于 PIP 和 DIP 关节。

临床应用
纽扣状畸形和天鹅颈畸形

第 2~5 指伸肌腱特定部位的损伤会导致可预测的畸形模式。你是否曾经因篮球或排球击中了伸出的手指尖端而使手指受伤？这是由于强力的手指屈曲可导致中央束或末端肌腱拉伤或断裂（图 7.35）。

当中央束受损时，PIP 关节不能完全伸展，这也会导致侧束前移，使 DIP 关节过度伸展，这被称为**纽扣状畸形**（boutonniere deformity）（PIP 关节屈曲与 DIP 关节过伸）。如果不及时治疗，可能会导致 PIP 关节屈曲挛缩，并可能严重损害手部功能。

天鹅颈畸形（swan-neck deformity）涉及相反的位置：PIP 过伸和 DIP 关节屈曲。松弛的 PIP 关节掌板或末端肌腱损伤可能导致这种畸形。

佩带矫形器可能有助于恢复这些精细结构的平衡并促进手指精细的目的性活动。在何种位置上利用夹板控制 PIP 关节可以纠正轻微的天鹅颈畸形或纽扣状畸形？

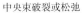

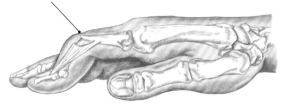

中央束破裂或松弛

纽扣状畸形

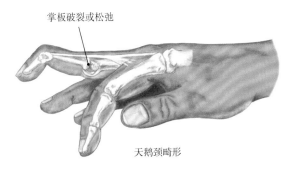

掌板破裂或松弛

天鹅颈畸形

图 7.35　手指纽扣状畸形和天鹅颈畸形

示指伸肌和小指伸肌

示指和小指有时有额外的伸肌腱，伸肌分别为示指伸肌（extensor indicis, EI）（图7.36）和小指伸肌（extensor digiti minimi, EDM）（没有图示）。

这些肌肉起源于前臂远端，并与掌骨头附近的指伸肌融合。这些肌肉为示指和小指提供了比环指和中指更多的伸展独立性。

有些人是没有示指伸肌和小指伸肌腱的，如果存在，它们通常被用于肌腱移植。尽管它们在某些情况下（图7.37）具有实用性，但一般而言没有明显的功能影响。

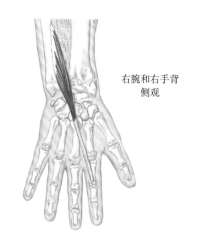

右腕和右手背侧观

图7.36　示指伸肌

示指伸肌	
目的性活动	
P	指向某物，或者用手势比"1"
A	伸展示指（掌指关节） 内收示指 可能有助于伸展腕关节（桡腕关节）
O	尺骨干远端后表面和骨间膜
I	第2掌骨水平的指伸肌腱
N	桡神经（$C_6 \sim C_8$）

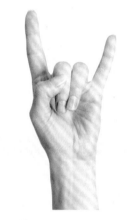

图7.37　示指伸肌和小指伸肌的动作。摇滚吧！

拇指伸肌

拇长展肌

拇短伸肌

拇长伸肌

参与拇指外展和伸展的3个不同的外在肌是：**拇长展肌**（abductor pollicis longus, APL）、**拇短伸肌**（extensor pollicis brevis, EPB）和**拇长伸肌**（extensor pollicis longus, EPL）（图7.38、7.39）。

这些肌肉起源于前臂背侧中部到远端，止于拇指掌骨（APL）、近节指骨（EPB）和远节指

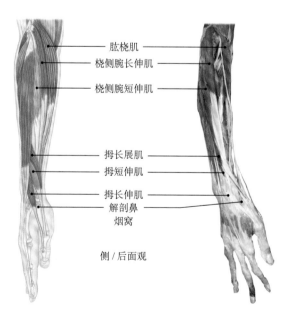

肱桡肌
桡侧腕长伸肌
桡侧腕短伸肌

拇长展肌
拇短伸肌
拇长伸肌
解剖鼻
烟窝

侧/后面观

图7.38　拇指伸/展肌

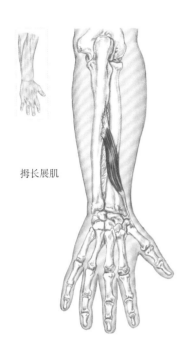
拇长展肌

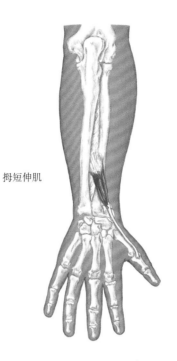
拇短伸肌

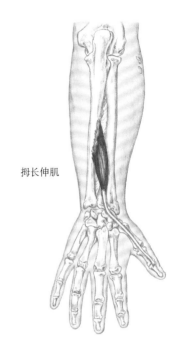
拇长伸肌

右前臂、右腕和右手的后面（背侧）观

图 7.39　拇指伸肌

拇长展肌	
目的性活动	
P	发短信、抱婴儿
A	拇指桡侧外展（腕掌关节） 拇指伸展（腕掌关节） 腕关节桡偏（桡腕关节）
O	桡骨和尺骨后表面及骨间膜
I	第 1 掌骨底部
N	桡神经（$C_6 \sim C_8$）

拇长伸肌、拇短伸肌	
目的性活动	
P	竖起拇指、掷硬币
A	伸展拇指（指骨间关节）（仅限拇长伸肌） 伸展拇指（掌指关节和腕掌关节） 腕关节桡偏（桡腕关节）
O	长肌：尺骨的后表面和骨间膜 短肌：桡骨的后表面和骨间膜
I	长肌：拇指远节指骨底部 短肌：拇指近节指骨底部
N	桡神经（$C_6 \sim C_8$）

骨（EPL）的底部。APL 桡侧外展和伸展 CMC 关节，EPB 伸展 MCP 关节，EPL 伸展 IP 关节。每一条肌腱都经腕部穿出，共同作用于腕关节的桡侧外展。

临床应用
解剖鼻烟窝

拇指的伸肌腱形成了一个独特的解剖标志。在腕关节水平，拇指的外展肌腱和伸肌腱形成解剖鼻烟窝（图 7.40）。

将拇指从掌侧移开，你会注意到 3 个肌腱之间出现凹陷。鼻烟窝的桡侧缘由 APL 和 EPB 肌腱形成，而尺侧缘由 EPL 肌腱形成。

解剖鼻烟窝周围会出现几种肌肉骨骼病变。了解解剖结构有助于指导触诊以进行鉴别诊断，例如，在肌腱之间（鼻烟窝中）触诊会对手舟骨（常见的易骨折的腕骨）施加压力。

APL 和 EPB 肌腱固定在第 1 背侧隔室内，第 1 背侧隔室是一个常见的肌腱炎的部位，这种肌腱炎被称为桡骨茎突狭窄性腱鞘炎（de Quervain's tenosynovitis），也被称为"发短信拇指"，这种情况是由于这些肌腱在第 1 背侧隔室内因重复的拇指或腕部运动导致的摩擦而发生的（图 7.53）。

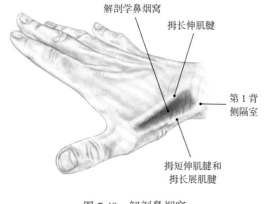

图 7.40 解剖鼻烟窝

手内在肌

鱼际肌
小鱼际肌
骨间掌侧肌
骨间背侧肌
蚓状肌

起源和终止于腕关节远端的内在肌（完全包含在手中）指导第 2~5 指和拇指的精细运动，以及稳定和平衡手内的力量（图 7.41、7.42）。

内在肌的快缩型肌纤维提供了精细运动所需的高速运动，如打字、演奏乐器或针线活。看看你的手掌前面。你是否注意到手掌两侧的肌腹形成了两个突出的肌群？拇指底部的肌肉构成**鱼际**（thenar eminence），小指底部的肌肉称为**小鱼际**（hypothenar eminence）。

另一组内在肌称为骨间掌侧肌和骨间背侧肌，位于拇指和其他手指的掌骨之间。此外，蚓状肌从 FDP 的肌腱产生并止于每根手指的伸肌结构。尽管这些肌肉很复杂，但当我们更详细地讨论每一块肌肉时，将它们在不同的功能组中讨论更有助于理解。

鱼际肌

拇短展肌
拇短屈肌
拇收肌
拇对掌肌

鱼际由**拇短展肌**（abductor pollicis brevis，APB）、**拇短屈肌**（flexor pollicis brevis，FPB）、**拇收肌**（adductor pollicis）和**拇对掌肌**（opponens pollicis，OP）组成（图 7.41、7.42）。APB 和 FPB 就在皮肤下彼此相邻。

作为一个整体，鱼际肌在 CMC 关节处外展、屈曲和向内旋转拇指，以使拇指和手指相对。APB 具有最佳外展力矩，拇短屈肌具有最

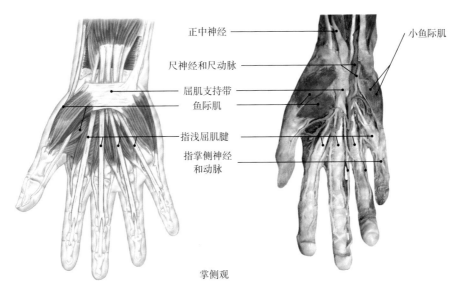

正中神经
尺神经和尺动脉
屈肌支持带
鱼际肌
指浅屈肌腱
指掌侧神经和动脉

小鱼际肌

掌侧观

图 7.41　鱼际肌和小鱼际肌群

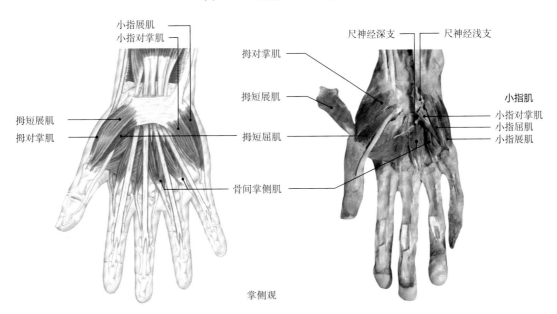

小指展肌
小指对掌肌

拇对掌肌
拇短展肌
拇短展肌
拇对掌肌
拇短屈肌
骨间掌侧肌

尺神经深支　　尺神经浅支

小指肌
小指对掌肌
小指屈肌
小指展肌

掌侧观

图 7.42　手内在肌

拇短展肌	拇短屈肌	拇对掌肌
目的性活动	**目的性活动**	**目的性活动**
P　发短信、打字时按空格键	P　书写、针线活、找零钱（功能性捏物）	P　抓握网球或橙子等球形物体
A　拇指外展（腕掌关节和掌指关节） 　　辅助拇指对掌	A　屈曲拇指（腕掌关节和掌指关节） 　　辅助拇指对掌	A　拇指在腕掌关节处对掌（将拇指垫和小指垫合在一起）
O　屈肌支持带、大多角骨结节、手舟骨结节	O　浅头：屈肌支持带 　　深头：大多角骨、小多角骨、头状骨	O　屈肌支持带，大多角骨结节
I　拇指近节指骨底部	I　拇指近节指骨底部	I　第 1 掌骨桡侧骨面全长
N　正中神经（ $C_6 \sim C_8$ ）	N　浅头：正中神经（ $C_6 \sim C_8$，T_1 ） 　　深头：尺神经（ $C_8 \sim T_1$ ）	N　正中神经（ $C_6 \sim C_8$ ）

佳屈曲力矩，OP 具有最佳内侧旋转（对掌）力矩。这些肌肉随着手部的精确运动而被激活，如在发短信或玩电子游戏时。

小鱼际肌

小指展肌

小指屈肌

小指对掌肌

与鱼际肌相似，小鱼际肌由小指展肌（abductor digiti minimi，ADM）、小指屈肌（flexor digiti minimi，FDM）和小指对掌肌（opponens digiti minimi，ODM）组成（图 7.41、7.42）。ADM 和 FDM 的肌纤维合并并止于小指近节指骨的尺侧骨底部，提供独立的外展和屈曲运动。

鱼际肌和小鱼际肌参与手掌的打开和合拢，当外展时增加抓握较大物体的接触范围，当内收时则可以适应抓握小体积的物体。（图 7.43）

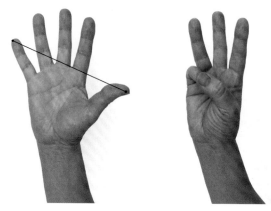

图 7.43 鱼际肌和小鱼际肌参与手掌的打开和合拢

小指展肌	
目的性活动	
P	打字、弹钢琴
A	外展小指（掌指关节） 辅助小指与拇指对掌（掌指关节）
O	豌豆骨和尺侧腕屈肌腱
I	小指近节指骨尺侧底部
N	尺神经（$C_7 \sim C_8$，T_1）

小指对掌肌	
目的性活动	
P	拿着一个球形物体，如网球或橙子
A	小指在腕掌关节处对掌
O	屈肌支持带和钩骨钩部
I	第 5 掌骨干（尺侧）
N	尺神经（$C_7 \sim C_8$，T_1）

小指屈肌	
目的性活动	
P	吹喇叭、打字
A	屈曲小指（掌指关节） 辅助小指与拇指对掌
O	屈肌支持带和钩骨钩
I	小指近节指骨底部（掌面）
N	尺神经（$C_7 \sim C_8$，T_1）

▶ 试一试

伸出拇指和其他手指并看着手掌的前面。请注意，拇指尖指腹面向你。现在慢慢地使拇指触摸到示指尖和中指尖（三指捏）。这种运动是由鱼际肌产生的。你是否注意到拇指指腹现在面向第 2～5 指？在对捏时，拇指不仅向手掌屈曲和内收，掌骨也轻微旋转，使拇指和其他手指合拢在一起。

骨间掌侧肌

骨间掌侧肌（palmar interossei）位于手指掌骨之间，并将手指朝向中指（作为内收的中线）内收（图 7.44）。注意中指没有骨间掌侧肌，因为它不能内收，它只会从中线外展。

示指、环指和小指的骨间掌侧肌分别称为第 1、第 2 和第 3 骨间掌侧肌。骨间掌侧肌内收、屈曲第 2、第 4、第 5 MCP 关节并伸展指骨间关节，如当弹钢琴时。

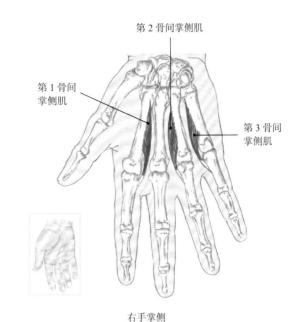

右手掌侧

图 7.44　骨间掌侧肌

骨间掌侧肌	
目的性活动	
P	拿着一个扁平的物体，如一本书或三明治（掌指关节屈曲，近端指骨间关节 / 远端指骨间关节伸展），弹钢琴
A	使示指、环指、小指向中指内收 辅助屈曲示指、环指和小指掌指关节 辅助示指、环指和小指指骨间关节伸展
O	第 2、第 4、第 5 掌骨底部
I	相关手指的近节指底部和伸肌腱膜
N	尺神经（C_8 和 T_1）

骨间背侧肌

骨间背侧肌（dorsal interossei）也位于手指掌骨之间，但与骨间掌侧肌止点相对，相对于中指位于近节指骨外侧，并在 MCP 关节处外展手指（图 7.45）。它们体积较大，起自相邻的掌骨干，但仍止于近节指骨形成伸肌模式。这允许骨间背侧肌与骨间掌侧肌协同工作促进 PIP 关节和 DIP 关节伸展。

骨间背侧肌从桡侧到尺侧，分别被称为第 1、第 2、第 3 和第 4 骨间背侧肌。第 1 骨间背侧肌是拇指蹼的一部分，是跨越拇指和示指之间的肌肉。

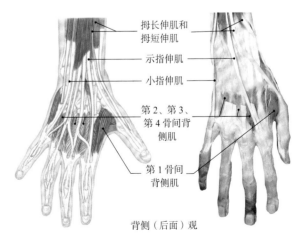

背侧（后面）观

图 7.45　骨间背侧肌

看看骨间背侧肌和骨间掌侧肌的图示（图 7.44、7.45）。你是否注意到其他明显的差异？小指缺乏骨间背侧肌，因为它具有用于外展的小指展肌。此外，中指有两个骨间背侧肌，可以向任一方向外展。还要注意，所有的骨间肌（掌侧和背侧）都由尺神经支配。

记住"掌侧内收""背侧外展"这些动作。

背侧骨间肌	
目的性活动	
P	用剪刀剪东西（第 1 个骨间背侧肌）、打字、敬礼
A	在掌指关节处外展示指、中指、环指 协助在掌指关节处屈曲示指、中指、环指 协助在指骨间关节处伸展示指、中指、环指
O	所有掌指关节的相邻侧
I	示指、中指、环指近节指骨底部及伸肌腱膜
N	尺神经（C_8 和 T_1）

拇收肌

拇收肌（adductor pollicis，AP）是手掌桡侧的深三角肌（图 7.46）。这块肌肉在侧捏（关键）中起着重要作用，使拇指内收到示指的桡侧，本章稍后将对此进行描述。AP 与第 1 骨间背侧肌一起形成拇指蹼。

拇收肌	
目的性活动	
P	梳头、转动钥匙、刷卡（侧捏）
A	拇内收（腕掌关节和掌指关节） 协助屈曲拇指（掌指关节）
O	头状骨、屈肌支持带和第 3 掌骨
I	拇指近节指骨底部
N	尺神经（C_8 和 T_1）

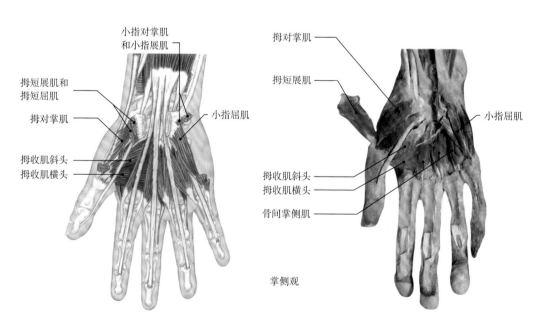

图 7.46 手的深层内在肌

蚓状肌

蚓状肌（lumbricals）是手部独特的蠕虫状肌肉，有助于平衡手指内的屈伸力（图 7.47）。

蚓状肌起源于手掌中的 FDP 肌腱，并在背侧止于靠近掌骨关节的伸肌腱的桡侧。这种独特的排列有助于平衡手的外在屈肌和伸肌的力量。当蚓状肌收缩时，FDP 被拉向远端，使肌腱放松，同时通过伸肌模式施加力来伸展 PIP 关节和 DIP 关节。作为一个整体，蚓状肌与骨间肌一起辅助 MCP 关节的屈曲及 PIP 关节和 DIP 关节的伸展。

下一节将更详细地讨论内在肌和外在肌的作用。

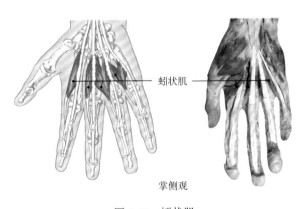

掌侧观

图 7.47　蚓状肌

手的蚓状肌	
目的性活动	
P	握着一个扁平的物体，如一本书或一块三明治（MCP 关节屈曲，PIP/DIP 关节伸展）
A	在 IP 关节处伸展第 2~5 指 在 MCP 关节处屈曲第 2~5 指
O	指深屈肌腱表面
I	指骨背面伸肌腱
N	示指和中指：正中神经（C_6~C_8，T_1） 环指和小指：尺神经（C_7~C_8，T_1）

临床应用
尺神经损伤

手部个别神经的损伤会出现独特的症状并影响作业表现。

根据严重程度，尺神经损伤可能会出现感觉障碍和运动障碍。运动丧失涉及所有的骨间肌、拇收肌以及环指和小指的蚓状肌。对于这种模式，你预计会出现哪些功能缺陷？

你可能会注意到掌骨之间的肌肉萎缩或凹陷，以及手指外展和内收的无力伴随骨间肌的萎缩。由于内在肌和外在肌之间力量的不平衡，环指和小指也可能开始在 PIP 和 DIP 关节处弯曲。

然而，最显著的运动障碍可能是由于拇收肌无力造成的指侧捏（拿钥匙）丧失（图 7.80）。如果丧失这个关键捏取动作，哪些任务会变得困难？

Audrey Purdum｜想想 Audrey 的前臂、腕和手部的软组织（肌肉、肌腱和韧带）。当她接受 OT 评估时，她将被制动 1 周。

- 您认为这种制动会对周围软组织产生什么影响？如何在不影响骨折愈合过程的情况下安全地活动软组织？
- 做一些关于腕部骨折的康复的研究。在康复的早期阶段通常实施哪些类型的干预措施？

腕部和手部的特殊结缔组织

许多韧带将腕骨相互连接，并将腕骨连接到桡骨和尺骨远端，以及连接到掌骨。手内还有特殊的韧带。这里介绍的韧带是与作业治疗临床实践相关的最重要的韧带。

腕横韧带和腕管

腕横韧带（transverse carpal ligament）或屈肌支持带（flexor retinaculum）横跨腕部的掌侧表面。在手掌的尺侧，它附着在钩骨和豌豆骨上；在桡侧，它附着在大多角骨和手舟骨上。这种排列在手掌底部形成骨纤维隧道（如同骨质地面上带有韧带顶）。拇指和其余四指的外在屈肌腱和正中神经穿过这个腕管（carpal tunnel）。

腕横韧带可防止这些肌腱形成弓弦现象，或在手指屈曲时被从腕骨拉开。在腕管内，肌腱被滑膜鞘包裹着，使它们能够在这样一个狭窄的空间内顺利滑动。

掌腱膜

一层厚厚的筋膜称为掌腱膜（palmar aponeurosis），从腕横韧带的远端延伸到第2~5指的近端（图7.49）。

临床应用
腕管综合征

腕管内的有限空间包含9条肌腱和正中神经。腕管综合征（carpal tunnel syndrome，CTS）是指腕管内压力增加（通常与重复运动有关），导致供应正中神经的小动脉的血流量减少（图7.48）。

请回顾第2章。你预计患有腕管综合征的人的手的哪个部位会出现麻木和刺痛？腕管综合征如果未经治疗，症状可能会发展为拇指鱼际肌无力。常规感觉测试在临床上用于识别感觉障碍的模式和严重程度。

保守的干预措施包括作业表现调整、使用支具和教育患者减少腕管受压的动作。腕部抬高支具和改良的工作站能协助腕部取中立位，因为屈曲位增加了腕管内正中神经所受的压力。

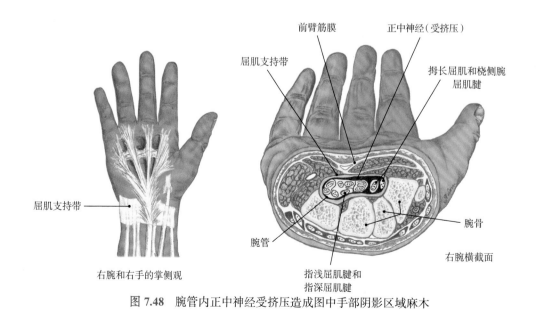

图7.48　腕管内正中神经受挤压造成图中手部阴影区域麻木

这层厚厚的筋膜为下面的神经血管结构提供保护，并形成维持屈肌腱位置的通道。屈肌腱穿过手掌后进入手指，并由本章前面讨论过的环状和十字形滑车固定在适当的位置。

覆盖在肌腱和滑车系统上的是**滑膜鞘**（synovial sheath），当肌腱相对于彼此移动时，滑膜鞘润滑肌腱以减少摩擦。肌腱位于腕关节和手掌的共同滑膜鞘中，每根手指都有单独的鞘（图 7.50）。

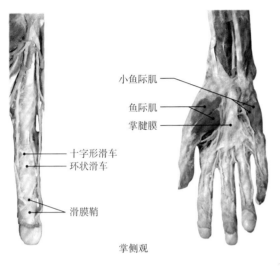

小鱼际肌
鱼际肌
掌腱膜

十字形滑车
环状滑车

滑膜鞘

掌侧观

图 7.49　手的特殊结缔组织

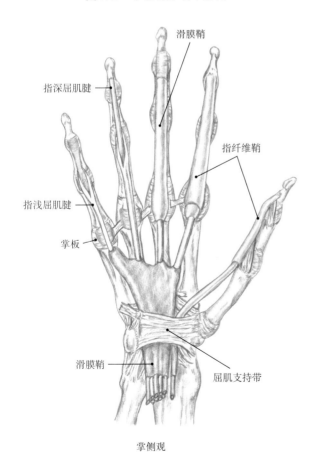

滑膜鞘

指深屈肌腱

指纤维鞘

指浅屈肌腱

掌板

滑膜鞘

屈肌支持带

掌侧观

图 7.50　滑膜鞘

临床应用

掌腱膜挛缩

掌腱膜挛缩（Dupuytren's contracture）是疾病进程的结果，涉及掌腱膜异常增厚，通常导致环指和小指挛缩（图 7.51）。病变通常最初表现为手掌远端折痕附近的结节，然后进展为紧绷的条索，通常导致手指挛缩。

保守治疗措施通常对防止挛缩进展无效。手术松解（筋膜切开术）或注射可用于处理挛缩的筋膜。术后康复包括定制夹板以保持手指伸展以及进行广泛的瘢痕管理以保持活动性。

环指和小指的挛缩如何影响作业表现？

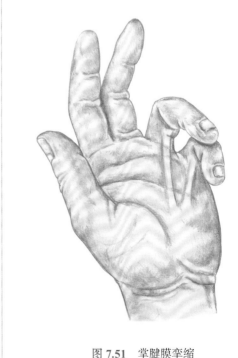

图 7.51　掌腱膜挛缩

伸肌支持带

在桡骨远端和尺骨远端水平的前臂背侧，横韧带纤维形成致密的**伸肌支持带**（extensor retinaculum）。支持带将肌腱分成 6 个不同的隔室，将肌腱产生的力引导至适当的方向（图 7.52）。

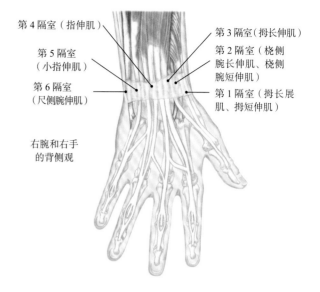

第 4 隔室（指伸肌）
第 5 隔室（小指伸肌）
第 6 隔室（尺侧腕伸肌）
第 3 隔室（拇长伸肌）
第 2 隔室（桡侧腕长伸肌、桡侧腕短伸肌）
第 1 隔室（拇长展肌、拇短伸肌）

右腕和右手的背侧观

图 7.52　伸肌支持带和分室

 临床应用

桡骨茎突狭窄性腱鞘炎

桡骨茎突狭窄性腱鞘炎（de Quervain's tenosynoritis）由瑞士外科医生 Fritz de Quervain 于 1895 年首次描述，现在也被称为"发短信拇指"（图 7.53）。

随着移动电子通信技术的兴起，第 1 背侧隔室（拇长展肌和拇短伸肌）中的肌腱的这种劳损性功能障碍（CTD）有所增加。美国成人平均每天花 2.5 小时操作移动电子设备（如手机），导致腕关节持续尺偏和拇指不断快速移动，随着肌腱滑动也增加第 1 背侧隔室内的摩擦力。[4]

桡骨茎突狭窄性腱鞘炎也是新手妈妈的常见病。新手妈妈的角色对这些症状有何潜在影响？OT 干预通常包括活动调整、使用人字形拇指矫形器以使发炎的肌腱休息，以及治疗急性疼痛。

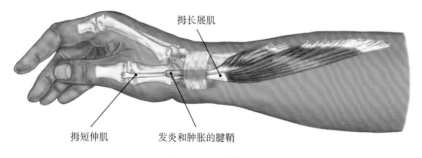

拇长展肌

拇短伸肌　　发炎和肿胀的腱鞘

图 7.53　腱鞘炎

腕部和手部的目的性活动

腕部和手部的目的性活动彼此密切相关，并且经常涉及多个肌群。用于操纵和抓握物体的精确手指功能需要手腕的近端稳定性。外在肌和内在肌共同作用，提供灵巧的稳定性和运动的平衡性，这对作业表现至关重要。图 7.54 ~ 7.67 展示了在作业表现背景下腕部和手部的各种肌群，原动肌首先被列出，星号表示未显示的肌肉。

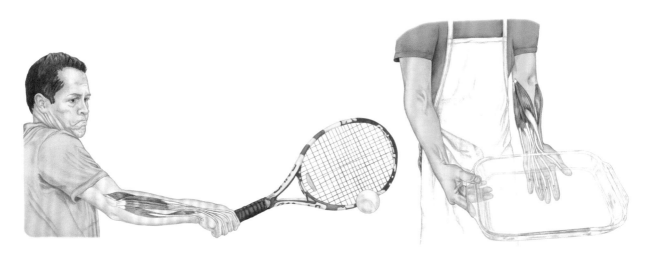

图 7.54　腕伸肌

伸展
（屈曲的拮抗肌）
桡侧腕长伸肌
桡侧腕短伸肌
尺侧腕伸肌
指伸肌（辅助）
示指伸肌（辅助）*

图 7.55　腕屈肌

屈曲
（伸展的拮抗肌）
桡侧腕屈肌
尺侧腕屈肌
掌长肌
指浅屈肌
指深屈肌（辅助）
拇长屈肌（辅助）

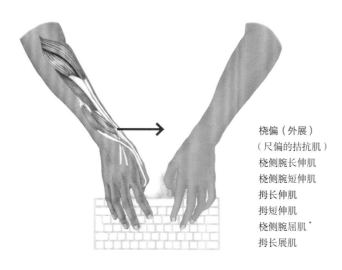

桡偏（外展）
（尺偏的拮抗肌）
桡侧腕长伸肌
桡侧腕短伸肌
拇长伸肌
拇短伸肌
桡侧腕屈肌*
拇长展肌

图 7.56　腕的桡偏（外展）

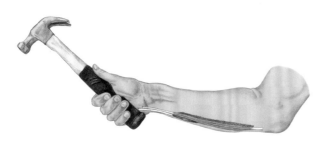

图 7.57　腕的尺偏（内收）

尺偏（内收）
（桡偏的拮抗肌）
尺侧腕伸肌
尺侧腕屈肌

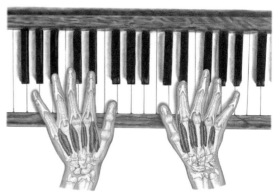

图 7.58　手指的内收和外展

手指的内收和外展（掌指关节）
骨间背侧肌（外展）
骨间掌侧肌（内收）

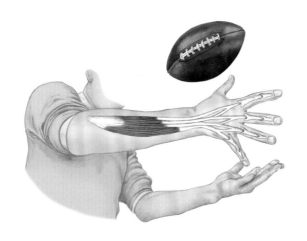

图 7.59　第 2~5 指伸肌群

第 2~5 指伸肌群
（屈曲的拮抗肌）
指伸肌
蚓状肌*
骨间背侧肌（第 2~4 指，辅助）*
骨间掌侧肌（第 2、4、5 指，辅助）*
示指伸肌

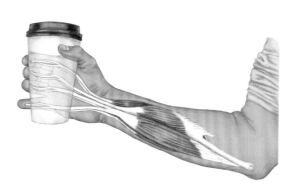

图 7.60　第 2~5 指复合屈曲

第 2~5 指复合屈曲（所有关节）
（伸展的拮抗肌）
指浅屈肌（近端指骨间关节、掌指关节、腕关节屈曲）
指深屈肌（远端指骨间关节、掌指关节、腕关节屈曲）
小指短屈肌*
蚓状肌*
骨间背侧肌（第 2~4 指，辅助）*
骨间掌侧肌（第 2、4、5 指，辅助）*

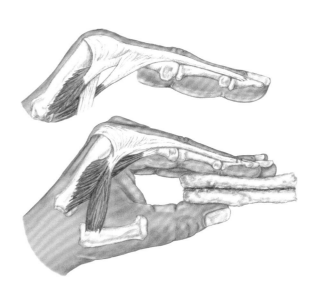

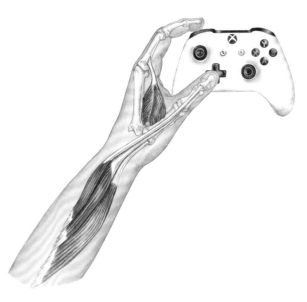

图 7.61　掌指关节屈曲伴随近端和远端指骨间关节伸展

掌指关节屈曲伴随近端指骨间关节
和远端指骨间关节伸展（内在肌对掌）
骨间背侧肌
骨间掌侧肌*
蚓状肌*
小指屈肌*

图 7.62　拇指腕掌关节屈伸

拇指腕掌关节屈伸
拇长展肌（伸展）
拇长伸肌（伸展）
拇短伸肌（伸展）
拇长屈肌（屈曲）*
拇短屈肌（屈曲）*
拇收肌（屈曲）*

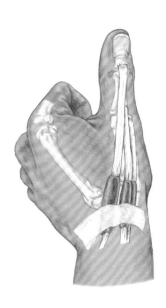

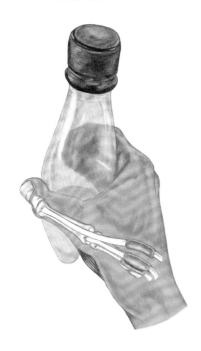

图 7.63　拇指腕掌关节桡侧外展

拇指腕掌关节桡侧外展（在冠状面外展
至掌侧）
拇长展肌
拇短展肌*
拇长伸肌（辅助）
拇短伸肌（伸展）

图 7.64　拇指腕掌关节掌侧外展

拇指腕掌关节掌侧外展（在矢状
面外展至掌前方）
拇短展肌*
拇长展肌
拇对掌肌（辅助）*
拇长屈肌（辅助）*

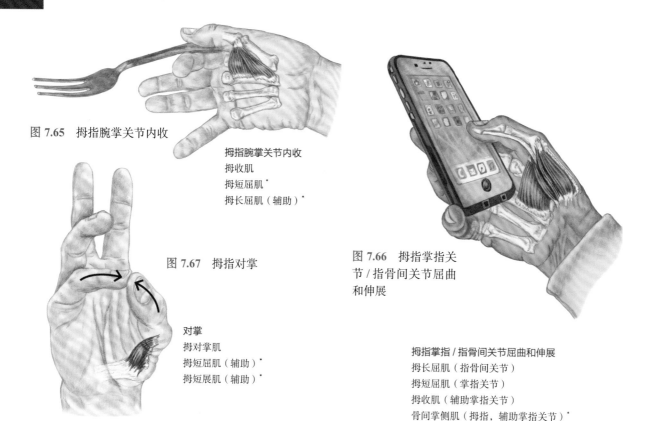

图 7.65　拇指腕掌关节内收

拇指腕掌关节内收
拇收肌
拇短屈肌 *
拇长屈肌（辅助）*

图 7.67　拇指对掌

对掌
拇对掌肌
拇短屈肌（辅助）*
拇短展肌（辅助）*

图 7.66　拇指掌指关节 / 指骨间关节屈曲和伸展

拇指掌指 / 指骨间关节屈曲和伸展
拇长屈肌（指骨间关节）
拇短屈肌（掌指关节）
拇收肌（辅助掌指关节）
骨间掌侧肌（拇指，辅助掌指关节）*

OT 指南之关节角度测量和 MMT：腕部和手部

手部的肌肉骨骼结构很复杂。熟练掌握需要时间和临床经验，而且有新知识需要学习。为了帮助你掌握基础知识，让我们来练习针对腕关节、拇指和其余手指的关节角度测量和 MMT 技术。这些关节相对要小得多，并且需要更高的精度才能获得准确的测量结果。

我们还要考虑在第 1 章中讨论的长度 – 张力关系。重要的是要使被测关节近端保持在中立位，以防止被动或主动不足限制关节活动。

有时需要对手部运动进行快速大致测量。在这些情况下，测量从指尖（第 2～5 指）或拇指到手掌上特定标志的距离可能是最佳选择。在其他情况下，使用量角器对于测量每个单独关节的精确运动非常重要。

使用 MMT 评估手部各个关节的肌力也是必要的。有时，特定模式下的肌力不足表明特定的损伤。整体抓握力和捏力是抓握和操纵物体的重要组成部分。作业治疗师，以及其他医疗保健从业

者，使用测力法（dynamometry）来测量握力和捏力。测力计（dynamometer）是一种测量力的设备，可用于评估各种抓握和捏合模式。与活动范围测量类似，患侧手的握力和捏力值可以与未受影响的手或与男性和女性同年龄组的标准值进行比较，以确定基线肌力、设定目标和评估进度。请参考相关 MMT 和关节活动范围测量的图书。在不同的人身上练习这些技巧——女性、男性、儿童、成人、老年人——并注意运动和力量的差异。

同时养成叙述各种运动的基本解剖结构和功能目的的习惯。描述与特定神经损伤可能相关的外部力量和内部力量变化及肌力不足的模式。想想不同作业所需的动作和肌力。描述解剖和功能情况将有助于你在多个层面巩固你的知识，并让你像 OT 或 OTA 一样思考。例如，你可以测量近端指骨间关节的屈曲范围，并描述指浅屈肌和指深屈肌在该关节活动和肌力提供方面的作用，因为它们有助于你在驾驶时握住方向盘。

作业和临床视角

　　继续回顾腕和手部的基础功能解剖情况。掌握功能解剖知识需要时间，而且总是有更多的知识需要学习。通过作业和临床实践的视角来构建这些知识结构同样重要。本章以下内容重点介绍腕和手部对作业表现的独特贡献以及常见的临床应用。

手部的感觉运动功能

　　目的性使用双手从正中神经、尺神经和桡神经的感觉输入开始（见第 2 章）。视觉、触觉和本体感觉指导我们如何在周围环境中放置手以及如何用手指进行精细运动以操纵物体。我们的手也可以在没有视觉输入的情况下发挥作用，仅由触觉和本体感觉引导，这是你无需查看按键即可打字或扣上衬衫顶部纽扣（图 7.68）。

　　一位在音乐会上演奏的钢琴家展示了手的感觉运动功能，该功能经过微调以响应感觉输入的细微变化，调整运动的速度和力量以产生完美的音调和音量。手在 ADL 和 IADL 中发挥着相似的作用，因此即使是轻微的损伤也可能显著限制基本功能任务。

　　从精确和粗大抓握角度考虑手的功能可能会有所帮助。手的桡侧——拇指、示指和中指，是为精细运动控制（如穿针）而设计的（图 7.69）。本章稍后讨论的各种捏合模式，有助于操作非常小的物体，如缝纫或系鞋带。

　　手的尺侧（环指和小指的腕掌关节更灵活）可以为诸如搬运沉重的垃圾袋等活动产生更有力的抓握。握紧拳头，你会体会到手的桡侧和尺侧屈曲和力量的不同。

　　手掌的拱形结构进一步稳定和增强了手的抓握和捏合功能，手掌的形状适应并稳定了手中的物体，以供拇指和其余手指的操作。

腕部和手部的生物力学

　　由于解剖结构以及作用在腕和手部的力的复杂性，我们将在本节中花更多时间从功能的角度描述生物力学概念。腕部和手部具有复杂的生物力学——有 34 块不同的肌肉作用于 29 块骨骼——适合弹吉他或打开密封罐等活动。虽然整本书内容都会涉及腕和手部生物力学，但在这里我们将重点关注与作业相关的生物力学的基本知识。

　　想想你今天早上的日常活动。首先是你的手在黑暗中依靠触觉来摸索到智能手机并关闭闹铃。以我的工作日举例，起床后会洗澡、刷牙、刮胡子、穿衣服，理所当然地将感觉输入转化为运动输出，以避免用剃须刀割伤自己或用牙刷在

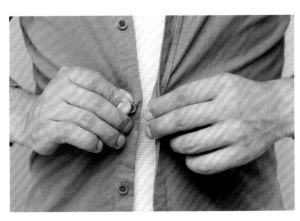

图 7.68　扣衬衫上的纽扣，在没有视觉输入的时候感觉输入如何指导手的功能？

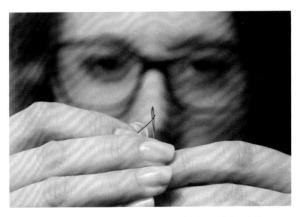

图 7.69　穿针引线。手部的桡侧如何指导精细活动？

脆弱的牙龈上施加过大的力。吃完早餐后开车去上班，然后一直坐在办公桌前工作。手指重复了数千次敲击键盘的动作，再次依赖肌肉记忆和本体感觉（图 7.70）。

回想一下腕关节，腕骨凸凹排列，近排腕骨具有在一个方向上旋转和在相反方向上滑动的特征。制动后的关节僵硬或关节囊紧绷可能会限制腕骨滑动和腕关节的整体运动。

随着腕关节的屈曲和伸展，作用在手外在屈肌和伸肌的长度和张力也会发生改变。请记住，肌肉在中立位力量最强，肌节重叠最多，滑动（收缩）潜力最大。

当腕和手部进行复合运动（同时屈曲或伸展腕和手指）时，如果主动肌（或肌群）已尽可能收缩，则可能会受到主动不足的限制；如果拮抗肌（或肌群）很紧绷，且不能进一步拉长，则是被动不足。因此，保持相对屈肌和伸肌的长度和平衡的张力对于作业表现很重要。肌肉骨骼或神经损伤会影响这种长度–张力关系。

保持手指放松并伸展腕关节。你有没有注意到你的手指被动屈曲形成一个虚握的拳头？这种现象称为**腱固定抓握**（tenodesis）（图 7.71）。握拳不是由手指主动屈曲产生的，而是由腕关节主动伸展时指屈肌的被动张力产生的。

腱固定抓握可以为指屈肌瘫痪但腕关节伸展完好的人提供功能性抓握，如 C_6 水平脊髓损伤的患者。在这种情况下，外在屈肌的被动不足（紧绷）有利于腕关节主动伸展，形成有力的肌腱固定抓握模式。

许多功能性活动涉及腕关节运动的对角模式，该模式结合了屈曲和尺偏或伸展和桡偏，被称为**飞镖投掷者的运动**（dart thrower's motion）（图 7.72）。这种关节运动模式被描述为腕关节最稳定的运动，其限制了腕骨所受的压力。[5]

一个强有力的**复合抓握**（composite grasp）（所有手指用力收拢在一起，如拧毛巾）需要腕部和手指肌肉的合作（图 7.73）。

为了使手指用力屈曲，腕关节必须保持静止，允许手指外在屈肌（指浅屈肌和指深屈肌）的力量将手指屈曲握拳而不屈曲腕关节。这种协同作用力是通过腕伸肌（尺侧腕伸肌、桡侧腕短伸肌和桡侧腕长伸肌）与指屈肌同时激活来实现的。

▶ 试一试

握拳时触诊前臂近端的屈肌和伸肌。你感觉怎么样？

你注意到两个肌群都在收缩吗？当你握拳时，你是否也注意到轻微的腕关节伸展？当腕伸肌收缩时，腕关节被拉到轻微的伸展状态，并在手指屈曲时保持稳定。腕关节伸展增加了指屈肌的张力，提升了收缩力以及整体握力。

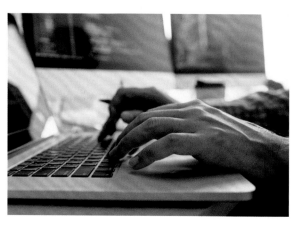

图 7.70　描述与打字等重复性活动相关的感觉运动模式

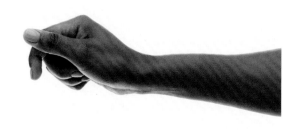

图 7.71　腱固定抓握。想一下，一个指屈肌瘫痪的患者如何通过腕关节伸展代偿主动抓握的丧失？

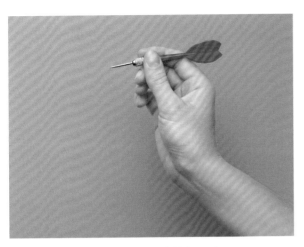

图 7.72　请描述下扔飞镖时腕关节的运动

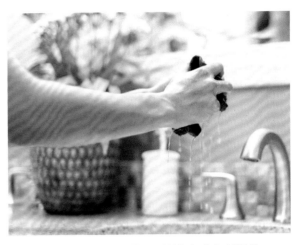

图 7.73　拧毛巾时，腕伸肌群是如何参与抓握的？

手内在肌和外在肌

作用在手指上的力很复杂。外在肌和内在肌对感觉反馈做出反应，提供操纵、抓握和释放物体所需力的功能性平衡（图 7.74）。

对于手指屈曲，外在肌指浅屈肌和指深屈肌分别屈曲近端指骨间关节和远端指骨间关节，同时也对腕关节和掌指关节施加力。同时，骨间肌和蚓状肌通过它们在近节指骨的背侧附着点，增强了掌指关节屈曲的力量。虽然骨间肌活动幅度小且有限，但仅骨间肌就贡献了大约 40% 的复

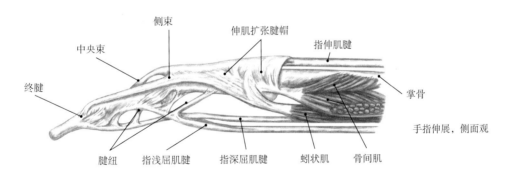

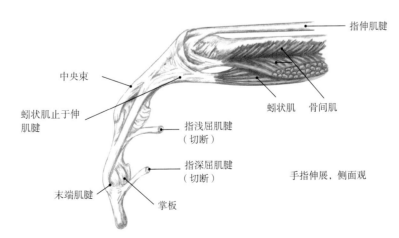

图 7.74　手指上的肌腱附着处。注意骨间肌和蚓状肌与指伸肌的连接。这种排列如何使肌肉伸展指骨间关节（近端指骨间关节和远端指骨间关节）？

合抓握力[6]。

功能对象的形状和大小各不相同。操作牙刷、抹刀、咖啡杯和铅笔需要不同的运动模式。掌弓允许手掌向内折叠，包裹物体的独特形状并增加表面接触以增强物体操纵能力（图7.75）。手指的独立运动，有时也称为**分离运动**（fractionation），允许手指适应物体的各种形状和大小。

与屈曲类似，功能性伸展使用外在肌（指伸肌、示指伸肌、小指伸肌）和内在肌的组合，例如，当你释放物体或用示指指物时。指伸肌通过近节指骨的中央束和远节指骨的末端肌腱伸展手指（第2~5指）的所有3个关节。同时，骨间肌和蚓状肌增强伸展力，通过它们在伸肌腱帽处的类似附件施加力。

除了产生抓握力外，手的内在肌也会产生特定的捏合模式，这将在下文中进行描述。鱼际肌和小鱼际肌肌群有助于拇指和小指的精准运动。另一块内在肌——拇收肌，将拇指拉向手掌，为拇指和示指侧捏（拿钥匙）提供主要力量。

骨间掌侧肌和骨间背侧肌顾名思义位于掌骨之间，为手指的外展和内收提供向外和向内的力。骨间肌止于伸肌腱帽，它们也有力矩屈曲掌指关节并伸展指骨间关节（近端指骨间关节和远端指骨间关节）。这些肌肉在涉及将手指相对放置在不同位置的活动中被激活，如演奏弦乐器（图7.76）。

蚓状肌也许是最独特的内在肌，它是身体中唯一起自和止于软组织的肌肉。蚓状肌起自每个手指指深屈肌的桡侧，穿过掌指关节的桡侧以止于伸肌腱帽。与骨间肌类似，蚓状肌用于屈曲掌指关节并伸展每根手指的指骨间关节。蚓状肌在平衡手指上的内部力量和外部力量方面也发挥着重要作用。

掌指关节的屈曲与近端指骨间关节和远端指骨间关节的伸展是手的内在肌阳性（instrinsic

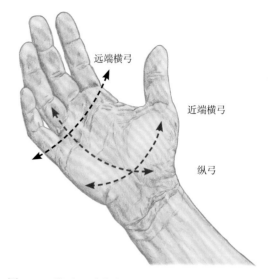

图7.75　掌弓，手的掌弓如何作用于功能性抓握？

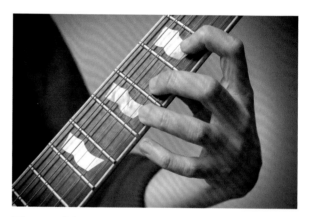

图7.76　弹吉他，手的骨间肌如何帮助演奏弦乐器？

plus）姿势（图7.77）。在这种姿势下骨间肌和蚓状肌被拉长了，并通过将掌指关节和指骨间关节的侧副韧带保持在它们各自的闭合位来保持它们的一些张力。在受伤或手术后用夹板固定手时，通常首选该姿势以防止手指关节的适应性短缩和挛缩。

内在肌阴性（intirinsic minus）**姿势**以手指呈爪形为特征，是指掌指关节过伸和指骨间关节屈曲的姿势。这种功能失调的模式通常出现在尺神经损伤或正中神经和尺神经联合损伤中，稍后我们将更详细地讨论。

掌骨头形状的多变性有助于手指不自主地内收并在屈曲时向手舟骨聚拢。掌指关节侧副韧带在屈曲时也绷紧，限制了手指在这个位置的外展。

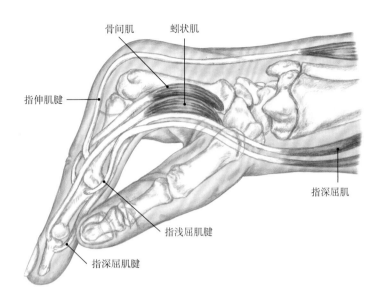

图 7.77　内在肌阳性位姿势。手内在肌阳性姿势如何帮助平衡内在肌的张力？

图中标注：骨间肌、蚓状肌、指伸肌腱、指深屈肌、指浅屈肌腱、指深屈肌腱

▶ 试一试

回想一下，当我们握拳时，手指自然会朝中指靠拢。掌指关节侧副韧带在完全屈曲时收紧（它们的闭合位置），将手指稳定在这个位置。

在手指伸展时外展手指，以及尝试在握拳的姿势下外展手指。你能说出两者的区别吗？

这些内部生物力学促进和稳定功能性抓握，防止小物体从手中滑落。

适于抓握的模式（抓握和捏合）

作为一名以作业治疗为基础的临床工作者，你需要记住，生物力学不仅仅是关于作用在关节上的力，更是人们实现愿望并做他们想做的事情的物理手段。使用手的作业——穿衣、驾驶和画画等——需要手在不同位置或使用抓握模式，以有目的地使用物体。

抓握是用于描述使用整只手握住物体的术语，而捏合涉及使用拇指、示指和中指进行不同的精准操作（图 7.78）。

从广义上讲，手的桡侧（拇指、示指和中指）有助于手部精细运动功能的精确度，而尺侧（环指和小指）更多地参与粗略抓握。抓握模式包括以下内容。

- **柱状抓握**（cylindrical grasp）是指围绕管状物体的中度程度屈曲，如转动汽车方向盘或挥动高尔夫球球杆（图 7.79）。
- **球形抓握**（spherical grasp）是指围绕圆形物体的不同程度的屈曲，如用非利手握住保龄球的底面准备击球时。
- **钩状抓握**（hook grasp）是近端指骨间关节和远端指骨间关节的同时屈曲及掌指关节的伸展，如提水桶或公文包。
- **复合抓握**（composite grasp）使用所有手指的最大屈曲来产生力量，以执行诸

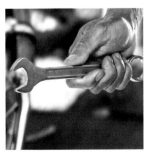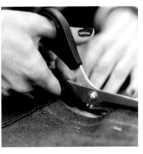

图 7.78　描述使用扳手和剪刀的抓握模式

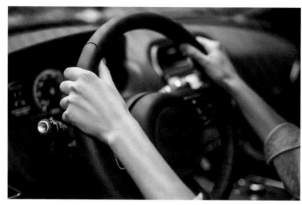
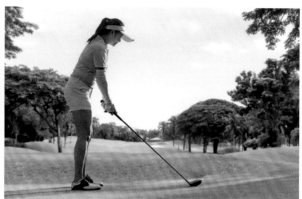

图 7.79　描述涉及打高尔夫球和开车的双侧抓握模式

如从毛巾中挤出水之类的动作。令人惊讶的是，较短的环指和小指比桡侧手指能产生更大的力，因为这些手指的腕掌关节屈曲可以获得更紧密的复合屈曲。你可以在握紧拳头的过程中看到这一点：环指和小指在腕掌关节处屈曲更明显，而示指和中指腕掌关节屈曲相对较小。这些协同动作有助于手形成杯状，使小指朝向拇指，掌心向上。

捏合模式包括以下内容。

- 指尖捏（tip pinch）用于精细运动，如穿针等涉及拇指指尖和示指指尖的协调运动。

- 三指捏（three-jaw chuck pinch），也称为三脚架捏，是指拇指的指尖压在示指和中指的指尖上。用钢笔或铅笔书写时使用三指捏。

- 指侧（钥匙）捏 [lateral（key）pinch] 指将拇指垫压在示指的桡侧。顾名思义，这种捏合模式用于转动钥匙打开门，也用于握住叉子（图 7.80），或者更巧妙地，用于翻书页。

对于许多任务，手指保持在相对捏合的静态位置，而腕关节提供任务所需的功能性运动。只需书写即可证明这种功能性协作：拇指和其他手指在笔周围保持静态施压，而腕关节则提供光滑、流畅的笔尖移动。

抓握和捏合依靠腕关节的稳定肌以及拇指和其他手指的外在肌和内在肌，旨在改善功能性抓握力或捏力的干预措施可以通过训练或运动这些肌群，以提高作业表现。

有许多资料描述了基于年龄和性别的典型握力和捏力，提供了对正常握力和捏力的估计。患者未受伤的手的握力和捏力也可以作为有效的基线测量值。提高握力和捏力以改善特定作业表现相关的作业治疗目标，在许多实践环境中很常见。

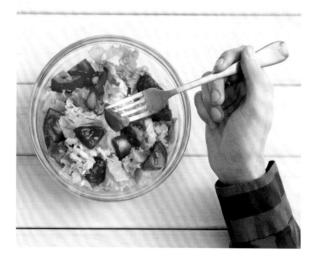

图 7.80　当使用餐具时，用叉子自我进食是什么样的捏合模式？

▶ 试一试

基本功能需要多少握力和捏力？握力和捏力需求因患者的功能需求而异。例如，在家完成 ADL 并将缝纫作为休闲作业的老年人可能不需要与大学生运动员相同的力量水平。

研究表明，对于大多数 ADL（洗澡、穿衣、如厕）来说，大约需要 20 磅（约 9 kg）的握力。[7] 握力在 20～40 岁之间达到峰值，可以作为衰老的生物标志。[8]

使用关节角度测量和 MMT，评估自己的握力和捏力，并将这些值与你的年龄和性别的典型值进行比较。你如何使用握力和捏力来评估和设定患者的目标？

桡骨远端骨折

桡骨远端骨折占所有儿科骨折的 25%，占所有老年人骨折的 18%[9]。损伤通常是由于手背伸位跌倒（FOOSH）造成的。

桡骨远端背侧移位的骨折称为**科利斯骨折**，掌侧移位骨折称为**史密斯骨折（Smith's fracture）**（图 7.81）。桡骨远端骨折可以是简单

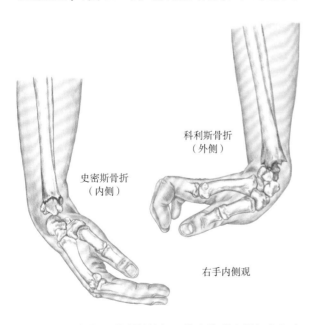

图 7.81　史密斯和科利斯骨折，什么情况会增加老年人桡侧远端骨折的风险？

的关节外骨折也可以是更复杂的关节内骨折。

与桡骨远端骨折相关的次要并发症包括水肿（肿胀）、产生瘢痕组织、神经受压以及腕关节和手指关节僵硬。损伤的严重程度可影响骨科干预、康复时间表和功能预后。

术后早期作业治疗干预包括水肿管理、瘢痕管理、ADL 调整和保持邻近关节活动范围以防止继发性并发症的长期影响。额外的 OT 干预可能涉及平衡评估和跌倒预防，这对老年人群尤其重要。

骨关节炎

骨关节炎（OA）或称磨损性关节炎，可发生在身体任何部位。因为骨骼之间存在摩擦，所以主要发生在关节中。OA 会产生剧烈疼痛和无力，具体取决于其位置和严重程度。

由于手部活动较多，OA 在手部很常见，特别是手指的关节处。

最常见的发生 OA 的手部部位是拇指的腕掌关节，因为它通过其独特的适合抓握和捏合的鞍状构造来承受力（见图 7.17）。在冠状面前的大多角骨的成角为拇指的功能性对掌提供了位置优势，但也为机械力创造了一个焦点。

OA 也可能发生在创伤性损伤后，如桡骨远端骨折，在这种情况下骨骼的相对位置已经改变，导致摩擦力增加。

手部 OA 的保守治疗包括使用支持矫形器、物理因子治疗（如石蜡治疗）、活动调整（如组合式抓握）或使用适应性设备以减少通过受影响关节的力。晚期 OA 可能需要行关节置换术（关节成形术）以恢复功能性运动，或进行融合术（关节融合术），融合术会牺牲活动性但通常会消除疼痛。

劳损性功能障碍

每台机器都会出现一定程度的磨损，腕和手

也不例外。劳损性功能障碍（CTD）是由于重复性动作对身体组织造成的微创伤，随着时间的推移而发展起来的疾病。技术的兴起和相关的手部重复运动可能是导致这类疾病的一个因素。

例如，在本章前面讨论过的"发短信拇指"（桡骨茎突狭窄性腱鞘炎）是由于与使用移动设备相关的重复运动产生的摩擦引起的第 1 背侧隔室的滑膜鞘和肌腱的炎症（图 7.82）。扳机指和腕管综合征也是由狭窄解剖空间中的组织摩擦引起的常见疾病。只要存在局灶性、重复性应力，就可能发生软组织炎症。

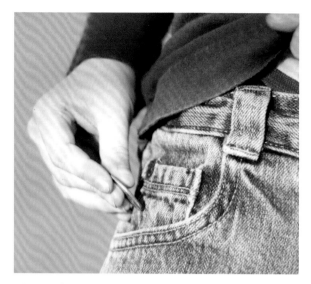

图 7.83　描述下辨别性触觉和实体觉的功能重要性

周围神经损伤

目的性使用手部需要有辨别性触觉或特定的局部感觉输入来指导功能输出。你可以在没有视觉输入的情况下使用双手，如扣衬衫最上面的纽扣或在口袋里找到一角硬币时，说明了引导躯体感觉的特殊性和必要性（图 7.83）。

实体觉（stereognosis）是指仅基于躯体感觉识别物体的能力，无需视觉输入。虽然我们中的许多人经常使用这种感觉能力而没有太多有意识的思考，如在黑暗中伸手拿智能手机关掉闹铃，但有视力障碍的人更多地依赖实体觉和辨别性触觉来获得功能。盲文是专门为盲人开发的，盲人通过触摸阅读来弥补视力损失，用指尖解读凸起点构成的精确图案。

躯体感觉对双手也有重要的保护作用。不同的感觉感受器不仅能识别材料的形状和质量，还能识别温度、疼痛或受伤的威胁。不经意地将手放在热炉灶上或锋利的边缘上会引起相关脊髓水平的退缩反射，通常在大脑感知到疼痛之前，手会反射性地离开有害刺激。

周围神经损伤导致手和手指的不同模式的感觉和运动丧失。根据损伤的严重程度，症状范围从一过性麻木到完全瘫痪。与腕管综合征和肘管综合征等疾病有关的神经长期受压或拉紧，通常最初表现为麻木和刺痛。但是，如果不加以解决，症状可能会随着时间的推移而发展，包括运动无力。外伤性损伤、神经的完全切断或分离通

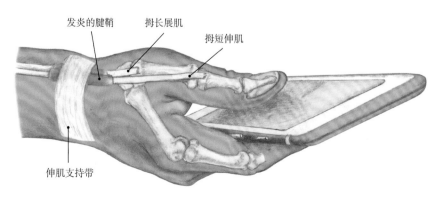

图 7.82　使用手机。怎样使用个人–环境–作业模型去预防劳损性功能障碍？

常会立即导致感觉丧失和瘫痪。

桡神经、尺神经或正中神经的运动障碍表现为明显的萎缩模式和目的性活动的丧失（图7.84）。

神经的卡压性或牵引性损伤可能会随着时间的推移而消退，而创伤性离断则需要通过对神经本身进行手术修复或通过肌腱转移手术来解决运动缺陷。保守地说，使用定制矫形器、改良技术或适应性设备的代偿策略有助于提高作业表现。此外，在等待神经再生时，牵伸和使用夹板可能有助于保持软组织的长度或位置。

桡神经运动障碍导致腕、拇指和其他手指伸展功能丧失，这通常称为**垂腕**（wrist drop）。这限制了需要腕关节处于中立或伸展位的活动，如用力抓握、打字和穿衣。桡神经感觉丧失仅局限于腕背侧和手指的桡侧，这意味着与尺神经或正中神经感觉障碍相比，桡神经感觉障碍对功能的影响较小。

使用动态矫形器能提供代偿性伸展，同时将腕关节保持在功能性伸展位以进行功能性抓握（图7.85）。静态矫形器可以在休息时使用，以防止腕关节和手指的伸肌过度拉伸。

尺神经运动障碍导致**爪形手**（claw hand），

表现为典型的掌指关节过度伸展以及环指和小指的指骨间关节伸展丧失。由于尺神经支配骨间掌侧肌和骨间背侧肌，以及环指和小指的蚓状肌，手指的这些内在肌和外在肌之间的力量不平衡将导致手畸形。此外，由于尺神经支配环指和小指的指深屈肌，尺神经运动障碍会发生远节指骨间关节屈曲的丧失。指侧（钥匙）捏力量的显著减弱也常见于拇收肌的失神经支配。感觉丧失主要集中在手掌和环指的尺侧以及整个小指。

矫形干预包括将掌指关节置于屈曲位，以避免指骨间关节发生挛缩（图7.86）。高位尺神经

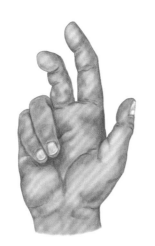
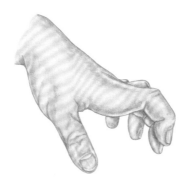
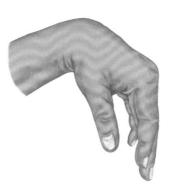

猿手　正中神经损伤　爪形手　尺神经损伤或正中神经和尺神经联合损伤　垂腕　桡神经损伤

图 7.84　神经损伤和手的变形。这些特定神经损伤和相关缺陷如何影响作业表现？

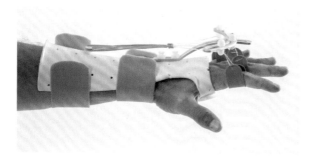

图 7.85　动态伸指支具。这个支具如何代偿桡神经的损伤并且促进手功能呢?

损伤(前臂近端)由于外在肌中的指深屈肌也受损(即屈肌无力)而表现出症状较轻的爪形手,而低位尺神经损伤(前臂远端)由于外在肌屈肌力量未受影响导致的爪形手将更明显。

正中神经运动和感觉障碍,可能是功能最受限的障碍,可能是高位(前臂近端)损伤或低位(前臂远端)损伤,根据受伤部位的不同而有所不同。

高位正中神经损伤会损害示指、中指和拇指的外在长屈肌以及鱼际肌群。这导致了一种称为**祝福状手(hand of benediction)**的畸形,即拇指、示指和中指无法屈曲,以及拇指蹼的丧失。这种运动丧失模式显著限制了精细运动和捏合,因为拇指无法与其他手指对指,而第 2～5 指的屈曲能力也受限。

在等待神经再生期间,维持拇指蹼至关重要,因为鱼际肌萎缩可能导致蹼的挛缩和长期损伤。静态对位矫形器可用于保持指蹼大小并将拇指和其他手指定位在功能性对掌位置(图 7.87)。

低位正中神经损伤仅导致内在肌麻痹,使麻痹的长屈肌无法作用于手指屈曲,同时由于鱼际肌损伤而使拇指蹼受损。

高位和低位正中神经损伤都会损害拇指、示指和中指以及环指的桡侧感觉。高位正中神经损伤也会影响手掌桡侧的感觉。该区域的感觉输入对于指导手的精细运动控制至关重要。

由于手与外界进行互动,因此它容易遭受骨折、软组织拉伤、肌腱撕裂、烧伤等急性创伤。在急诊室看到的所有急性损伤中,大约有 1/3 涉及上肢和手部的损伤。手部的解剖复杂性给手部损伤的作业治疗带来了独特的挑战,与转诊提供者的详细沟通至关重要,尤其是在手术干预之后。

作为一名技能全面的作业治疗师,你应该准备好将解决腕部和手部活动受限问题作为作业表现的重要组成部分。作业治疗师也可能成为认证手部治疗师(certified hand therapist, CHT),以解决更复杂的上肢和手部功能障碍。

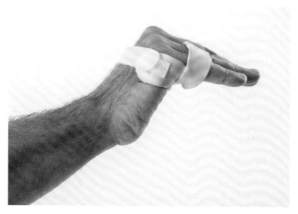

图 7.86　反抓支具。这种支具可以为尺神经损伤患者提供什么样的好处?

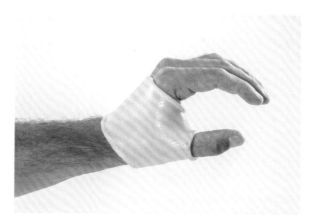

图 7.87　拇短对掌支具。给正中神经损伤患者提供这个支具的目的是什么?

应用与回顾

Audrey Purdum

手术后 1 周，Audrey 来接受她的作业治疗评估。给她的医嘱是："OT 评估和治疗——恢复前臂和腕关节保守的主动活动范围。手指没有运动受限。避免被动关节活动和强化。解决水肿和疼痛。继续相对制动，直到医生在术后 4 周进行随访。"

她期待进行评估并且有很多问题。在开始评估之前，她想知道以下内容。

- 我需要多长时间才能恢复正常？
- 为什么我的手会出现肿胀，什么时候肿胀会消退？这种肿胀让我彻夜难眠！
- 麻木和刺痛是否正常？
- 我什么时候可以取下这个支架？

回答完她的问题后，你查看她的作业概况（本章开头所示）和病史。她的病史显示她患有骨质疏松症。你开始进行体格检查，对她受伤的右前臂和右腕以及未受伤的左侧上肢进行全面的关节角度测量，以确定她正常运动的基线。她的前臂和腕关节的主动活动范围如下：

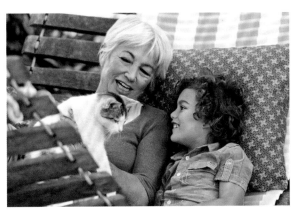

	右侧	左侧
前臂旋后	10°	82°
前臂旋前	15°	75°
腕关节屈曲	10°	70°
腕关节伸展	8°	75°
腕关节尺偏	6°	18°
腕关节桡偏	7°	15°

对她的手和手指的总体视觉评估显示有大约 50% 的主动复合（完全）屈曲，近端指骨间关节和远端指骨间关节处的伸展轻度丧失。

你还可以在右手的腕掌纹、掌横纹、掌指关节、近端指骨间关节和远端指骨间关节处测量周长，并将这些与左手相同部位的测量值进行比较。你注意到她的右手的测量值比左手的测量值大约大 2cm。这说明什么？

你还使用了单丝测试评估她右手的感觉，并注意到拇指掌侧、示指、中指及环指桡侧的轻触觉减退。她的手背和小指似乎有正常的感觉。这可能表明什么？

根据你对 Audrey 作业档案的回顾和她的评估结果，请考虑以下几点。

- Audrey 的病史表明她患有骨质疏松症。这如何可能导致她受伤？这将对康复过程产生什么影响？
- 在康复的早期阶段（没有右手的功能性使用），你可以使用哪些代偿性或适应性技术来促进 Audrey 的作业表现？
- 你如何处理和预防 Audrey 因水肿和感觉丧失引起的进一步并发症？根据你最初的关节角度测量，设定 1 个长期（4~6 周）目标和 3 个基于作业的短期（2~3 周）目标，以评估对 Audrey 进行的作业治疗进展。

复习题

1. 指伸肌的哪一部分延伸到手指的近端指骨间关节?
   a. 矢状带
   b. 末端肌腱
   c. 中央束
   d. 桡侧腕伸肌

2. 什么肌肉分叉并止于每个手指的中节指骨，以屈曲近端指骨间关节?
   a. 指深屈肌
   b. 指浅屈肌
   c. 掌长肌
   d. 拇长屈肌

3. 在拧干湿毛巾时，用手的哪个区域最有效?
   a. 尺侧（环指和小指）
   b. 远端指尖和拇指
   c. 中央部位（中指和环指）
   d. 桡侧（拇指、示指及中指）

4. 以下哪种捏合模式最受尺神经损伤的影响?
   a. 指尖捏
   b. 指侧（拿钥匙）捏
   c. 三指捏
   d. 复合抓握

5. 同时收缩尺侧腕伸肌和尺侧腕屈肌会在腕关节处产生什么运动?
   a. 伸展
   b. 屈曲
   c. 桡偏
   d. 尺偏

6. 唯一能够屈曲远端指骨间关节的肌肉是什么?
   a. 掌长肌
   b. 指深屈肌
   c. 指浅屈肌
   d. 尺侧腕屈肌

7. 将你的右手示指指尖放在 QWERTY 格式的电脑键盘上的字母"J"上。在不移动腕关节的情况下，将指尖移到字母"H"上，以下哪块肌肉可以实现这个功能性运动?
   a. 指深屈肌
   b. 指伸肌
   c. 第 1 骨间掌侧肌
   d. 第 1 骨间背侧肌

8. 腕部的大部分运动发生在以下哪些骨之间?
   a. 尺骨、月骨和三角骨
   b. 桡骨、肩胛骨和月骨
   c. 尺骨、肩胛骨和月骨
   d. 桡骨、大多角骨和月骨

9. 以下哪对肌肉对拇指和示指的对捏动作至关重要，如穿针引线?
   a. 指浅屈肌和指短屈肌
   b. 指深屈肌和拇长展肌
   c. 拇收肌和指浅屈肌
   d. 指深屈肌和拇长屈肌

10. 总的来说，手的骨间肌对下列所有运动都有贡献，除了
    a. 手指外展
    b. 手指内收
    c. 远端指骨间关节屈曲
    d. 掌指关节屈曲

（答案请参阅书后）

注释

1. Centers for Disease Control and Prevention, National Center for Injury Prevention and Control, "Deaths from Older Adult Falls," CDC Injury Center, last reviewed July 9, 2020, https://www.cdc.gov/homeandrecreationalsafety/falls/data/deaths-from-falls.html.
2. Richard A. Berger, "The Anatomy and Basic Biomechanics of the Wrist Joint," *Journal of Hand Therapy* 9, no. 2 (April–June 1996): 92, https://doi.org/10.1016/S0894-1130(96)80066-4.
3. Carol A. Oatis, *Kinesiology: The Mechanics and Pathomechanics of Human Movement*, 3rd ed. (Philadelphia: Wolters Kluwer, 2017).
4. Nathan Short et al., "Defining Mobile Tech Posture: Prevalence and Position among Millennials," *Open Journal of Occupational Therapy* 8, no. 1 (2020): 1–10, https://doi.org/10.15453/2168-6408.1640.
5. Oatis, *Kinesiology*.
6. Scott H. Kozin et al., "The Contribution of the Intrinsic Muscles to Grip and Pinch Strength," *Journal of Hand Surgery* 24, no. 1 (January 1999): 64–72, https://doi.org/10.1053/jhsu.1999.jhsu24a0064.
7. Richard W. Bohannon et al., "Average Grip Strength: A Meta-Analysis of Data Obtained with a Jamar Dynamometer from Individuals 75 Years or More of Age," *Journal of Geriatric Physical Therapy* 30, no. 1 (2007): 28–30, https://www.ncbi.nlm.nih.gov/pubmed/19839178.
8. Avan Aihie Sayer and Thomas B. L. Kirkwood, "Grip Strength and Mortality: A Biomarker of Ageing?" *Lancet* 386, no. 9990 (July 18, 2015): 226–27, https://doi.org/10.1016/S0140-6736(14)62349-7.
9. Kate W. Nellans, Evan Kowalski, and Kevin C. Chung, "The Epidemiology of Distal Radius Fractures," *Hand Clinics* 28, no. 2 (May 2012): 113–25, https://doi.org/10.1016/j.hcl.2012.02.001.

参考文献

Berger, Richard A. "The Anatomy and Basic Biomechanics of the Wrist Joint." *Journal of Hand Therapy* 9, no. 2 (April–June 1996): 84–93. https://doi.org/10.1016/S0894-1130(96)80066-4.

Biel, Andrew. *Trail Guide to Movement: Building the Body in Motion*. 2nd ed. Boulder, CO: Books of Discovery, 2019.

Biel, Andrew. *Trail Guide to the Body: A Hands-On Guide to Locating Muscles, Bones, and More*. 6th ed. Boulder, CO: Books of Discovery, 2019.

Bohannon, Richard W., Jane Bear-Lehman, Johanne Desrosiers, Nicola Massy-Westropp, and Virgil Mathiowetz. "Average Grip Strength: A Meta-Analysis of Data Obtained with a Jamar Dynamometer from Individuals 75 Years or More of Age." *Journal of Geriatric Physical Therapy* 30, no. 1 (2007): 28–30. https://www.ncbi.nlm.nih.gov /pubmed/19839178.

Centers for Disease Control and Prevention, National Center for Injury Prevention and Control. "Deaths from Older Adult Falls." CDC Injury Center. Last reviewed July 9, 2020. https://www.cdc.gov /homeandrecreationalsafety/falls/data/deaths-from-falls.html.

Greene, David Paul, and Susan L. Roberts. *Kinesiology: Movement in the Context of Activity*. 3rd ed. St. Louis, MO: Elsevier, 2017.

Kozin, Scott H., Scott Porter, Perrin Clark, and Joseph J. Thoder. "The Contribution of the Intrinsic Muscles to Grip and Pinch Strength." *Journal of Hand Surgery* 24, no. 1 (January 1999): 64–72. https://doi.org/10.1053/jhsu.1999.jhsu24a0064.

Lundy-Ekman, Laurie. *Neuroscience: Fundamentals for Rehabilitation*. 5th ed. St. Louis, MO: Elsevier, 2018.

Nellans, Kate W., Evan Kowalski, and Kevin C. Chung. "The Epidemiology of Distal Radius Fractures." *Hand Clinics* 28, no. 2 (May 2012): 113–25. https://doi.org/10.1016/j.hcl.2012.02.001.

Oatis, Carol A. *Kinesiology: The Mechanics and Pathomechanics of Human Movement*. 3rd ed. Philadelphia: Wolters Kluwer, 2017.

Pendleton, Heidi McHugh, and Winifred Schultz-Krohn. *Pedretti's Occupational Therapy: Practice Skills for Physical Dysfunction*. 8th ed. St. Louis, MO: Elsevier, 2017.

Sayer, Avan Aihie, and Thomas B. L. Kirkwood. "Grip Strength and Mortality: A Biomarker of Ageing?" *Lancet* 386, no. 9990 (July 18, 2015): 226–27. https://doi.org/10.1016/S0140-6736(14)62349-7.

Short, Nathan, Michell Mays, Alex Cool, Ariana Delay, Ali Lannom, Laryn O'Donnell, and Ruth Stuber. "Defining Mobile Tech Posture: Prevalence and Position among Millennials." *Open Journal of Occupational Therapy* 8, no. 1 (2020): 1–10. https://doi.org/10.15453/2168-6408.1640.

Standring, Susan. *Gray's Anatomy: The Anatomical Basis of Clinical Practice, International Edition*. 41st ed. Cambridge, UK: Elsevier, 2016.

第四部分

下肢

第 8 章

骨盆和髋部

学习目标

- 描述有利于骨盆和髋部目的性活动的骨骼、关节和肌肉。
- 在作业表现的背景下，识别出骨盆和髋部主要的目的性活动。
- 培养髋部临床评估技术中进行关节角度测量和徒手肌力评定（manual muscle testing, MMT）的能力。
- 加强临床推理能力，确定可能影响作业表现的骨盆和髋部受限。

关键概念

倾斜角（angle of inclination）

强直性脊柱炎（ankylosing spondylitis）

头部、手臂和躯干（head, arms, and trunk，HAT）

半髋关节置换术（hemiarthroplasty）

髋部骨折（hip fracture）

髋关节注意事项（hip precautions）

髂胫束综合征（iliotibial band syndrome）

失禁（incontinence）

盆腔器官脱垂（pelvic organ prolapse）

骨盆底（盆膈）[pelvic floor（diaphragm）]

骨盆侧倾（pelvic obliquity）

骨盆旋转（pelvic rotation）

骨盆倾斜（pelvic tilt）

骨盆前倾（anterior pelvic tilt）

骨盆后倾（posterior pelvic tilt）

坐骨神经痛（sciatica）

全髋关节置换术（total hip arthroplasty，THA）

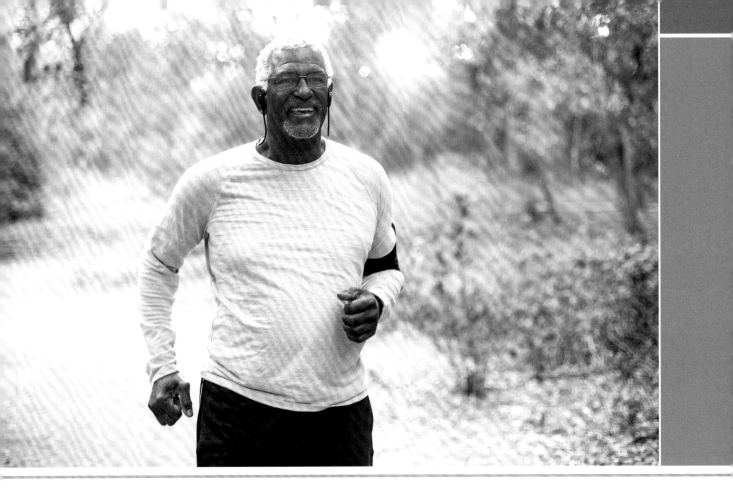

 作业概况：Brian Kelton

Brian Kelton 是一位充满活力的 68 岁男性，最近刚从高中校长的职位上退休。他喜欢打网球、游泳、骑自行车，以及与结婚 40 多年的妻子一起旅行。作为一名热诚的运动员，他经常参加美国老年人运动会，并在过去几年中多次晋级区域比赛。他还在当地社区、多个委员会和学校董事会任职。

几天前，Brian 在和朋友一起徒步旅行（他每个周六早上都会徒步旅行，风雨无阻）时摔倒了，他的右侧髋部受伤了。

- 做一些关于髋关节损伤的调查。跌倒的老年人存在哪些常见类型的损伤？
- 考虑人类作业模型（Model of Human Occupation, MOHO）及其对意志、习惯、环境和表现技能的强调。这个理论如何指导你为像 Brian 这样的人制订方案？

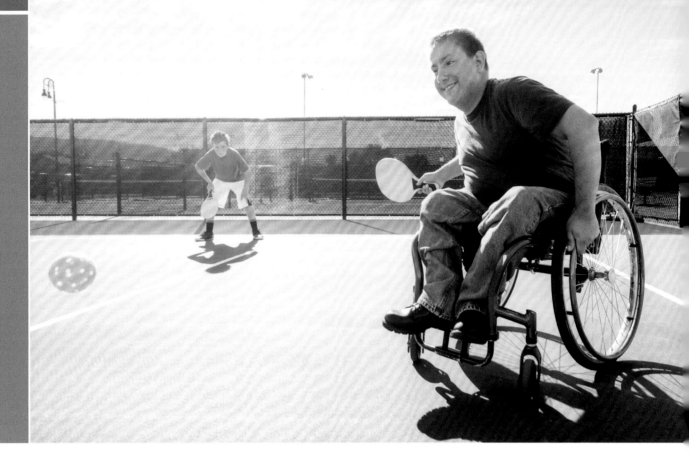

图 8.1　骨盆和髋部作为头部、手臂和躯干的稳定基础，以支持作业表现

骨盆和髋部：稳定的基础

看这本书的时候，你坐直了吗？想想处于坐位时是什么在支撑你的上半身。骨盆和髋部为**头部、手臂和躯干**（head，arms，and trunk，HAT）提供稳定的支撑基础，提供远端活动和功能所需的近端稳定性（图 8.1）。

骨盆是下肢和脊柱之间的连接。它吸收上半身向下传导的重力，以及从下肢向上的地面反作用力。

作为身体骨骼结构的中心点，骨盆需要平衡以保持整个身体的对称性。骨盆的不平衡会转化为脊柱和四肢的不对称。这会导致肌肉骨骼失衡和运动的不同步。

由于骨盆在运动中扮演着重要角色，因此当治疗师对一个人的姿势和活动能力进行评估时，骨盆通常是评估的起点。

骨盆对于髋关节而言是近端关节，连接着下肢。在站立或运动时骨盆支撑着身体。髋关节定位下肢，类似于肩关节定位上肢的方式，可以通过足部针对性负重以实现功能性活动。

本章描述了稳定和移动身体中心区域的骨骼、关节和肌肉。在阅读本章时，请考虑骨盆和髋部对作业表现更广泛的影响。

骨骼学：骨盆和髋部的骨骼

骨盆是身体躯干的底部。其位置和运动与相邻的脊柱和髋部密切相关（图 8.2）。在检查骨骼时，可利用相关触诊资料来识别关键的标志。本章稍后将讨论这些标志中的许多肌肉附着点或骨性标志，以指导使用关节角度测量和 MMT 技术进行临床评估。

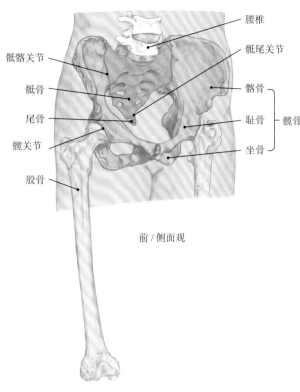

前 / 侧面观

图 8.2　骨盆和髋部

骶骨

骶骨（sacrum）是位于第 5 腰椎和尾椎尾骨（coccyx）之间的三角形骨（图 8.3、8.4）。骶骨由 5 块**骶椎**（sacral vertebrae）组成，在成年早期融合形成后骨盆壁，稳定和加强骨盆。

骶骨作为下段脊柱最靠后的部分，坐卧时是压力的聚点。上 3 节骶椎与骨盆的髂骨连结，共同构成骶髂关节。

骶骨的骨性标志

骶骨的骨性标志作为韧带和肌肉的附着点，支撑和稳定骨盆和腰椎。

骶翼（sacral ala）是一个三角形的骨表面，位于骶骨第 1 骶椎的两侧。骶骨与骨盆前部的髂窝相连。

骶骨的轴向缘由**骶岬**（sacral promontory）和**骶骨尖**（sacral apex）组成，骶岬的上表面呈高原状凸起，骶骨尖的下缘与尾骨连接（图 8.4）。骶骨有 16 个孔，称为**骶孔**（sacral foramina），是骶神经前、后分支的通道。

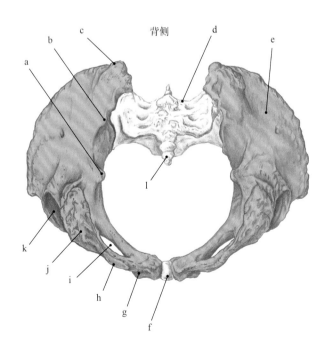

背侧

下面观

a. 坐骨棘
b. 髂后下棘
c. 髂后上棘
d. 骶骨
e. 髂骨的臀面
f. 耻骨联合
g. 耻骨下支
h. 坐骨支
i. 闭孔
j. 坐骨结节
k. 髋臼
l. 尾骨

黑色字母表示骨骼；红色字母表示骨性标志或其他结构

图 8.3　骶骨，下面观

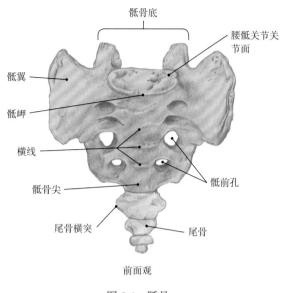

图 8.4　骶骨

骨盆

骨盆（骨盆带）[pelvis（pelvic girdle）] 由两块**髋骨（hip bone）**组成，每块髋骨分别由**髂骨（ilium）**、**耻骨（pubis）**和**坐骨（ischium）**（图 8.5）组成。

髋骨后侧与骶骨的两侧相连，髋骨前面通过**耻骨联合（pubic symphysis）**（纤维软骨盘）直接连接（图 8.3）。这种排列形成了一个三维的略微倾斜的骨碗，作为上半身和下半身的功能纽带。女性的骨盆比男性的骨盆宽，更大的盆腔增加了面积，能满足妊娠和分娩的需求。

髂骨、耻骨和坐骨在**髋臼（acetabulum）**汇合，形成股骨头的窝。耻骨和坐骨环绕一个称为**闭孔（obturator foramen）**的开口，闭孔是腿部神经和血管的保护性通道（图 8.6）。

骨盆的骨性标志

骨盆的骨性标志为一些结构提供了附着的位置，在抵抗上半身和下半身形成的汇聚力时保持稳定。髂骨上缘的圆形边缘称为**髂嵴（iliac crest）**（图 8.6、8.7），只要把手放在躯干两侧，很容易触摸到它。髂嵴的最前点是**髂前上棘（anterior superior iliac spine，ASIS）**，

其最后点是**髂后上棘（posterior superior iliac spine，PSIS）**。这些是评估骨盆对称性的重要可触及标志，本章稍后讨论。

髂嵴下的宽阔骨架是**髂骨翼（iliac blade）**。髂骨前部的凹陷，被称为**髂窝（iliac fossa）**，是屈曲髋关节的肌肉附着点。

髂骨后翼是粗糙的与骶骨相关节的 L 形的**耳状面（auricular surface）**。就在这个区域的上方是**髂结节（iliac tubercle）**，其是稳定骶髂韧带的骨性附着点。髂骨后部有**臀线（gluteal line）**（臀前线、臀后线、臀下线），臀线划定了臀部肌肉的附着部位。

髂前下棘（anterior inferior iliac spine，AIIS）和**髂后下棘（posterior inferior iliac spine，PIIS）**的下方收窄，形成髋臼的后部。在髂后下棘下方形成一个近 90° 的角度，形成**坐骨大切迹（greater sciatic notch）**。下肢的许多神经和血管都通过这个开口。

髂骨体（ischial body）形成髋臼的后部。然后它向下弯曲，与耻骨相连。耻骨环绕着闭孔，闭孔是闭孔动脉、闭孔神经和闭孔静脉的通道。

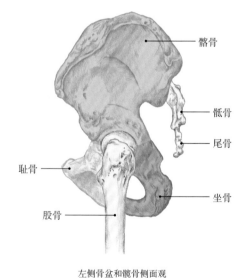

左侧骨盆和髋骨侧面观

图 8.5　骨盆

坐骨棘（ischial spine）向后突出，形成坐骨小切迹。坐骨体的下半部分是**坐骨结节**（ischial tuberosity），其通常是骨盆与座椅的主要接触点，也是发生压疮的潜在部位。

每块髋骨的**耻骨体**（pubic body）是由纤维软骨连接的，形成耻骨联合。在上部，耻骨形成髋臼的前部。在下部，耻骨在后方变圆，连接到髂骨。**耻骨结节**（pubic tubercle）位于耻骨前部。它是**腹股沟韧带**（inguinal ligament）的附着点，腹股沟韧带在躯干和下肢之间形成了一个韧带屏障。

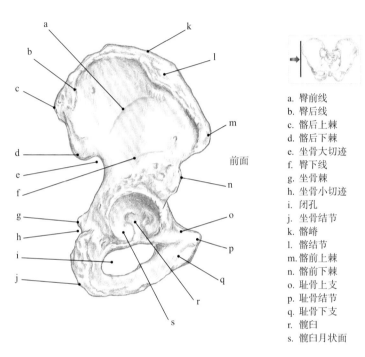

a. 臀前线
b. 臀后线
c. 髂后上棘
d. 髂后下棘
e. 坐骨大切迹
f. 臀下线
g. 坐骨棘
h. 坐骨小切迹
i. 闭孔
j. 坐骨结节
k. 髂嵴
l. 髂结节
m. 髂前上棘
n. 髂前下棘
o. 耻骨上支
p. 耻骨结节
q. 耻骨下支
r. 髋臼
s. 髋臼月状面

图 8.6　骨盆的骨性标志（右侧髋骨外侧观）

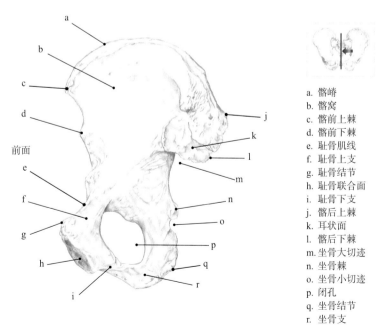

a. 髂嵴
b. 髂窝
c. 髂前上棘
d. 髂前下棘
e. 耻骨肌线
f. 耻骨上支
g. 耻骨结节
h. 耻骨联合面
i. 耻骨下支
j. 髂后上棘
k. 耳状面
l. 髂后下棘
m. 坐骨大切迹
n. 坐骨棘
o. 坐骨小切迹
p. 闭孔
q. 坐骨结节
r. 坐骨支

图 8.7　骨盆的骨性标志（右侧髋骨内侧观）

股骨

股骨（femur）是人体最长的长骨，是大腿唯一的骨骼（图 8.8）。股骨近端为半球形、平滑的**股骨头**（femoral head），与髋臼相连。股骨头由松质（海绵状）骨组成，使骨骼具有一定的柔韧性，以吸收上半身通过髋关节下行的力。

股骨头通过较长的**股骨颈**（femoral neck）与股骨干相连，与股骨干呈 120°～130° 的角度（平均而言，男性的角度略大于女性）。这个**倾斜角**（angle of inclination）（颈干角）在出生时较大，但随着时间的推移，随着负重行走时的应力增大而减小。从功能上说，这个角度使股骨处于内侧（相对于骨盆），使足置于身体下方以支持站立和行走。股骨长干远端增宽，形成膝关节近端。

股骨颈通常指向股骨髁的前方，这个位置被称为**股骨前倾**（femoral anteversion）。过度的前倾角可能导致足内翻，或使足尖倾向于指向内侧（内八字）。股骨颈相对于股骨髁的前侧角度减小或出现后侧角度被称为**股骨后倾**（femoral retroversion），这可能会导致足外翻，或足尖指向外侧。

股骨的骨性标志

股骨的许多骨性标志是作用于髋关节和膝关节的强大肌肉的附着点。

大转子（greater trochanter）从股骨近端向外侧突出，为外展和外旋髋部（外侧）的肌肉提供附着点（图 8.8）。**小转子**（lesser trochanter）位于大转子的下方并向内侧突出，作为屈曲髋关节的肌肉的附着点。大、小转子由**转子间线**（intertrochanteric line）和**转子间嵴**（intertrochanteric crest）分开。

股骨后部的一个特征是具有**粗线**（linea

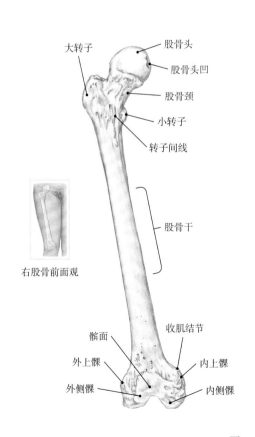

右股骨前面观

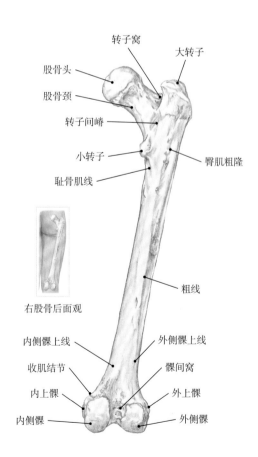

右股骨后面观

图 8.8 股骨

aspera），粗线是一条骨嵴，是髋关节内收肌群的附着点。

　　现在我们知道了骨盆和髋部的骨骼结构，我们将检查骨盆和髋部的关节，这些关节有助于目的性活动。

关节

　　骨盆和髋部的关节用来吸收和转移来自上半身的重力和来自下半身地面反作用力的汇聚力。躯干和腿部产生的强大力量通过这些关节进行传递，促进行走、跑步、打网球和其他类似的活动。

骶髂关节

　　骶髂关节（sacroiliac joint, SI）作为生物力学连接，在上半身和下半身之间传递上行和下行的力量（图 8.9）。关于骶髂关节的分类和运动存在相当大的争议。大多数资料表明，骶髂关节可以进行少量的旋转和平移，妊娠时活动程度增加，随着年龄的增长活动程度则会减少。[1]

　　因为骶骨和髂骨是从内侧到外侧的朝向，所以其上的身体重力和其下的地面反作用力会产生显著的剪切力。骶髂关节的"设计"是为了在这些相对力的相当大的应变下稳定骨盆。

Brian Kelton | Brian 在徒步中摔倒后，他的朋友带他去了急诊室。X 线片显示他的右侧股骨近端骨折，并且是股骨颈移位粉碎性骨折。

　　骨科医生建议他接受全髋关节置换术。Brian 被送进了医院，并被安排在当天下午做手术。

　　对这类骨折和全髋关节置换术做一些研究，然后回答以下问题。

- 为什么外科医生会推荐关节置换术而不是手术修复骨折？
- 全髋关节置换术将如何在短期和长期内影响 Brian 的作业表现？

　　在髂骨和骶骨之间的粗糙关节（耳）表面被软骨覆盖，形成一个真正的滑膜关节。因此，关节表面只允许很小的运动。连接骶骨和髂粗隆的**骶髂后韧带**（posterior sacroiliac ligament）和**骶髂前韧带**（anterior sacroiliac ligament）可以限制活动。稳定骶髂关节的**骶结节韧带**（sacrotuberous ligament）和**骶棘韧带**（sacrospinous ligament），阻止骶骨下部和尾骨的向上运动。

　　骶髂关节的退行性改变可能导致显著的下腰痛，这在老年人中很常见。

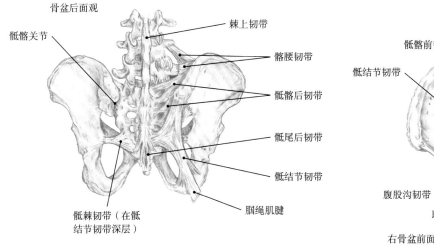

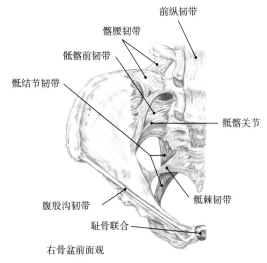

图 8.9　骶髂关节及支撑韧带

髋关节

结构分类：球窝关节

功能（机械）分类：三轴

运动：屈曲、伸展、外展、内收、外旋、内旋

由股骨头和髋臼形成的关节为**髋关节**（hip joint）（图 8.10）。

髋关节在结构上与盂肱关节有一些相似之处——属于球窝关节，可以进行 6 种不同的运动。然而，髋臼的深度大于肩胛骨关节盂，因此髋关节比盂肱关节有更大的关节接触面积和稳定性。

髋臼的深度和关节的骨骼一致性限制了平移。周围韧带随着运动稳定髋臼中的股骨头。髋关节的开放位是处于一定的屈曲、外展和外旋状态。髋关节的闭合位是完全伸展并有一定程度的内旋，这时韧带张力最大。

髋关节的深窝由强大的关节囊支撑，限制了下肢各个方向的运动。关节囊由**髂股韧带**（iliofemoral ligament）、**坐股韧带**（ischiofemoral ligament）和**耻股韧带**（pub-ofemoral ligament）加强，这些韧带横跨下骨盆和股骨近端。这些韧带环绕股骨头，从各个方向稳定关节，限制关节过度外展和伸展。

临床应用

强直性脊柱炎

损害脊柱活动能力的情况往往对作业表现有重大影响。

强直性脊柱炎（ankylosing spondylitis）是一种脊柱炎症，可导致脊柱骨骼结构融合。它通常从骶髂关节开始，并可能发展到椎骨。这些相邻结构的融合导致整个脊柱的活动受限以及严重的疼痛。

目前还没有治愈这种疾病的方法。然而，药物治疗和康复可能有助于控制症状，促进身体的整体行动能力和力量，或提供代偿性和适应性策略来维持功能。

对于因强直性脊柱炎导致疼痛和活动受限的患者，你认为有哪些代偿性或适应性策略可以改善他们的作业表现？

在内部，髋关节由**圆韧带**[（股骨头韧带）round ligament（ligamentum capitis femoris）]进一步稳定，圆韧带是髋臼和股骨头之间的直接支撑。这个独特的韧带还包含一条动脉，为股骨头提供血液供应。如果髋关节脱位，圆韧带可能会受损，导致股骨头缺血性坏死（血液供应丧失）。

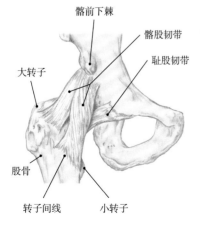

右髋关节前面观

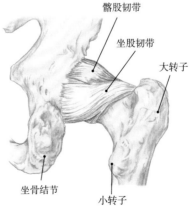

右髋关节后面观

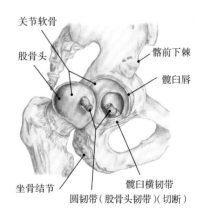

右髋关节侧面观，股骨翻转

图 8.10　髋关节

肌肉和运动

髋关节和肩关节的结构类似，作为下肢最近端的关节，对整个腿部的运动和定位都有影响。骨盆和髋部的肌肉除了运动外，还有其他的作业表现功能，它们也是下腹部肌肉的边界并参与肠道与膀胱控制。

盆底（盆膈）

盆底（盆膈）[pelvic floor（diaphragm）] 是盆腔的下方肌壁（图 8.11）。它是由跨越下盆腔的多层肌肉构成的，主要是肛提肌（levator ani）和尾骨肌（coccygeus）。

骨盆底有开口，使结构从盆腔进入会阴（perineum）（两腿之间的区域）。骨盆底最前面的开口被称为泌尿生殖孔，是尿道（urethra）（男性）和阴道（vagina）（女性）的通道。就在这个开口的后面是肛门直肠裂孔（anorectal hiatus）——直肠的通道。

肛提肌周围的肌纤维在控制失禁方面起着重要作用，肌肉收缩以防止排便和排尿，肌肉放松以使废物排出。盆底功能障碍将在本章后面讨论。

Brian Kelton | 再想想 Brian 的手术和你所学到的关于全髋关节置换术的知识（关节成形术）。假体可以替代髋关节的哪些部位？做了这个手术的人能恢复完全的运动和功能吗？为什么能或为什么不能？

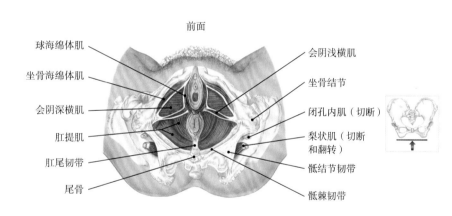

下面观，女性骨盆底浅层（髋关节外展）

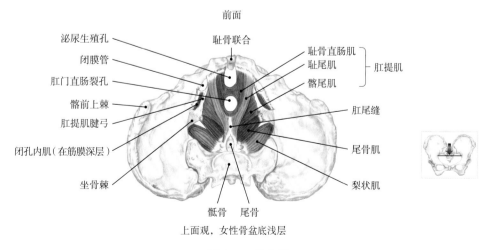

上面观，女性骨盆底浅层

图 8.11　骨盆底

髋屈肌
腰大肌

髂肌

这个肌群通过屈曲髋关节来推动腿部，使脚离开地面，实现功能性活动。

腰大肌和髂肌
腰大肌（psoas major）和**髂肌**（iliacus），共同被称为髂腰肌，是屈髋的主要肌肉（图8.12）。

腰大肌起自腰椎横突，髂肌起自髂窝，两者都附着于股骨小转子。

大约有一半的人拥有腰小肌。腰小肌和腰大肌有相似的走行，但腰小肌连到耻骨而不是髂骨。腰小肌收缩对骨盆有什么影响？

当躯干和骨盆稳定时，肌肉一起工作，使髋关节屈曲，使腿部向前移动（行走）。相反，如

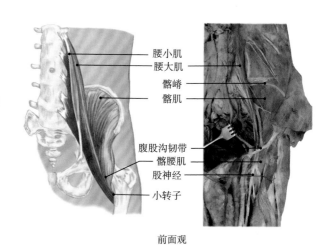

前面观

图 8.12　髋关节屈肌

果股骨在中立位（如仰卧位）时保持稳定，这些肌肉也会使躯干屈曲或骨盆前倾。髂腰肌的紧绷可能导致直立时躯干前屈或骨盆前倾。

股直肌是横贯髋关节和膝关节的双关节肌，它也有一定的屈曲髋关节的功能（见第9章）。

腰大肌
目的性活动
P　徒步旅行、上楼梯
A　固定起点：
屈髋
并外旋髋关节
固定止点：
使躯干向大腿弯曲
骨盆前倾
单侧：
协助腰椎侧屈
O　腰椎的椎体和横突
I　股骨小转子
N　腰丛（$L_1 \sim L_4$）

髂肌
目的性活动
P　爬梯子、骑自行车
A　固定起点：
屈髋
外旋髋关节
固定止点：
使躯干向大腿弯曲
骨盆前倾
O　髂窝
I　股骨小转子
N　股神经（$L_2 \sim L_4$）

髋伸肌

臀大肌

腘绳肌

髋伸肌使髋关节从屈曲位置恢复到中立位置（如从坐到站），并能将腿移到身体后面（如走路）。

臀大肌

臀大肌（gluteus maximus）是臀部最大的肌肉（因此得名），也是臀肌中最上面的一块（图 **8.13**）。它广泛的近端附着点包括骶骨、尾骨和髂后嵴。它的肌纤维是斜行的，横跨骨盆后部和股骨，并附着在髂胫束（上部肌纤维）和臀肌粗隆（下部肌纤维）上。

下部肌纤维构成强大的髋伸肌群，参与跑步或攀爬等需要高强度力量的活动。上部肌纤维因其止于更外侧而起到外展和外旋髋关节的作用。

腘绳肌

腘绳肌（hamstring muscle）是横跨髋关节和膝关节的双关节肌。因此，腘绳肌也有助于髋关节的伸展（见第 9 章）。

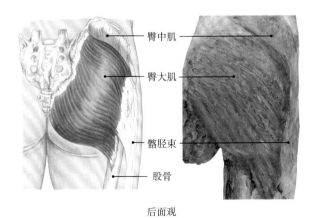

后面观

图 8.13　臀大肌

臀大肌	
目的性活动	
P	交际舞、体操
A	所有肌纤维： 　伸展髋关节 　外旋髋关节 　外展髋关节 下部肌纤维： 　内收髋关节
O	尾骨、骶骨边缘、髂后嵴、骶结节和骶髂韧带
I	髂胫束（上部肌纤维）和臀肌粗隆（下部肌纤维）
N	臀下神经（L_5，$S_1 \sim S_2$）

髋外展肌

臀中肌和臀小肌

阔筋膜张肌

这个肌群有助于腿部远离身体的横向运动（从一侧到另一侧的运动），如打匹克球或网球。

臀中肌和臀小肌

臀中肌（gluteus medius）和**臀小肌**（gluteus minimus）常被归为较小的臀部肌肉（图 **8.14**、**8.15**）。臀中肌起自髂骨上部，臀小肌起自髂骨下部，它们的肌纤维汇聚到大转子处。

臀中肌和臀小肌一起起着外展髋关节的作用。每一块肌肉都有一些独特的动作。

在步行时，臀小肌起着稳定骨盆和髋关节的作用。当你把一侧腿抬离地面迈步时，身体的这一侧不再有支撑。在支撑腿的一侧，臀中肌和臀小肌收缩以保持骨盆在对侧不下降。此外，这些肌肉还能防止支撑腿内收。在步行过程中，这在骨盆和髋关节之间建立了稳定的平衡。

较小的臀部肌肉肌力不足，尤其是臀中肌肌力不足，可导致行走时对侧骨盆下降，这种模式被称为臀中肌步态（Trendelenburg gait）。

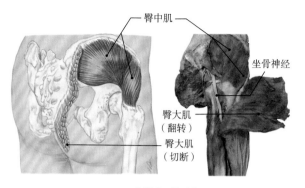

右臀后/侧面观

图 8.14 臀中肌

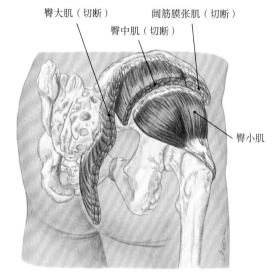

右臀后/侧面观

图 8.15 臀小肌和阔筋膜张肌

臀中肌	
目的性活动	
P	散步（稳定骨盆）、做瑜伽
A	所有肌纤维： 　外展髋关节 前部肌纤维： 　屈髋 　内旋髋关节 后部肌纤维： 　伸髋 　外旋髋关节
O	髂骨臀面，在臀后线和臀前线之间，就在髂嵴下方
I	大转子的侧面
N	臀上神经（L_4 ~ L_5，S_1）

臀小肌	
目的性活动	
P	打太极拳、滑冰
A	外展髋关节 内旋髋关节 屈髋
O	臀前线和臀下线之间的髂骨臀面
I	大转子前部
N	臀上神经（L_4 ~ L_5，S_1）

临床应用
髂胫束综合征

　　髂胫束综合征（iliotibial band syndrome）是指运动员（如长跑运动员和自行车运动员）因髂胫束重复性过度使用和劳损而出现的症状。当髋关节和膝关节屈曲和伸展时，髂胫束的远端部分在股骨上髁处前后移动。结缔组织和这些骨突起之间的反复摩擦会导致疼痛和炎症。

　　有些人可能因为解剖结构不平衡（如双腿不等长或骨盆不对称）而容易患髂胫束综合征。保守的干预措施包括休息、活动调整、牵伸或服用抗炎药。

这种非典型步态模式和其他问题将在第 10 章中介绍。

阔筋膜张肌

阔筋膜张肌（tensor fasciae latae，TFL）起源于髂前上棘，其肌纤维跨过大腿外侧到达**髂胫束**（iliotibial tract），髂胫束是大腿外侧的一层支持筋膜（图 8.16）。

阔筋膜张肌和髂胫束	
目的性活动	
P	跑步、骑车
A	屈髋 内旋髋关节 外展髋关节
O	髂嵴，在髂前上棘后面
I	髂胫束
N	臀上神经（$L_4 \sim L_5$, S_1）

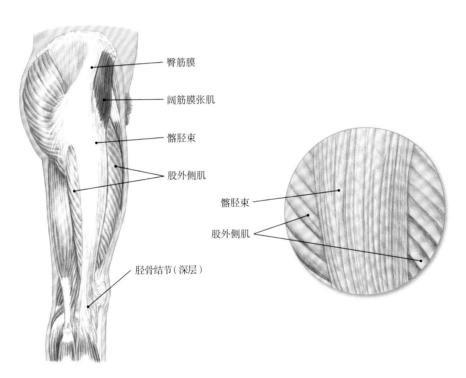

右侧髋关节和右侧大腿侧面观

图 8.16　阔筋膜张肌

髋内收肌

大 收 肌

长 收 肌

短 收 肌

耻 骨 肌

股 薄 肌

髋内收肌的动作方向与外展肌相反，将腿向身体内侧移动，如在平衡木上走直线。

内收肌（adductor muscles）横跨骨盆下侧和股骨内侧，这种排列使其具有内收和内旋髋关节的能力（图 8.17）。这些肌肉有类似的走行，但各自有其独特的附着点，以及对运动的不同贡献（图 8.18、8.19）。

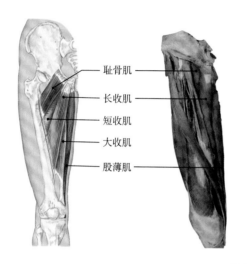
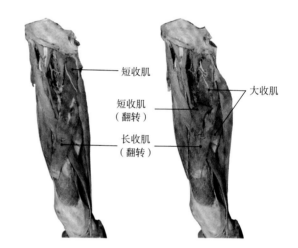

右大腿前面 / 内侧观

图 8.17　髋关节内收肌

大收肌		
目的性活动		
P	体操、摔跤	
A	内收髋关节 内旋髋关节 协助屈髋 内旋处于屈曲位的膝关节（胫股关节） 后部肌纤维： 　伸展髋关节	
O	耻骨下支、坐骨支、坐骨结节	
I	股骨粗线内侧唇和内收肌结节	
N	闭孔神经（$L_2 \sim L_4$）和坐骨神经（$L_4 \sim L_5$, S_1）	

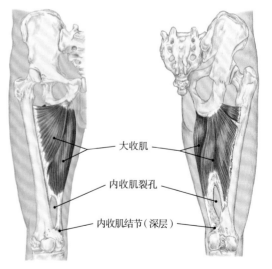

右髋和右大腿前面观　　　　右髋和右大腿后面观

图 8.18　大收肌

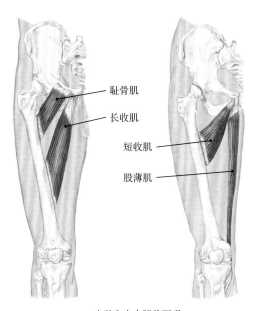

右髋和右大腿前面观

图 8.19　长收肌、短收肌、耻骨肌和股薄肌

长收肌	
目的性活动	
P	体操、摔跤
A	内收髋关节
	内旋髋关节
	协助屈髋
	内旋处于屈曲位的膝关节（胫股关节）
O	耻骨结节
I	耻骨肌线和粗线内侧唇
N	闭孔神经（$L_2 \sim L_4$）

短收肌	
目的性活动	
P	体操、摔跤
A	内收髋关节
	内旋髋关节
	协助屈髋
	内旋处于屈曲位的膝关节（胫股关节）
O	耻骨下支
I	耻骨肌线和粗线内侧唇
N	闭孔神经（$L_2 \sim L_4$）

耻骨肌	
目的性活动	
P	体操、摔跤
A	内收髋关节
	内旋髋关节
	协助屈髋
	内旋处于屈曲位的膝关节（胫股关节）
O	耻骨上支
I	股骨粗线
N	股神经和闭孔神经（$L_2 \sim L_4$）

股薄肌	
目的性活动	
P	体操、摔跤
A	内收髋关节
	内旋髋关节
	屈曲膝关节（胫股关节）
	内旋处于屈曲位的膝关节（胫股关节）
O	耻骨下支
I	胫骨近端、内侧的鹅足肌腱处
N	闭孔神经（$L_2 \sim L_4$）

髋旋转肌

梨状肌

股方肌

闭孔内肌

闭孔外肌

上孖肌

下孖肌

这些肌肉用于旋转髋关节和腿部，例如，在行走或跑步时使足趾指向内或向外，以帮助转动身体。

髋部的单关节外旋肌位于臀大肌的深处，有时被称为"深六"肌（图 8.20）。作为一个肌群，它们跨越骶骨后部和髋部至股骨外侧的大转子。这种排列在某种程度上类似于肩部的后肩袖，外旋向后定位手臂。

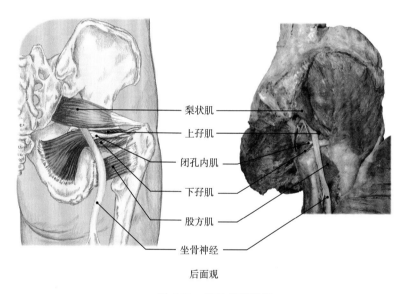

梨状肌

上孖肌

闭孔内肌

下孖肌

股方肌

坐骨神经

后面观

图 8.20　髋关节旋转肌

梨状肌	
目的性活动	
P	下车、跳街舞
A	外旋髋关节 髋关节屈曲时外展髋关节
O	骶骨前表面
I	大转子上面
N	骶丛（L_5, $S_1 \sim S_2$）

股方肌	
目的性活动	
P	下车、跳街舞
A	外旋髋关节
O	坐骨结节外侧缘
I	转子间嵴，在大转子和小转子之间
N	骶丛（$L_4 \sim L_5$, $S_1 \sim S_2$）

闭孔内肌	
目的性活动	
P	下车、跳街舞
A	外旋髋关节
O	闭孔膜和闭孔下表面
I	股骨转子窝
N	骶丛（L_5, $S_1 \sim S_2$）

上孖肌	
目的性活动	
P	下车、跳街舞
A	外旋髋关节
O	坐骨棘
I	大转子内侧面
N	骶丛（L_5, $S_1 \sim S_2$）

闭孔外肌	
目的性活动	
P	下车、跳街舞
A	外旋髋关节
O	耻骨支、坐骨支、闭孔膜
I	股骨转子窝
N	闭孔神经（$L_3 \sim L_4$）

下孖肌	
目的性活动	
P	下车、跳街舞
A	外旋髋关节
O	坐骨结节
I	大转子内侧面
N	骶丛（$L_4 \sim L_5$, $S_1 \sim S_2$）

临床应用
坐骨神经痛

仔细观察髋关节旋转肌的解剖图（图 8.20），你注意到了梨状肌下方出现的大神经吗？

这是**坐骨神经**（stiatic nerve），它有助于小腿的感觉运动神经支配。梨状肌紧张或坐位时施加于腿后部的压力会压迫坐骨神经。由此产生的病变称为**坐骨神经痛**（sciatica），可能会导致腿部疼痛和感觉异常（麻木和刺痛）。

保守的干预措施包括针对性地牵伸梨状肌及调整工作环境和活动以消除任何对坐骨神经的过大压力。在这种情况下，座椅的高度是一种怎样的影响因素呢？

Brian Kelton | Brian 对他的伤势感到非常震惊，但他在普通骨科手术术后恢复得很好。

作为负责骨科患者的作业治疗师，你收到了医生对 Brian 的医嘱，并注意到医嘱中包括物理治疗。

在完成 Brian 的初步评估之前，你会查看他的医疗记录和手术报告。Brian 的既往史包括高血压和右肩袖修复术后。根据手术报告，你了解到 Brian 进行了前外侧入路的全髋关节置换术。

对全髋关节置换术的前外入路相关知识进行一些学习并回答以下问题。

- 哪些解剖结构会受到影响？
- 这种类型的手术后患者需要多长时间才能康复？

髋关节的目的性活动

现在让我们看看在作业表现的背景下髋关节的主要运动。当你检查具体的运动时，想想它们对身体其他部位的位置和运动的影响。

图 8.21 ~ 8.26 描述了功能性背景下的髋部肌群，原动肌按重要程度排列，星号表示未显示的肌肉。

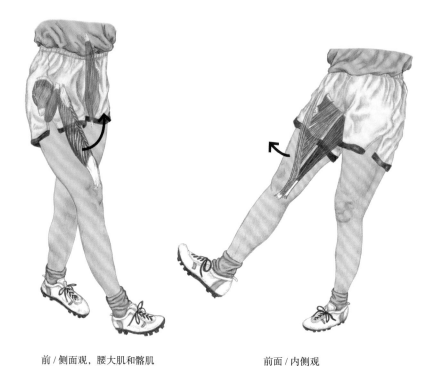

前 / 侧面观，腰大肌和髂肌在对侧

前面 / 内侧观

屈曲
（伸展的拮抗肌）
腰大肌
髂肌
阔筋膜张肌
缝匠肌
股直肌
臀中肌（前部肌纤维）
臀小肌 *
长收肌（辅助）
耻骨肌（辅助）
短收肌（辅助）
大收肌（辅助）

图 8.21　屈曲

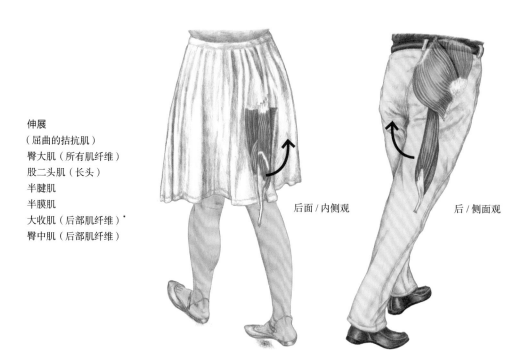

伸展
（屈曲的拮抗肌）
臀大肌（所有肌纤维）
股二头肌（长头）
半腱肌
半膜肌
大收肌（后部肌纤维）*
臀中肌（后部肌纤维）

后面 / 内侧观

后 / 侧面观

图 8.22　伸展

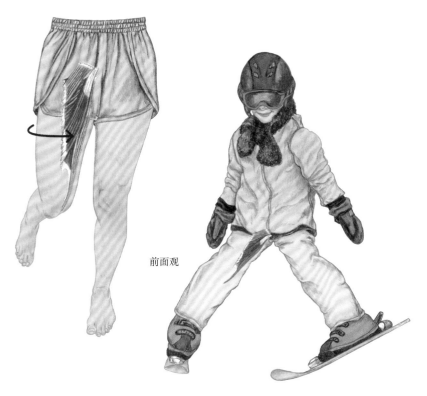

前面观

内旋
（外旋的拮抗肌）
臀中肌（前部肌纤维）*
臀小肌*
阔筋膜张肌*
大收肌
长收肌
短收肌
耻骨肌
股薄肌*
半腱肌（辅助）*
半膜肌（辅助）*

图 8.23　内旋

外旋（侧旋）
（内旋的拮抗肌）
臀大肌（所有肌纤维）
梨状肌
股方肌
闭孔内肌
闭孔外肌
上孖肌
下孖肌
臀中肌（后部肌纤维）
腰大肌
髂肌
缝匠肌
股二头肌（辅助，长头）

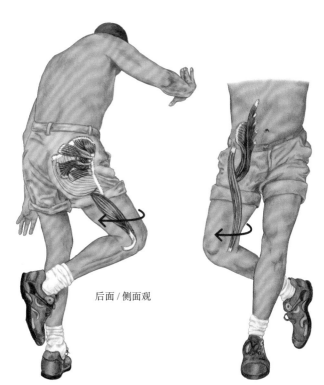

后面／侧面观　　　　　　前面／内侧观

图 8.24　外旋（侧向旋转）

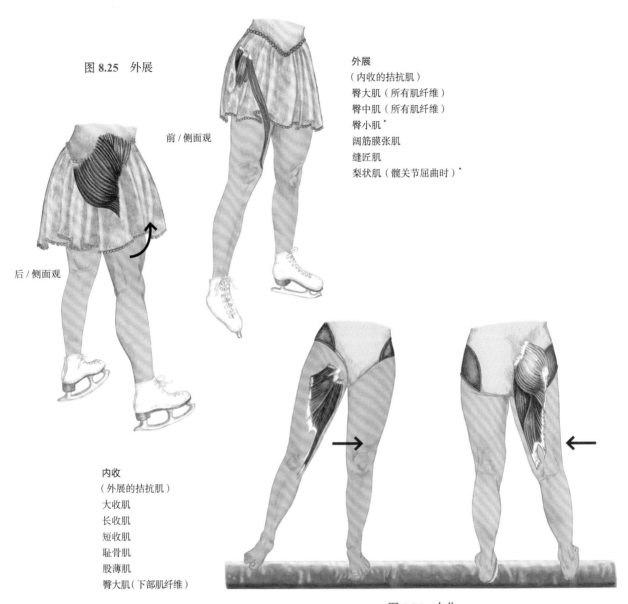

图 8.25　外展

前 / 侧面观

后 / 侧面观

外展
（内收的拮抗肌）
臀大肌（所有肌纤维）
臀中肌（所有肌纤维）
臀小肌 *
阔筋膜张肌
缝匠肌
梨状肌（髋关节屈曲时）*

内收
（外展的拮抗肌）
大收肌
长收肌
短收肌
耻骨肌
股薄肌
臀大肌（下部肌纤维）

图 8.26　内收

OT 指南之关节角度测量和 MMT：髋关节

　　你已经熟悉了有助于髋关节目的性活动的骨骼、关节和肌肉，现在让我们利用与 OT 关节活动范围测量和 MMT 相关的资料来实践临床评估技术。

　　有许多双关节肌作用于髋关节。关节在进行活动时，你需要特别注意髋关节和膝关节的位置，以防止被动不足，并使关节活动最大化。许多大而有力的肌群也作用于髋关节，患者和治疗师的位置会影响进行 MMT 时的杠杆作用和关节上的力量。

　　当你完成对髋关节的评估时，练习触诊骨性标志，并思考作用于关节的特定肌群有哪些。此外，还要考虑在行走、上下楼梯、从马桶上站起或保持脊柱中立位的情况下，搬抬等动作所需的功能性活动范围。想一想你可能为髋关节活动或力量受限的人设定的基于作业的具体目标。

作业和临床视角

作为 HAT 的骨骼支撑，以及核心和下肢之间的连接，骨盆和髋关节在作业表现中发挥着核心作用。这个区域的功能障碍会影响整个身体的运动能力。在下文中，我们将探讨一些与作业表现相关的常见作业和临床考量。

骨盆对线和定位

作为骨骼连接，骨盆在下肢和躯干之间传递力量，以促进运动和功能。一个稳定的、中立的骨盆支持对称和平衡的静态姿势，以及整个身体的动态运动。骨盆错位会导致核心部位和四肢产生连锁反应。当治疗师评估患者的姿势和功能灵活性时，从骨盆的中立位开始评估是有益的。

当身体处于解剖学姿势时，把骨盆想象成一个三维的碗，碗稍微向前倾斜，碗的后缘从前面是看得见的（图 8.27）。

骨盆可以向前后倾斜或左右倾斜，以及顺时针或逆时针旋转，以帮助身体运动。虽然一定的骨盆运动是正常的，有助于功能性移动，但过度的骨盆移动或不对称可能表明具有潜在的肌肉骨骼失衡或病变。

骨盆后倾（posterior pelvic tilt）是指骨盆向后旋转（沿冠状轴），使腰曲变平，典型的表现是增加胸曲，使上半身向下倾斜。这种姿势经常发生在久坐导致核心肌肉疲劳之后。骨盆后倾通常涉及腹肌、臀肌和腘绳肌的紧绷和髋屈肌的伸长（图 8.28）。

骨盆前倾（anterior pelvic tilt）是指骨盆

Brian Kelton｜给 Brian 的作业治疗医嘱是："评估和治疗——解决床上活动、安全转移、穿脱裤子和日常功能性活动等问题。**髋关节注意事项是**：避免术侧的髋关节外旋、伸展和内收。在疼痛的情况下，转移和活动时要在可耐受范围内负重（weight bearing as tolerated，WBAT）。"

在给 Brian 治疗之前，请回答以下问题。

- 为什么在手术后要采取这些髋关节注意事项？
- 如何在遵守医嘱中规定的髋关节注意事项的同时，使 Brian 进行床上活动、转移和功能性活动？在这种情况下，想象并描述你如何给患者治疗，以保证安全并遵守注意事项，特别是在急性护理环境中给患者治疗时？
- Brian 是否需要助行器、腋拐或手杖等移动设备？

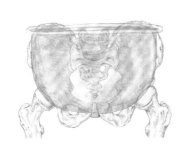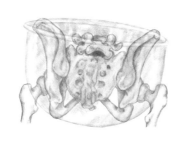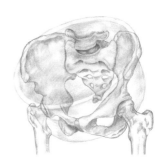

图 8.27　骨盆倾斜、侧倾和旋转。这些不对称的骨盆位置会如何影响身体的其他部位？

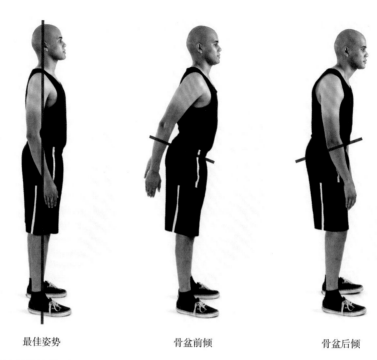

最佳姿势　　　　　　　　骨盆前倾　　　　　　　　骨盆后倾

图 8.28　描述最佳姿势下，以及骨盆前倾和骨盆后倾时的骨盆位置。哪些肌群是拉长的或紧绷的？

向前旋转（沿冠状轴），增加腰曲前凸和上躯干的后伸。例如，想象一位军官立正站立。骨盆也可能表现出不对称的旋转（相对于对侧向前）或倾斜（相对于对侧向下），影响核心和四肢的位置。

骨盆评估通常是人体工程学评估的第一步或者是定制轮椅的第一步。一旦骨盆稳定并保持中立，就可以进行进一步的调整以优化躯干和四肢的位置。

患者在仰卧、站立或坐位时，也要评估患者

Brian Kelton｜解决髋关节在各种活动中的功能性活动范围的问题，可能有助于为患者制订长期目标。考虑一下像 Brian 这样有活力的老年人，他可能希望尽可能多地增加关节活动范围和肌力，以恢复他的休闲活动。在接受全髋关节置换术后，髋关节活动范围恢复到多少是可能的？请对这种术后髋关节活动的预后做一些调查研究。

骨盆的初始位置（图 8.29）。

以下是相关体位的临床定义，以及用于评估的解剖学标志。

- **骨盆倾斜**（pelvic tilt）——矢状面位置。整个骨盆向前或向后倾斜。观察髂前上棘和髂后上棘在水平面上的对齐情况。
- **骨盆旋转**（pelvic rotation）——水平面

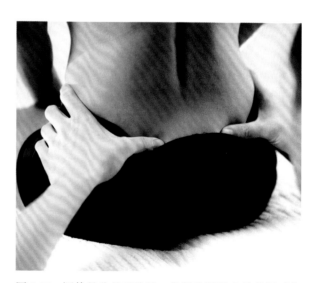

图 8.29　评估骨盆的对称性。你能从髂后上棘的相对位置判断出骨盆的位置是什么吗？

位置。骨盆一侧旋转相对于对侧骨盆向前或向后。观察一侧髂前上棘或髂后上棘相对于对侧的同一骨性标志在矢状面上的对齐情况。

- **骨盆侧倾**（pelvic obliquity）——冠状面位置。骨盆一侧相对于另一侧而言是在上（较高）或在下（较低）的。观察两侧髂前上棘或髂后上棘在水平面上的对齐情况。

最佳的站立姿势涉及骨盆轻微的前倾，以支撑脊柱的自然弯曲，保持身体直立。这种姿势使脊柱和腿部承重关节垂直对齐，减少了保持站立所需的肌肉力量。

坐姿通常涉及髋关节和膝关节的屈曲，这种姿势会对骨盆和躯干施加不平衡的力（图8.30）。这需要激活更多的核心肌肉——竖脊肌和腹肌，来保持直立的姿势。久坐后，由于核心肌肉开始疲劳，骨盆有向后倾斜的趋势，这会增加躯干前屈，使上半身向下倾斜。

随着时间的推移，骨盆后倾及躯干屈曲增加的趋势将使腹肌和胸肌收紧和短缩，使竖脊肌和肩胛骨稳定肌拉长和力量减弱。这种不良姿势模式会在某些方面影响作业表现。上半身和头部朝下，限制了视野和与环境的互动。由于肩胛骨的

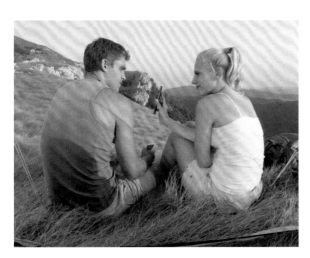

图 8.30　描述这两个人的骨盆位置。骨盆位置是如何影响他们整个身体的姿势的？

位置不佳，在进行肩关节过头运动中由于关节盂相对朝下而活动受限。由于这种姿势限制了胸部的扩张，呼吸也可能受到影响。轮椅使用者和坐在电脑前工作的人特别容易受到骨盆后倾和由此产生的姿势障碍的影响。

功能性移动

骨盆和髋关节在**功能性移动**（functional mobility）中起着主要作用，使整个身体从一个地方转移到另一个地方。这包括从一个表面转移到另一个表面，例如，从床上转移到轮椅上，以及通过使用轮椅、行走或跑步来适应环境。

Brian Kelton ｜ 想象一下当 Brian 开始站起来的时候。手术后，当他的右腿承重时，他会感到一些疼痛。如果他因为疼痛而不愿把重心转移到这条腿上，这对他的骨盆位置会有什么影响？你觉得这会如何影响他整个身体的姿势？（如果你想了解更多信息，可以看第 10 章，特别是关于避痛步态的部分。）

当一个人行走或跑步时，骨盆会交替旋转、倾斜，以实现下肢的相互运动。当足与地面接触时，通过腿部的反作用力上提骨盆，骨盆向后旋转，以促进髋关节伸展。当每侧腿向前并回到中立位时，轻微的骨盆前倾和骨盆后倾会交替出现。我们将在第 10 章更详细地讨论这种功能模式。

许多人（目前仅在美国就有超过 360 万人）依靠轮式移动设备（轮椅或踏板车）来实现功能性移动。[2] 根据美国作业治疗协会的说法，作业治疗是唯一使用"患者 / 环境 / 作业视角"的治疗，以确定哪些设备对所有人最有益。[3] 这种以患者为中心的整体方法不仅可以恢复患者的移动性，还可以让孩子上学，让成人继续开车和工作，或者让老年人继续安全地生活在他们的家庭环境中。

作业治疗师经常为患者提供实现坐位和转移的干预，包括在需要时安装和改装轮椅，以促进患者的功能性移动。使用自上而下的方法，作业治疗师需要考虑个体作业和环境的整体需求，以确定合适的坐位系统类型。

对骨盆和髋关节的摆放和支撑是安全、有效的坐位系统的重要组成部分（图 8.31）。记住，骨盆的位置会影响整个身体，所以应该首先解决骨盆位置。

骨盆和髋关节的特定标志可以指导准确的测量，以确保坐位系统适当地贴合患者，并优化患者体位，促进作业表现。测量大转子之间的距离，并增加 1 ~ 2 英寸（2.5 ~ 5.1 厘米），就可以得出合适的座宽。测量从髂后上棘到膝关节后面的距离，减去 1 ~ 2 英寸，是确定座位深度的常用方法。对于异常的肌张力、姿势异常或关节挛缩，可能需要特别的定制，以保持骨盆和身体核心的稳定。

回想一下，当坐位或卧位时，骶骨和坐骨结节是常见的皮肤受压部位。在设计座椅系统时，

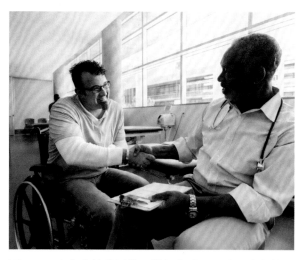

图 8.31　坐位和转移评估。臀部的哪些尺寸是决定轮椅尺寸的最重要因素？

必须仔细考虑这些区域和其他骨性标志。那些由于脊髓损伤而导致背部或臀部失去知觉的人，可能不会因为压力的增加而感到不适。这些人可能需要专用的释放压力系统，如 ROHO® 缓冲垫（图 8.32）。还应鼓励轮椅使用者经常转移重心或变换坐轮椅的姿势，以避免在同一区域持续施压，这可能导致压疮。

关于功能性移动的更全面的观点，包括骨盆的作用，将在第 10 章中介绍。

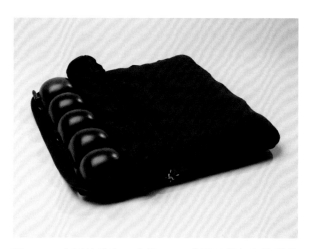

图 8.32　专用轮椅垫。这种 ROHO® 缓冲垫如何降低骨盆和髋关节骨性标志所受的压力？

直肠、膀胱和性功能

如前所述，骨盆形成一个骨骼环，骨盆底的肌肉从该骨骼环中悬挂下来。这些肌肉形成一个连续的膜，具有开口——尿道、阴道和肛门，这些开口由周围的括约肌控制，以调节排尿和排便。

盆底肌可能会随着年龄的增长而力量减弱，对女性来说，盆底肌可能会在分娩时被撕裂或过度拉伸。

对男性来说，前列腺手术往往会对盆底造成创伤性损伤。当盆底肌力量变弱时，将削弱个人控制排尿和排便的能力，以及支撑下腹内脏结构的能力。盆底肌无力会损害阴道的结构完整性，一些资料显示，这也会降低保持勃起的能力，影响亲密关系和性交[4]。

失禁（incontinence）是指失去对肠道（**大便失禁**）或膀胱（**尿失禁**）的控制的总称。失禁通常是盆底肌肌力不足的结果。

打喷嚏、咳嗽、大笑或运动等身体动作会引起腹内压增加，导致尿液或粪便不自觉地泄漏，就会发生**压力性失禁**（stress incontinence）。**急迫性失禁**（urge incontinence）描述的是无法控制膀胱或肠道直到适当的时间排尿或排便（图 8.33）。

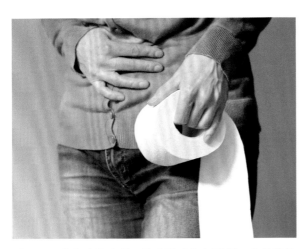

图 8.33　盆底功能障碍。作业治疗如何提供一个整体的方法来解决盆底功能障碍？

对女性来说，盆底也扮演着肌肉吊床的角色，支撑着位于阴道上方的盆腔器官。由于盆底肌肌力不足，这些结构中的任何一个——子宫、直肠或膀胱——都可能疝入阴道。**盆腔器官脱垂**（pelvic organ prolapse）虽然没有生命危险，却可能会造成很大的不适和压力。

脱垂的类型包括以下几种。

* 膀胱膨出——膀胱疝入阴道。
* 子宫脱垂——子宫疝入阴道。
* 阴道穹窿脱垂——阴道本身下垂。
* 小肠膨出——小肠挤压阴道，导致隆起。
* 直肠膨出——直肠下降。

许多不同的因素可能会增加盆腔器官脱垂的风险，如阴道分娩的次数，脱垂家族史，更年期，提举重物，肥胖，因吸烟、哮喘或慢性支气管炎引起的慢性咳嗽，神经系统疾病，民族或种族因素。

躯体症状包括以下几项：

* 阴道膨胀感或压迫感
* 有物掉出来的感觉
* 骨盆压迫感
* 漏尿、排尿频率增加、慢性尿路感染或排尿困难
* 排便困难或大便滞留
* 腰痛
* 由于阴道内隆起或突出而导致性交疼痛（性交困难）

患有盆腔器官脱垂的女性可能会出现所有或部分上述症状，也可能没有这些症状。

保守的干预措施包括加强盆底肌的锻炼，有时被称为凯格尔运动——锻炼盆底的特定肌肉以改善肠道和膀胱控制。为了准确训练这些肌肉，患者经常被要求模仿中断尿流的动作。一些资料表明，这些锻炼也可以改善男性的勃起。[5]

对于盆底肌极度无力或出现了晚期脱垂的患者，建议进行手术治疗。

骨盆和髋部骨折

骨盆骨折通常是由于高速外伤造成的，如机动车事故或从高处坠落。由于肠道、膀胱和肾脏位于骨盆附近，这些器官也会受到损伤，导致危及生命的内出血。

轻度骨盆骨折患者可卧床治疗，避免负重以保持骨盆稳定。严重的骨折可能需要手术固定并一段时间内避免承重，直到骨折足够稳定。

髋部骨折在老年人中很常见，通常是由于高龄或**骨质疏松症**导致的股骨骨折所致。大多数髋部骨折发生在股骨近端，分为**股骨颈骨折**（femoral neck fracture）或**股骨转子间骨折**（femoral intertrochanteric fracture）（图8.34）。这些损伤一般需要内固定（外科手术）来恢复解剖对齐和稳定。

术后康复在手术后不久的急性护理环境中开始，通常包括作业治疗和物理治疗。作业治疗目标可能包括床上活动、使用移动设备（助行器）的功能性移动、坐浴和如厕，以及使用改良技术或适应性设备的独立更衣。

根据损伤的严重程度和手术技术，可以采取特定的髋关节预防措施来限制髋关节的某些活动或通过下肢来承重。大多数治疗方案鼓励早期负重和活动，以避免继发性并发症，如肺炎、深静脉血栓或全身无力。

作业治疗师在给予出院建议方面也发挥着关键作用，出院建议要考虑到患者的功能水平、活动耐受性和家庭环境，以及是否有照护者协助。

髋关节置换术

就像身体的许多其他关节一样，由于年龄的增长或长期使用，髋关节很容易受到磨损而发生骨关节炎。一个人的生活习惯、角色和日常工作表现对这个重要的负重关节有明显的力量要求。

例如，考虑一个在军队服役的老年人，一个在工厂工作、需要多年在坚硬的地面上站立的工人，或者以打网球作为主要的休闲活动的人（图8.35）。

严重的骨关节炎或复杂的髋部骨折可能使手术修复骨折收益有限。在这些情况下，可以采用关节成形术（置换术），使用假体植入物代替髋关节的关节面（图8.36）。

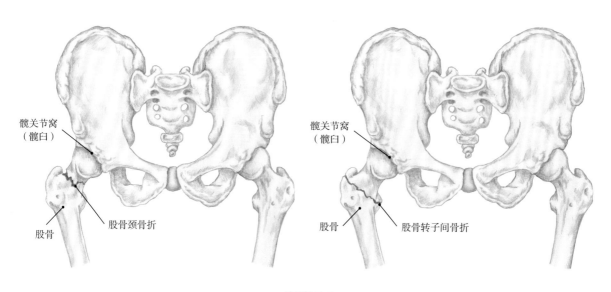

髋部前面观

图 8.34　常见的髋部骨折。这些髋部骨折是如何发生的？

全髋关节置换术（total hip arthroplasty，THA）涉及置换股骨头和髋臼，而半髋关节置换术仅置换股骨头。根据手术入路（前路、侧路或后路）的不同，某些肌肉可能会受损，因此需要在术后的一段时间内采取髋关节预防措施。同样，髋关节预防措施可能包括避免髋关节旋转、内收或屈曲超过某个点。在急性护理期间，作业治疗可以解决与这些特定预防措施相关的适应性ADL、床上移动或转移问题。

有些人在骨科手术后可能需要住院康复。住院康复作为多学科康复的一部分，可以让患者接受更密集的作业治疗服务。

正如你所看到的，骨盆和髋关节在整个身体的定位和调整中起着至关重要的作用。我们将继续参考本章中提出的关键概念，在下一章中讨论小腿，并在第 10 章探讨体位、姿势对线与功能性移动。

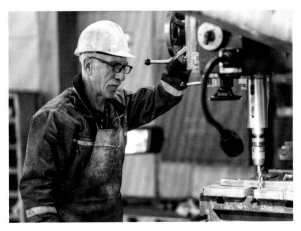

图 8.35　职业和行为模式影响关节。任务要求和工作表现模式是如何影响员工的下肢负重关节的？

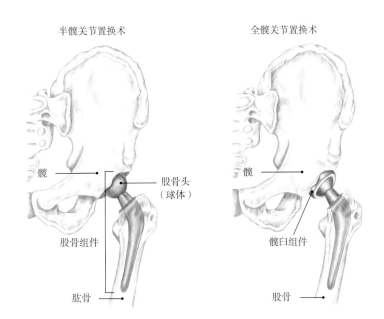

半髋关节置换术　　　　　　全髋关节置换术

髋　　　　髋

股骨头（球体）

股骨组件　　　　　髋臼组件

肱骨　　　　　股骨

左髋前面观

图 8.36　半髋关节置换术和全髋关节置换术。你能分辨这两种髋关节置换术的不同吗？

应用与回顾

Brian Kelton

在对 Brian 的病史和医嘱进行全面了解后，你决定与参与护理的其他医护人员交谈，了解他们的观点。物理治疗师告诉你，几个小时前，Brian 能够下床并在最低限度的协助下使用助行器行走（需要治疗师的协助少于 25%）。护士告诉你，Brian 一直很配合，吃得很好，但最近吃了一剂镇痛药。

考虑到这些有价值的信息，你前往 Brian 的房间，开始对他进行初步评估。你发现他醒着躺在床上，他的配偶 Brandi 正坐在他附近。你进行了自我介绍。你如何向 Brian 解释作业治疗在康复的急性护理阶段的作用？

你开始评估主观部分，提出问题以确定 Brian 的疼痛水平、术前功能水平、生活状况和作业治疗目标。

- 他目前的疼痛评分为 2/10，但早前下床进行物理治疗时为 4/10。
- 他和 Brandi 住在一幢单层住宅里，从前门走两级台阶就能进去。他们有一个步入式淋浴间和一个标准厕所。
- 他希望能和 Brandi 一起出院回家，Brandi 会在他康复期间帮助他。
- 他的主要目标是参加区域老年人训练，并在 4 个月后参加运动会预选赛。

你决定让 Brian 坐在床的边缘，以完成对他的评估。在他移动之前，你提醒他注意医嘱中列出的关于髋关节的注意事项。你指示他将骨盆和髋部移向床的一侧，用双手撑住床。

在一些帮助下，Brian 慢慢地坐到床边。他的

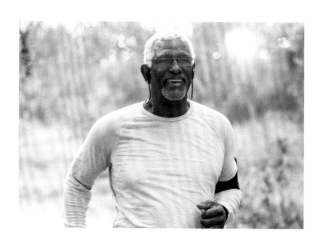

上肢表现出充分的主动运动和力量（MMT 分值为 5/5）。他还可以在没有帮助的情况抓住床栏杆坐起来。

- 为了让你和 Brian 相处的时间最大化，你还能提供什么其他的干预措施？
- 关于髋关节预防措施，你会推荐哪些辅助设备来帮助 Brian 完成穿脱裤子？
- 在 Brian 的急性护理住院期间，你与他合作可能确立什么样的作业治疗目标？
- 根据 Brian 的作业概况、目前的功能水平和生活状况，你给出的出院建议是什么？他应该进行住院康复，接受门诊服务，还是在家接受家庭保健？对这些不同的选择做一些研究。
- 在 Brian 和 Brandi 离开急性护理环境之前，应该为他们提供哪些教育或其他培训？

复习题

1. 哪个关节是脊柱和骨盆之间的关节？
   a. 髋关节
   b. 骶髂关节
   c. 耻骨关节
   d. 腰骶关节

2. 下列哪种肌肉的紧绷最有可能导致坐骨神经受压？
   a. 臀小肌
   b. 臀中肌
   c. 上孖肌
   d. 梨状肌

3. 髂前上棘在冠状面的对齐不良可能表明骨盆的以下哪种不对称位置？
   a. 骨盆侧倾
   b. 骨盆后倾
   c. 骨盆前倾
   d. 骨盆旋转

4. 以下哪种肌群的紧绷与骨盆后倾相关？
   a. 髋屈肌（髂腰肌）
   b. 髋内收肌
   c. 髋伸肌（臀肌）
   d. 髂胫束

5. 行走涉及骨盆的以下哪种运动？
   a. 旋转
   b. 上提和下降
   c. 倾斜
   d. 以上所有内容

6. 将一侧腿支撑在另一侧腿的膝关节上穿袜子需要髋关节做以下哪种运动？
   a. 屈曲和外旋
   b. 外展和内旋
   c. 屈曲和内旋
   d. 伸展和外旋

7. 骨盆前倾对腰椎有什么影响？
   a. 无影响
   b. 减少前凸
   c. 增加前凸
   d. 导致侧倾

8. 以下哪项不是髋关节置换术后常见的髋关节预防措施？
   a. 避免外旋
   b. 避免内收
   c. 避免负重
   d. 避免过度屈曲

9. 你正在为需要新轮椅的患者完成坐位和活动性评估。患者取坐姿时，你测量出髋部的宽度为 40 cm，从髋部到腘窝的距离为 45 cm。根据这些测量结果，你会推荐以下哪一项作为轮椅座椅的理想尺寸，以提供舒适、安全的贴合感并允许功能性移动？
   a. 55 cm 宽 ×60 cm 深
   b. 40 cm 宽 ×45 cm 深
   c. 45 cm 宽 ×40 cm 深
   d. 38 cm 宽 ×43 cm 深

10. 以下哪一个解剖标志是在坐位时受到最大压力的区域，应监测皮肤破损和预防压疮？
   a. 耻骨和髂嵴
   b. 骶骨和坐骨结节
   c. 股骨头和小转子
   d. 髂嵴和小转子

（答案请参阅书后）

备注

1. Carol A. Oatis, *Kinesiology: The Mechanics and Pathomechanics of Human Movement*, 3rd ed. (Philadelphia: Wolters Kluwer, 2017).
2. US Census Bureau, "Americans with Disabilities: 2010," July 2012, https://www.census.gov/prod/2012pubs/p70-131.pdf.
3. Jill Sparacio et al., *The Role of Occupational Therapy in Providing Seating and Wheeled Mobility Services* (Bethesda, MD: American Occupational Therapy Association, 2017), https://www.aota .org/~/media/Corporate/Files/AboutOT/Professionals /WhatIsOT/RDP/Facts/Wheeled-Mobility-fact-sheet.pdf.
4. Pierre Lavoisier et al., "Pelvic-Floor Muscle Rehabilitation in Erectile Dysfunction and Premature Ejaculation," *Physical Therapy* 94, no. 12 (December 2014): 1731–43, https://doi.org/10.2522 /ptj.20130354.
5. Lavoisier et al., "Pelvic-Floor Muscle Rehabilitation," 1731–43.

参考文献

Biel, Andrew. *Trail Guide to Movement: Building the Body in Motion*. 2nd ed. Boulder, CO: Books of Discovery, 2019.

Biel, Andrew. *Trail Guide to the Body: A Hands-On Guide to Locating Muscles, Bones, and More*. 6th ed. Boulder, CO: Books of Discovery, 2019.

Greene, David Paul, and Susan L. Roberts. *Kinesiology: Movement in the Context of Activity*. 3rd ed. St. Louis, MO: Elsevier, 2017.

Keough, Jeremy L., Susan J. Sain, and Carolyn L. Roller. *Kinesiology for the Occupational Therapy Assistant: Essential Components of Function and Movement*. 2nd ed. Thorofare, NJ: SLACK, 2017.

Lavoisier, Pierre, Pascal Roy, Emmanuelle Dantony, Antoine Watrelot, Jean Ruggeri, and Sébastien Dumoulin. "Pelvic-Floor Muscle Rehabilitation in Erectile Dysfunction and Premature Ejaculation." *Physical Therapy* 94, no. 12 (December 2014): 1731–43. https://doi.org/10.2522/ptj.20130354.

Oatis, Carol A. *Kinesiology: The Mechanics and Pathomechanics of Human Movement*. 3rd ed. Philadelphia: Wolters Kluwer, 2017.

Pendleton, Heidi McHugh, and Winifred Schultz-Krohn. *Pedretti's Occupational Therapy: Practice Skills for Physical Dysfunction*. 8th ed. St. Louis, MO: Elsevier, 2017.

Sparacio, Jill, Chris Chovan, Cynthia Petito, Jacqueline Anne Hall, Jessica Presperin Pedersen, Leslie A. Jackson, and Theresa Lee Gregorio-Torres. *The Role of Occupational Therapy in Providing Seating and Wheeled Mobility Services*. Bethesda, MD: American Occupational Therapy Association, 2017. https://www.aota.org/~/media/Corporate /Files/AboutOT/Professionals/WhatIsOT/RDP/Facts/Wheeled -Mobility-fact-sheet.pdf.

Standring, Susan. *Gray's Anatomy: The Anatomical Basis of Clinical Practice, International Edition*. 41st ed. Cambridge, UK: Elsevier, 2016.

US Census Bureau. "Americans with Disabilities: 2010." *Current Population Reports*, July 2012. https://www.census.gov/prod/2012pubs /p70-131.pdf.

第 9 章

膝部、踝部和足部

学习目标

- 描述有助于膝、踝和足进行目的性活动的骨骼、关节和肌肉。
- 在作业表现的背景下，确定下肢的主要目的性活动。
- 培养对膝、踝和足进行关节角度测量和徒手肌力评定（MMT）的能力，作为临床评估技术。
- 加强临床推理能力，识别可能影响作业表现的膝部、踝部和足部活动受限。

关键概念

膝上截肢（above-knee amputation，AKA）

离床活动（ambulation）

足弓（arches of the foot）

膝下截肢（below-knee amputation，BKA）

足下垂（foot drop）

功能性移动（functional mobility）

膝外翻（genu valgum）

膝内翻（genu varum）

下肢截肢（lower limb amputation）

周围神经病变（peripheral neuropathy）

高弓足（pes cavus）

扁平足（pes planus）

足底筋膜炎（plantar fasciitis）

旋锁机制（screw-home mechanism）

全膝置换术（total knee arthroplasty，TKA）

重心转移（weight-shifting）

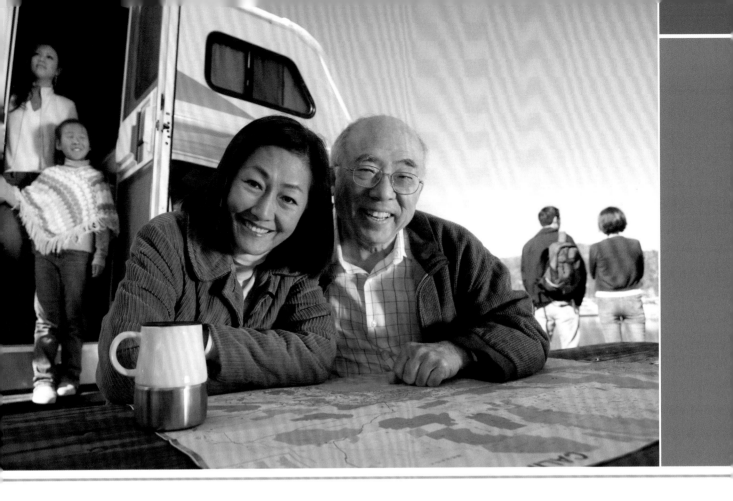

 作业概况：Ruth Feng

Ruth Feng 是一位退休的大学教授，她安排了很多时间与家人驾驶豪华房车去旅行和露营。她和伴侣的目标是走遍美国 50 个州，他们已去过 40 个州，目前还剩下 10 个州。有时，他们会带上 8 个孙辈一起旅行。

他们有一致的生活节奏，每天早起看日出，早餐吃培根和鸡蛋，在上午散步或远足，然后度过一个悠闲的下午和夜晚，最后上床休息，第二天再做同样的事情。

在过去的一年中，Ruth 的右膝开始出现疼痛，她难以完成散步、远足和驾驶等她非常喜欢且不想放弃的作业活动。同时，因糖尿病导致的周围神经病变使她的双足丧失了部分感觉。由于足下的不稳定感，她很难在夜间行走。数年来，她出现过多次跌倒。

当我们讨论膝关节的相关解剖时，请思考以下问题。

- 根据 Ruth 的作业活动史和当前症状，你认为导致她膝关节疼痛的原因是什么？
- 在分析她的作业表现时，应考虑哪些环境因素、表现模式、表现技能或个人因素？

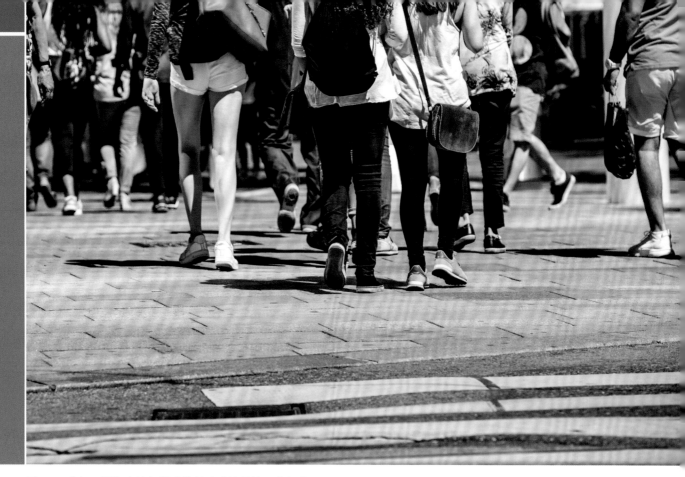

图 9.1 膝部、踝部和足部是功能性移动的关键组成部分

膝部、踝部和足部：功能性移动的组成部分

作业表现涉及全身，而且与运动表现技能相互依存。我们依靠核心稳定性和良好力线才能有效地伸手抓取和操作物体，但我们必须先移动身体。从一个姿势或位置转移至另一个时，膝部、踝部和足部作为**功能性移动**（functional mobility）的组成部分进行协调性运动（图 9.1）。

功能性移动涵盖的方面远不止**离床活动**（ambulation）或步行，还包括床上移动、转移、搬抬物品、上下楼梯和其他位置的变换。在开链和闭链运动模式中，身体的定位和移动需要

 Ruth Feng | 在我们讨论下肢骨骼时，请记住 Ruth 的作业概况，要考虑到她以前和现在的生活习惯、角色和日常。多年来，这些表现模式可能对她的下肢骨性结构产生了哪些影响？

下肢关节的多节段稳定性和活动性。

屈伸下肢是膝关节简单但必不可少的功能性活动。伸展膝关节可以使身体从椅子上站起来，或在晨间的卫生活动中保持站立姿势。屈曲膝关节可以缓慢降低身体便于使用马桶或便于乘坐车辆。在行走或跑步时，膝关节的反复屈曲，加上足部与地面接触，推动身体向前移动。

在与地面接触的过程中，踝和足在下肢与多变的地面之间形成稳定且灵活的连接。足部传入的本体感觉和触觉引导每一次迈步，提醒身体适应地面的变化。想象一下走在结冰的人行道上。关于表面摩擦力减小的信息会迅速传递至大脑，整个身体会做出调整以适应光滑的路面。如果足部的感觉受损了，这将如何影响夜间在卫生间内进行安全的功能性移动？

不同于上肢，下肢功能通常表现为闭链负重

的运动模式，下肢负责支撑身体的重量。**重心转移**（weight-shifting），即将身体的重心从一侧腿转移至另一侧腿，有助于作业表现中身体的定位和运动。为了尽量减少对上半身的冲击力，地面反作用力必须由关节吸收，该原理与汽车减震器类似。下肢的关节可以吸收这些反作用力，但也有其局限性。

　　本章介绍参与下肢目的性活动的骨骼、关节与肌肉。在分析它们的结构和功能时，一定要关注它们之间的相互作用。它们相互作用以提供目的性活动和功能性移动的力量。

骨骼学：下肢骨骼

　　下肢骨骼由人体骨架中某些最大的骨构成。下肢骨骼的长度是个体整体身高的主要组成部分，下肢骨骼的独特结构有利于支撑和活动身体（图 9.2）。

股骨

　　股骨（femur）为下肢上段或**大腿**（thigh）提供结构性支撑（图 9.3）。正如你在第 8 章中所知道的，股骨从髋部向内倾斜，将腿置于身体下方并保持身体重心稳定。股骨干向下和向内的偏向在膝关节处形成生理性外翻，或者说胫骨相对于股骨在外侧形成一定角度。股骨远端粗大且呈"喇叭状"，以满足与髌骨和胫骨形成的大关节面。

股骨的骨性标志

　　股骨的许多骨性标志都是下肢强大而有力的肌肉的附着点，这些肌肉参与行走和功能性移动。

　　股骨远端下侧的两个圆形突起分别是**股骨内侧髁**（medial femoral condyle）和**股骨外侧髁**（lateral femoral condyle）。这些凸出的骨

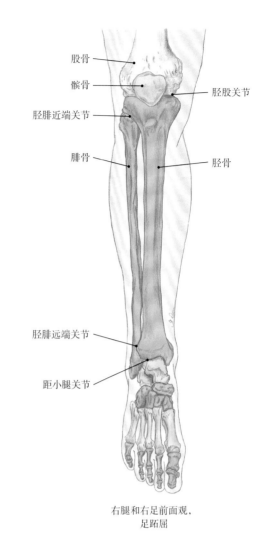

右腿和右足前面观，
足跖屈

图 9.2　下肢骨骼

（图中标注：股骨、髌骨、胫腓近端关节、腓骨、胫腓远端关节、距小腿关节、胫股关节、胫骨）

性突起构成膝关节的上关节面。股骨内侧髁比外侧髁更大、更长，这一特点有助于站立时稳定膝关节，本章稍后讨论。股骨后侧的髁间隙称为**髁间窝**（intercondylar fossa）（图 9.4）。

　　在股骨远端，**股骨内上髁**（medial femoral epicondyle）和**股骨外上髁**（lateral femoral epicondyle）容易触及，它们是肌腱和韧带的重要附着部位。

胫骨

　　胫骨（tibia）是小腿的主要承重骨，直接连接膝关节和踝关节（图 9.5）。

　　胫骨的前部通常被称为小腿骨。胫骨的外侧表面为踝关节和足背伸肌提供附着点。

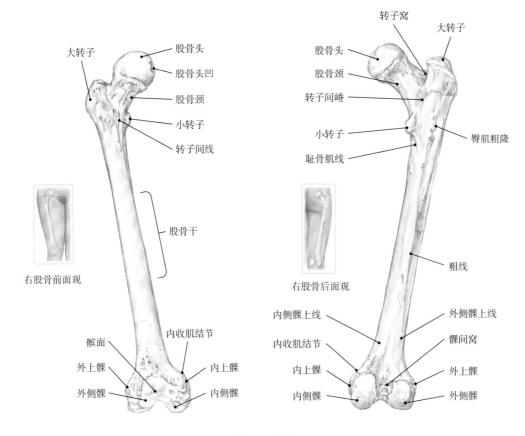

右股骨前面观

右股骨后面观

图 9.3　股骨

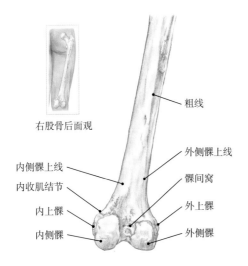

右股骨后面观

图 9.4　股骨远端的骨性标志

胫骨的骨性标志

胫骨的近端（上端）为**胫骨平台**（tibial plateau），具有明显的内侧和外侧部分，与股骨髁相连。胫骨平台的内侧更宽更凹，与较大的股骨髁相对。这种构造的功能性在于膝关节内侧在站立时会承受相对更大的重量。胫骨平台两侧突出的是**胫骨内侧髁**（medial tibial condyle）和**胫骨外侧髁**（lateral tibial condyle）（图 9.5）。

在胫骨近端前表面有一个粗糙的骨突起，称为**胫骨粗隆**（tibial tuberosity）。这个重要标志是髌韧带的附着点（髌韧带是股四头肌腱的延续），也是强有力的股四头肌伸展膝关节的作用点。

胫骨远端膨大，构成**内踝**（medial malleolus），其下表面与足距骨相接。

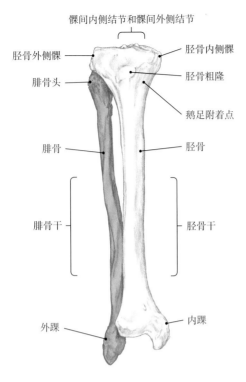

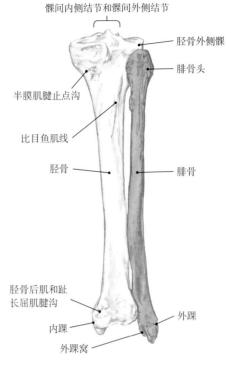

图 9.5　胫骨和腓骨

临床应用
膝内翻与膝外翻

胫骨与股骨不在一条直线上，而是存在一定的偏角，并且会随生命周期而改变。

轻度**膝内翻**（genu varum）（O 形腿），即胫骨相对于股骨内倾，在出生时就存在，会持续到 18 个月左右。在 2~5 岁时，胫骨开始向外倾斜，一般可达 20°，这被称为**膝外翻**（genu valgum）（X 形腿）。成人正常的膝外翻角度为 5°~7°。

膝关节过度的外翻或内翻可能造成股骨和胫骨之间的力量失衡。这种失衡最终会导致膝关节面退行性改变。

膝内翻对膝关节有什么具体的影响？那么膝外翻呢？

腓骨

腓骨（fibula）是一根与胫骨平行的较细的长骨，位于膝关节和踝关节之间（图 9.5）。腓骨近端与胫骨上关节面相关节（胫腓近端关节），承重较小。腓骨干作为刚性结构，为腿部韧带和肌腱提供附着点。

腓骨的骨性标志

腓骨头（head of the fibula）位于膝关节外侧，在胫骨近端的远处容易触及。外踝从腓骨远端延伸，形成距小腿关节的外侧部分。

髌骨

髌骨（patella）是人体最大的籽骨，由股四头肌腱固定于股骨远端（图 9.6）。这块籽骨在膝关节中起着重要作用。在屈膝时，髌骨稳定

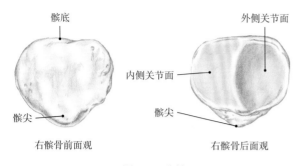

髌底　　　　　　　　　　　　外侧关节面

内侧关节面

髌尖　　　　　　　　　　　　髌尖

右髌骨前面观　　　　　　　右髌骨后面观

图 9.6　髌骨

膝关节前方；在伸膝时，髌骨同时作为杠杆，增加股四头肌的力矩（杠杆作用）。

股四头肌腱（quadriaps tendon）经髌骨上缘，穿过其前面，移行为**髌韧带**（patellar ligament），止于胫骨平台。髌骨后面为**内侧关节面**（medial facet）和**外侧关节面**（lateral facet），以适应股骨髁的圆形突起。

足骨

当检查足骨时，要考虑它们与手骨的相似和不同之处。足部由形状不规则的**跗骨**（tarsal bone）、**跖骨**（metatarsal）和**趾骨**（phalange）组成，总共有 7 块（图 9.8）。

距骨（talus）向上突出，形成距小腿（踝）关节的刚性中心部分。**跟骨**（calcaneus）位于距骨下方，向后向下突出形成足跟。跟骨上表面有 3 个切面，与距骨形成关节面，构成距下关节。跟骨后端的圆形隆突是足和踝强大的跖屈肌（跟腱）的附着部位。跟骨和距骨共同构成足的后部，或称**后足**（hindfoot）。

与腕骨类似，**足舟骨**（navicular bone）、**骰骨**（cuboid bone）和**楔骨**（cuneiform bone）（内侧、中间和外侧）构成足的中部，即**中足**

临床应用
下肢截肢

下肢截肢（lower limb amputation）比上肢截肢更常见，通常与周围血管疾病（peripheral vascular disease，PVD）有关，常见于糖尿病并发症。其他原因包括创伤或特殊环境引起的损伤。常见的截肢方式包括经股骨**膝上截肢**（above-knee amputation，AKA）或经胫骨**膝下截肢**（below-knee amputation，BKA）。

在截肢后，为了更好地照护患者，康复团队成员通常会以多学科康复模式工作，包括作业治疗和物理治疗。术后重要的措施包括控制水肿、防止关节挛缩、残肢塑形和准备安装假肢。在安装假肢之前的阶段，适应性和代偿性策略有助于功能性移动、转移，以及提高进行 ADL 和 IADL 的安全性。[1]

一旦患者接受了假肢，就需要进行大量的假肢训练，训练可能需要长达一年的时间。患者首先要学会穿脱假肢并逐渐学会用假肢承重，然后必须学会将重量均匀地分配到假肢

上，以实现最佳的站立和行走（图 9.7）。

在这一恢复期，作业治疗可以解决表现技能和表现模式，以及环境和个人因素问题，以最大限度地提高作业表现。

请思考感觉对指导运动功能的重要性。安装假肢的个体是如何代偿截肢后缺失的下肢感觉输入？

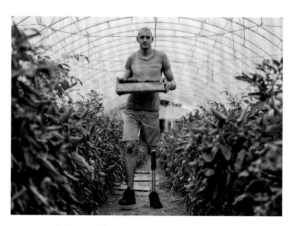

图 9.7　使用下肢假肢支持作业活动

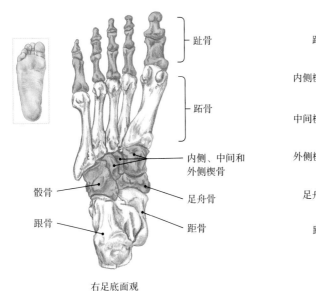

右足底面观

趾骨

跖骨

内侧、中间和外侧楔骨

足舟骨

距骨

骰骨

跟骨

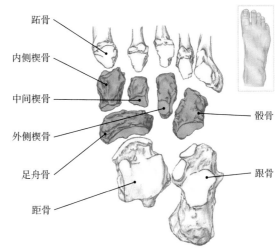

右足背侧观，骨骼分离

距骨

内侧楔骨

中间楔骨

外侧楔骨

足舟骨

距骨

骰骨

跟骨

图 9.8　足骨

（midfoot）。骰骨和楔骨构成中足的远端部分和 5 个跖骨的关节面（图 9.9）。

中足的骨骼有许多相互连接的关节，这些关节由韧带固定，形成**足弓**（arches of the foot）的结构。**外侧纵弓**（lateral longitudinal arch）、**内侧纵弓**（medial longitudinal arch）和**横弓**（transverse arch）稳定足部，支撑身体的重量（图 9.10）。足部吸收力的能力与上述结构直接相关，尤其是内侧纵弓。足部抵消地面反作用力，可以减少对膝关节、髋关节和脊柱等结构的影响。

由于先天性差异、损伤或职业角色和习惯，足弓可能异常地增高 [**高弓足**（pes cavus）]

或降低 [**扁平足**（pes planus）]。例如，一名芭蕾舞者经常需要在足尖上保持身体平衡，随着时间的推移，会形成较高的足弓。由于足弓偏高，足底与地面之间的接触面积减小，通常会导致足弓不稳定。扁平的足弓吸收地面反作用力的能力较弱，会将更多的作用力上传至膝关节、髋关节和脊柱。

足弓是由**足底韧带**（plantar ligament）和较厚的纤维组织——**足底腱膜（筋膜）**[plantar aponeurosis（fascia）] 来稳定的（图 9.11）。足底腱膜的纤维起于跟骨，穿过足底，逐渐分开形成 5 条独立的韧带，每条韧带对应一根足趾。

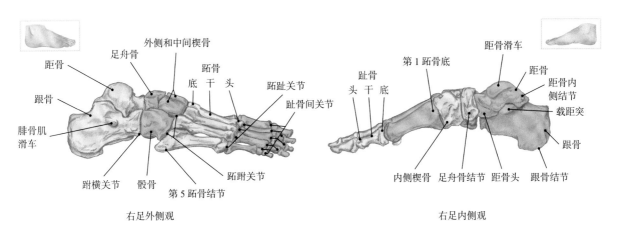

右足外侧观

距骨

跟骨

腓骨肌滑车

跗横关节

骰骨

第 5 跖骨结节

足舟骨

外侧和中间楔骨

跖骨
底　干　头

跖趾关节

趾骨间关节

跖跗关节

右足内侧观

第 1 跖骨底

趾骨
头　干　底

内侧楔骨

足舟骨结节

距骨头

距骨滑车

距骨

距骨内侧结节

载距突

跟骨

跟骨结节

图 9.9　踝和足的骨性标志

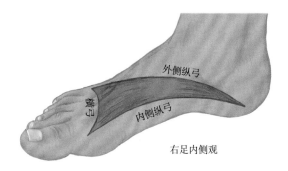

图 9.10　足弓

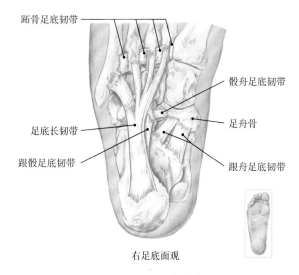

右足底面观

图 9.11　足部韧带

> **临床应用**
>
> **足底筋膜炎**
>
> 　　足踝的功能之一是支撑身体及反复负重。然而，过度使用或长时间疲劳可能会导致损伤。
>
> 　　足底腱膜的炎症被称为**足底筋膜炎**（plantar fasciitis），当患足承重时，可能会剧烈疼痛。病因尚不完全清楚，但风险因素包括重复使用足底（跑步或骑自行车）、长时间站立和肥胖等。与其他炎性肌肉骨骼病变类似，足底筋膜炎通常以微撕裂、胶原蛋白分解和瘢痕形成为特征。
>
> 　　首选保守治疗，包括休息制动、使用矫形器、物理治疗和拉伸。腓肠肌和其余跖屈肌往往很紧张，这会导致足底筋膜的张力增加。哪些活动调整或代偿性策略有助于减少对炎症组织的压力呢？

关节

　　与上肢的关节不同，下肢关节用于吸收和承受与终身负重相关的压力。下肢关节的日常功能需求是显著的，诸如步行、跑步、骑自行车、徒步旅行和体操等活动。这些关键关节的功能障碍会极大地影响功能性移动。

膝关节

　　膝关节由 2 个独立的关节——胫股关节和髌股关节组成，这两个关节包含在单个滑膜纤维囊中。

胫股关节

结构分类：铰链（改良）关节

功能（机械）分类：双轴

运动：屈曲、伸展、内旋和外旋

　　胫股关节（tibiofemoral joint）属于改良的铰链关节，胫骨相对于股骨发生屈伸和旋转（图 9.12、9.13）。此关节的作用为支撑上半身的重量，在行走和站立时传递大腿和小腿之间的作用力。如前所述，胫骨相对于股骨并非完全在一条直线上，而是存在轻度外翻或内翻，且在成长至成年的过程中，这一角度会变大。

　　一部分原因是股骨内侧髁比外侧髁大且长，因此在膝关节完全伸展时，股骨会被动地内旋。这种关节运动模式被称为**旋锁机制**（screw-home mechanism）（图 9.14）。

　　旋锁机制本质上是"锁定"膝关节，在膝关节完全伸展时将股骨髁牢牢地固定在胫骨关节面上，使关节囊绷紧，增强膝关节的稳定性。"解锁"关节面需要激活腘肌，相当于逆转运动模式，股骨外旋，膝关节屈曲。在开链运动的功能模式中，如踢足球时，当膝关节完全伸展时，胫骨向与股骨（外侧）相反的方向旋转。此外，当屈伸

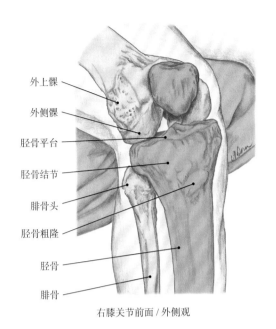

外上髁
外侧髁
胫骨平台
胫骨结节
腓骨头
胫骨粗隆
胫骨
腓骨

右膝关节前面 / 外侧观

图 9.12　膝关节，显示胫股关节

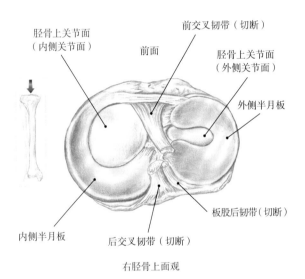

胫骨上关节面
（内侧关节面）
前面
前交叉韧带（切断）
胫骨上关节面
（外侧关节面）
外侧半月板
内侧半月板
后交叉韧带（切断）
板股后韧带（切断）

右胫骨上面观

图 9.13　胫股关节

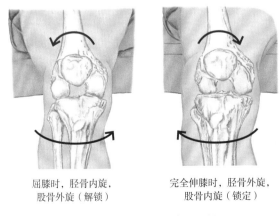

屈膝时，胫骨内旋，
股骨外旋（解锁）

完全伸膝时，胫骨外旋，
股骨内旋（锁定）

图 9.14　膝关节的旋锁机制

膝关节时，股骨髁会出现一定程度的前后平移[2]。

股骨远端和胫骨近端需要特殊结构以承受相当大的压力。胫骨平台表面覆盖特殊形状的纤维软骨盘，称为半月板（menisci）。半月板加大了胫骨平台的深度和表面积，为股骨髁提供了凹形底座。

胫股关节的骨骼一致性和稳定性相对较低，主要依靠周围韧带和肌肉来支持（图 9.15）。

前交叉韧带（anterior cruciate ligament，ACL）和后交叉韧带（posterior cruciate ligament，PCL），根据其交叉形态命名，限制股骨和胫骨间的前后滑动和旋转。后交叉韧带横跨胫骨髁间后窝和股骨内侧髁的内侧面之间。前

▶ 试一试

膝关节在开链和闭链位置下均具有功能，经常在步行、跑步或其他运动时出现运动模式间的快速交替。膝关节还可支持长时间的静态站姿，如在镜子前完成晨间个人卫生活动。旋锁机制提高了站立时膝关节完全伸展时的骨骼一致性和稳定性。这种机制减少了保持站立所需的肌力，保存了能量。

为理解这种现象，当你从坐位到站位时，把你的手放在大腿前侧强大的股四头肌上。你有什么感觉？你感受到强有力的收缩了吗？现在，当你站着（膝关节完全伸展）时，再感受一下股四头肌。你注意到有什么不同之处吗？

保持膝关节完全伸展对维持这种稳定模式是必不可少的。然而，当存在肿胀或疼痛时，膝关节通常处于舒适位置——屈曲约30°，松弛关节囊以减轻周围韧带的紧张度。膝关节持续长时间屈曲可能会导致**屈曲挛缩**（flexion contracture），阻碍完全伸膝和旋锁机制的稳定效果。

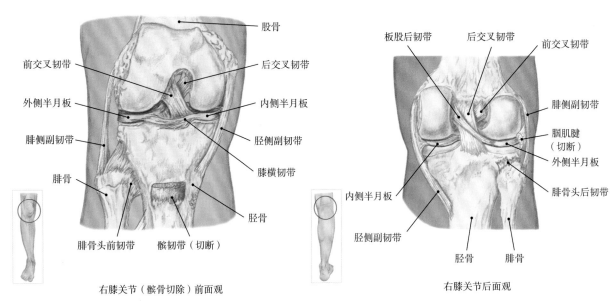

右膝关节（髌骨切除）前面观　　　　　　　　右膝关节后面观

图 9.15　膝关节韧带

Ruth Feng｜在过去的几个月里，Ruth 主诉膝关节疼痛和僵硬加重，她注意到这对她的日常生活产生了相当大的影响。她告诉骨科医生，她的症状主要是膝关节内侧疼痛，支具没有帮助减轻症状。

查体结果显示 Ruth 的膝内翻明显，胫骨相对股骨向内成角。X 线检查显示股骨和胫骨关节面存在明显的骨关节炎退行性改变，主要见于膝关节内侧。

医生建议行**全膝置换术（total knee arthroplasty，TKA）**作为长期的解决方案，这是一项全关节置换手术。Ruth 很犹豫，但她真的想继续做喜欢的事情。她坚持今年晚些时候再做手术，以便在温暖的月份享受旅行。

请研究她所患的对日常功能有影响的疾病，以及保守治疗或手术后康复的潜在益处，并回答下列问题。

为什么她的膝关节内翻畸形会导致膝关节内侧骨关节炎？

在她做手术之前，作业治疗可以提供什么服务？基于她的作业表现、习惯、角色和日常活动考虑适应性或代偿性策略。

交叉韧带穿过胫骨髁间前窝，至股骨外侧髁。

内侧副韧带（medial collateral ligament，MCL）和**外侧副韧带（lateral collateral ligament，LCL）**支持膝关节的铰链设计，防止膝关节内翻和外翻，将胫骨定位于股骨下方中央以负重。外侧副韧带跨越股骨外上髁和腓骨头，内侧副韧带连接股骨内上髁、胫骨髁（深束）和胫骨内侧面（浅束）。如前所述，膝关节内翻和外翻畸形会导致副韧带张力失衡，即一条韧带拉长，另一条韧带短缩。

当步行、跑步或参与足球或网球等活动时，膝关节会受到相当大的多方向作用力。当身体向前后或向左右移动，足与地面接触时，产生的前方、后方、外/内侧的动力与压力相互作用。交叉韧带和副韧带中和这些复杂的作用力，保持股骨和胫骨的功能性对线。

随时间的推移，对线不良会导致这些保持平衡的韧带失衡，过度用力会导致创伤性断裂。你可能曾经见过有人发生副韧带或交叉韧带撕裂（或你自己经历过），这是由于膝关节过度承受内侧应力、外侧应力或旋转力所致。

髌股关节

髌股关节（patellofemoral joint）指股骨滑车沟和髌骨后侧面之间的滑动关节（图9.16）。髌骨后侧面有适配股骨髁圆形表面的关节面。

当膝关节在身体重力的作用下屈曲时，髌骨向远端滑动，同时挤压股骨和胫骨，保证膝关节前部的稳定。伴随伸膝，髌骨向上滑动，随着股四头肌的放松而变得松弛。屈膝时，髌骨向外侧滑动；伸膝时，髌骨向内侧滑动[3]。

如前所述，髌骨增加了伸膝时股四头肌的力臂并强化了杠杆作用。膝关节运动时，髌骨的灵活性有助于适当地引导这一强大肌群的力量。

胫腓近端和远端关节

胫腓近端关节（proximal tibiofibular joint）和**胫腓远端关节**（distal tibiofibular joint）是胫骨和腓骨间的两个关节（图9.17）。关节表现出轻微的运动，有助于保持踝关节的稳定。骨间膜将胫骨和腓骨连接在一起，在两骨间分配压力，实际上形成了远端关节（纤维关节而非滑膜关节）。

踝关节

踝关节由距小腿关节（允许踝关节背伸和跖屈）和距下关节（允许踝关节内翻、外翻和轻微旋转）组成（图9.17）。

距小腿关节

结构分类：铰链关节

功能（机械）分类：单轴

运动：背伸（屈）和跖屈

距小腿关节（talocrural joint）由胫骨、腓骨的远端和距骨滑车组成（图9.18）。它属于铰链关节，功能类似于用扳手夹住螺母（距骨）的两侧（图9.19）。

此结构便于距小腿关节在刚性和灵活性之间的有效转换，从而适应步态中交替的开链和闭链运动模式。当足着地时，踝部稳定距骨，支撑身体重量。随着身体重心向前移动，支撑侧踝关节

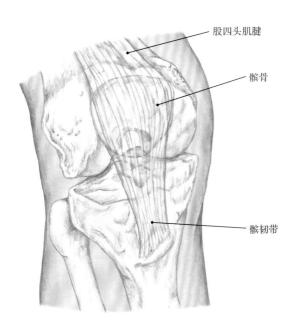

右膝关节屈曲，前面观

图9.16　髌股关节

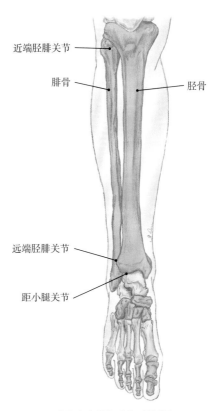

右腿和右足前面观，足跖屈

图9.17　小腿关节

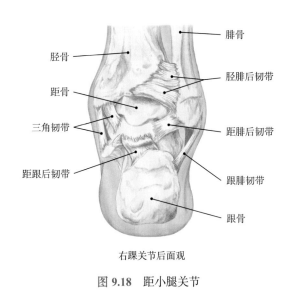

右踝关节后面观

图 9.18　距小腿关节

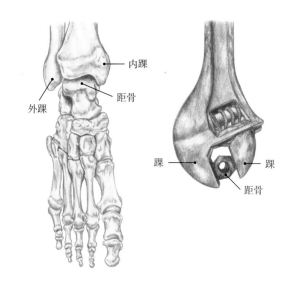

图 9.19　距骨由内、外踝固定

背伸，使踝部骨骼轻微分离，可以增加稳定性。一旦足离开地面，距小腿关节即以开链位置自由活动，为下一步做准备。

距小腿关节的闭合位置是在最大背伸状态时，周围韧带会因外翻或内翻和部分跖屈而较松弛。胫骨和腓骨远端由胫腓后韧带（posterior tibiofibular ligament）和胫腓前韧带（anterior tibiofibular ligament）稳定（图 9.20）。这些韧带常与足部用力侧旋导致的高位踝关节扭伤有关。

距小腿关节的外侧由副韧带支持，包括距腓前韧带（anterior talofibular ligament）、距腓后韧带（posterior talofibular ligament）和跟腓韧带（calcaneofibular ligament）；内侧由三角韧带（deltoid ligament）稳定，三角韧带起自内踝，向下呈扇形，止于跗骨。由于踝关节会出现过度内翻，即踝关节滚动，这些外侧韧带通常与低位踝关节扭伤有关。

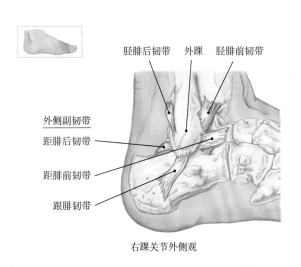

右踝关节外侧观

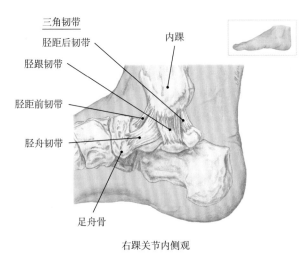

右踝关节内侧观

图 9.20　距小腿关节韧带

距下关节

距下关节（subtalar joint）由跟骨关节面和距骨下表面组成（图 9.21）。该关节主要功能为踝关节内翻（外旋）和外翻（内旋），与足背伸和跖屈无关（图 9.22）。部分资料将其归为铰链关节，其围绕一个平行于跟骨并与跟骨成 45° 角的轴旋转 [4]。

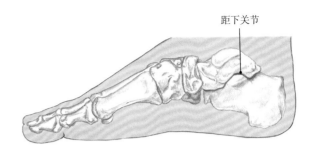

图 9.21　距下关节

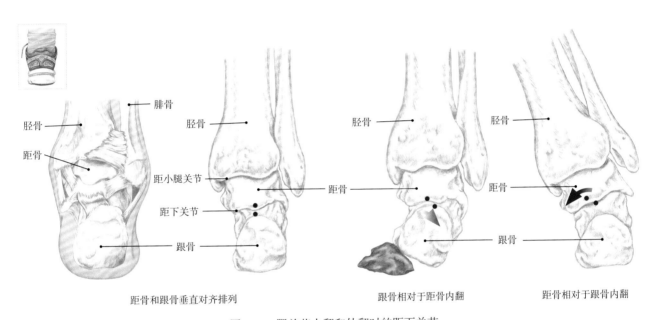

距骨和跟骨垂直对齐排列　　　　　跟骨相对于距骨内翻　　　　　距骨相对于跟骨内翻

图 9.22　踝关节内翻和外翻时的距下关节

▶ 试一试

虽然足部的感觉输入与手部不同，但足部向大脑提供大量的感觉反馈，指导身体运动。

要辨别足部的触觉（皮肤），轻轻地赤脚踩在一些不同的地面上，如地毯、硬木、草地。闭上眼睛，体会对每一种地面的感觉细微之处。

现在站在这些地面上。你能感觉到足踝提供的本体感觉或关节感觉吗？这一类型的感觉将关节传递的力及其相对于地面的位置反馈给大脑。

即使没有视觉输入，足部也能感受到所走的路面类型——斜坡、砾石路、沙土路或光滑的油地毡，引导每一步以适应地面。大脑通过运动信号做出反应，协调每一步所需的适当肌力，以稳定协同配合的下肢关节。

虽然我们能够主动或有意识地对足部的感觉反馈做出反应，但这种反应作为下肢感觉运动通路的一部分，大多是无意识的。

Ruth Feng | Ruth 既往病史包括**周围神经病变**（peripheral neuropathy），其表现为小腿和足的持续麻木和刺痛。请研究这种诊断并回答以下问题。

- 周围神经病变对患者下肢感觉运动通路可能有什么影响？
- 这将如何影响她的功能性移动，如夜间在浴室地板上行走、徒步旅行或开车？
- 根据目前这些症状，哪些适应性或代偿策略可能改善她的功能性移动并提高安全性？

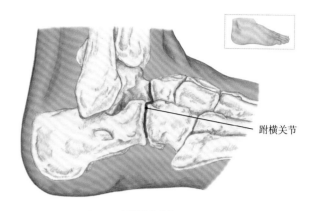

跗横关节

右踝关节外侧观

图 9.23 跗横关节

跗横关节

跟骨和距骨分别与骰骨和足舟骨相连，形成**跗横关节**（transverse tarsal joint）[**肖帕尔关节**（Chopart's joint）]（图 9.23）。该关节允许中足和后足之间的部分旋转和滑动，主要参与足踝内、外翻运动。

跗骨间关节

跗横关节远端包括数个**跗骨间关节**（intertarsal joint）：**舟楔关节**（naviculocuneiform articulation）、**楔间关节**（intercuneiform articulation）、**骰楔关节**（cuboidocuneiform articulation）、**楔跖关节**（cuneiometatarsal

articulation）、**骰跖关节**（cuboidometatarsal articulation）和**跖骨间关节**（intermetatarsal articulation）（图 9.24）。

这些关节类似于腕骨，关节间可进行不同程度的滑动，有利于足踝的整体运动。许多韧带（根据起止点命名）将跗骨连接在一起，为足部承重提供稳定性。

跖趾关节和趾骨间关节

跖趾关节（metatarsophalangeal joint，MTP）和**趾骨间关节**（interphalangeal joint，IP）类似于手部关节（图 9.25）。

跖趾关节可以屈伸，还可以进行一定程度的

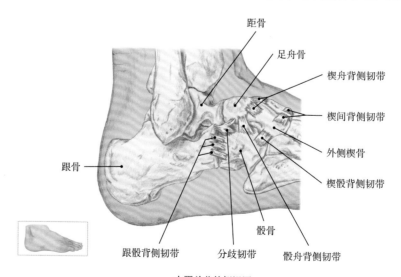

距骨
足舟骨
楔舟背侧韧带
楔间背侧韧带
外侧楔骨
楔骰背侧韧带

跟骨

跟骰背侧韧带
分歧韧带
骰骨
骰舟背侧韧带

右踝关节外侧视图

图 9.24 跗骨间关节

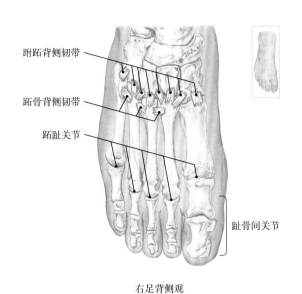

蹠跗背侧韧带

跖骨背侧韧带

跖趾关节

趾骨间关节

右足背侧观

图 9.25　跖趾关节和趾骨间关节

外展和内收，而趾骨间关节属于简单的屈伸铰链关节。蹞趾的活动性最强，蹞趾至小趾活动性依次减弱。

　　功能性移动是不断变化的，会迅速改变对下肢功能的要求。思考晨间 ADL 对下肢功能的要求，包括起床、站在湿滑的淋浴室或浴缸内、穿裤子。当继续开展活动分析和临床推理时，考虑涉及的特定关节及其对作业表现的特别作用。

Ruth Feng｜在我们讨论关节和肌肉前，先想一想 Ruth。她的症状和膝关节运动能力缺失将如何影响有关负重和移动的 ADL 和 IADL 表现？其他关节是如何弥补膝关节缺失的运动能力的呢？

▶ 试一试

　　在完成涉及下肢的活动分析时，必须考虑几个特别因素。你可能会发现，先从宏观角度思考再进行具体分析，是很有帮助的。例如，让我们思考将盘子放入洗碗机这一项 IADL（图 9.26）。

　　当把一只盘子放在洗碗机内的架子上时，下肢表现为闭链运动模式，双腿交错站立。膝关节、髋关节和躯干需要达到何种功能要求，才能降低身体放置盘子？双腿交错站立和重心转移如何改善 IADL 的表现，降低对身体其他部分的压力呢？

　　现在请想象一下，把干净的盘子放在右侧、头上方的柜子里。当你试图放盘子时，使踝关节跖屈，踮起脚尖，重心转移到右腿上，左脚趾几乎不接触地面。这种姿势是如何改变下肢关节位置和负重的？特定关节是如何促进灵活性或稳定性的？对躯干有什么要求？这些位置变化如何影响重心转移和支撑面积（参见第 10 章）？

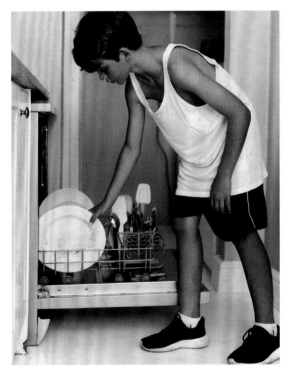

图 9.26　装填洗碗机。双腿交错站姿如何促进重心转移和改善作业表现？

肌肉与运动

　　对下肢强大的肌肉力量需求往往远大于自身重量。从坐位到站位、爬楼梯或跳跃时，为稳定和调动身体，对这些肌肉的力量需求成倍增加。当在检查下肢肌肉时，尝试从功能的角度来理解。本文提供一些示例作为切入点。

膝屈肌群

胭绳肌

胭肌

　　胭绳肌和胭肌收缩以屈曲膝关节，作为功能性移动的一部分力量来源，膝关节伸展时这些肌肉能平衡强大的股四头肌力量（图9.27）。

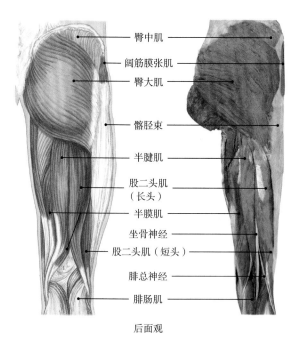

后面观

图9.27　膝屈肌群

胭绳肌

半膜肌

半腱肌

股二头肌

　　胭绳肌（hamstrings）位于大腿后侧，跨越并作用于髋关节和膝关节（图9.28）。该肌群起自骨盆坐骨结节，向远端分成两股，分别止于膝关节内侧和外侧。内侧胭绳肌是**半膜肌**（semimembranosus）和**半腱肌**（semitendinosus）。外侧胭绳肌是**股二头肌**（biceps femoris），其特点是有长、短两个头。

　　胭绳肌主要功能是伸髋、屈膝、使骨盆后倾，也与髋关节和膝关节的内外旋转有关。

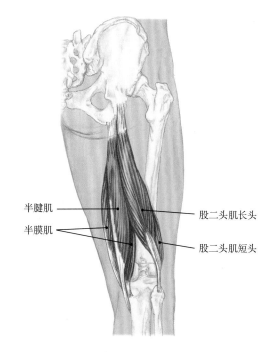

右大腿后面观，显示浅层胭绳肌

图9.28　胭绳肌

半膜肌		
目的性活动		
P	功能性移动（加速步行）	
A	屈膝（胫股关节） 屈膝时内旋（胫股关节） 伸髋 协助髋关节内旋 骨盆后倾	
O	坐骨结节	
I	胫骨内侧髁的后侧面	
N	坐骨神经（胫骨分支） （$L_4 \sim L_5$，$S_1 \sim S_2$）	

半腱肌	
目的性活动	
P	功能性移动（加速步行）
A	屈膝（胫股关节） 屈膝时内旋（胫股关节） 伸髋 协助髋关节内旋 骨盆后倾
O	坐骨结节
I	胫骨近端内侧的鹅足肌腱
N	坐骨神经（胫骨分支） （$L_4 \sim L_5$，$S_1 \sim S_2$）

股二头肌	
目的性活动	
P	功能性移动（加速步行）
A	屈膝（胫股关节） 屈膝时外旋（胫股关节） 长头： 　伸髋 　协助髋关节外旋 　骨盆后倾
O	长头：坐骨结节 短头：股骨粗线外侧唇
I	腓骨头
N	长头：坐骨神经（胫骨分支）（L_5，$S_1 \sim S_3$） 短头：坐骨神经（腓骨分支）（L_5，$S_1 \sim S_2$）

腘肌

腘肌（popliteus）是膝关节后侧一块小而重要的肌肉（图 9.29）。虽然腘肌对膝关节屈曲仅能产生微弱的力量，但更重要的是，在屈膝前腘肌使胫骨内旋，从而解锁膝关节。回顾涉及胫骨外旋和股骨内旋的旋锁机制。腘肌在屈膝前收缩，使胫骨内旋，以解锁相同的关节面。该作用赋予腘肌一个别名，即"解锁膝关节的钥匙"。

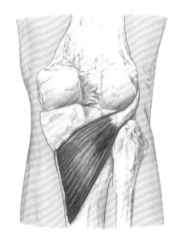

右膝关节后面观

图 9.29　腘肌

腘肌	
目的性活动	
P	屈曲膝关节，便于坐和步行
A	屈膝时内旋（胫股关节） 屈膝（胫股关节）
O	股骨外侧髁
I	胫骨近端后侧
N	胫神经（$L_4 \sim L_5$，S_1）

膝伸肌群（股四头肌）

股直肌

股外侧肌

股内侧肌

股中间肌

强大的膝伸肌群伸展膝关节，常常支撑身体的重量，如移动至坐位或立位时。大腿前部的肌肉为**股四头肌**（quadriceps），通常分为 4 块独立的肌肉：**股直肌**（rectus femoris）、**股外侧肌**（vastus lateralis）、**股内侧肌**（vastus medialis）和**股中间肌**（vastus intermedius）（图 9.30）。

该肌群是强大且唯一的伸膝肌群。股直肌起自髂前下棘，横跨髋关节和膝关节，因此，也有屈髋作用。股四头肌群的其他肌肉起自股骨近端，止点相同。

这些肌肉的末端成为髌腱，覆盖髌骨顶部和两侧，移行为髌韧带有时也称为髌腱，止于胫骨粗隆。膝关节位置相对于髋关节偏内侧，因此股四头肌呈斜行走向。该肌群作为一个整体对髌骨施加向上和侧方的力。股内侧肌位于大腿内侧，限制髌骨过度外移。

膝伸肌群（股四头肌）	
目的性活动	
P	转移（从椅子、马桶或其他座位站起）
A	伸膝（胫股关节） 股直肌：屈髋
O	股直肌：髂前下棘 股外侧肌：股骨粗线外侧唇、臀肌粗隆和大转子 股内侧肌：股骨粗线内侧唇 股中间肌：股骨干前外侧
I	胫骨粗隆（经髌骨和髌韧带）
N	股神经（$L_2 \sim L_4$）

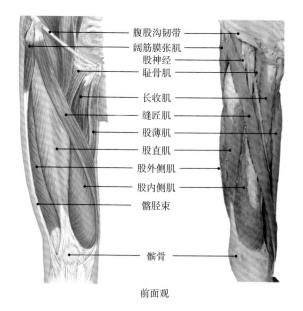

腹股沟韧带
阔筋膜张肌
股神经
耻骨肌
长收肌
缝匠肌
股薄肌
股直肌
股外侧肌
股内侧肌
髂胫束
髌骨

前面观

图 9.30　膝伸肌群

踝关节和足的背伸肌

胫骨前肌

蹬长伸肌

趾长伸肌

步行时该肌群使踝关节和足背伸（屈），使足在离开地面从身体后摆动到身体前。这部分肌肉比小腿后侧的跖屈肌要小得多，跖屈肌必须支撑身体的重量。

背伸（屈）踝关节和足的 3 块肌肉位于小腿前部，它们是**胫骨前肌**（tibialis anterior）、**蹬长伸肌**（extensor hallucis longus，EHL）和**趾长伸肌**（extensor digitorum longus，EDL）（图 9.31）。

从内侧看，胫骨前肌仅跨越踝关节，因此可使踝关节背伸和内翻，但对足趾无直接作用。其余肌肉横跨踝关节、足及足趾，类似于手外在肌，这些肌肉对每个跨越的关节（包括踝关节、跖趾关节和趾骨间关节）均施加作用力。

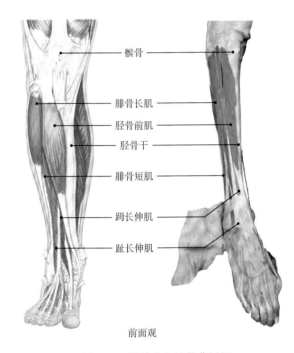

髌骨

腓骨长肌
胫骨前肌
胫骨干
腓骨短肌
蹬长伸肌
趾长伸肌

前面观

图 9.31　踝关节和足的背屈肌

胫骨前肌	
目的性活动	
P	功能性移动（摆动相足离地时）
A	足内翻 背伸踝关节（距小腿关节）
O	胫骨外侧髁、胫骨近端外侧面、骨间膜
I	内侧楔骨和第 1 跖骨底部
N	腓深神经（$L_4 \sim L_5$，S_1）

蹬长伸肌	
目的性活动	
P	功能性移动（摆动相足离地时）
A	伸展第 1 趾（跖趾关节和趾骨间关节） 背伸踝关节（距小腿关节） 足内翻
O	腓骨中部前面和骨间膜
I	第 1 趾远节趾骨
N	腓深神经（$L_4 \sim L_5$，S_1）

趾长伸肌	
目的性活动	
P	功能性移动（摆动期足离地时）
A	伸展第 2 ~ 5 趾（跖趾关节和趾骨间关节） 背伸踝关节（距小腿关节） 足内翻
O	胫骨外侧髁、腓骨干前面和骨间膜
I	第 2 ~ 5 趾的中节趾骨和远节趾骨
N	腓深神经（$L_4 \sim L_5$，S_1）

踝关节和足的跖屈肌

浅层

　　腓肠肌

　　比目鱼肌

　　跖肌

深层

　　胫骨后肌

　　趾长屈肌

　　踇长屈肌

侧方

　　腓骨长肌

　　腓骨短肌

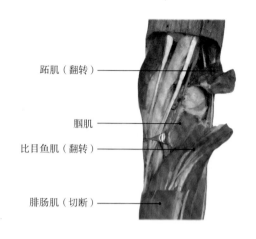

在闭链运动模式中，如步行、上楼梯或跳跃时，踝关节和足跖屈与上提身体有关。小腿后侧肌肉分为浅表和深层肌肉。浅层肌肉包括**腓肠肌**（gastrocnemius）和**比目鱼肌**（soleus）（合称为小腿三头肌）和**跖肌**（plantaris）（图 9.32）。

总体来说，该肌群使踝关节跖屈，通常承担全身的重量。因此，此肌群的肌腹要比踝关节和足背伸肌大许多。

腓肠肌和跖肌起自膝关节上方，因此可屈曲膝关节。比目鱼肌起自膝关节以下，仅跖屈踝关节。该组肌肉向下移行成**跟腱**（calcaneal tendon），共同止于跟骨。

跖肌肌纤维细长，类似于掌长肌，部分人没有此块肌肉。

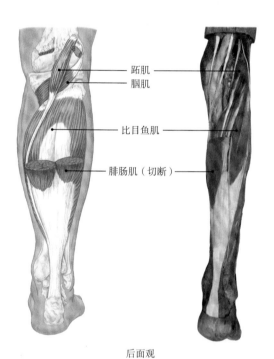

后面观

图 9.32　踝关节和足的浅层跖屈肌

腓肠肌	
目的性活动	
P	骑自行车、跑步（加速）
A	屈膝（胫股关节） 跖屈踝关节（距小腿关节）
O	股骨髁后侧面
I	通过跟腱止于跟骨
N	胫神经（$S_1 \sim S_2$）

比目鱼肌	
目的性活动	
P	骑自行车、跑步（加速）
A	跖屈踝关节（距小腿关节）
O	比目鱼肌线、胫骨近端后侧面、腓骨头后侧面
I	跟骨（经跟腱）
N	胫神经（L_5，$S_1 \sim S_2$）

跖肌	
目的性活动	
P	骑自行车、跑步（加速）
A	轻微跖屈踝关节（距小腿关节） 轻微屈膝（胫股关节）
O	股骨外侧髁上线
I	跟骨（经跟腱）
N	胫神经（$L_4 \sim L_5$，$S_1 \sim S_2$）

胫骨后肌（tibialis posterior）、趾长屈肌（flexor digitorum longus，FDL）和踇长屈肌（flexor hallucis longus，FHL）位于腓肠肌和比目鱼肌深层（图 9.33）。这些肌肉穿过胫骨内踝的后侧，起到杠杆作用，分别止于跗骨或趾骨。因此，这些足底肌使跨过的每个关节向跖侧屈曲，共同作用使踝关节内翻。

胫骨后肌	
目的性活动	
P	伸手去拿头顶柜子里的物品（提踵）
A	足内翻 跖屈踝关节（距小腿关节）
O	胫骨和腓骨近端后侧、骨间膜
I	5 个跗骨和第 2 ~ 4 跖骨底
N	胫神经（$L_4 \sim L_5$，S_1）

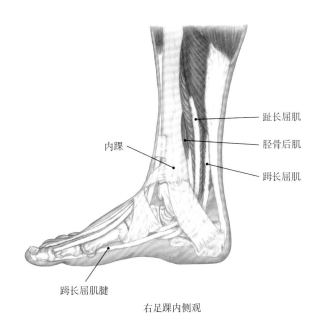

右足踝内侧观

图 9.33　踝关节和足的深层跖屈肌

趾长屈肌	
目的性活动	
P	跳芭蕾舞
A	屈曲第 2~5 趾（跖趾关节和趾骨间关节） 轻微跖屈踝关节（距小腿关节） 足内翻
O	胫骨中部后面
I	第 2~5 趾远节趾骨
N	胫神经（L_5，S_1~S_2）

姆长屈肌	
目的性活动	
P	跳芭蕾舞
A	屈曲姆趾（跖趾关节和趾骨间关节） 轻微跖屈踝关节（距小腿关节） 足内翻
O	腓骨后侧中段
I	姆趾远节趾骨
N	胫神经（L_5，S_1~S_2）

　　腓骨长肌（fibularis longus）和腓骨短肌（fibularis brevis）位于小腿外侧，作用是协助跖屈踝关节（图 9.34）。由于走行于外踝的外后方，它们起到杠杆作用，主要作用是使踝关节外翻。

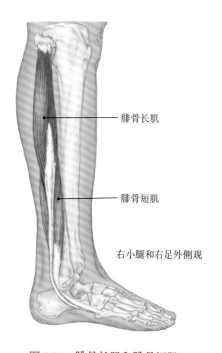

腓骨长肌

腓骨短肌

右小腿和右足外侧观

图 9.34　腓骨长肌和腓骨短肌

腓骨长肌	
目的性活动	
P	行走于沙滩或观景小径（地面不平）
A	足外翻 协助跖屈踝关节（距小腿关节）
O	腓骨头和腓骨外侧近端 2/3
I	第 1 跖骨底和内侧楔骨
N	腓浅神经（L_4~L_5，S_1）

腓骨短肌	
目的性活动	
P	行走于沙滩或观景小径（地面不平）
A	足外翻 协助跖屈踝关节（距小腿关节）
O	腓骨外侧远端 2/3
I	第 5 跖骨粗隆
N	腓浅神经（L_4~L_5，S_1）

足内在肌

足内在肌许多方面类似手内在肌，完全位于足内（图 9.35、9.36）。该肌群分层排列，附着于整个足部骨骼，虽然能对个别骨骼施加力量，但其主要功能是稳定和移动足趾。

我们已经详细探讨了此区域的功能解剖学，现在让我们把基础解剖知识与运动功能联系起来。

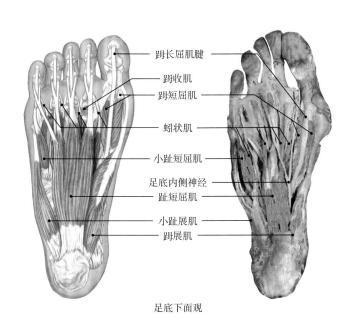

蹞长屈肌腱
蹞收肌
蹞短屈肌
蚓状肌
小趾短屈肌
足底内侧神经
趾短屈肌
小趾展肌
蹞展肌

足底下面观

图 9.35　足内在肌，浅层

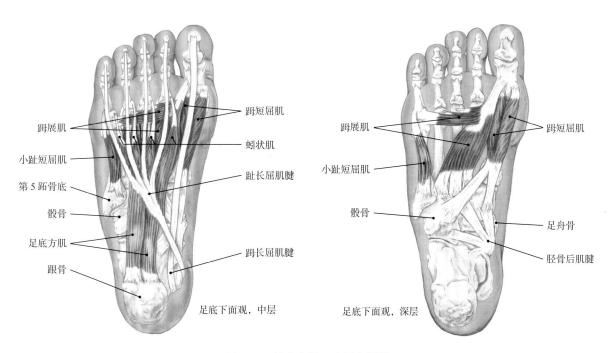

蹞展肌
小趾短屈肌
第 5 跖骨底
骰骨
足底方肌
跟骨

蹞短屈肌
蚓状肌
趾长屈肌腱
蹞长屈肌腱

足底下面观，中层

蹞展肌
小趾短屈肌
骰骨

蹞短屈肌
足舟骨
胫骨后肌腱

足底下面观，深层

图 9.36　足内在肌，中层和深层

膝部、踝部和足部的目的性活动

　　许多下肢肌肉跨越多个关节。每个关节的位置将会影响下肢肌肉的长度 – 张力关系和功能。例如，思考髋关节位置对膝关节屈伸的影响。在髋关节屈曲活动范围末端时伸膝需被动拉长腘绳肌，相反位置则需拉长股直肌。当我们检查特定动作时，要考虑涉及关节的相对位置及其对肌肉功能的影响。

　　图 9.37 ~ 9.46 描述了参与功能性移动的膝、踝和足部肌肉，原动肌首先被列出，星号表示未显示的肌肉。

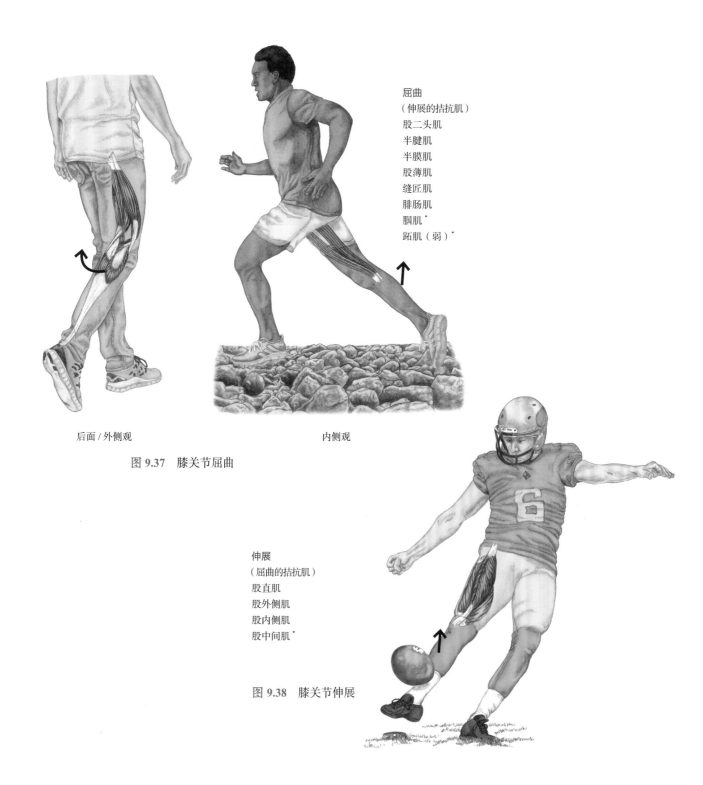

屈曲
（伸展的拮抗肌）
股二头肌
半腱肌
半膜肌
股薄肌
缝匠肌
腓肠肌
腘肌 *
跖肌（弱）*

后面 / 外侧观　　　　　　　内侧观

图 9.37　膝关节屈曲

伸展
（屈曲的拮抗肌）
股直肌
股外侧肌
股内侧肌
股中间肌 *

图 9.38　膝关节伸展

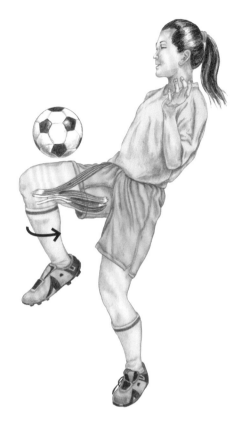

屈膝时内旋
（外旋的拮抗肌）
半腱肌
半膜肌
股薄肌
缝匠肌
腘肌 *

图 9.39　屈膝时内旋

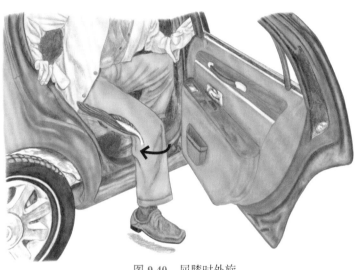

图 9.40　屈膝时外旋

屈膝时外旋
（内旋的拮抗肌）
股二头肌

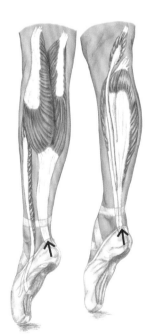
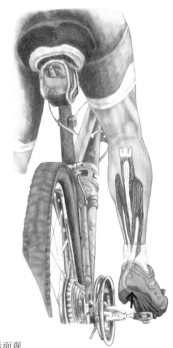
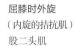

跖屈
（背伸的拮抗肌）
腓肠肌
比目鱼肌
胫骨后肌
腓骨长肌（辅助）
腓骨短肌（辅助）
趾长屈肌（弱）
踇长屈肌（弱）
跖肌（弱）

后面 / 外侧观　　　后面观

图 9.41　踝关节跖屈

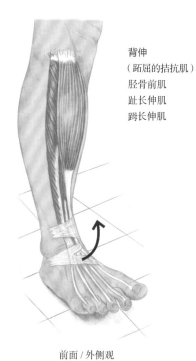

背伸
（跖屈的拮抗肌）
胫骨前肌
趾长伸肌
拇长伸肌

前面 / 外侧观

图 9.42　踝关节背伸

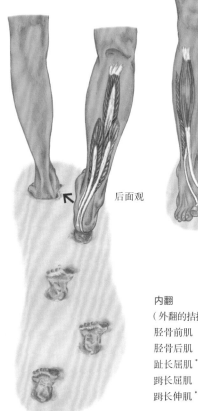

后面观

前面观

内翻
（外翻的拮抗肌）
胫骨前肌
胫骨后肌
趾长屈肌 *
拇长屈肌
拇长伸肌 *

图 9.43　足内翻

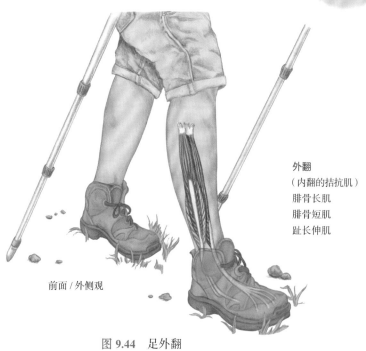

外翻
（内翻的拮抗肌）
腓骨长肌
腓骨短肌
趾长伸肌

前面 / 外侧观

图 9.44　足外翻

第 2~5 趾屈曲
（足趾伸展的拮抗肌）
趾长屈肌
趾短屈肌
蚓状肌*
足底方肌（辅助）*
骨间背侧肌（第 2~4 趾）*
骨间足底肌（第 3~5 趾）
小趾展肌（第 5 趾）
小趾短屈肌（第 5 趾）*

第 2~5 趾伸展
（足趾屈曲的拮抗肌）
趾长伸肌
趾短伸肌（第 2~4 趾）
蚓状肌*

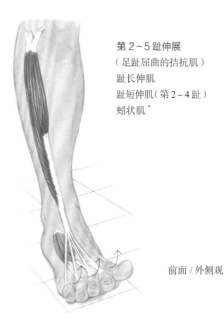

前面／外侧观

图 9.46　足趾伸展

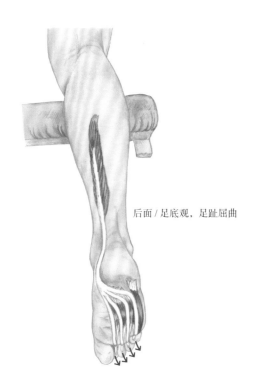

后面／足底观，足趾屈曲

图 9.45　足趾屈曲

请从功能角度思考下肢肌肉，如坐在马桶上时。哪些肌肉在向心收缩或离心收缩？重力的影响是什么？是否有肌肉等长收缩以稳定某个关节？当从坐位站起时，这些模式会如何变化？马桶的高度对所需肌力有什么影响？通过思考上述个人和环境因素，有助于安全和有效地改善患者的作业表现。

MMT　OT 指南之关节角度测量和 MMT：膝部、踝部和足部

现在你已经熟知与膝、踝和足进行目的性活动相关的骨骼、关节和肌肉。让我们利用关节角度测量和 MMT 技术相关资料来练习评估关节活动度和肌力。记住，这些关节经常交替表现为开链和闭链运动模式。一个关节受限会如何影响另一个关节的运动？相邻关节应如何定位，从而达到被测关节的最大活动范围？

当在练习测量技能时，描述与每个运动和测量相关的骨性标志和基础解剖结构。在进行功能性移动时思考下肢如何运动。例如，如厕、上下车、行走或跑步时，每个关节需要如何动作？一个关节如何弥补另一个关节的运动缺失？

作业和临床视角

上肢提供伸手够物、抓握和操作物体所需的运动表现技能，而下肢则有助于作业活动中的行走、调整和身体定位。这些功能不是分离或相互独立的，而是整体和协调的。有作业基础的医学专业人员应分析全身的运动表现技能，以改善作业表现。

功能性移动

下肢的每个关节在定位和移动身体时都有特定的作用。膝关节的简单功能性作用是缩短和拉长下肢，以便行走、站立和坐下。膝关节通过反复屈曲推动身体向前移动，以控制行走或跑步速度。

股四头肌是安全转移中必不可少的肌群，股四头肌离心收缩降低身体至坐位，而向心收缩则保持站立。该肌群对老年人维持功能性移动至关重要，确保老年人从马桶或其他功能性表面进行安全转移（图 9.47）。

座位的高度越低，需要越多的股四头肌力量来伸膝和提高身体重心。提高座椅高度或增加座椅表面的稳定性可以减少对股四头肌的力量需求，以完成更安全的转移。

如前所述，旋锁机制可稳定膝关节表面，减少维持静态站立姿势所需的肌力。旋锁机制指的是胫骨和腓骨垂直对齐并锁定在合适位置。然而，旋锁机制有赖于全范围主动伸膝。

保持站立时，若膝关节不能全范围伸展，则对股四头肌的肌力要求明显提高。由于术后膝关节水肿或挛缩，膝关节全范围的主动伸展常常受限。术后或受伤后保持和（或）恢复膝关节全范围伸展对保持站立的稳定机制是非常重要的。

足踝是下肢抵挡自地面向上的反作用力的第一道防线。足弓就像一个被动减震器，会直接吸收大部分地面反作用力。

其余的减震作用来自距下关节和距小腿关节。这些关节允许姿势性变化，以适应足下地面的变化。例如，当在斜坡上行走时，为在不平整的地面上保持身体直立，可能需要踝关节内翻或背伸。

下肢神经损伤

足部的关节和皮肤受神经支配，神经将本体感觉和触觉传递至大脑。例如，当在沙滩上行走时，你很快会感知到接触面的不稳定性，肌肉会更努力地稳定并推动身体前进。用于安全移动的感觉无需视觉输入，如在晚上走过冰凉的浴室地板。

术中关节囊损伤可能会影响关节的本体感觉。血管疾病如周围神经病变（肢体远端神经末梢因缺乏血供而受损）可导致触觉受损。

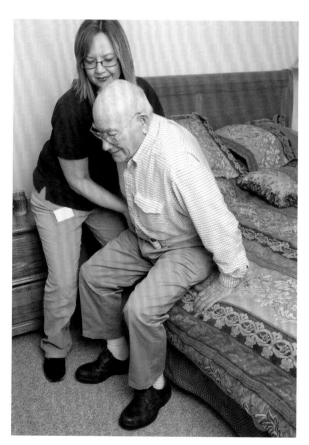

图 9.47　辅助下从坐位转移至站立位。可以进行哪些调整以提高转移的安全性和效率？

CNS 疾病，如脑卒中或颅脑损伤（traumatic brain injury，TBI），也可能导致下肢明显的感觉运动障碍。大脑感觉皮质或运动皮质损伤会导致部分或完全丧失感觉和运动控制能力。

通常情况下，轻偏瘫（部分瘫痪）患者会出现足下垂（foot drop），或无法主动背伸踝和足。尝试向前迈步可能会导致足部在地面上拖拽，有摔倒的风险。踝足矫形器（ankle-foot orthosis，AFO）可使足部处于被动、中立位，有助于改善步态模式和恢复功能性移动（图 9.48）。

下肢整体肌力减弱也可能导致划圈步态（cumduction gait）。如果髋屈肌和膝伸肌力量太弱，无法带动下肢向前迈步，骨盆和躯干则会旋转，使下肢向前摆动。此步态与其他不正常的步态模式将在第 10 章中介绍。

防跌倒

在 65 岁及以上的老年人中，每年有超过 1/4 的人会发生跌倒，其中很多跌倒情况都没有告知医护人员。跌倒通常会造成严重损伤，如髋部骨折或颅脑损伤。每年因跌倒和跌倒导致的受伤产生的医疗保险费超过 500 亿美元（约 3560 亿人民币）[5]。

跌倒可由多种因素引起。感觉丧失、下肢肌力不足或视觉障碍等可能会导致缺乏信心、恐惧或平衡能力受损。

步行时出现障碍物、光线昏暗或地面不平属于危险的环境因素。某些药物也可能造成行走或站立时头晕（图 9.49）。

作业治疗师通过对人、环境和作业的整体评估，在预防跌倒方面发挥着重要作用。调整环境，如去除家中的地毯或其他障碍物、穿防滑的橡胶底鞋增加与地面的摩擦力、增加照明或反光面以提高能见度，均可降低老年人的跌倒风险。在淋浴间或马桶等高危区域安装扶手，可提供额外支撑。适当地安装和使用移动辅具，可增加个体与地面的接触面积，从而增加稳定性。

下肢的肌肉骨骼损伤

对下肢的需求与行为模式有关——习惯、日常活动、角色和仪式——可能会导致肌肉骨骼系统疾病，如骨关节炎。骨关节炎通常随时间推移而逐渐进展。机动车事故或运动损伤等产生的高冲击力，更有可能导致创伤性损伤。

膝关节的骨骼一致性有限，由副韧带（内侧

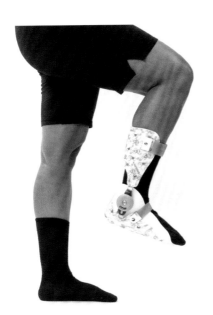

图 9.48　踝足矫形器。踝足矫形器如何改善足下垂患者的功能性移动？

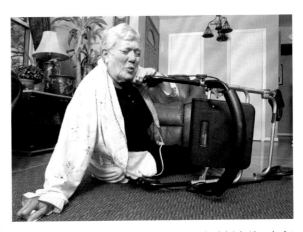

图 9.49　在家中跌倒。何种因素与此次跌倒有关？如何才能将此类跌倒风险降至最低？

和外侧）和交叉韧带（前侧和后侧）提供多方向的支持。负荷不平衡可能会增大一侧副韧带的张力，同时造成对侧韧带松弛。例如，膝内翻导致膝关节向内侧弯曲，导致内侧副韧带缩短和外侧副韧带拉长。

久而久之，这些非收缩性的支持组织将适应施加在它们身上的负荷，导致关节长期失衡。此外，在闭链姿势中，膝关节受到向内或向外的高冲击力损伤，例如，足部着地时腿从外侧方向被擒抱而摔倒，可能会导致膝关节单一或多个韧带的创伤性断裂。

副韧带易受到外侧或内侧应力损伤，而交叉韧带容易受到前、后或扭转力损伤。此外，在负重活动中，膝关节过度旋转，挤压股骨和胫骨之间的支撑组织，可能会损伤半月板。此种损伤通常需要手术修复，包括清除损伤组织、直接修复或移植。

如果踢足球、打篮球、跑步或打网球曾经或现在是你的休闲活动，那么你很可能有过扭伤脚踝的经历（图 9.50）。这种损伤通常导致踝关节内翻，外侧副韧带（距腓韧带或跟腓韧带）拉长或断裂。对于轻微损伤或扭伤，可以用矫形鞋固定，使足和踝关节处于中立位，这有利于组织愈合。更严重的损伤通常需要手术修复。

下肢骨骼可能会因坠落、车祸或挤压伤等高能量冲击损伤而骨折。骨折无移位时可进行固定制动等保守治疗；更复杂的骨折则需要手术修复，根据严重程度在一段时间内不可负重。下肢损伤后，ADL 调整、使用移动辅具和适应性设备是作业治疗师常用的干预措施。

一个人平均每天走多少步？这取决于地理位置、周围环境和表现模式。美国人平均每天走大约 5000 步，而瑞士人平均每天走 9650 步[6]。

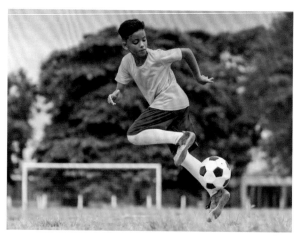

图 9.50　对下肢肌力的需求。类似足球这样的休闲活动，如何影响膝关节和踝关节的韧带？

在美国阿米什社区，儿童和成人平均每天走 14 000 ~ 18 000 步，这可能是该社区肥胖率较低的原因[7]。下肢结构会吸收终身功能性移动产生的压力。

与损伤、工作或肥胖有关的过度负荷，可能会导致保护结构的过早破坏，造成骨关节炎，或由于磨损引起关节表面退化（图 9.51）。

使用关节支具和移动辅具（拐杖或助行器）、ADL 调整，以及疼痛管理属于保守干预措施，通常能缓解症状和改善功能。严重的骨关节炎须进行关节置换术。膝关节置换术很常见。根据关节退行性改变的严重程度，可能包括部分（股骨内侧髁或股骨外侧髁和胫骨平台）或全部（股骨内、外侧髁和胫骨平台）置换。这些外科手术可以在门诊完成，患者也可以短期住院。大部分患者会恢复正常的 ADL，术后 3 ~ 6 周就可以开车。

本章总结了对局部功能解剖学的研究。下一章将为涉及全身运动的作业表现提供更广阔的视角。本章中的许多概念可在更详细地研究功能性移动时应用。

正常膝关节　　　　　　　　患骨关节炎的膝关节

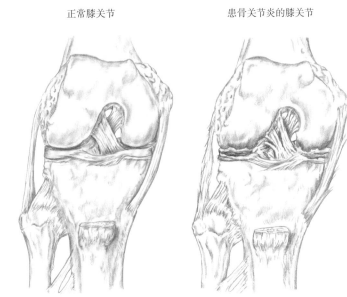

右膝关节前面观，移除髌骨

图 9.51　比较正常膝关节与患骨关节炎的膝关节，你注意到了哪些变化？

应用与回顾

Ruth Feng

在 Ruth 考虑全膝关节置换术前，医生已经建议她接受作业治疗和物理治疗等保守（非手术）治疗。治疗的原则是"最大限度地发挥功能，减轻疼痛"。

回顾 Ruth 个案的作业概况和本章其他的个案信息。然后回答以下问题。

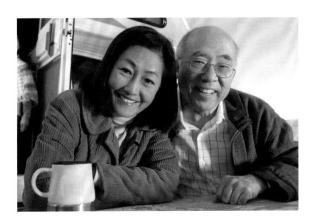

- 一个跨学科的康复团队应用多学科的方法优化患者的愈后效果。你如何看待为优化 Ruth 的功能结局而在术前进行的作业治疗和物理治疗？
- 思考代偿性或适应性策略。哪些具体的调整对 Ruth 的作业表现可能是有益的？
- 对膝关节置换术后患者的作业治疗进行一定的研究。如果她决定一段时间以后再接受膝关节置换术，术后干预方法会有什么改变？

问题回顾

1. 髌骨的功能包括以下所有功能，除了
   - a. 伸膝时增加股四头肌的力臂（杠杆）
   - b. 屈膝时保持膝关节前部稳定
   - c. 膝关节运动时保持静止
   - d. 提供保护性的覆盖

2. 为了减少对股四头肌肌力的需求和提高如厕转移的安全性，以下哪一项是最有益的改进？
   - a. 提供一个加高的马桶座圈
   - b. 安装浴缸淋浴器
   - c. 安装硬木地板或油毡地板
   - d. 降低马桶座圈

3. 旋锁机制涉及下列哪一项来稳定站立时的膝关节面？
   - a. 腓骨相对于胫骨内旋
   - b. 胫骨相对于股骨外旋
   - c. 股骨相对于胫骨外旋
   - d. 胫骨相对于股骨内旋

4. 膝内翻，即胫骨相对于股骨过度向内成角，最有可能导致胫骨平台的哪一侧的骨关节炎？
   - a. 后侧
   - b. 外侧
   - c. 内侧
   - d. 前侧

5. 足内在肌的基本功能是什么？
   - a. 使足趾独立运动
   - b. 使足踝背伸和跖屈
   - c. 使足踝外翻和内翻
   - d. 负重时稳定足弓

6. 下面哪种关节将后足和中足分开？
   - a. 跗横关节
   - b. 跗骨间关节
   - c. 距小腿关节
   - d. 距下关节

7. 哪种关节能使踝关节外翻和内翻，以在不平整的表面上进行功能性移动？
   - a. 距小腿关节
   - b. 距下关节
   - c. 跗骨间关节
   - d. 跗横关节

8. 足弓为下肢提供以下所有的益处，除了
   - a. 在下肢最远端减震
   - b. 减少自地面上行的反作用力对膝、髋和脊柱的影响
   - c. 稳定足部骨骼
   - d. 为足踝跖屈提供原动力

9. 腓神经损伤最可能导致下列哪一种情况？
   - a. 足底筋膜炎
   - b. 划圈步态
   - c. 足下垂
   - d. 臀中肌步态

10. 涉及足部反复负重的休闲活动可能会导致下列哪一种情况？
    - a. 足下垂
    - b. 划圈步态
    - c. 足底筋膜炎
    - d. 轻偏瘫

（答案请参阅书后）

备注

1. Heidi McHugh Pendleton and Winifred Schultz-Krohn, *Pedretti's Occupational Therapy: Practice Skills for Physical Dysfunction*, 8th ed. (St. Louis, MO: Elsevier, 2017), 1107–13.
2. Carol A. Oatis, *Kinesiology: The Mechanics and Pathomechanics of Human Movement*, 3rd ed. (Philadelphia: Wolters Kluwer, 2017), 786.
3. Oatis, *Kinesiology*, 803–4.
4. Oatis, *Kinesiology*, 872–73.
5. Centers for Disease Control and Prevention, National Center for Injury Prevention and Control, "Important Facts about Falls," Home and Recreational Safety, last reviewed February 10, 2017, https://www.cdc.gov/homeandrecreationalsafety/falls/adultfalls.html.

6. David R. Bassett Jr. et al., "Pedometer-Measured Physical Activity and Health Behaviors in U.S. Adults," *Medicine and Science in Sports and Exercise* 42, no. 10 (October 2010): 1819–25, https://doi.org/10.1249/MSS.0b013e3181dc2e54.
7. David R. Bassett Jr., Patrick L. Schneider, and Gertrude E. Huntington, "Physical Activity in an Old Order Amish Community," *Medicine and Science in Sports and Exercise* 36, no. 1 (January 2004): 79–85, https://doi.org/10.1249/01.MSS.0000106184.71258.32; David R. Bassett Jr. et al., "Physical Activity and Body Mass Index of Children in an Old Order Amish Community," *Medicine and Science in Sports and Exercise* 39, no. 3 (March 2007): 410–15, https://doi.org/10.1249/mss.0b013e31802d3aa7.

参考文献

American Occupational Therapy Association. *Occupational Therapy Practice Framework: Domain and Process*. 4th ed. Bethesda, MD: AOTA Press, 2020.

Avers, Dale, and Marybeth Brown. *Daniels and Worthingham's Muscle Testing: Techniques of Manual Examination and Performance Testing*. 10th ed. St. Louis, MO: Saunders, 2019.

Biel, Andrew. *Trail Guide to Movement: Building the Body in Motion*. 2nd ed. Boulder, CO: Books of Discovery, 2019.

Biel, Andrew. *Trail Guide to the Body: A Hands-On Guide to Locating Muscles, Bones, and More*. 6th ed. Boulder, CO: Books of Discovery, 2019.

Bassett, David R., Jr., Patrick L. Schneider, and Gertrude E. Huntington. "Physical Activity in an Old Order Amish Community." *Medicine and Science in Sports and Exercise* 36, no. 1 (January 2004): 79–85. https://doi.org/10.1249/01.MSS.0000106184.71258.32.

Bassett, David R., Jr., Mark S. Tremblay, Dale W. Esliger, Jennifer L. Copeland, Joel D. Barnes, and Gertrude E. Huntington. "Physical Activity and Body Mass Index of Children in an Old Order Amish Community." *Medicine and Science in Sports and Exercise* 39, no. 3 (March 2007): 410–15. https://doi.org/10.1249/mss.0b013e31802d3aa7.

Bassett, David R., Jr., Holly R. Wyatt, Helen Thompson, John C. Peters, and James O. Hill. "Pedometer-Measured Physical Activity and Health Behaviors in U.S. Adults." *Medicine and Science in Sports and Exercise* 42, no. 10 (October 2010): 1819–25. https://doi.org/10.1249/MSS.0b013e3181dc2e54.

Centers for Disease Control and Prevention, National Center for Injury Prevention and Control. "Important Facts about Falls." Home and Recreational Safety. Last reviewed February 10, 2017. https://www.cdc.gov/homeandrecreationalsafety/falls/adultfalls.html.

Clarkson, Hazel M. *Joint Motion, Muscle Length, and Function Assessment: A Research-Based Practical Guide*. 2nd ed. Philadelphia: Wolters Kluwer, 2020.

Keough, Jeremy L., Susan J. Sain, and Carolyn L. Roller. *Kinesiology for the Occupational Therapy Assistant: Essential Components of Function and Movement*. 2nd ed. Thorofare, NJ: SLACK, 2017.

Lundy-Ekman, Laurie. *Neuroscience: Fundamentals for Rehabilitation*. 5th ed. St. Louis, MO: Elsevier, 2018.

Oatis, Carol A. *Kinesiology: The Mechanics and Pathomechanics of Human Movement*. 3rd ed. Philadelphia: Wolters Kluwer, 2017.

Pendleton, Heidi McHugh, and Winifred Schultz-Krohn. *Pedretti's Occupational Therapy: Practice Skills for Physical Dysfunction*. 8th ed. St. Louis, MO: Elsevier, 2017.

Standring, Susan. *Gray's Anatomy: The Anatomical Basis of Clinical Practice, International Edition*. 41st ed. Cambridge, UK: Elsevier, 2016.

第 10 章

体位、姿势对线与功能性移动

学习目标

- 描述与作业表现有关的体位、姿势对线和功能性移动。
- 了解典型的人类步态模式是功能性移动的一个组成部分。
- 分析非典型的姿势和步态模式及其对作业表现的影响。
- 将与解剖学、生物力学和功能性移动有关的知识应用于患者的安全转移。

关键概念

步行（ambulation）

解剖学稳定（anatomical stability）

减痛步态（antalgic gait）

共济失调步态（ataxic gait）

支撑面（base of support，BOS）

桥式（bridging）

重心（center of gravity，COG）

划圈步态（circumduction gait）

依赖性转移（dependent transfer）

贵妇式驼背（dowager's hump）

头前伸姿势（forward head posture，FHP）

功能（动态）稳定性 [functional（dynamic）stability]

功能性移动（functional mobility）

步态（gait）

步行周期（gait cycle）

偏瘫步态（hemiplegic gait）

关节挛缩（joint contracture）

下肢不等长（leg length discrepancy）

重力线（line of gravity，LOG）

滚木式翻身（logroll）

移动设备（mobility device）

帕金森步态（Parkinsonian gait）

骨盆倾斜（pelvic tilt）

姿势对线（postural alignment）

姿势控制（postural control）

姿势（posture）

压疮（pressure sore）

静态站立（quiet standing）

剪刀步态（scissor gait）

脊柱侧凸（scoliosis）

滑板转移（sliding board transfer）

下蹲位轴式转移（squat-pivot transfer）

稳定性（stability）

站立位轴式转移（stand-pivot transfer）

步长（step）

步幅（stride）

臀中肌步态（Trendelenburg gait）

两人下蹲位轴式转移（two-person squat-pivot transfer）

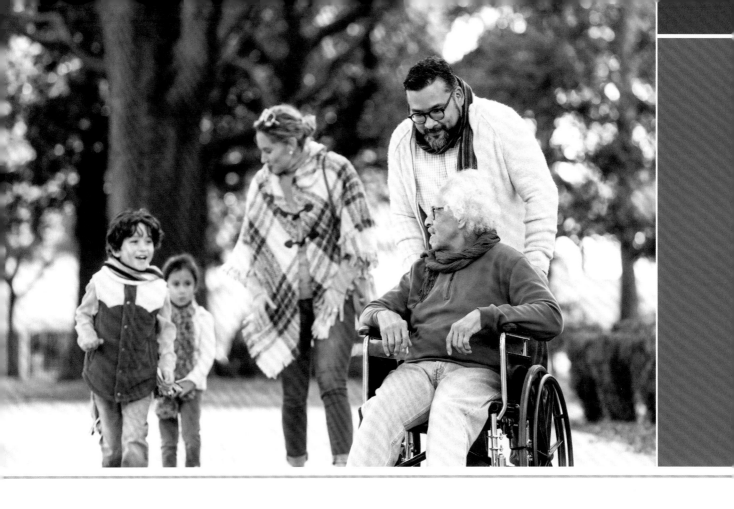

从作业视角了解运动

想一想你的日常活动——洗澡、穿衣、学习，或休闲活动，如阅读、跑步或做瑜伽。所有这些目的性活动都包含一个涉及整个身体的独特的姿势或运动模式。它们都是在特定的环境背景下进行的，每个环境都会支持或阻碍作业表现（图10.1）。整个身体的目的性活动也与个人因素有关，如价值观、信仰、精神状态、身体结构和身体功能。

在前几章中，你已经学习了身体各个区域的功能解剖。当然，人体的各个部位并不是独立运作的。就像链条上相互连接的环扣一样，身体某个部位的位置和功能会影响到其他部分（图10.2）。

作为一个未来的从业者，你应该培养从聚焦单一身体区域或结构到以全局视角分析整个身体的运动表现的能力。了解身体部位是如何排列和移动的，可以让你为分析和促进患者的作业表现

中的运动表现技能做好准备。

在本章中，我们将身体不同部位的目的性活动放在一起，分析整个身体的运动和姿势与作业表现的关系。我们强调基于情境、表现模式、表现技能和个人因素，探究稳定性、体位、姿势对线和功能性移动。

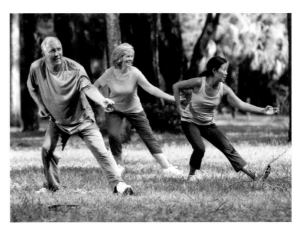

图10.1　作业表现受到情境和个人因素的影响

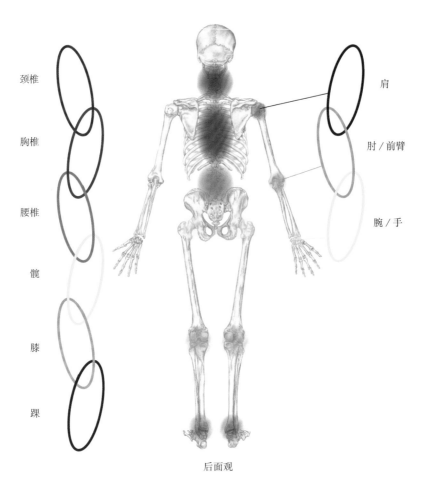

颈椎

胸椎

腰椎

髋

膝

踝

肩

肘／前臂

腕／手

后面观

图 10.2　相互连接的身体节段

稳定性

稳定性（stability）是指维持自身身体姿势或运动控制能力，与功能解剖有关。无论保持复杂的瑜伽姿势，还是简单地坐着享受美食，你的身体各个部分都在合作，为目的性活动提供必要的稳定性和移动性。

感觉运动系统整合感觉输入——视觉、前庭觉和躯体感觉（本体感觉、触觉），并发出适当的运动反应，以保持平衡，从而定位和移动身体。在分析人体姿势的稳定性时，需要考虑关于支撑面、重心和重力线的具体生物力学理论。

支撑面（base of support, BOS）是指身体或移动设备（如助行器或拐杖）与地面接触的部分，以及这些接触点之间的连线形成的平面。

接触点越多，它们之间的距离越大，支撑面和稳定性越好。例如，站立时双脚与肩同宽，比双脚间距小的站姿更稳定（图 10.3）

坐位时支撑面可能是由椅子的腿或轮椅的轮子决定，如果脚与地面接触，也可能是脚。当行走或跑步时，我们的支撑面会根据脚与地表之间不断接触而不断变化（图 10.4）。

移动设备如手杖、拐杖和助行器等增加了接触点，提高了稳定性。例如，助行器增加了 4 个接触点，使人在站立和行走时更稳定（图 10.5）。手杖或拐杖对支撑面会产生什么影响呢？

在任何特定时刻，身体的体位都会显著影响功能性平衡。重心（center of gravity, COG）是重力作用的焦点，物体的重量在其周围均匀分

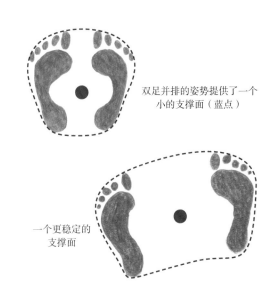

双足并排的姿势提供了一个小的支撑面（蓝点）

一个更稳定的支撑面

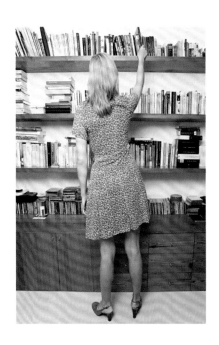

图 10.3　更宽的支撑面增加功能稳定性

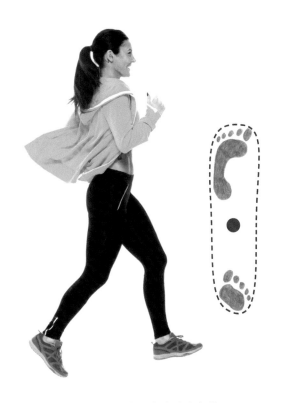

图 10.4　行走或跑步会改变支撑面

布。降低一个人的 COG 可以增加稳定性：一个足球运动员在开球前蹲下比一个芭蕾舞演员踮起脚尖更稳定。

在解剖学位置上，人体的 COG 在第 2 骶骨

水平附近。然而，由于身体的重量分布随着运动而转移，COG 的转移与方向和运动的幅度成正比。例如，向前弯腰触摸脚趾会使 COG 向前和向内移动（图 10.6）。

COG 也会根据物体的重量或搬运方式而改变。当一个人搬抬一个物体时，物体的重量和分布也会成为身体重力的一部分。为了保持平衡，身体的位置和自身重量分布会发生变化以适应物体的重量（图 10.7）。物体离身体越远，它对个人的 COG 的影响就越大。

在第 1 章中，我们解释了肌肉会产生内力来使人举起物体，但物体也对身体施加外力。物体离身体越远，杠杆作用和力就越大。让物体靠近身体，可以减少外部力臂和关节反作用力，而这是在对抗重力作用下提举物体所必需的。贴身搬运物体更多依靠的是较大的近端肌群和关节。

将物体紧贴身体，这是安全提举和关节保护技术的关键原则，对进行 ADL/IADL 训练的人、搬运工人和有骨关节炎等肌肉骨骼疾病的人来说往往是有益的。人们提举或搬抬物体的方式可能已经根植于他们的习惯和常规中，可能需要

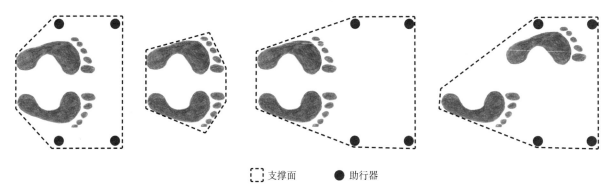

□ 支撑面　● 助行器

图 10.5　使用助行器时的支撑面（左侧是患足）

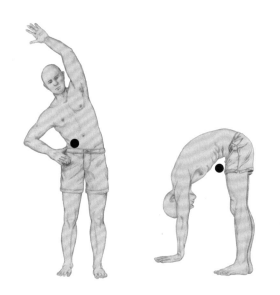

图 10.6　改变你的身体姿势会导致重心（红点）的位置发生变化

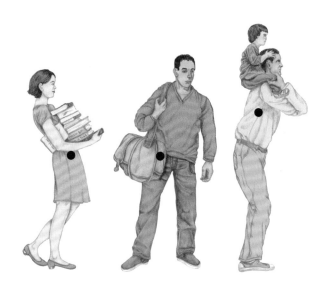

图 10.7　描述每个人的身体姿势变化方式（以便在携带物体或抱举儿童时保持平衡），红点代表重心

▶ **试一试**

　　为了感受贴身搬抬物品的好处，你可以用手握住背包或类似的带子，然后手臂远离你的身体。你注意到了什么变化？你感觉到你的手指和腕关节所受的压力了吗？你是否感觉到你的背部和肩部的肌肉在收缩，以抵消你的 COG 的前移？

　　现在，用你的肩部、肘部和前臂将背包紧贴身体并握住肩带。你注意到变化了吗？你的 COG 和控制物体所需的关节反作用力如何发生改变？

　　这个练习对教育个人掌握安全提举方法和关节保护技术有什么启示？还有哪些环境或个人因素会影响提举和搬抬物体？

时间来实现有益的改变（图 10.8）。

　　重力线（line of gravity, LOG）是一条从个人或物体的 COG 向下延伸至地面的垂直线。这条线代表了作用于身体的向下的重力。

　　识别 LOG 和支撑面有助于辨别和促进解剖稳定性。从解剖学上讲，当 LOG 落在支撑面内时，身体在解剖学上是稳定的；当 LOG 落在支撑面之外时，身体在解剖学上是不稳定的。

　　想一想，一个有姿势障碍的老年人由于脊柱后凸而向前倾倒（图 10.9）。

　　躯干屈曲时，上半身位于双足前方，因此，

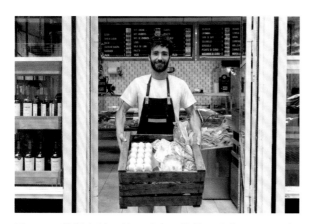

图 10.8　提举和转运是运动表现技能。这位工人可以如何调整他的提举技巧，以减少关节反作用力并改善他的平衡？

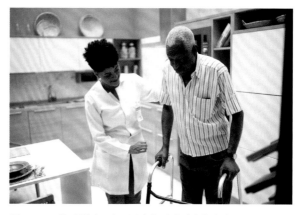

图 10.9　移动设备可以用来提高解剖学稳定，以促进安全的功能性移动。使用助行器对个人的支撑面和整体稳定性有何影响？

LOG 在支撑面之外移动。这种模式造成了不稳定，增加了跌倒和相关损伤的风险。你会如何建议具有此类临床表现的人群将 LOG 保持在支撑面内？

　　临床上，将稳定性作为作业表现的一个组成部分是至关重要的。加强稳定性不仅可以提高活动能力和功能，而且可以减少跌倒和受到其他损伤的风险。关于如何利用支撑点、COG 和 LOG 来加强稳定性，这里有一些实用的建议。

- 增大支撑面，并在其范围内保持 LOG。

▶ 试一试

　　你应该记住，解剖学稳定并不一定表示**功能（动态）稳定性 [functional (dynamic) stability]**，功能稳定性是一个人在特定环境下完成特定任务所需的稳定性。功能稳定性要复杂得多，它取决于身体结构和功能（个人因素），以及环境因素（情境）[1]。它包括当身体运动、改变体位或观察环境时保持平衡的能力。

　　参考《作业治疗实践框架》（第 4 版）中的个人因素部分，分析图 10.10 所示个人进行特定活动时的解剖学稳定和功能稳定性。分析身体的姿势、LOG 和相对于解剖学稳定的支撑面。还要考虑影响功能稳定性的环境因素，如地面、光线和鞋子种类，以及个人因素，如年龄、情绪状态、动机和认知。

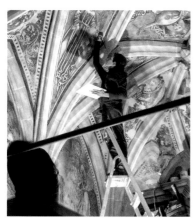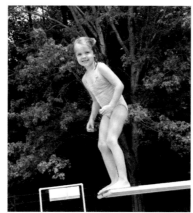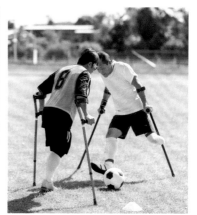

图 10.10　分析这些从事特定作业的个体的解剖学稳定和功能稳定性

○ 加宽站立时的双脚间距。

○ 增加一个移动设备，如助行器、手杖或拐杖（取决于诊断和个人的功能水平）。

○ 鼓励以最佳姿势直立行走（在下文讨论）。

• 增加与地面接触点的表面积和摩擦力。

○ 穿稳定、合适的鞋类，以保持足弓和脚踝的中立位。

○ 穿具有耐用橡胶鞋底的鞋子，增加与地面的摩擦。

○ 在手杖、助行器或拐杖的末端添加防滑头。

• 搬运时物品靠近身体，尽可能均匀地分配重量。

○ 使用背包时，应使两条肩带的长度保持相同。

○ 在可能的情况下，用前臂携带物体时，肘部在身体两侧保持弯曲。

○ 当提举物品时，屈膝并保持躯干直立。

体位和姿势对线

作业表现也依赖于有效体位和身体各部分在周围环境中的对线。

体位

体位（position）是指物体或个人在空间中的一般静态位置。人的体位包括身体的一般位置、角度、尺寸和在环境中的位置。

OT 和 OTA 经常对体位进行分析并提出建议，这里有几个例子。

• 在急性护理环境中，建议活动能力有限的人经常改变体位，以改变和分配压力，防止卧位时皮肤破损。

• 轻偏瘫（身体一侧无力）的一侧神经损伤后，如脑卒中或颅脑损伤（TBI），体位侧重于使无力的躯干或四肢保持最佳对线。

• 对于烧伤科患者，可以推荐特定的关节摆位，以防止在愈合过程中形成瘢痕组织，导致**关节挛缩**（joint contracture）（见第 1 章）。

• 当治疗儿童时，OT/OTA 可能会建议患儿以俯卧位进行游戏，以发展其对头颈部的控制能力。

对那些长期卧床或坐在轮椅上的人来说，作业治疗可以干预可能导致**压疮**（pressure

临床应用
体位和呼吸功能

OT 经常在跨学科团队中服务，为急诊或**重症监护室**（intensive care unit, ICU）中的患者提供关于摆位和移动的建议。最佳的摆位和运动对心血管、呼吸和肌肉骨骼功能至关重要。具体的建议通常取决于个人的诊断和活动耐受程度。

例如，在新型冠状病毒肺炎的早期，研究人员发现，俯卧位可以改善部分患者的呼吸功能[2]。许多 OT 在疫情前线为新型冠状病毒肺炎患者提供关于体位保持、移动及康复训练的指导（图 10.11）。

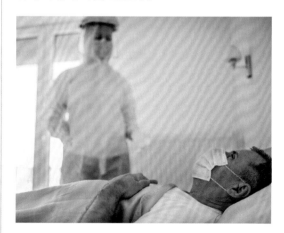

图 10.11　作业治疗师正在治疗一名行动不便的新型冠状病毒肺炎患者。作业治疗师可以针对这个人的体位提出什么建议？

sore）的高压区域。这些区域往往涉及**骨性隆起**（bony prominence），即在皮下的骨性突出区域。在坐位、仰卧位、侧卧位和俯卧位下都有与高压力有关的特殊区域（图 10.12）。

可以用枕头或其他柔软的外部支撑物来限制这些区域所受的压力，并且应该经常改变个人的姿势。应经常检查这些区域的皮肤是否发红、发炎或破损（作为压疮的指标）。在某些情况下，有必要使用专门的床垫或座垫来确保压力均匀分布。

姿势

姿势（posture）比体位更复杂。姿势是指身体各部分（躯干、四肢和头部）的相对位置，姿势随着活动的需要而变化。**姿势对线**（postural alignment）是指这些身体部分在任何特定时刻的集体位置，能影响作业表现。

姿势控制（postural control）是指在特定活动中实现或保持平衡的身体位置的能力。姿势控制取决于感觉输入和运动输出以适应任务和环境的要求。根据身体对这些不断变化的需求做出的反应，姿势控制包含随意和不随意的调整。

当你阅读本书时，无论你是坐着还是躺着，你的整个身体都在努力使头部和颈部位于书或屏幕的前方（图 10.13）。也许你是坐着，书放在桌面上，你的躯干和颈部保持弯曲，以使文字保持在你的视野内。或者你是趴着，利用肘部支撑身体，躯干和颈部伸展。无论怎样，每个功能性体位都需要整个身体的综合反馈和回应。当你的肌肉疲劳，或某些关节因压力变得不适时，你的身体位置和支撑你的功能性体位就会发生改变。

你周围的环境是如何支持或阻碍这种活动的？光线情况如何？你的工作站是否支持你的身体位置，或者可以如何改进？

日常作业依赖于各种不断变化的姿势，以满足特定活动的要求。考虑你每天的 ADL 和 IADL 以及表现模式——习惯、角色、常规或仪式。想想每一项活动所涉及的特有姿势，以及对肌肉骨骼系统的对线力量需求。

虽然并没有能消除身体组织内所有不平衡的"完美"姿势，但某些姿势更有利于发挥功能，对肌肉骨骼系统的影响更小。理想的姿势是核心

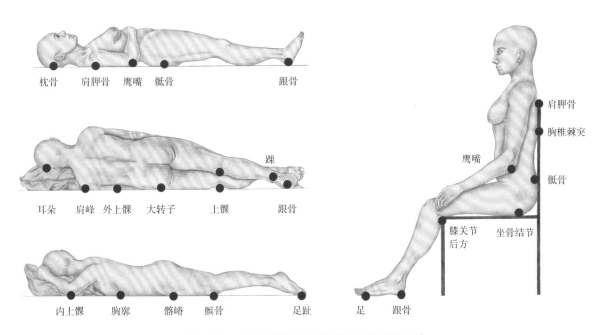

图 10.12　各种身体姿势下与高压力有关的区域

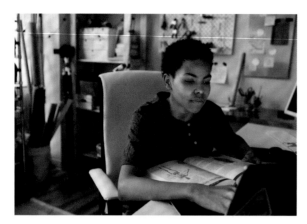

图 10.13　考虑与学生的学习习惯有关的身体姿势、环境因素和个人因素

和四肢的解剖学对称（以实现力的平均分配和平衡）。

站姿

最佳的站姿特点是身体各关节的中立位对线，仅需要最小的力来保持站立，并将耗能降到最低。站立时身体各部分的排列与平衡和功能直接相关。当你分析姿势时，从骨盆和脊柱开始，因为这些近端结构的位置将影响远端手臂和腿的位置。

骨盆的位置，或**骨盆倾斜**（pelvic tilt），可以通过检查**髂前上棘**和**髂后上棘**的相对位置来评估。当骨盆处于水平状态时，髂前上棘和髂后上棘应该在水平面（横跨骨盆顶部）相对对齐（图 10.14）。这种中立位置支持腰椎的自然前凸，以及手臂和腿部的对称。

不对称的骨盆会影响脊柱和四肢的位置，造成不理想的姿势。我们将在本章后面探讨一下其中的几个问题。

水平的骨盆支持脊柱自然弯曲，是最佳站姿的基础（图 10.15）。在这种姿势下，下肢的负重关节（踝关节、膝关节和髋关节）垂直对线，此时维持站立所需的肌肉收缩量有限。

上半身在骨盆上方垂直平衡，支撑着头部、颈部和上肢。这种姿势也被称为**静态站立**

（quiet standing）。虽然身体看起来是静止的，但实际上身体从一侧到另一侧和从前到后都有小的运动，称为**姿势性摆动**（postural sway）。

注意 LOG 两侧的大肌群：踝关节跖屈肌、股四头肌、臀肌和核心肌群。这些肌群通过小幅度的收缩相互制衡，以保持静态站立时的关节对线和平衡。

还要考虑到 LOG 两侧拮抗的核心肌群，主要是腹肌和竖脊肌。在站立时，这些肌肉的慢缩型肌纤维提供低强度的收缩，以抵抗向下的重力并保持直立的姿势。

当你观察直立姿势时，开始检查这些标志点的排列。这是评估姿势的基本临床推理。

坐姿

许多活动都需要久坐，如办公室工作、开车、玩游戏或用餐。以下原则适用于坐位时保持最佳的上身姿势：骨盆中立，躯干以脊柱平衡曲度保持直立，头颈中立，双耳与肩部对线。然而，坐位时需要屈髋和屈膝，随着时间的推移，腘绳肌和髋屈肌会自然缩短。牵伸这些肌群，加上间歇性的站立和行走，可能会减少久坐对肌肉骨骼的影响。

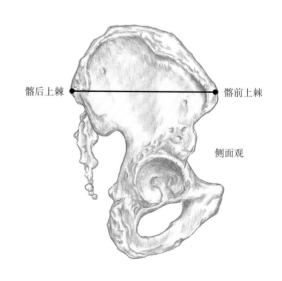

髂后上棘　　　　　　　　　　髂前上棘

侧面观

图 10.14　中立的骨盆倾斜

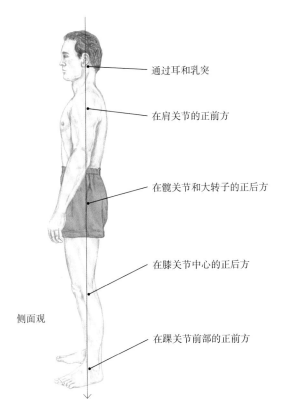

通过耳和乳突

在肩关节的正前方

在髋关节和大转子的正后方

在膝关节中心的正后方

侧面观

在踝关节前部的正前方

图 10.15　最佳站姿，显示重力线通过关键的解剖标志

环境因素和个人因素也会影响坐姿和功能。记住，一个稳定的近端核心对于四肢的远端功能是必要的。核心力量差的人可能需要一个更有支撑力的椅子。坐在办公桌前的人可能需要调整他们的工作站，以促进骨盆的轻微前倾和躯干的伸展，避免他们的肘部和前臂支撑在桌面上。

使用电脑工作时，对坐姿或站姿有特定的要求。打字时，一般需要屈肘，并使腕和手与键盘接触。关于头部和颈部的位置，必须使显示器置于视野范围内。

人体工程学（ergonomics）研究工作环境中的人际互动和效益，是作业治疗从业者的一个独特的实践领域。为了优化姿势、减少肌肉骨骼的紧张和预防受伤，一个常见的人体工程学原则是使工作站适合工作人员。这意味着允许工作站的尺寸和座位的可调整性，以适应各种不同体型的人。

虽然人体工程学是一个广泛的话题，超出了本书的范围，但以下是一些关于工作站设置的共同原则，这些原则可促进肌肉骨骼平衡和预防劳损（图 10.16）：

- 腰椎应靠在椅背上，双脚平放在地板上。
- 髋关节、膝关节和肘关节应大致呈 90° 屈曲。
- 腕部应处于中立位，不出现屈曲、伸展或偏移。
- 显示器应离面部 18~24 英寸（46~61 cm）（在手臂可及的范围内），显示器的顶部与眼睛保持水平。
- 头部和颈部应保持中立，不出现屈曲、伸展或旋转。

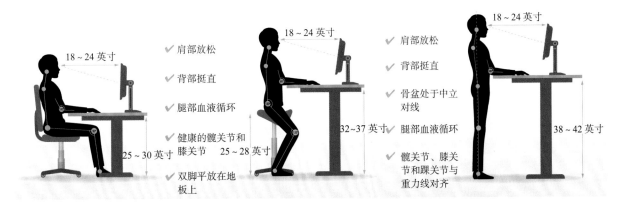

图 10.16　理想的人体工程学工作站设计（1 英寸 ≈ 2.54 cm）

常见的姿势异常

姿势分析因为与作业表现有关，因此被用来检查个人、环境和所涉及的目的性活动。见图 **10.17** 中的艺术家，想一想环境因素如画架的高度、鞋的种类或地面会如何影响他的姿势？他的体型或绘画方式对他的整体姿势有什么影响？

在处理姿势的身体因素时，思考相对于骨盆的向上的力或向下的力是很有帮助的，这些力可以在整个身体中造成不平衡。例如，一个孩子出生时一条腿比另一条腿长，这被称为**先天性下肢不等长**（leg length discrepancy）。较长的腿会产生一个向上的力，从而导致骨盆和上半身的不对称。

相反，**脊柱侧凸**（scoliosis）或脊柱的异常弯曲会导致骨盆倾斜（左右）（见第 8 章），并通过脊柱的向下的力导致下肢的不平衡（图 **10.18**）。

确定姿势失衡的主要原因是非常重要的，因为你的干预方法主要取决于问题的来源。记住，姿势控制需要感觉输入——视觉、前庭觉和躯体感觉——来指导随意和不随意姿势控制的运动输出。有感觉障碍的人，如周围神经病变患者，由于缺乏关于脚部位置的感觉输入，往往在姿势控

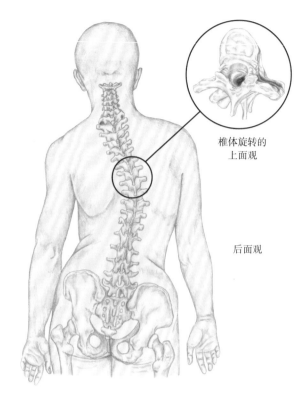

椎体旋转的
上面观

后面观

图 **10.18**　脊柱侧凸。脊柱的异常弯曲如何影响上半身、下半身的位置及整体姿势？

制方面有困难。

对一些人来说，问题来源与肌肉骨骼失衡有关。例如，下肢不等长的人可能会从鞋的代偿性增高中受益，以恢复下肢的对称性。

环境可能影响姿势控制，并因此影响作业表现。例如，工作站的调整可以通过适应个人的身高或体型来促进更健康的姿势。

姿势再教育可以采取促进平衡、中立位姿势的活动或作业的形式。如果姿势再教育由于特定的病理而受到限制，补偿性或适应性方法可能更合适。

请注意，四肢的不对称往往是骨盆或脊柱近端的问题造成的。为进行恰当的干预，识别姿势失衡的原因非常重要。

请记住，除非有潜在的神经系统损伤，否则身体会根据视觉和前庭觉的输入，尽其所能保持中线（居中）位置。在骨盆或躯干不平衡的情况下，身体的其他部分会进行代偿以维持身体的直

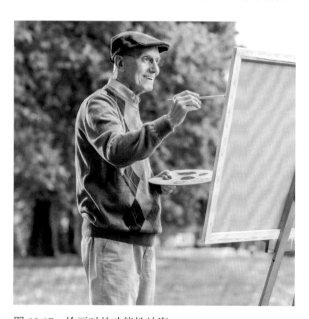

图 **10.17**　绘画时的功能性站姿

立。最佳的坐姿或站姿可以作为参考，来分析阻碍作业表现的不良姿势。

骨盆后倾

一个水平、平衡的骨盆对上半身的整体姿势和功能而言至关重要。骨盆不对称会对脊柱和四肢产生连锁反应，影响整个身体的位置和功能。

骨盆后倾是骨盆从中立位向后旋转。在这个倾斜的位置，髂前上棘高于髂后上棘（图 10.19）。

长时间坐着，由于姿势肌肉的疲劳，可能会导致骨盆后倾。在你阅读本书时，你可能正在经历这种情况。使用轮椅移动的人和其他每天久坐的人，特别容易出现这种姿势模式。

随着时间的推移，骨盆后倾会导致肌肉失衡，髋伸肌、腹肌和胸肌收紧，髋屈肌、竖脊肌和肩胛骨稳定肌拉长。随着骨盆偏离中立位，脊柱和下肢会进行代偿以保持身体的直立。

一些常见的姿势异常与骨盆后倾有关。骨

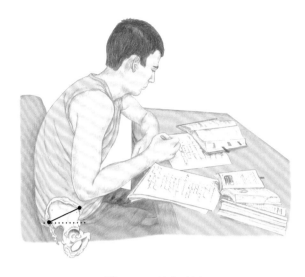

图 10.19　骨盆后倾

盆后倾会增加胸椎后凸，导致普遍性的**圆背**（rounded back）和圆肩（肩胛骨前伸）（图 10.20）。

上背部的伸肌被拉长和力量减弱，而胸前的肌肉变得短而紧。胸椎后凸也使肩胛骨下降，并减弱了其稳定肌群的力量。这个姿势限制肩胛

临床应用
固定性或活动性姿势异常

异常姿势可以导致关节挛缩（见第 1 章）。固定性挛缩不能被改变，骨骼永久处于该位置，不能通过保守治疗改善运动。活动性挛缩表现出一定的灵活性，这表明该位置是可以改善的。

在临床实践中，确定该位置是固定的还是活动的，对于选择治疗方法很重要。患有活动性姿势异常的人可能受益于康复方法，姿势再教育和基于作业的干预可恢复肌肉骨骼平衡，促进健康姿势。患有固定性姿势损害或挛缩的人往往需要更多的适应性或补偿性方法，如环境改造或使用适应性设备，以支持作业。

在未来的临床实践中，你如何能安全地确定挛缩是固定性的还是活动性的？

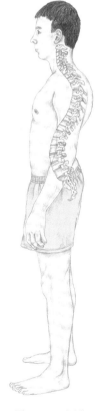

图 10.20　圆背

骨向上旋转，影响了过头运动的完成和肱骨的功能。

想一想圆背的姿势会如何影响视野、安全意识、呼吸和社会交往。从业人员应教育患者和护理人员如何识别和安全地防止这种姿势模式带来的损伤。你应该如何促进一种更有利于作业表现的姿势？

骨盆后倾常常导致站立姿势的异常。摇摆背（swayback）是指骨盆相对于足部后倾和移位（图 10.21）。髋部通过伸展进行代偿，最终缩短了腘绳肌。腰椎前凸和胸椎后凸也会增加。最终，过度的胸椎后凸畸形会变成一种固定的异常姿势，称为贵妇式驼背（dowager's hump），即上半身方向向下，胸椎永久屈曲（图 10.22）。

这种固定姿势会如何影响作业表现？想一想具体的 ADL、IADL 和社会交往。姿势会如何影响肩部的运动？哪些代偿性或适应性策略可以支持作业表现？

过度的腰椎前凸会导致胸椎曲度增加，但腰椎前凸的程度太低也是不可取的。平背（flat back）指的是腰椎前凸的减少和胸腰椎曲度的普遍变小（图 10.23），这将导致腘绳肌紧张及髋屈肌过度拉伸。

骨盆前倾

在许多方面，骨盆前倾在解剖学上与骨盆后倾相反。骨盆顶部向前倾斜，髂后上棘相对于髂前上棘升高，这导致了腰椎前凸的增加和上半身躯干的伸展以及肩胛骨后缩。

这种姿势就像站军姿：挺起胸膛，头颈垂直。坐着时，骨盆轻微前倾通常是最好的坐姿，以防止垂肩塌背，并激活核心肌肉收缩以保持直立的姿势（图 10.24）。

然而，过度的骨盆前倾会增加腰椎所受的压

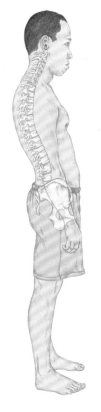

图 10.21 摇摆背

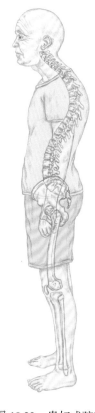

图 10.22 贵妇式驼背

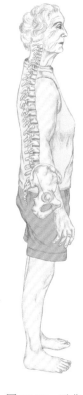

图 10.23 平背

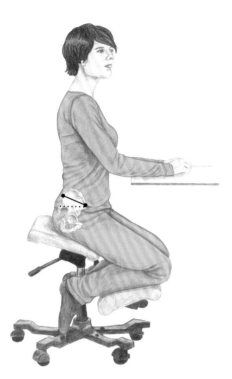

图 10.24　骨盆前倾

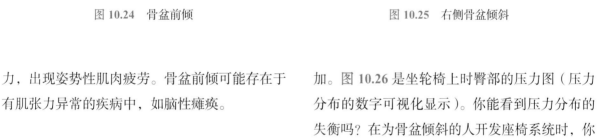

髂后上棘　　髂后上棘

图 10.25　右侧骨盆倾斜

力，出现姿势性肌肉疲劳。骨盆前倾可能存在于有肌张力异常的疾病中，如脑性瘫痪。

骨盆倾斜（左右）

骨盆倾斜（左右）是指骨盆在冠状面上的不对称性，一侧相对于另一侧升高。这个姿势会引起身体其他部位的代偿性连锁反应，以保持躯干的中线位置。

你能找出图 10.25 中脊柱和肩部发生的代偿模式吗？在身体的右侧，骨盆上提，脊柱略微侧屈，肩部下压；在身体的左侧，骨盆下降，脊柱和肩部的代偿反应则相反。

就地面通过足的反作用力和关节压力分布情况，想一想这种骨盆位置将如何影响下肢。随着时间的推移，骨盆倾斜会导致坐位、站立位或行走时力量失衡。

如果是坐轮椅的人，骨盆倾斜也可能增加皮肤破损的风险，因为骨盆坐骨结节所受的压力增加。图 10.26 是坐轮椅上时臀部的压力图（压力分布的数字可视化显示）。你能看到压力分布的失衡吗？在为骨盆倾斜的人开发座椅系统时，你能够如何减少和分配压力？

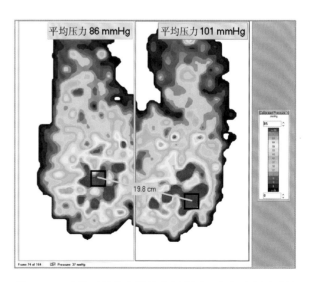

平均压力 86 mmHg　　平均压力 101 mmHg

19.8 cm

图 10.26　坐位时骨盆和髋部的压力图。这个压力图对骨盆的位置有什么提示？

头前伸姿势

头前伸姿势（forward head posture, FHP）或头颈部相对躯干向前伸，可能是骨盆或躯干姿势异常的结果，也可能在其他最佳姿势下仍然存在（图 10.27）。

长期坐在轮椅上或在工作中，头部和颈部向前突出和屈曲，可能导致 FHP。随着时间的推移，颈椎失去其自然的前凸，肌肉骨骼发生失衡，颈部伸肌短缩、屈肌延长。这种姿势会引起普遍性的颈部疼痛和紧张，以及颞下颌关节的功能障碍。

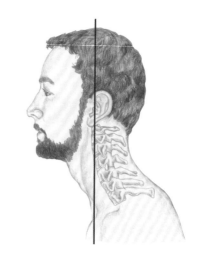

图 10.27 头部前伸姿势

姿势和作业

在角色、习惯、常规和文化的驱动下，特定作业的表现也会影响到整体姿势。作为一个学生，你的活动可能包括花几个小时翻阅笔记，用笔记本电脑学习，以及坐在教室里听课。这对你身体的姿势倾向有什么影响？

考虑图 10.28 中所示的个人、环境和作业。这些因素是如何反映在每个人的姿势中的？这些不同姿势分别是如何影响作业的？

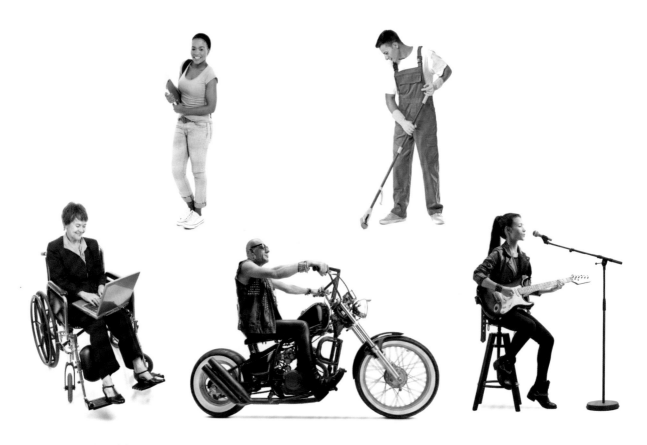

图 10.28 姿势被影响和影响着作业表现、表现模式和情境（环境因素和个人因素）

功能性移动

为了使身体在周围的环境中保持一致以实现作业表现，我们必须首先将自己移动到正确的位置。

在《作业治疗实践框架》（第 4 版）中对功能性移动的描述为：

从一个位置或地方移动到另一个位置（在进行日常活动时），如床上移动、轮椅移动和转移（如轮椅、床、汽车、淋浴间、浴缸、厕所、椅子、地板）。功能性移动包括功能性行走和运送物体[3]。

功能性移动包括在特定环境中的**步行**（ambulation），例如在晚上穿过冰冷的瓷砖地板去卫生间，或者在潮湿的沙滩上遛狗。功能性移动包括床上移动、轮椅移动、从各种功能面（如马桶或淋浴椅）的转移，以及运送物体，如携带一袋杂货爬楼至三楼的公寓（图 10.29）。

功能性移动有许多组成部分：环境因素，如轮椅的可进入性、地面和照明；个人因素，如年龄或潜在的健康状况；患者因素，如身体结构和功能。作为一个未来的从业者，你应该了解这些因素对安全的影响。使用推荐的或改良的移动设备，适当使用步行带，或在淋浴间增加扶手，都是促进安全的功能性移动的干预例子。

安全行走是由足和下肢的躯体感觉输入引导的。皮肤感觉将地面的质地告诉大脑，比如是坚硬的沥青路、沙子路还是砾石路。来自关节囊和周围韧带的本体感觉输入指导足和踝关节的压力和位置，比如是在斜坡上行走还是在山路上徒步旅行。如果没有躯体感觉的引导，踝关节和足适应地表变化的能力就会受到限制，从而增加跌倒和受伤的风险。

功能性移动的整体方法涉及感觉运动系统、社会心理因素和认知，以及周围环境，以促进安全和作业参与。

床上移动

床上移动能力是指在床上移动和改变体位的能力——我们中的许多人认为这是我们早晚常规活动的自然组成部分，是理所当然的。

术后疼痛、瘫痪和全身无力会大大影响一个人在床上抵抗重力的能力。缺乏床上移动能力会导致皮肤因骨性突起部位（如骶骨、坐骨结节或足跟）长期受压迫而破损，也会导致身体的一般状况恶化。

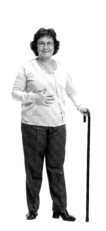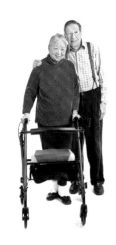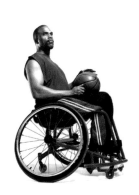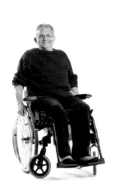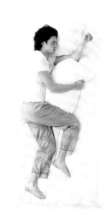

图 10.29　识别影响这些人功能性移动的环境和个人情景以及个人因素

OT 应该指导那些必须在床上花费大量时间的患者和他们的健康护理团队，让他们了解经常改变体位和避免骨性突起周围压力的体位摆放的重要性。一些常见的改良技术和适应性辅助工具可以促进床上移动。

例如，在一些髋关节或脊柱手术后，某些预防措施限制了运动，特别是背部和髋部的旋转，以利于术后修复。一种改良技术是在不旋转背部或髋部的情况下，从躺着（仰卧位）过渡到床边坐位，或从坐位过渡到仰卧位，这种技术称为滚木式翻身（logroll）（图 10.30）。改良版的滚木式翻身对因脑卒中而偏瘫的人来说也是有益的，无论是否有辅助（取决于这个人的功能水平）。

一个人如果全身疲劳或上身力量较弱，在床上改变体位可能会有困难。桥式（bridging）包括屈曲髋关节和膝关节，用脚抵住床面来抬高和移动骨盆和上半身（图 10.31）。这种技术用于在床上向高处或向床的边缘移动，为坐起来做准备。

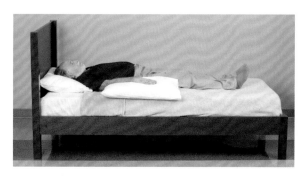

1. 患者以仰卧位躺着

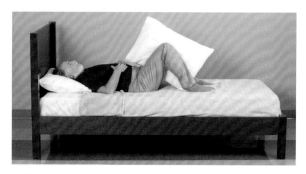

2. 膝关节屈曲，在双腿之间放置一个枕头

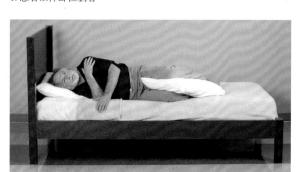

3. 患者滚向身体的一侧，面向床的边缘

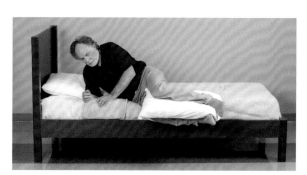

4. 当患者借助手臂用力坐直时，腿从床边向地板移动

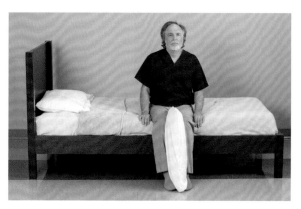

5. 要从坐位转为仰卧位，步骤相反

图 10.30　滚木式翻身（logroll）是一种改良的床上移动技术，可以在不旋转背部或髋部的情况下从仰卧位到坐位或从坐位到仰卧位

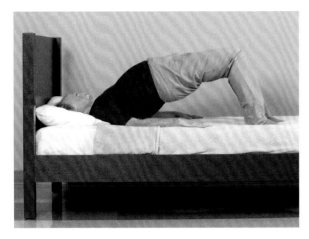

图 10.31　床上移动的桥式（为达到效果，技术被夸大了）

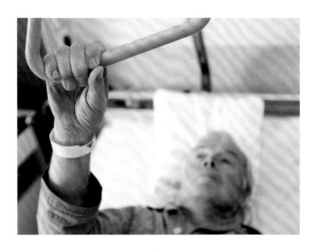

图 10.32　方便床上移动的吊杆

对于下半身明显无力或瘫痪的人，如脊髓损伤的人，吊杆（trapeze bar）有助于最大限度地利用上肢进行床上移动。空中吊杆装在床顶的稳定支架上，利用手臂的力量为床上移动提供高空支撑（图 10.32）。

轮椅移动

使用轮椅的人应该有能力像不使用轮椅的人一样，在家里和社区顺利地移动。幸运的是，在许多国家，法律要求对人行道、建筑物、浴室和其他公共区域进行无障碍基础设施设计。

如果使用轮椅的人不能进入某个区域，那么限制进入和实现功能的是环境，而不是个人的局限（图 10.33）。

作业治疗师经常需要处理环境限制问题，并主张为残疾人士提供通道。虽然详细讨论坐位的移动超出了本书的范围，但作为许多人常见的移动方式，轮椅的移动性是很重要的。

无论是手动轮椅还是电动轮椅，都需要一个支持性的座椅表面，以促进作业表现的姿势调整和稳定性。椅子及其部件应该是定制的，以满足个人的特定需求，并尽可能不显眼地支持安全的功能性移动。

▶ **试一试**

建立同理心——理解他人的感受和经历——是有效练习和培养同理心的关键。有意练习同理心的一个方法是把自己放在患者的角度上。

你可以尝试只用一只手臂来完成你的日常工作，以理解功能障碍，如像一个因脑卒中而偏瘫的患者那样。或者你可以从滚木式翻身或桥式开始，限制自己使用身体的一侧。

请尝试进行其他的 ADL 或 IADL。你发现自己在使用什么具体的策略或调整？如果你找到一个独特的解决方案，把它写下来。你可以找到一种更好的方法，甚至是一种适应性设备，来改善个人、团体或整个人群的作业表现或安全。

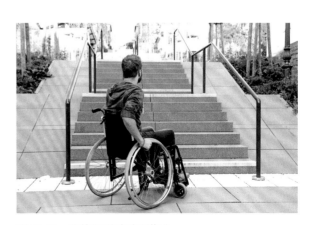

图 10.33　环境阻碍移动和作业

有几项常规的解剖方面和机械方面的考虑因素：椅子应该促进骨盆中立位前后倾斜，躯干保持中立或略微伸展，以促进直立的姿势；脚踏板应该支持髋关节和膝关节屈曲大约90°，类似于符合人体工程学的工作站姿势（图10.34）；手必须能够够到手动轮椅的边缘或电动轮椅的控制器，以便进行移动；臂部和腿部的支撑物是可拆卸的，以方便转移。

对肌张力较低的人来说，定制的座椅或靠背可以改善对躯干的支撑。如果患者的下半身失去感觉或瘫痪，应优化座垫以减少压力。市面上有许多不同的减压坐垫。如ROHO®专业坐垫，其通过填充空气来增加与身体的接触面积以减少压力（图10.35）。

从业者还应鼓励轮椅使用者进行重心转移，在轮椅上时改变身体的位置，或经常改变电动轮椅的位置，是预防皮肤破损和压疮的基本技术。

轮椅的设计和各种部件应该有利于个人的作业表现（图10.36）。有些计划参加适应性运动的人可能需要一个能更快地移动和转弯，并有更好稳定性的轮椅。轮椅也可配备一个可拆卸的托盘桌。计划重返驾驶岗位的人将需要使用额外的部件，将他们的座椅系统应用到适应性车辆中。

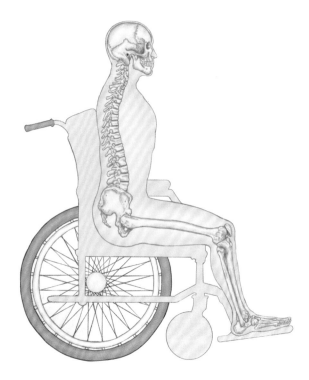

图 10.34　轮椅体位

简单的改造，如延长刹车杆（可以更省力）或添加用于携带物品的轮椅袋，对安全性和功能性有积极影响。

在我们探讨人类步态作为功能性移动的一个组成部分时，请牢记更广泛的作业理念。

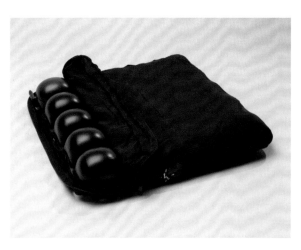

图 10.35　用于缓解压力的 ROHO® 专业坐垫

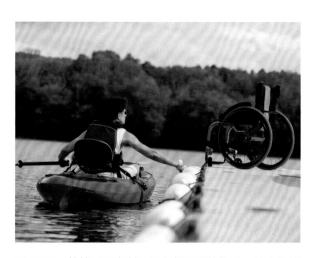

图 10.36　轮椅可以定制，以方便所需的作业。这个轮椅和皮划艇是如何为适应个人情况而被改造的？

典型的人类步态

人类的身体构造支持某种典型的运动模式。你是一个观察者吗？如果是的话，你会注意到人们行走方式的变化和关键的相似之处。人类是两足动物，用两条腿行走，而许多动物是四足动物，用四条腿移动。

典型**步态**（gait）具有的重复而交替的下肢运动模式，称为**步行周期**（gait cycle），以推动身体前进。在整个步行周期中，当双脚交替接触地面并向前迈出下一步时，身体的重心会发生变化。[4]

步态的描述一般参照足与地面的接触，每侧下肢的**支撑相**（starce phase）和**摆动相**（swing phase）交替进行。在这个循环模式中，每条腿交替完成**承重**（weight acceptance）、**单腿支撑**（single leg support）和**双腿支撑**（clouble leg support）的任务（图 10.37）。

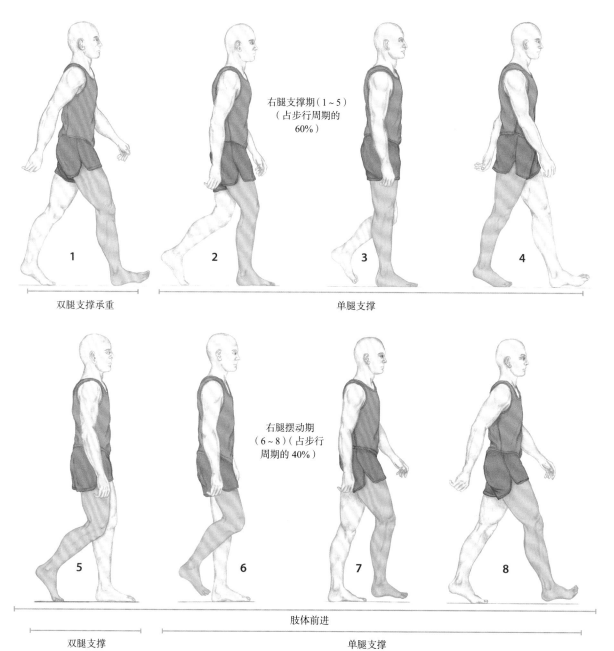

右腿支撑期（1~5）（占步行周期的 60%）

右腿摆动期（6~8）（占步行周期的 40%）

双腿支撑承重　　单腿支撑

肢体前进

双腿支撑　　单腿支撑

图 10.37　步行周期

步行的支撑相有 5 个部分：足跟着地、足底着地、支撑相中期、足跟离地和足趾离地（图10.38）。步态的摆动相有 3 个部分：加速、摆动相中期和减速（图 10.39）。

步行周期的特点是下肢肌肉的周期性向心、离心和等长收缩。推进力是通过足底（或鞋底）和地面之间产生的剪切力（摩擦力）来实现的。

加速（acceleration）涉及从地面施加到足部的前剪切力。这个力是通过踝关节跖屈、膝关节屈曲和髋关节伸展来实现的。主要参与加速运动的肌肉是臀肌（伸髋）、腘绳肌（屈膝）和腓肠肌/比目鱼肌（踝关节跖屈）（图 10.40）。这些肌肉收缩得越快、越有力，行走或跑步的速度就越快。

减速（deceleroction）涉及从地面施加在足部的后剪切力（以减缓下肢的推进力）。这是通过减缓腿部的整体运动速度以及在足跟着地期增加膝关节的伸展幅度来实现的。股四头肌的向心收缩和腘绳肌的离心收缩使膝关节伸展和稳定，使足跟牢牢地踏在地面上，这就像刹车减缓向前推进的速度一样（图 10.41）。

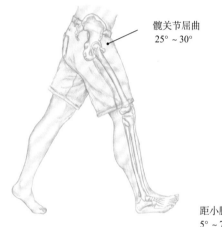

足跟着地。足跟着地，躯干向支撑腿前旋，髋关节屈曲 25°，膝关节轻微屈曲

髋关节屈曲 25°～30°

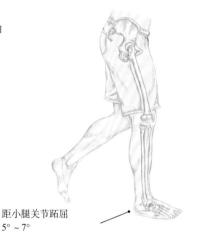

全足底着地。整个足底与地面接触，髋关节开始伸展，膝关节屈曲 20°，足轻微跖屈

距小腿关节跖屈 5°～7°

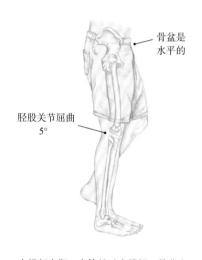

支撑相中期。身体越过支撑腿，骨盆和躯干保持中立，膝关节和髋关节伸展，踝关节开始跖屈以加速

骨盆是水平的

胫股关节屈曲 5°

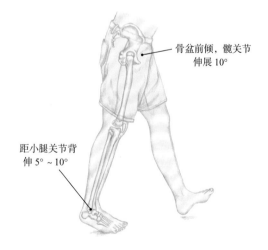

足跟离地。足跟从地面抬起，骨盆和躯干旋转以离开支撑腿（推进对侧的腿），膝关节和髋关节伸展，踝关节快速跖屈（推进）

骨盆前倾，髋关节伸展 10°

距小腿关节背伸 5°～10°

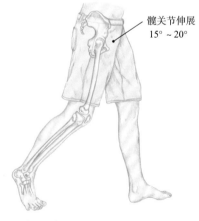

足趾离地。推进和支撑相结束，髋关节和膝关节开始屈曲，踝关节轻微跖屈

髋关节伸展 15°～20°

图 10.38　支撑相

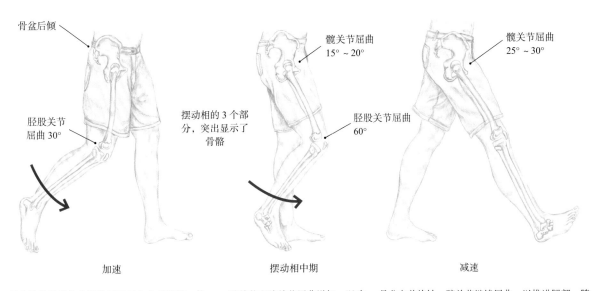

骨盆后倾

胫股关节
屈曲 30°

摆动相的 3 个部分，突出显示了骨骼

髋关节屈曲
15° ~ 20°

胫股关节屈曲
60°

髋关节屈曲
25° ~ 30°

加速

摆动相中期

减速

骨盆随着髋关节和膝关节的屈曲向前旋转，使摆动腿迅速向前移动，追上支撑腿

髋关节和膝关节屈曲增加，以确保足在越过支撑腿时离开地面

骨盆向前旋转，髋关节继续屈曲，以推进腿部；膝关节伸展，踝关节保持中立，为足跟着地做准备

图 10.39　摆动相

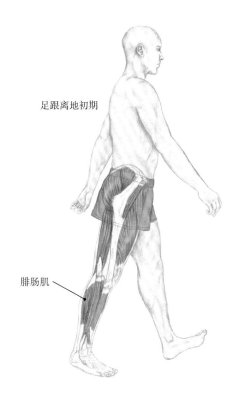

足跟离地初期

腓肠肌

图 10.40　足跟离地时加速

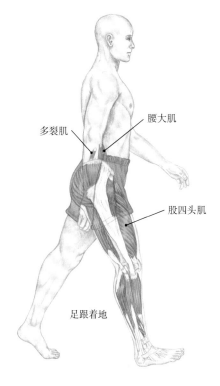

多裂肌

腰大肌

股四头肌

足跟着地

图 10.41　足跟着地时减速

骨盆在步行周期中起着至关重要的作用，它的周期性运动促进了腿部的运动。正如你在第8章所知道的，骨盆是由两块独立的骨骼（髋骨）组成的，两侧髋骨的运动方向是相反的：当一侧向前上提或旋转时，另一侧向后下降或旋转。在整个步行周期中，骨盆在3个不同的平面上运动。

- 前/后（向前和向后）——向前旋转以推动摆动腿，并与支撑腿一起向后旋转，通过足尖终止体位（图10.42）
- 上/下（向上和向下）——在承重时随着支撑腿上抬，在前进时随着摆动腿下落（图10.43）。
- 左/右（侧向）——在支撑相中期时向支撑腿横向移动，确保摆动腿离开支撑腿（图10.44）。

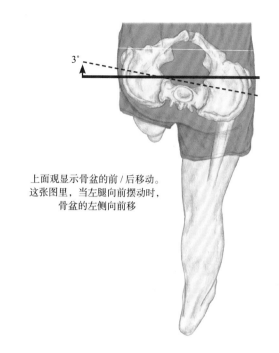

上面观显示骨盆的前/后移动。这张图里，当左腿向前摆动时，骨盆的左侧向前移

图10.42　步行时骨盆的前/后运动

▶ 试一试

为了直观地和更好地理解行走过程中骨盆和髋关节的运动，用记号笔的底部抵住你的髋部，笔尖抵住白板。将记号笔稳稳地靠在白板上，向前走，让记号笔随着运动而画出线条来（图10.43）。

现在退后一步，看看白板上的线条。你注意到波浪形图案了吗？这说明了在典型的行走过程中两侧骨盆和髋关节的交替升高和下降的情况[5]。

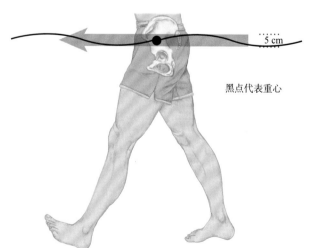

黑点代表重心

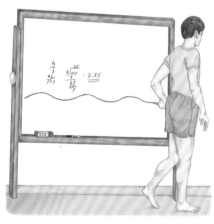

用置于髋部的记号笔在白板上画一条线

图10.43　步行时骨盆的上/下运动

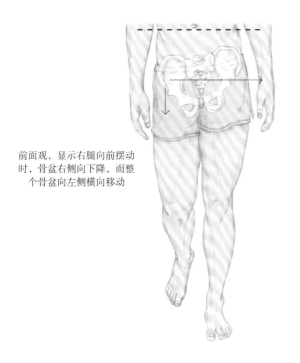

前面观，显示右腿向前摆动时，骨盆右侧向下降，而整个骨盆向左侧横向移动

图 10.44　步行时骨盆的横向运动

中的功能性移动要复杂很多，因为它与作业表现有关。步态模式通常是作业表现的一个组成部分。然而，还有许多其他因素需要考虑：具体的作业、地面、鞋的种类和周围环境等。

例如，一个老年人可能有足够的运动能力和力量去上厕所，但如果没有足够的光线、安全的地面和合适的鞋，他仍然可能有很高的跌倒风险。

家庭活动和社区活动要求我们调整步行周期，以满足环境和任务的要求。当在一个稳定、平整的表面上行走时，我们很可能采用一个典型的平衡步态模式。

然而，当我们在不平整或湿滑的表面上行走时，如在草地、沙地或刚洗过的地板上行走，这种情况就会改变。我们的感觉输入将地表质量告诉身体，而身体也会做出相应的反应。

在湿滑的表面上安全行走，通常意味着分开双脚，降低身体，以增加支撑面，降低 COG。当我们感到不稳定时，我们常常伸出手臂，使手臂远离身体，作为额外的平衡。在像沙地这样柔软的表面上行走时，需要腿部肌肉付出更多的努力来推进身体，因为脚会陷入沙子里。

由于搬运物品会改变 COG，所以当我们搬运物品时，身体的更多重量可能会集中在对侧腿上作为平衡。

考虑一下图 10.46 中所示的作业。每种目的性活动和周围环境是如何影响个人的步行的？

一个步行周期包括每个肢体的单一的支撑相和摆动相，或者一个**步幅（stride）**。步幅可以从足与地面的接触点到同一只足的下一个接触点进行测量，例如，足跟着地到下一个足跟着地。

步长（step）是指足相对于另一侧足前进的距离，测量方法是测量两侧足的同一位置上的距离（右足跟着地到左足跟着地）。足跟中心点之间的距离就是**步宽（step width）**，它决定了一个人在行走时的支撑面（图 10.45）。

此外，足向外倾斜 5°~8°，这个角度随着步伐的加快而减少。**步频（cadence）**指的是每分钟走的步数。

虽然人类的步行遵循上述模式，但现实世界

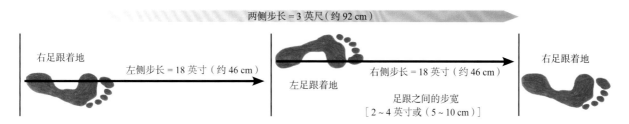

两侧步长 = 3 英尺（约 92 cm）

右足跟着地　　左侧步长 = 18 英寸（约 46 cm）　左足跟着地　　右侧步长 = 18 英寸（约 46 cm）　右足跟着地

足跟之间的步宽
[2~4 英寸或（5~10 cm）]

图 10.45　步态测量

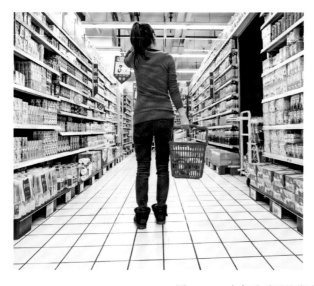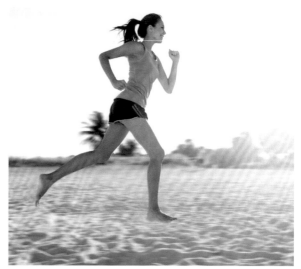

图 10.46　在负重时不均衡或在凹凸不平的地面上步行

异常步态或病理性步态模式

有经验的作业治疗师从见患者第一眼就开始进行评估，分析患者的体位、姿势和步态的细微差别。虽然每个人都有一些独特的步态模式，但一些非典型的行走模式与力量、活动范围或潜在的神经系统损伤相关。由于人体的每个环节都会影响其他环节，因此上肢的运动受损也会造成步态的不平衡。[6]

在讨论以下异常步态模式时，请尝试模仿一下。这可能会令你感到尴尬，但这将帮助你理解无力或瘫痪的模式是如何影响运动的。这可能有助于你与你未来的患者建立联系，并在功能解决方案上进行合作。

臀中肌步态

在行进过程中，臀中肌对骨盆稳定起着重要作用。当摆动腿前进时，对侧（支撑）腿的臀中肌收缩以防止对侧骨盆向下坠。

如果臀中肌力量很弱，每走一步，骨盆就会在摆动腿一侧过度下降，这被称为臀中肌步态（Trendelenburg gait）。躯干也会向支撑腿倾斜，以最大限度地发挥被减弱的臀中肌的力量（图 10.47）。

划圈步态

正常步态是在摆动相抬起腿，以离开地面并向前推进。这需要髋关节和膝关节同时屈曲，以及踝关节的背屈。

在关节活动范围有限的情况下，或者在肌无力的情况下，为了有助于腿部正常行走，躯干和骨盆经常通过向前旋转来代偿，使腿向身体一侧绕行（摆动）以推动其前进。这种代偿模式被称

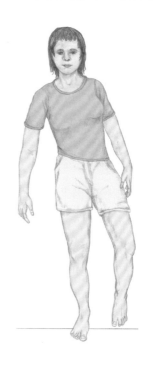

图 10.47　臀中肌步态

为**划圈步态**（circumduction gait），发生在患有全身肌无力、偏瘫或膝关节骨关节炎的患者身上（图 **10.48**）。

足下垂

踝关节背伸是功能性步行的一个关键组成部分，使每一步都能与地面接触。踝关节背伸也是离心收缩，从足跟着地过渡到全足底着地，平衡跖屈，使足轻轻落地。

踝关节背伸肌肌力不足或瘫痪会影响足跟着地，足趾先于足跟与地面接触。这种模式被称为**马蹄足步态**（equinus gait）。在摆动相，由于**足下垂**（foot drop），足趾经常拖在地面上。足下垂是踝关节背伸功能丧失的专业术语，在脑卒中或颅脑损伤后很常见（图 **10.49**）。

单纯的背伸肌无力可由腓深神经的损伤导致，而髋关节和膝关节的力量能够得以保留。在这种情况下，髋关节通过过度屈曲来代偿，以使足离开地面，这被称为高步态或**跨阈步态**（steppage gait）。

踝足矫形器（ankle-foot orthosis, AFO）用于保持踝关节的中立位，防止足拖在地面上，根据临床表现结合移动设备以提高稳定性（图 **10.50**）。

偏瘫步态

偏瘫步态（hemiplegic gait）涉及因脑卒中、颅脑损伤或脑性瘫痪等神经系统病变导致的整个身体一侧的瘫痪或无力。这种步态模式可能包括腿部的划圈运动和足下垂，但也包括上肢和下肢的常见姿势。髋关节通常内旋和内收，同时膝关节不稳定地伸展以对抗重力。在远端，踝关节通常在跖屈时是相反的。通常肘关节和腕关节

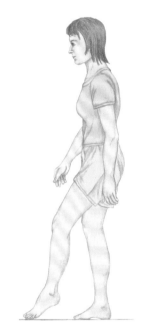

图 **10.49**　足下垂

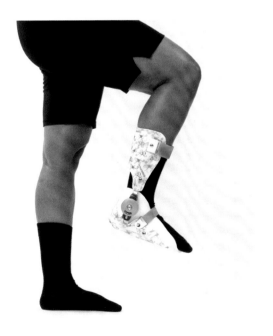

图 **10.50**　预防足下垂的踝足矫形器

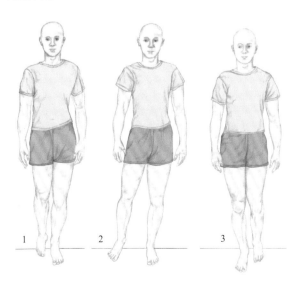

图 **10.48**　划圈步态

屈曲，手臂紧贴身体，限制了手臂的摆动和平衡（图 10.51）。

在神经系统受伤后，一些人在一定程度上恢复了肌力，重新学习他们在受伤前使用的步态模式。在其他情况下，永久性瘫痪或无力的患者需要采取适应性方法来行走。虽然划圈步态并不理想，但当它与踝足矫形器和移动设备一起使用时，它可以作为一种改良的功能性移动方法。

减痛步态

减痛步态（antalgic gait）的字面意思是抵抗或避免疼痛。例如，假设你经历了一次足踝扭伤，由于通过患肢承受重量会疼痛，之后的几天你都会一瘸一拐的。这种模式缩短了患肢的支撑相，并将重量转移到未受伤的一侧。

你可能会看到患者在发生轻微的软组织拉伤后，在短时间内出现异常的步态。步态异常可以是轻微的、慢性的，伴有长时间的疼痛，这与髋关节或膝关节的骨关节炎有关。此外，髋关节、膝关节或踝关节手术后疼痛的患者常常表现出这种异常模式。对于这些患者，你可以把康复重点放在手术肢体的负重训练上，以恢复对称的、平衡的行走。

共济失调步态

共济失调步态（ataxic gait）是独特的，因为活动范围和力量没有受到损害，而缺乏协调会导致异常步态。一般来说，由于小脑的神经损伤，患者在试图行走时，会以生硬、蹒跚的动作来争取更大的支撑面。全身协调性的丧失和近端稳定性的受损对上肢功能有很大的影响。

剪刀步态

步行时，足跟之间的宽度通常为 5 ~ 10 cm，以便在行走时有一个稳定的支撑面。具有**剪刀步态**（scissor gait）的人在行走时表现出双腿间距变窄，甚至双腿交叉（图 10.52）。这通常是由于髋收肌紧张造成的肌张力异常，与脑性瘫痪或其他导致肌肉痉挛的神经系统疾病有关。

帕金森步态

对于帕金森病患者来说，步行受到运动感知和调节功能受损的影响。**帕金森步态**（Parkinsonian gait）包括拖着脚（小碎步向前运动，腿部抬高受限），躯干前屈，将身体的重量放在前足上（图 10.53）。这种步态模式增加了跌倒和受伤的风险。

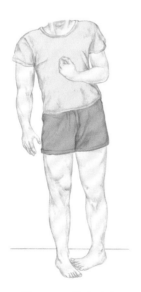

图 10.51　偏瘫步态

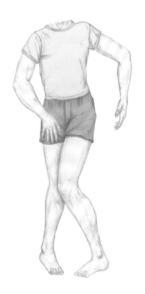

图 10.52　剪刀步态

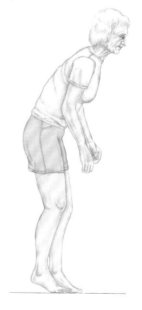

图 10.53　帕金森步态

移动设备

由于肌力不足、失去稳定性、疼痛或最近的手术而导致步行障碍的患者可能会从临时或长期使用**移动设备**（mobility device）中获益，使用移动设备能促进他们安全的功能性移动。移动设备增加了与地面的接触点，增大了支撑面，从而增强了稳定性。

OT 和 PT（单独工作或合作），会向患者推荐移动设备或对其进行改造，以确保患者的安全移动。这些建议基于个人的病史、功能水平、体力、认知能力、视力和周围环境。OT 也会考虑进行改造以促进作业表现，如增加一个助行器袋或改良抓握方式。

下文介绍了常用的移动设备（手杖、助行器和拐杖）的一般信息。使用移动设备作为功能性移动的适应性技术。

手杖

手杖（cane）通常是提供给有轻微无力、平衡障碍或疼痛的人。单点手杖与地面有一个接触点，而四点手杖与地面有四个接触点。四点手杖可以支撑更多的重量，在平坦、湿滑的地面上使用四点手杖可能更好；单点手杖更轻，在狭小的空间更容易使用。

为了达到合适的高度，手杖的顶部应该在患者直立、双臂放在两侧时与患者的手腕皱褶大约处于同一水平。这可以确保肘部轻微弯曲，以便在使用手杖时发挥杠杆作用。

手杖拿在与力量较弱或疼痛的腿相对的那只手上，并在可能的情况下患者应先用力量较弱的腿前进。例如，如果患者的左腿力量很弱，则用右手握住手杖，左腿和手杖应一起迈出第一步，开始行走。这允许患者将他们的重心转移到力量较强的一侧腿和手杖上，减少力量较弱或疼痛的一侧腿的关节受到的压力。

上楼梯时，患者应使用手杖和扶手，先用力量较强的腿踏上去（图 10.54）。下楼梯时，患者应先用手杖和力量较弱的腿迈步。为了帮助你和患者记住，可以使用"健腿上天（上楼时先上），患腿下地（下楼时先下）"的记忆口诀。

助行器

患有更严重的不稳定、姿势错误或最近做过手术的人可能会从使用**助行器**（walker）中受益（图 10.55）。固定式或滚动式（带轮子）助行器能够提供额外的稳定性。助行器有四个额外的与地面的接触点，扩大了个人的支撑面。特殊的助行器包括为偏瘫或握力有限的人提供的前臂台，以

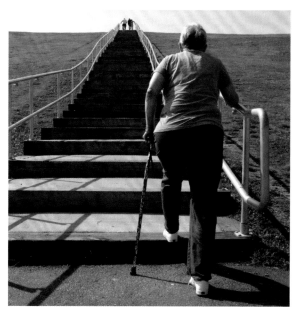

图 10.54　使用手杖上楼梯

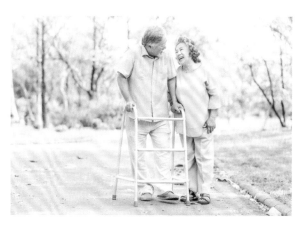

图 10.55　使用固定式助行器的功能性移动

及用于促进更为中立的姿势的直立助行器。为了安全和有效地使用助行器，还必须考虑一个人的认知状况。例如，滚动式助行器比较简单，因为它不需要抬起来就能前进。

手臂用于支撑上身，必要时可以为患侧腿或疼痛的腿减少或消除负重。助行器在推进时，应先让较弱或疼痛的腿前进，让较强的腿承受身体的重量。与合适的手杖一样，当手臂放在身体一侧时，助行器的把手应该与腕横纹平行，同时屈肘以发挥杠杆作用来推进助行器。

拐杖

拐杖（crutch）不是功能性活动的长期代偿性解决方案，而是使受伤肢体避免负重的临时方法（图 10.56）。拐杖提供了与地面的两个额外的接触点，支撑着身体双侧。移动模式要求使用拐杖时，使受伤的一侧腿和身体重心向前，用非受伤的一侧腿完成迈步。

在使用拐杖时，确保拐杖的顶部在患者腋下 2.5～5 cm，以避免压迫腋下神经血管结构。手柄应与人的髋部对齐，以使手下推拐杖以支撑身体重量。

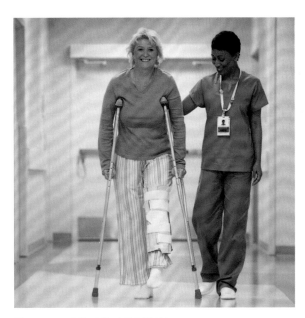

图 10.56　受伤后临时使用拐杖

转移

在作业治疗实践中，**转移**（tranfer）是指从一个功能表面移动到另一个功能表面，如从马桶到轮椅。所使用的转移技术类型取决于诊断、医疗状况和个人的功能水平。总体力量、遵循指示的能力、疼痛程度和负重状态是主要考虑因素。

通常情况下，患者的功能分类基于他们在完成特定的 ADL（包括功能性移动）时需要的协助程度。虽然具体情况不同，临床指南也在不断发展，但一般的功能分类规定需要的协助水平包括最低（协助占 1%～25%）、中等（协助占 26%～50%）、最高（协助占 51%～75%）和依赖（协助大于 75%）。

转移技术必须给予足够的支持，以确保安全并将患者和治疗师的风险降到最低。一般的转移安全建议包括以下内容。

- 回顾患者的病史，了解相关信息，如诊断、所需的协助程度、认知状况、负重注意事项、药物使用情况、疼痛部位。
- 确保环境的安全。两个功能表面应该放在同一平面，中间有一条清晰的路径。
- 确保任何医疗设备管线，如氧气管、导尿管、静脉通路或监护连接线，都有足够的长度，不会对转移产生阻碍。
- 在腹部（骨盆和肋骨之间）使用步行带，以确保患者与步行带的稳定接触（图 10.57）。
- 检查确认患者没有安装结肠造瘘袋、胃管或有腹痛，然后再固定步行带。
- 在实施转移之前，应使用清晰、简明的口头指示或在实施转移之前进行直观的演示。

下文描述了几种常见的应用生物力学原理和最佳身体力学的转移技术。

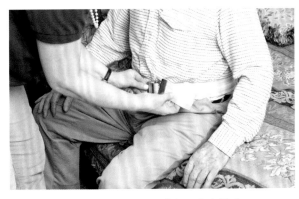

图 10.57　使用步行带促进安全转移

站立位或下蹲位轴式转移

根据患者和医生的相对体型，站立位轴式转移（stand-pivot transfer）通常适合于需要最低或中等程度协助的人。这种类型的转移步骤包括辅助站立、以站立的腿为轴心，以及坐在另一个功能表面（紧贴或尽可能靠近原来的表面）上（图 10.58）。它经常被用于马桶或床上转移，并要求患者证明有能力通过腿部安全地承受重量并

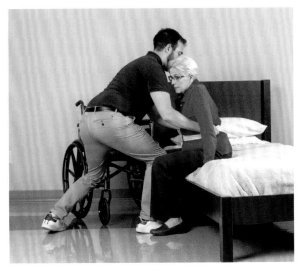

1. 两个功能表面彼此相邻，使彼此之间的空间尽可能小。患者坐在靠近座位表面的边缘，双脚与肩同宽。治疗师将一只脚放在患者的两脚之间，另一只脚可以自由地向转移表面移动

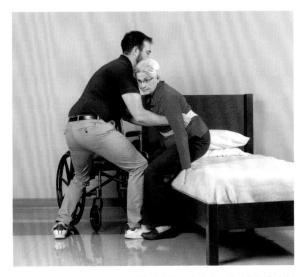

2. 患者在脊柱中立的情况下屈曲髋关节和膝关节，治疗师握住步行带，提供适量的帮助使患者站立，患者从座位表面或借助扶手站起

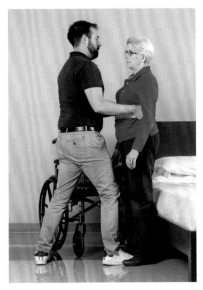

3. 一旦患者站立起来，治疗师在患者转身之前确保患者稳定

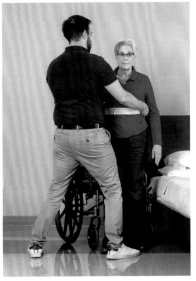

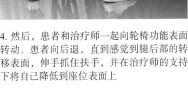

4. 然后，患者和治疗师一起向轮椅功能表面转动。患者向后退，直到感觉到腿后部的转移表面，伸手抓住扶手，并在治疗师的支持下将自己降低到座位表面上

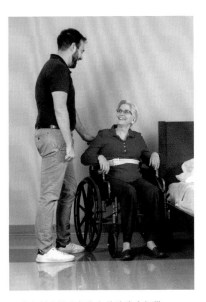

5. 治疗师确保患者稳定并移除步行带

图 10.58　站立位轴式转移的步骤

完全站立[7]。

下蹲位轴式转移（squat-pivot transfer）遵循类似的步骤，但是是在患者没有力量完全站立的情况下使用。患者在临床医生的帮助下，是以蹲下或半站立的姿势向另一个功能表面旋转。由于患者无法完全站立，可能需要调整床护栏或轮椅扶手，以确保有一条通向另一个功能表面的清晰路径。腿托也应该被移开，以避免患者被绊倒。

滑板转移

对下肢瘫痪的人或不能安全完成站立转移的人来说，**滑板转移**（sliding board transfer）可能是最合适的选择。脊髓损伤、超重或下肢截肢患者最常用此方式。

滑板被放置在两个功能表面之间，作为一个桥梁，可以让患者在有或没有帮助的情况下滑过去（图 10.59）[8]。通过练习，一些具有良好上肢力量和稳定性的患者能够安全独立地完成滑板转移。这种转移方式可以用于多个不同功能表面间的转移，包括轮椅、坐便器、床或车辆的座位，等等。

滑板转移可按以下方式完成的。

（1）两个功能表面彼此相邻，如轮椅放置在床的旁边。

（2）将滑板放在最靠近预定转移表面的一侧髋部下面，患者将重心转移到对侧的髋部。

（3）滑板的另一端放在转移表面上，如轮椅的座位上（可能需要移除扶手）。

（4）当躯干向前倾斜时，患者用手臂支撑将臀部沿着滑板挪到新的表面。

（5）治疗师根据需要为患者提供帮助，如顶住患者膝关节并协助患者转移重心。

（6）一旦转移完成且患者坐稳后，就可以撤除滑板。

依赖性转移

依赖性转移（dependent transfer）技术用于那些难以独自从一个功能表面移动到另一个功能表面的患者。可以选择滑板转移技术，由治疗师为患者的躯干和下肢提供额外的支持。另一个选择是**两人下蹲位轴式转移**（two-person

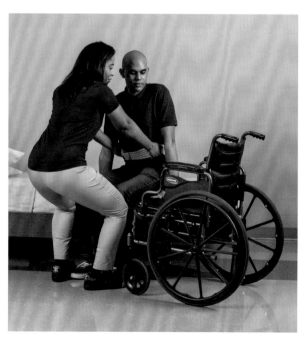
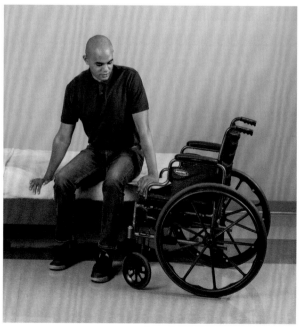

图 10.59　滑板转移可以在有或没有协助的情况下使用

squat-pivot transfer）。需要另外一名治疗师站在患者身后，帮助患者将髋部和身体的重量转移到预定的表面。

依赖性转移技术的专业性较强，治疗师需要在临床实践之前先进行培训，也要了解自己的身体限制：如果没有足够的力量或正确的技术，不要试图对患者进行依赖性转移。转移不当可能会伤害你自己或患者。

在某些情况下，依据患者的身材、功能状态或舒适度情况需要用到**机械升降转移**（mechanical lift transfer）。有些升降机是可移动的，能够将人转移到需要的环境中（图 10.60）。

有些机械系统则安装在天花板上，通过轨道连接家里的重要区域，如卫生间。无论哪种类型的系统，都涉及放置在个人周围的安全带，患者和机械之间需要利用安全带的多个接触点以确保安全。

无论在什么环境或人群中，体位、姿势对线和控制以及功能性移动都是作业表现的基本考虑因素。当你学习更多的评估和干预措施，以帮助你的患者最大限度地参与对他们有意义的作业活动时，仍要继续以这些基本概念为基础。

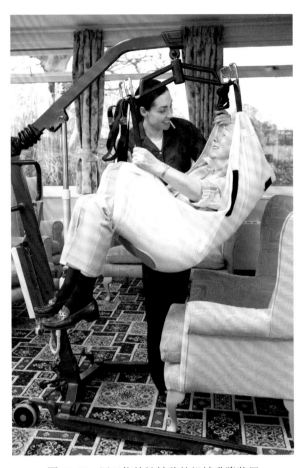

图 10.60　用于依赖性转移的机械升降装置

应用与回顾

复习题

1. 以下哪种下肢运动对步态的加速没有影响？
   a. 踝关节跖屈
   b. 膝关节屈曲
   c. 髋关节屈曲
   d. 骨盆旋转

2. 以下所有内容都会增强个人的功能稳定性，除了
   a. 缩小立足点
   b. 使搬抬的物品更贴近身体
   c. 使用拐杖或助行器等移动设备
   d. 穿合脚的橡胶底鞋

3. 一个下肢完全瘫痪但上半身力量和核心稳定性良好的人能够独立完成哪种类型的转移？
   a. 站立位轴式转移
   b. 下蹲位轴式转移
   c. 滑动转移
   d. 依赖性转移

4. 偏瘫患者表现出身体一侧的肌力不足时，最有可能表现出以下哪种步态？
   a. 减痛步态
   b. 剪刀步态
   c. 臀中肌步态
   d. 划圈步态

5. 臀中肌步态包括在摆动相同侧下肢的骨盆下降。哪块肌肉的肌力不足可能会导致这种步态模式的出现？
   a. 腰大肌
   b. 臀大肌
   c. 臀中肌
   d. 腘绳肌

6. 骨盆后倾可能不会导致以下哪项问题？
   a. 呼吸时胸部扩张减少
   b. 上半身和头部前面趋向朝下
   c. 腹肌拉长
   d. 腰椎前凸减小

7. 骨盆前倾最可能导致以下哪种情况？
   a. 髋屈肌紧张
   b. 腘绳肌紧绷
   c. 上半身、头部和颈部前面向下
   d. 上背部变圆

8. 以下都是关于最佳办公室坐姿的一般建议，除了
   a. 髋关节、膝关节和肘关节保持屈曲 90°
   b. 打字时保持腕关节伸展
   c. 将显示器的顶部设置在与眼睛齐平的高度
   d. 使用腰部支撑

9. 最佳站姿中的重力线穿过以下所有的解剖学标志，除了
   a. 耳
   b. 肩部稍前方
   c. 大转子稍后方
   d. 髌骨前方

10. 以下哪项会使身体在行走中减速？
    a. 腓肠肌的向心收缩
    b. 腘绳肌的向心收缩
    c. 腘绳肌的离心收缩
    d. 臀肌的向心收缩

（答案请参阅书后）

备注

1. American Occupational Therapy Association, *Occupational Therapy Practice Framework: Domain and Process*, 4th ed. (Bethesda, MD: AOTA Press, 2020).
2. Parisa Ghelichkhani and Maryam Esmaeili, "Prone Position in Management of COVID-19 Patients: A Commentary," *Archives of Academic Emergency Medicine* 8, no. 1 (April 11, 2020): e48, https://www.ncbi.nlm.nih.gov/pmc/articles/PMC7158870/.
3. American Occupational Therapy Association, *Occupational Therapy Practice Framework*.
4. Discussion of gait cycle is based on Andrew Biel, *Trail Guide to Movement: Building the Body in Motion*, 2nd ed. (Boulder, CO: Books of Discovery, 2019), 227–33.
5. Biel, *Trail Guide to Movement*, 230.
6. Discussion of abnormal gaits is based on Biel, *Trail Guide to Movement*, 238–41.
7. Heidi McHugh Pendleton and Winifred Schultz-Krohn, *Pedretti's Occupational Therapy: Practice Skills for Physical Dysfunction*, 8th ed. (St. Louis, MO: Elsevier, 2017), 249–50.
8. Pendleton and Schultz-Krohn, *Pedretti's Occupational Therapy*, 252–53.

参考文献

American Occupational Therapy Association. *Occupational Therapy Practice Framework: Domain and Process*. 4th ed. Bethesda, MD: AOTA Press, 2020.

Biel, Andrew. *Trail Guide to Movement: Building the Body in Motion*. 2nd ed. Boulder, CO: Books of Discovery, 2019.

Biel, Andrew. *Trail Guide to the Body: A Hands-On Guide to Locating Muscles, Bones, and More*. 6th ed. Boulder, CO: Books of Discovery, 2019.

Ghelichkhani, Parisa, and Maryam Esmaeili. "Prone Position in Management of COVID-19 Patients: A Commentary." *Archives of Academic Emergency Medicine* 8, no. 1 (April 11, 2020): e48. https://www.ncbi.nlm.nih.gov/pmc/articles/PMC7158870/.

Greene, David Paul, and Susan L. Roberts. *Kinesiology: Movement in the Context of Activity*. 3rd ed. St. Louis, MO: Elsevier, 2017.

Keough, Jeremy L., Susan J. Sain, and Carolyn L. Roller. *Kinesiology for the Occupational Therapy Assistant: Essential Components of Function and Movement*. 2nd ed. Thorofare, NJ: SLACK, 2017.

Oatis, Carol A. *Kinesiology: The Mechanics and Pathomechanics of Human Movement*. 3rd ed. Philadelphia: Wolters Kluwer, 2017.

Pendleton, Heidi McHugh, and Winifred Schultz-Krohn. *Pedretti's Occupational Therapy: Practice Skills for Physical Dysfunction*. 8th ed. St. Louis, MO: Elsevier, 2017.

附 录

1. 心血管和淋巴系统

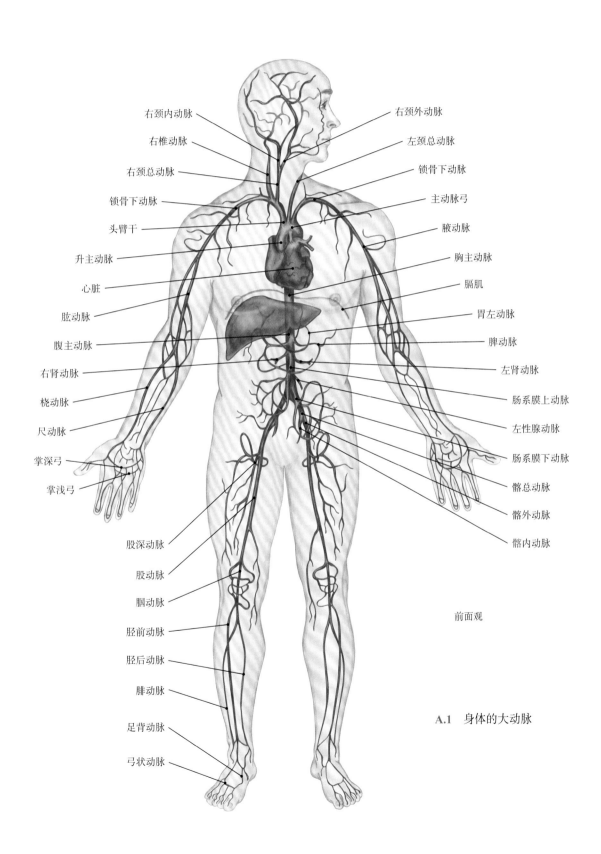

右颈内动脉

右椎动脉

右颈总动脉

锁骨下动脉

头臂干

升主动脉

心脏

肱动脉

腹主动脉

右肾动脉

桡动脉

尺动脉

掌深弓

掌浅弓

股深动脉

股动脉

腘动脉

胫前动脉

胫后动脉

腓动脉

足背动脉

弓状动脉

右颈外动脉

左颈总动脉

锁骨下动脉

主动脉弓

腋动脉

胸主动脉

膈肌

胃左动脉

脾动脉

左肾动脉

肠系膜上动脉

左性腺动脉

肠系膜下动脉

髂总动脉

髂外动脉

髂内动脉

前面观

A.1 身体的大动脉

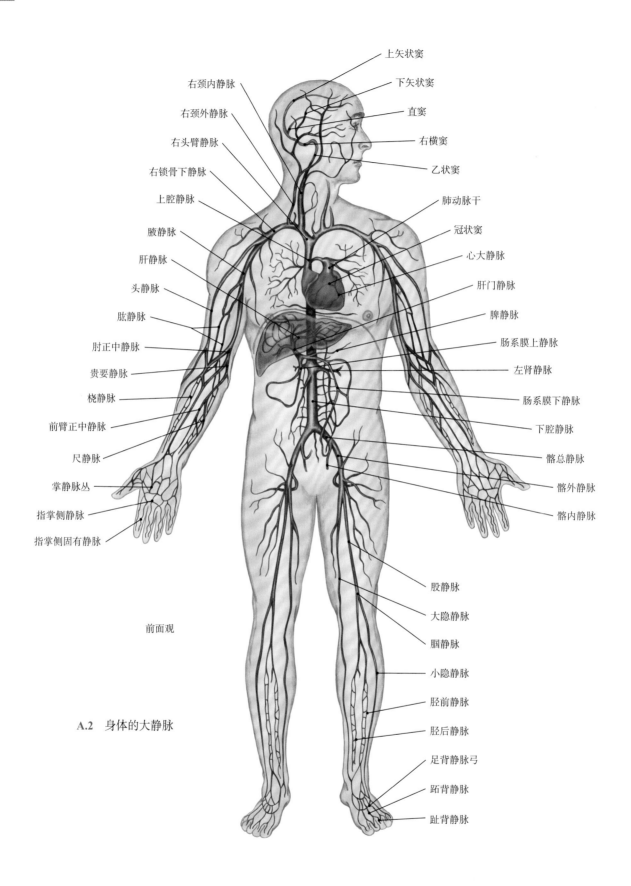

右颈内静脉
右颈外静脉
右头臂静脉
右锁骨下静脉
上腔静脉
腋静脉
肝静脉
头静脉
肱静脉
肘正中静脉
贵要静脉
桡静脉
前臂正中静脉
尺静脉
掌静脉丛
指掌侧静脉
指掌侧固有静脉

上矢状窦
下矢状窦
直窦
右横窦
乙状窦
肺动脉干
冠状窦
心大静脉
肝门静脉
脾静脉
肠系膜上静脉
左肾静脉
肠系膜下静脉
下腔静脉
髂总静脉
髂外静脉
髂内静脉

股静脉
大隐静脉
腘静脉
小隐静脉
胫前静脉
胫后静脉
足背静脉弓
跖背静脉
趾背静脉

前面观

A.2　身体的大静脉

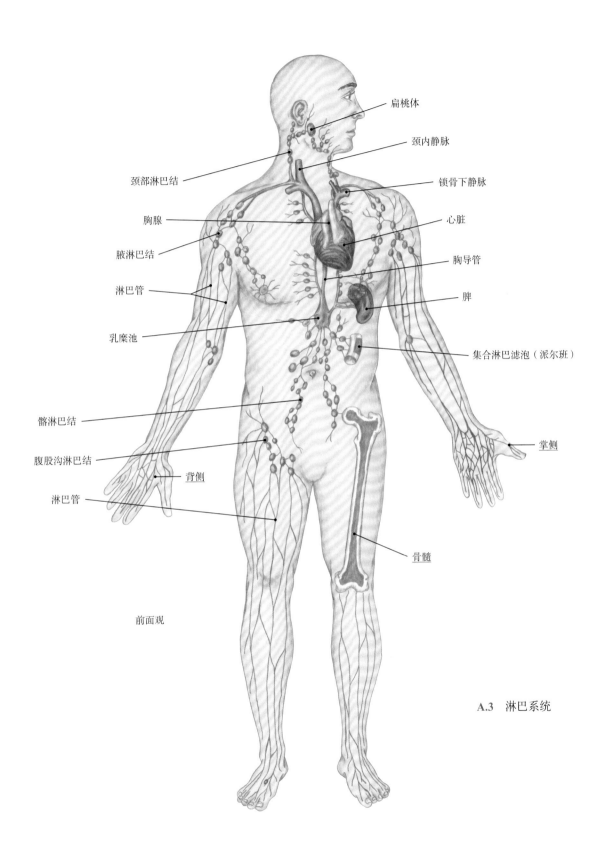

扁桃体

颈内静脉

锁骨下静脉

颈部淋巴结

胸腺

心脏

腋淋巴结

胸导管

淋巴管

脾

乳糜池

集合淋巴滤泡（派尔班）

髂淋巴结

腹股沟淋巴结

掌侧

背侧

淋巴管

骨髓

前面观

A.3　淋巴系统

附录

2. 肩胛肱骨肌（续）
喙肱肌

喙肱肌（coracobra chialis）与肩袖肌和三角肌一起被归类为肩胛肱肌，为肩关节屈曲和内收提供力量。当肱骨外展时，肌肉可以被触诊为紧密的组织带，形成腋窝的前部，深至胸大肌。

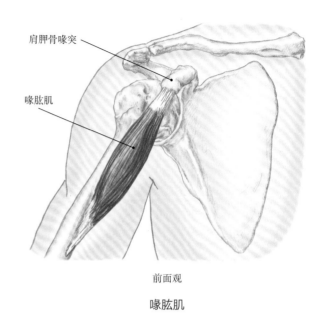

前面观

喙肱肌

喙肱肌	
目的性活动	
P	把物品放在冰箱里，提一个洗衣篮
A	肩前屈 肩内收
O	肩胛骨喙突
I	肱骨干内侧面
N	肌皮神经的 C_6 和 C_7

---

3. 轴肱骨肌

胸大肌

背阔肌

有两块直接连接中轴骨骼和肱骨的肌肉——胸大肌和背阔肌。它们被归类为轴肱骨肌，广泛附着在胸部和背部，将手臂固定在躯干上，并为许多肩部运动扩大力量。

胸大肌

胸大肌（pectoralis major）的肌纤维分为锁骨部和胸肋部，这些肌纤维汇聚并附着在肱骨上，所有肌纤维都有助于肩部的内收和内旋——例如，给某人（或你自己）一个拥抱。

锁骨部纤维在肩关节屈曲（如戴眼镜）和水平内收（如转动方向盘或伸手拿安全带）时激活。胸肋部纤维主要是水平定向，可以将肱骨从肩关节屈曲位伸展到身体一侧，比如将从头顶的柜子里取出的盘子放在工作台面上，但是它不能使手臂伸到身体后面。

胸大肌	
目的性活动	
P	把手伸进头顶的柜子，或系上安全带
A	所有部分： 　肩内收 　肩内旋 　用力吸气时帮助扩胸（手臂固定） 锁骨部： 　肩前屈 　水平移动 胸肋部： 　肩外展
O	肩胛骨喙突
I	肱骨干内侧面
N	肌皮神经的 C_6 和 C_7

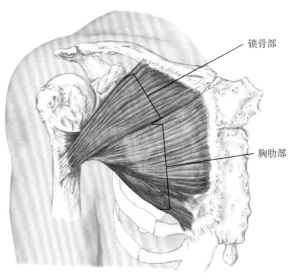

前面观

胸大肌

背阔肌

背阔肌（latissimus dorsi）是横跨骨盆、躯干和肱骨的宽阔肌肉。它为盂肱关节的内收和外展提供了强大的力量，特别是从上臂举过头顶的的位置开始移动。

考虑一下游泳中的自由泳，游泳者在自由泳中使用的泳姿是最快的，身体俯卧，手臂划水。当手臂向前伸入水中时，肩关节从上臂过头屈曲的位置有力地向后伸展来推动身体向前。背阔肌和胸大肌一起完成这个动作；然而，背阔肌可以将手臂伸到身体后方，而胸大肌不能。当肩胛骨和锁骨固定时，如从床边便桶的扶手上向上推身体或攀岩上提身体时，背阔肌也可以帮助上提骨盆和躯干。

背阔肌
目的性活动
P	轮椅移动（推动手动轮椅向前），从坐位站起（向下推动椅子扶手）
A	肩外展 肩内收 肩内旋
O	肩胛骨的下角，最下 6 块胸椎的棘突，最下 3 或 4 根肋骨，胸腰筋膜和髂后嵴
I	肱骨结节间沟
N	胸背神经 $C_6 \sim C_8$

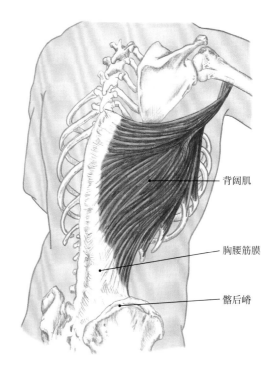

左、后面观

背阔肌

答案

第1章	第2章	第3章	第4章
1.a	1.c	1.a	1.a
2.c	2.d	2.c	2.c
3.d	3.b	3.d	3.d
4.b	4.a	4.b	4.b
5.a	5.b	5.c	5.b
6.d	6.c	6.d	6.d
7.c	7.a	7.a	7.b
8.a	8.b	8.c	8.d
9.b	9.d	9.b	9.c
10. c	10. b	10. d	10. b

第5章	第6章	第7章
1.d	1.a	1.c
2.b	2.d	2.b
3.c	3.c	3.a
4.d	4.a	4.b
5.a	5.b	5.d
6.c	6.b	6.b
7.d	7.d	7.d
8.d	8.a	8.b
9.d	9.c	9.d
10. c	10. c	10. c

第8章	第9章	第10章
1.b	1.c	1.c
2.d	2.a	2.a
3.d	3.b	3.c
4.c	4.c	4.d
5.d	5.d	5.c
6.a	6.a	6.c
7.c	7.b	7.a
8.c	8.d	8.b
9.c	9.c	9.d
10. b	10. c	10. c

术语表

Bell 麻痹（Bell's palsy）：因面神经功能障碍引起的面部一侧肌肉麻痹。

扳机指（trigger finger）：一种由于屈肌腱滑膜内膜炎性增厚导致手指疼痛或活动受限的病症。

半髋关节置换术（hemiarthroplasty）：用外科植入物部分置换关节。

背侧神经根（dorsal nerve root）：脊神经的一部分，通过神经根与脊髓直接连接并传递感觉信息。

被动不足（passive insufficiency）：拮抗肌不能足够地伸长以使关节能够进行所需的全方位运动。

本体感觉（proprioception）：对关节和身体在空间中的位置和运动的知觉。

鼻旁窦（paranasal sinuses）：颅骨鼻腔周围多个含气骨质腔，可以减轻颅骨的重量并有助于音质。

闭链运动（closed-chain movement）：涉及远端节段固定（不动）的功能运动，使近端关节相对于该固定点一起运动。

臂丛（brachial plexus）：由原始神经发出的支配上肢的相互连接的神经网络。

扁平足（pes planus）：比正常足弓更平的足弓。

表面解剖学（surface anatomy）：在皮肤表面可触摸或可见的解剖学特征。

表现技能（performance skill）：目标导向的动作有助于作业表现，包括运动、处理和社会交往技巧。

表现模式（performance pattern）：形成日常生活节奏和期望的习惯、常规、仪式和角色。

步长（step）：一侧脚相对于另一侧脚前进的距离，用两只脚同一点开始的距离来衡量。

步幅（stride）：单步行走的距离，同一侧足的在支撑相和摆动相两次足跟着地之间的距离。

步态（gait）：走路的方式。

步行（ambulation）：从一个地方走到另一个地方。

步行周期（gait cycle）：下肢运动的一种交互模式。

长度 – 张力关系（length-tension relationship）：肌肉的力量与其收缩时的长度相关的概念。

触诊（palpation）：通过身体接触来识别、评估或干预身体的特定部位。

传出（efferent）：将运动信息从中枢神经系统传导到身体组织。

传入（afferent）：在神经系统中，向中枢神经系统传递感觉信息。

次生曲线（secondary curve）：儿童在开始坐、站和走时形成的腰椎或颈椎前凸。

等长收缩（isometric contraction）：不改变肌肉长度或不产生关节运动的肌肉收缩。

等张收缩（isotonic contraction）：改变肌肉长度并产生关节运动的肌肉收缩。

骶丛（sacral plexus）：一个相互连接的神经网络，初级神经从这里发出支配下肢。

第二类杠杆（second-class lever）：一种杠杆，其施加的力和阻力位于轴的同一侧，且阻力靠近轴。

第三类杠杆（third-class lever）：一种杠杆，其施加的力和阻力位于轴的同一侧，施加的力更靠近轴。

第一类杠杆（first-class lever）：一种杠杆，其施加力和阻力位于轴的相反两侧。

动态稳定性（dynamic stability）：关节运动时的稳定性；主动稳定。

腭裂（cleft palate）：硬腭或软腭上的开口（在口腔的顶部），这通常会严重影响说话和吞咽。

飞镖投掷者的运动（dart thrower's motion）：手腕运动的对角线模式，包括尺偏或桡偏的联合屈伸。

复合抓握（composite grasp）：为了抓握，所有手指的所有关节同时屈曲。

复视（diplopia）：感觉存在两个影像。

副交感神经系统（parasympathetic nervous system）：自主神经系统中主要负责保存能量（休息和消化）的部分。

腹侧神经根（ventral nerve root）：脊神经的一部分，通过神经细根与脊髓直接相连，传递运动信息。

腹内压（intra-abdominal pressure）：腹肌、膈肌和骨盆底收缩在腹部产生的压力，用来稳定腰椎。

改良钡餐吞咽检查（modified barium swallow study）：应用放射影像技术检查吞咽的生理机能和确定误吸或其他功能障碍。

感觉皮质（sensory cortex）：大脑接收感觉信息的部分。

感觉神经（sensory nerves）：传递传入感觉信息的周围神经。

感觉运动系统（sensorimotor system）：感觉和运动系统的反馈回路，指导目的性活动和功能。

杠杆（lever）：一种滑轮系统，它增加了移动物体的力的机械优势。

高弓足（pes cavus）：比正常足弓更高的足弓。

功能（动态）稳定性 [functional (dynamic) stability]：安全有效地完成特定功能活动所需的稳定性。

功能解剖学（functional anatomy）：与日常功能有关的基本身体结构和运动。

功能性移动（functional mobility）：身体从一个位置或地方移动到另一个位置或地方。

肱二头肌肌腱炎（bicipital tendinitis）：由于过度劳累或使用引起的肱二头肌长头的疼痛性炎症。

肱骨内上髁炎（medial epicondylosis）：累及腕和手屈肌的退行性肌腱病。

肱骨外上髁炎（lateral epicondylosis）：累及腕和手

伸肌的退行性肌腱病。

共济失调步态（ataxic gait）：缺乏协调的步态模式，与小脑功能障碍相关。

钩状抓握（hook grasp）：同时屈曲近端指骨间关节和远端指骨间关节以及伸展掌指关节的抓握方式。

构音障碍（dysarthria）：任何由面部、舌头或喉咙的肌肉无力引起的语言障碍。

骨骼一致性（bony congruity）：关节处骨骼表面的一致性。

骨关节炎（osteoarthritis，OA）：关节软骨和继发性骨质增生的非感染性炎症。

骨盆侧倾（pelvic obliquity）：骨盆在冠状面的位置发生侧斜。

骨盆底（盆膈）[pelvic floor (diaphragm)]：构成盆腔下肌壁的肌肉。

骨盆后倾（posterior pelvic tilt）：骨盆前部相对于后部抬高的位置。

骨盆前倾（anterior pelvic tilt）：骨盆后部相对于前部抬高的位置。

骨盆倾斜（pelvic tilt）：骨盆在矢状面上的位置。

骨盆旋转（pelvic rotation）：骨盆在水平面上的位置发生轴向转动。

骨运动学（osteokinematics）：骨骼相对于其他骨骼的粗大运动，通常是一种外部可见的运动模式。

固定肌（fixator）：固定身体一部分以促进另一部分运动的肌肉。

关节反作用力（joint reaction force）：外力作用在关节上时，关节内部产生的力。

关节挛缩（joint contracture）：关节失去被动活动能力。

关节锁定位置（close-pack position）：关节表面之间有最大接触、周围韧带有最大张力的关节位置，是关节最稳定的位置。

关节脱位（joint dislocation）：关节表面完全失去

接触而发生的关节位移。

关节运动学（arthrokinematics）：关节内骨骼表面相对运动的特定模式。

关节终末感（end-feel）：关节在其被动活动范围末端的感觉，可以表明限制的一般来源。

贵妇式驼背（dowager's hump）：固定的和永久性的胸椎过度屈曲。

滚木式翻身（logroll）：一种不旋转躯干或臀部，从仰卧到坐在床边的技巧。

核心（core）：身体的中心部位，包括背部、腹部、胸部和骨盆；有时用作"躯干"的同义词。

后天性截肢（acquired amputation）：通过外科手术切除肢体。

划圈步态（circumduction gait）：一种步态模式，其特点是绕髋以使腿向前。

滑板转移（sliding board transfer）：在两个功能表面之间放置一块稳定的滑板作为桥梁的一种转移技术，可以独立完成或在协助下完成。

滑膜关节（synovial joint）：其间有含滑液的腔隙，周围借结缔组织相连，一般具有较大的活动性的关节。

机械效益（mechanical advantage）：杠杆受杠杆类型和力臂长度的影响。

肌腱固定术（tenodesis）：由于手指屈肌的被动张力增加，使手指被动屈曲，同时腕关节主动伸展；对手指主动屈曲丧失的人来说，这可能是一种轻巧的抓握的代偿方法。

肌节（myotome）：由特定脊神经支配的一组肌肉。

肌节（sarcomere）：肌肉的收缩单位。

肌肉记忆（muscle memory）：重复活动的运动指令和协调肌肉动作的倾向似乎变成了潜意识和自动的。

脊神经（spinal nerve）：起源于脊髓并连接周围神经和中枢神经系统的神经。

脊髓束（spinal tract）：脊髓内的一种轴突通路，它将特定类型的信息传递给大脑或从大脑中传递出去。

脊髓损伤（spinal cord injury，SCI）：一种脊髓损伤，阻断神经信号在大脑和身体之间的传递。

脊柱［vertebral (spinal) column］：脊椎骨构成的结构。

脊柱侧凸（scoliosis）：脊柱的异常弯曲。

肩峰下撞击（subacromial impingement）：肩峰与肱骨头之间的软组织受压。

肩肱节律（scapulohumeral rhythm）：肩胛骨和肱骨的比例运动，以保持肩关节复合体的骨骼的最佳解剖对线。

肩关节半脱位（glenohumeral subluxation）：肱骨头相对于肩关节窝的部分脱位，通常发生在肱骨头下方，通常是由于轻偏瘫导致周围肌肉无力的结果。

肩关节分离（shoulder separation）：肩锁关节脱位的非正式说法。

肩胛骨动力障碍（scapular dyskinesis）：肩胛骨休息或活动位置的改变。

肩胛骨平面（scapular plane）：关节盂相对于冠状面的休息位对齐的运动平面，通常在冠状面前 $30° \sim 40°$。

肩胛骨平面外展（scaption）：肱骨抬高的运动平面，位于矢状面和冠状面之间，通常是运动的功能面。

肩袖（rotator cuff）：由冈上肌、冈下肌、肩胛下肌和小圆肌形成的环绕肱骨近端的解剖学袖套，以提供稳定性和运动。

减痛步态（antalgic gait）：一种用于避免疼痛的步态模式，通常限制患侧的负重。

剪刀步态（scissor gait）：一种步态模式，走路时双腿间距变窄，甚至双腿交叉，与髋内收肌紧绷或痉挛有关。

鉴别诊断（differential diagnosis）：根据病史、症状和临床表现区分多种可能疾病的过程。

交感神经系统（sympathetic nervous system）：自主

神经系统中主要负责消耗能量（战斗或逃跑）的部分。

拮抗肌（antagonist）：抵抗预期运动的肌肉。

解剖学稳定（anatomical stability）：重力线落在支撑面（base of support）的身体姿势。

解剖学姿势（anatomical position）：人体站立时，双腿伸直，头朝前，双臂放在身体两侧，掌心朝前。

颈丛（cervical plexus）：主要支配头颈部结构的相互连接的神经网络。

颈椎（cervical spine）：脊柱的最上面部分，由 7 个颈椎骨组成。

静态稳定性（static stability）：关节在静止状态下的稳定性；被动稳定。

静态站立（quiet standing）：一种直立的姿势，身体在足踝以上有一定程度的姿势摇摆。

开放位（open-pack position）：关节表面接触最少和周围韧带松弛的关节位置，是关节最灵活的位置。

开链运动（open-chain movement）：身体的关节和节段在空间中的自由运动，关节一起活动或独立于其他关节活动。

口腔转运期（oral transit phase）：吞咽的阶段，在此阶段中，舌头将食团从口腔推向咽部。

口腔准备期（oral preparatory phase）：吞咽的阶段，食物与唾液混合并经过咀嚼形成可控制的食团。

髋部骨折（hip fracture）：股骨近端骨折。

髋部注意事项（hip precautions）：髋关节骨折或手术后对运动或负重的特定限制。

劳损性功能障碍（cumulative trauma disorder, CTD）：一种肌肉骨骼病理，涉及软组织的重复性创伤，导致疼痛、炎症和疲劳。

离心收缩（eccentric contraction）：肌肉拉长的肌肉收缩。

力（force）：推力或拉力。

力臂（moment arm）：从轴到作用于其上的力的距离；在功能解剖学中，从关节的旋转中心到运动关节的肌肉的垂直距离。

力矩（moment）：力的转动效应成引起旋转的倾向。

力偶（force couple）：一起工作的肌肉系统，虽然经常在不同的方向，以产生相同的运动或使关节稳定。

两人下蹲位轴式转移（two-person squat-pivot transfer）：一种两个人参与的转移技术，在个人不完全伸展髋关节和膝关节的情况下进行的改良的站立位轴式移位。

目的性活动（purposeful movement）：有意义的、目标导向的运动。

脑神经（cranial nerves）：起源于脑干的神经，支配头颈部、腺体和某些脏器的神经结构。

脑性瘫痪（cerebral palsy, CP）：一种与大脑发育异常或损伤有关的先天性疾病，通常影响运动、平衡和肌张力。

内稳态（homeostasis）：身体系统内的平衡。

内在肌（intrinsic muscle）：完全包含在足或手内的肌肉。

内在肌阳性（intrinsic plus）：手指掌指关节屈曲和指骨间关节伸展，拉长骨间肌和蚓状肌，保持手指副韧带的张力。

内在肌阴性（intrinsic minus）：掌指关节过伸和指骨间关节屈曲，可能存在内在肌无力或麻痹。

扭矩（torque）：力的旋转效应或使物体旋转的能力。

纽扣状畸形（boutonniere deformity）：伴有近端指骨间关节屈曲和远端指骨间关节过伸的手指位置的异常，与中央束损伤有关。

帕金森步态（Parkinsonian gait）：一种受与帕金森病相关的知觉和运动调节受损影响的步态模式，包括小碎步、拖步。

盆腔器官脱垂（pelvic organ prolapse）：子宫、直

肠或膀胱疝入阴道。

皮节（dermatome）：由来自某一脊神经根的神经纤维支配的皮肤区域。

偏瘫步态（hemiplegic gait）：与脑损伤导致的身体一侧无力相关的步态模式，可能包括腿的划圈运动以及常见的上下肢挛缩。

髂胫束综合征（iliotibial band syndrome）：髂胫束重复劳损引起的过度使用，常见于长跑运动员和自行车运动员。

前后交叉姿势（stagger stance）：一只脚放在另一只脚前面站立，髋关节和膝关节稍微屈曲，促进功能性重心转移。

强直性脊柱炎（ankylosing spondylitis）：脊柱内的一种炎症状态，可导致其骨骼结构融合。

桥式（bridging）：仰卧时通过双腿抬高骨盆和臀部，可促进床上移动。

轻偏瘫（hemiparesis）：通常与脑卒中或脑损伤有关的单侧无力。

倾斜角（angle of inclination）：股骨颈使股骨内侧相对于骨盆的角度，使足处于身体下方。

球形抓握（spherical grasp）：指手指在圆形物体周围屈曲的一种抓握方式。

屈肌腱损伤（flexor tendon injury）：腕、手指的屈肌腱（或多个肌腱）断裂，按损伤的解剖区域分类。

屈曲挛缩（flexion contracture）：一种关节挛缩，关节受周围软组织的限制而处于一定程度的屈曲位置，关节的被动和主动伸展受限。

躯干（trunk）：身体的核心，包括背部、腹部、胸部和骨盆。

躯干控制（trunk control）：自主定位和稳定身体核心以支持功能的能力。

躯体感觉（somatosensation）：来自皮肤、四肢和关节的各种感觉。

全髋置换术（total hip arthroplasty，THA）：用假体植入物的整个髋关节的手术置换。

全膝置换术（total knee arthroplasty，TKA）：用假体植入物的整个膝关节的手术置换。

桡骨茎突狭窄性腱鞘炎（de Quervain's tenosynovitis）：一种累及手腕第 1 背侧隔室（1st dorsal compartment）内拇长展肌腱和拇短伸肌腱的劳损性功能障碍。

融合术（fusion）：固定关节的外科手术。

软腭（soft palate）：由软组织形成的口腔上腭的后侧面。

三指捏（three-jaw chuck pinch）：拇指的指尖压在示指和中指的指尖上的一种捏合模式。

上肢截肢（upper limb amputation）：由于疾病、创伤或手术切除而造成的一部分或整个上肢的丧失。

伸肌腱损伤（extensor tendon injury）：腕、手指的伸肌腱（或多个肌腱）断裂，按损伤的解剖区域分类。

神经断伤（neurotmesis）：周围神经损伤，破坏整个神经的连续性。

神经根病变（radiculopathy）：压迫脊神经根。

神经元（neuron）：神经细胞。

生物力学（biomechanics）：研究生物体运动的学科。

失禁（incontinence）：肠或膀胱失去控制。

失语症（aphasia）：丧失理解或表达语言的能力。

实体觉（stereognosis）：仅根据触觉就能识别物体的能力。

食管期（esophageal phase）：吞咽的阶段，通过蠕动使食团通过食管进入胃。

视动反射（optokinetic reflex）：当头部在周围环境中移动时，眼睛稳定视野的反射性活动。

适应性短缩（adaptive shortening）：由于保持在一个短缩的位置而没有足够的延长时间而导致的软组织长度的减小，可能导致关节活动和功能丧失。

适应性设备（adaptive equipment，AE）：可用于促

进作业的使用代偿性方法的设备。

手背伸位跌倒（fall-on-outstretched-hands，FOOSH）：指肘和腕伸展时的手部骨折，是上肢损伤的常见机制。

树突（dendrite）：神经元接收信息并将其引导到胞体的部分。

弹性（elasticity）：在消除拉力后恢复原来形状的能力。

提携角（carrying angle）：肘部的自然外翻成角，使手臂摆动得比髋部宽。

天鹅颈畸形（swan-neck deformity）：包括近端指骨间关节过伸和远端指骨间关节屈曲的一种手指畸形。

同侧偏盲（homonymous hemianopsia）：每个视野同侧的视力丧失。

头部、手臂和躯干（head, arms, and trunk，HAT）：由骨盆稳定和支撑的身体上部。

头前伸姿势（forward head posture，FHP）：一种头部和颈部相对于躯干前伸的姿势。

吞咽（swallowing, deglutition）：一种复杂的机制，涉及随意肌和不随意肌的功能，将食物从口腔推向食管送入胃的过程。

吞咽困难（dysphagia）：吞咽障碍。

臀中肌步态（Trendelenburg gait）：一种步态模式，包括在摆动腿侧骨盆的过度下降，与臀中肌无力有关。

外在肌（extrinsic muscle）：作用于或起自足或手外部的肌肉。

腕管综合征（carpal tunnel syndrome，CTS）：累及腕部正中神经（受压）的一种创伤性疾病。

腕下垂（wrist drop）：手部的缺陷，限制了腕部、手指的伸展，与桡神经损伤相关。

稳定性（stability）：保持对身体位置或运动的控制的能力。

误吸（aspiration）：固体食物、液体或其他异物进入气管。

膝内翻（genu varum）：增加膝关节向外（外侧）的角度，使两侧膝关节更分开。

膝上截肢（above-knee amputation，AKA）：膝关节近端施行的下肢截肢。

膝外翻（genu valgum）：增加膝关节向内（内侧）的角度，使两侧膝关节靠拢。

膝下截肢（below-knee amputation，BKA）：膝关节远端施行下肢截肢。

下蹲位轴式转移（squat-pivot transfer）：一种改良的站立位轴式转移（stand-pivot transfer），即被转移的人在整个转移过程中没有完全站立，但保持一定的髋关节和膝关节屈曲。

下肢不等长（leg length discrepancy）：一种下肢畸形，其中一条腿比另一条腿长。

下肢截肢（lower limb amputation）：由于疾病、创伤或手术切除而造成的部分或整个下肢的丧失。

向心收缩（concentric contraction）：肌肉缩短的肌肉收缩。

协同肌（synergist）：帮助主动肌产生所需动作的肌肉。

协同收缩（co-contraction）：同时收缩拮抗肌和原动肌，以提供关节稳定性。

胸廓出口综合征（thoracic outlet syndrome，TOS）：臂丛和（或）邻近血管结构在颈部或腋窝区域受到压迫的情况。

胸椎（thoracic spine）：脊柱的中间部分，由 12 块椎骨组成。

旋前圆肌综合征（pronator teres syndrome）：当正中神经在进入前臂时在旋前圆肌两个头之间受到压迫。

旋锁机制（screw-home mechanism）：膝关节的一种关节运动学模式，包括股骨和胫骨的旋转，以在完全伸展时稳定关节。

压疮（pressure sore）：由于长期压迫而对皮肤或皮下组织造成的损伤。

咽部期（pharyngeal phase）：吞咽的阶段，食

团进入口咽部，引发反射性反应使食团进入食管。

杨氏模量（Young's modulus）：一种测量和表示特定材料相对刚度的方法。

腰丛（lumbar plexus）：一个相互连接的神经网络，由它发出初级神经支配骨盆和大腿的肌肉。

下背痛（low back pain，LBP）：脊柱发生疼痛的常见部位，由腰椎的负荷性质所致。

腰椎（lumbar spine）：由五块腰椎骨组成的脊柱的最下面的部分。

依赖性转移（dependent transfer）：用于转移那些难以独自从一个功能表面移动到另一个功能表面的患者的技术。

移动设备（mobility device）：一种通过增加与地面的接触点和扩大支撑面来增强功能性移动的安全性设备。

翼状肩胛（scapular winging）：肩胛骨内侧边缘向后倾斜，远离胸廓，与前锯肌无力相关；中断肩肱节律。

音素（phonemes）：作为语言组成部分的不同的声音单位。

应变（strain）：材料在一定的应力作用下的位移量。

应力（stress）：每面积所施加的力的大小。

硬腭（hard palate）：口腔的骨质上腭。

原动肌（agonist）：能产生预期运动的肌肉。

原生曲线（primary curve）：在出生时出现的整个脊柱的单一后凸弯曲。

运动计划区（motor planning area）：大脑中负责计划有目的运动的部分。

运动技能（motor skill）：包括身体运动的表现技能。

运动链（kinetic chain）：身体各节段和关节协同、相互依赖的运动。

运动皮质（motor cortex）：大脑中发送运动指令的部分。

运动平面（planes of motion）：人体各部分运动通过或平行的固定平面，包括矢状面、冠状面和水平面。

运动神经（motor nerve）：传递传出运动信号的周围神经。

运动学（kinesiology）：与人体运动有关的解剖学和力学的研究。

运动轴（axis of motion）：物体绕其旋转的直线，通常是在关节内。

粘连性关节囊炎（adhesive capsulitis）：一种肩关节疼痛的状况，盂肱关节关节囊发生炎症、增厚和粘连，使活动受限。

站立位轴式转移（stand-pivot transfer）：一种转移技术，包括通过腿部进行一定程度的负重、旋转的辅助站立，并坐在靠近原始表面（original surface）的位置上。

掌弓（palmar arch）：手掌内的一种解剖学上的弓，使手能更好地适应各种物体的形状并提高抓握能力。

掌腱膜挛缩（Dupuytren's contracture）：指掌腱膜的病理性增厚，最终可能导致手指关节挛缩。

爪形手（claw hand）：掌指关节过伸和指骨间关节屈曲伴有尺神经损伤或正中/尺神经联合损伤的手部缺陷。

支撑面（base of support，BOS）：身体接触地面以稳定身体的部分或移动设备。

指侧捏（lateral pinch）：一种捏的模式，涉及拇指垫压在示指桡侧。

指尖捏（tip pinch）：一种用于精确的捏合的模式，涉及拇指和示指的远端。

治疗性的运用自我（therapeutic use of self）：将富有同理心的沟通和治疗师的独特的个性融入治疗关系。

中枢神经系统（central nervous system，CNS）：大脑和脊髓，处理和控制整个神经系统的活动。

中轴骨（axial skeleton）：沿着骨骼纵轴的骨，包括脊柱、肋骨、胸骨和头骨。

重力线（line of gravity，LOG）：从一个人或物体的重心向下延伸到地面的垂直线。

重心（center of gravity，COG）：重力作用的焦点，物体的重量在其周围均匀分布。

重心转移（weight-shifting）：将身体的重量从一侧腿转移到另一侧腿，以促进功能对齐和定位。

周围神经病变（peripheral neuropathy）：导致身体周围神经受损的疾病的总称。

周围神经损伤（peripheral nerve injury）：周围神经系统中某一特定神经或数个神经的损伤。

周围神经系统（peripheral nervous system，PNS）：脑和脊髓以外的所有神经结构，包括脑神经在内的身体神经。

轴突（axon）：神经元中把信息从胞体传递给其他神经元的部分。

轴突断伤（axonotmesis）：周围神经损伤，轴突保持连续，而周围的神经外膜、神经束膜和神经内膜受损。

肘管综合征（cubital tunnel syndrome）：肘管内尺神经长期受压或紧张的状况。

肘内翻（cubitus varus）：肘成角，使前臂比正常位置更靠近身体（内侧）。

肘外翻（cubitus valgus）：肘关节成角，使前臂比正常位置离身体更远（外侧）。

主动不足（active insufficiency）：由于作用在关节上的肌肉最大限度缩短而使关节不能进一步运动。

主动肌（prime mover）：为所需动作贡献最大力量的单个肌肉。

柱状抓握（cylindrical grasp）：手指在筒状物体周围中端屈曲的一种抓握方式。

祝福状手（hand of benediction）：一种手部的缺陷，包括拇指、示指和中指的屈曲以及鱼际肌和虎口的萎缩；与高位正中神经损伤相关。

转移（transfer）：从一个功能表面到另一个功能表面的运动，根据受协助人的功能水平和需要的协助程度，需要特定的技术。

椎弓板切除术（laminectomy）：将椎骨的椎弓板切除。

姿势（posture）：身体各部分的相对位置。

姿势对线（postural alignment）：身体各部分在任何给定时刻的整体位置。

姿势控制（postural control）：在某一特定活动中达到或保持平衡体位的能力。

自主神经系统（autonomic nervous system，ANS）：神经系统的一部分，主要指导和调节潜意识的、不随意的过程。

足底筋膜炎（plantar fasciitis）：由于足底表面的筋膜过度使用而引起的炎症。

足弓（arches of the foot）：足部有助于支撑身体重量并吸收地面反作用力的解剖特征。

足下垂（foot drop）：踝关节和足背伸能力的丧失，常与轻偏瘫或腓神经功能障碍有关。

作业（occupation）：为生活带来意义和目标的日常活动。

作业表现（occupational performance）：一个人、一组人或一群人完成有意义活动的行为。

坐骨神经痛（sciatica）：由于臀部后部的坐骨神经受到压迫而引起腿部疼痛和感觉异常的一种疾病。

图片信息

图 10.8｜iStock.com/Hispanolistic

图 10.9｜iStock.com/FG Trade

图 10.10（左）｜iStock.com/CasarsaGuru

图 10.10（中间）｜iStock.com/dvdwinters

图 10.10（右）｜iStock.com/recep-bg

图 10.11｜iStock.com/South_agency

图 10.13｜iStock.com/SDI Productions

图 10.16｜iStock.com/bestsale

图 10.17｜iStock.com/Ljupco

图 10.26｜CONFORMat ™软件图像由 Tekscan 公司提供

图 10.28（左上角）｜iStock.com/lisafx

图 10.28（右上角）｜Adobe Stock/Pixel-Shot

图 10.28（左下角）｜Adobe Stock/Lisa F. Young

图 10.28（底部中间）｜iStock.com/Ljupco

图 10.28（右下角）｜iStock.com/Ljupco

图 10.29（最左）｜iStock.com/Ljupco

图 10.29（左二）｜iStock.com/YinYang

图 10.29（中间）｜iStock.com/Image Source

图 10.29（右二）｜iStock.com/track5

图 10.29（最右）｜iStock.com/4x6

图 10.32｜imageBROKER / Alamy Stock Photo

图 10.33｜Adobe Stock/Firma V – stock.adobe.com

图 10.36｜Disability Images / Getty Images

图 10.46（左）｜iStock.com/baona

图 10.46（右）｜iStock.com/andresr

图 10.54｜iStock.com/Imagesbybarbara

图 10.55｜iStock.com/interstid

图 10.56｜iStock.com/FangXiaNuo

图 10.57｜iStock.com/BanksPhotos

图 10.60｜iStock.com/SolStock

索 引